의료기기 기술분석 및 의료정보

Medical Devices, Technical Analysis & Medical Instrument

공학박사 나 승 권 저

감 수

• 윤 형 로 •

공학박사/연세대학교 의공학부 교수

• 황 락 훈 •

공학박사/세명대학교 전기공학과 교수

• 김 종 탁 •

이학박사/상지영서대학교 의료시스템정보과 교수

• 남 삼 극 •

의학박사/삼육서울병원 의무원장

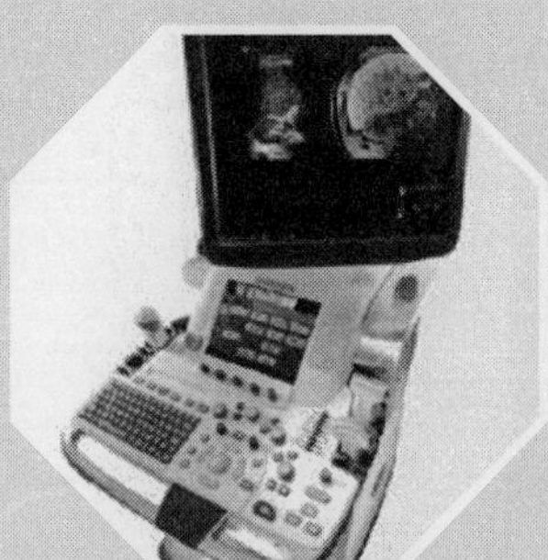

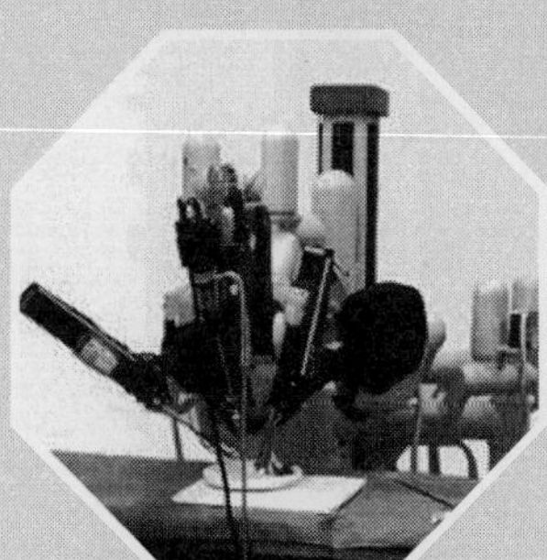

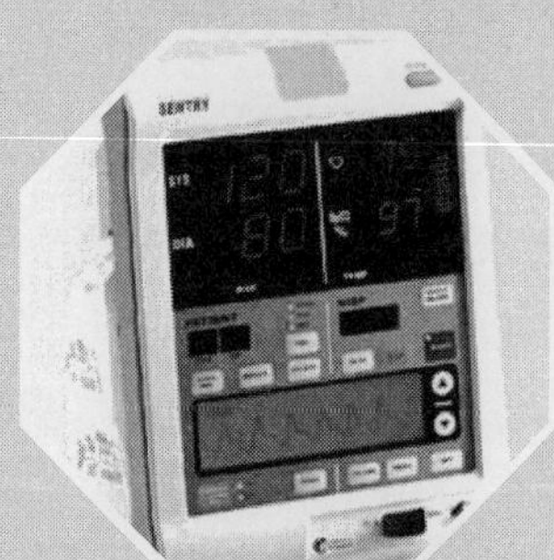

도서출판 상 학 당

欲爲大者 當爲人役

크고자 하거든 남을 섬기라

머리말

1998년 전자기기업체, 병원 등과 함께 '디지털 X-선 영상진단기기 개발사업'을 추진하면서 전자업계, 의료계와의 협력연구 시스템 모델을 제시한 바 있다. 이 사업은 전자기기업체에서 디지털 영상진단기기의 핵심부품인 '플랫 패널 디텍터(EPD)'를 개발하면서, 대기업이 의료기기 산업에 진출하는 첫 사례가 되었다. 이후 연구원들은 융합연구를 수행하면서 의료기기 분야에서 다양한 성과들을 내놓고 있는데, 급속히 성장하고 있는 세계 의료기기 시장에서 한국이 두각을 나타내려면 더 많은 연구가 필요하다.

현대인들이 융합기술에 대한 관심이 높아진 최근에 여러 성과들이 나타나기 시작했는데 가장 주목받고 있는 분야가 의료기기쪽이다. 전기응용기술, 광학기술, 레이저 및 X-선 기술 등 자체 기술과 의료 영상기술 등을 융합해 X-선 영상센서 모듈, 형광간섭 영상 시스템 등 첨단 의료기기를 선보이고 있다.

대표적인 융합기술 가운데 '고감도 휴대용 바이어센서 기술'이 있다. 미량의 혈액 샘플을 이용해 간암, 대장암, 전립선암, 폐암 등 4가지 암표지자를 동시에 실시간으로 정성 및 정량 검출할 수 있는 휴대용 진단 시스템이다. 건강검진에 활용할 경우 여러 종류의 암을 동시에 검진할 수 있어. 암 조기진단 효율을 높이는 것은 물론 의료기관이 부족한 농어촌 등에서 쉽게 활용이 가능하다.

오늘날 의료보건산업 및 의료기술 등이 다양하게 발달해 감에 따라 의학분야에 이목이 집중되고 있다. 근래에는 의료분야의 전문인력을 양성하고 있으며, 여러 대학에서 관련 학과의 신설, 증대를 계획하고 있다.

이 교재는 의료기기 기술분석 및 의료정보의 내용을 담아 의공학을 전공하는 이들에게 진정으로 학습에 도움이 되길 바란다. 의료기기 기술은 인체질병의 퇴치나 건강 또는 생명을 연장 · 유지시키는 과학기술을 이용하여 만든 기기이며, 의료정보는 의료에 관련한 정보를 컴퓨터를 이용해서 수집, 관리하고 필요에 따라서 검색을 가능하게 하는 시스템이며, 환자의 병력, 임상검사항목 등을 관리하고 필요에 따라서는 자동진단 등을 행한다. 또 의학문헌의 검색, 통계적 처리를 행하는 성능을 지니기도 한다. 병원관리나 지역의료를 위해 도입하고 의료정보처리의 효율을 높일 것이다.

이 교재의 1장에서는 국내산업의 해외도입기술에 대한 특성을 분석하여 기술도입 데이터

분류 · 기술, 국가, 기업의 집중도, 거래유형에 대해 자세히 편찬되어있고, 2장에서는 의료융합기술에 대한 세부적인 내용을, 3장에서는 광기반 의료 · 헬스융합분야 산업기술 동향에 대해 기술해놓았다. 4장에서는 실버의료기기 기술발전의 미래 전개방향과 기술경쟁력 전망에 대한 내용이 담겨져 있고, 5장은 텔레케어용 전자의료기기(건강 및 생활 모니터링 시스템) 기술개발동향에 대한 내용을 담고 있고, 6장에서는 의료영상 진단기기 기술(제품)의 특징 및 개발현황, 국내외 신규 · 대체기술 현황에 대한 내용을 담고 있다. 7장은 방사선의료기기의 동향을, 8장은 컴퓨터 단층촬영기 기술 방식과 생체신호계측기의 분류 및 정의에 대해 기술하였다. 9장은 의료기기의 융합화와 스마트화에 대한 내용을, 10장에서는 각 분야별 전략품목 기술 분석을 해놓았다. 11장에서는 나노기술 , 바이오센서 등 의공학 기술에 대한 내용을 담고 있고, 12장에서는 해외 전자의료기기 기술에 대한 내용을 세부적으로 편찬해 놓았다. 마지막으로 13장에서는 의료정보 시스템에 대해 자세히 정리하여 공부하는 이들에게 추가적인 학습 정보를 전달하고자 한다.

교재를 위하여 원고정리와 국외의료기기자료와 기술을 제공하여주신 메디저널 최병철 사장님께 진심으로 감사드린다.

끝으로 의료기기를 전공하는 이들에게 진정으로 학습에 도움이 되는 책이 되길 바라며 집필 중 많은 고심에도 불구하고 손길이 미치지 못한 부분은 계속적으로 보완할 것이다. 끝으로 출판과정에 도움을 주신 도서출판 상학당 남승우 사장님과 이 책에 관심과 애정을 주신 모든 분들께 감사의 말씀을 전한다.

공학박사 나승권 씀

차 례

제1 장

국내산업의 해외도입기술 특성분석 의료기기

01 기술도입 데이터분류
02 기술도입 기술집중도
03 기술도입 국가집중도
04 기술도입 기업집중도
05 기술도입 거래유형
06 기술도입 대가지불유형

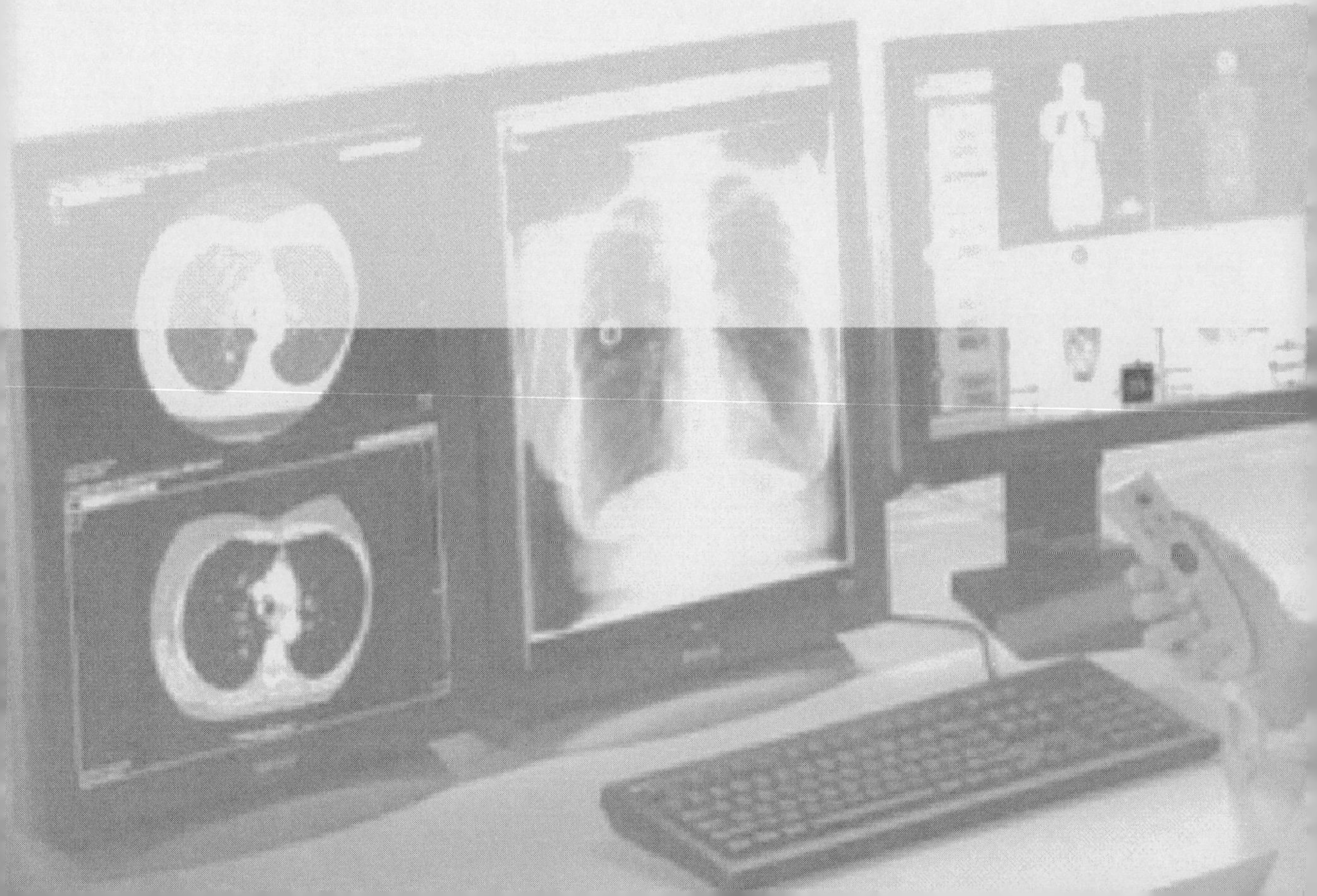

글로벌 기술혁신의 시대에서는 국내 또는 기업 내 협력에 의한 혁신에 국한되기 보다는 해외 기업들과의 협력에 의해 신기술, 신제품을 개발하고 이를 통해 수익을 창출하게 된다. 따라서 **기술획득**(technology acquisition)의 범위는 해외기업으로 확장되고 있으며 이를 위한 핵심적인 수단으로 기술무역이 자리 잡고 있다. 제조 및 생산에 기반한 기존의 경제 패러다임에서 지식과 기술을 원천으로 하는 지식기반 경제로 산업의 흐름이 이동하면서 지식과 기술로 대표되는 무형자산의 관리는 더욱 그 중요성이 증대되고 있다. 주요 선진국들은 지식과 기술과 같은 무형자산에 기반한 거래를 활성화 하고 경쟁우위를 확보하기 위해 다양한 제도 및 전략을 마련하여 실행하고 있다.

01 기술도입 데이터분류

기술도입 데이터는 총 29개 분야로 분류되었으며 온실가스 분야와 나노 분야는 분석에 사용될 만한 거래 데이터가 분류되지 않았다.

① 1차 데이터 분류 결과 총 833건의 데이터가 분류 되었는데 반도체, 자동차, 차세대이동통신, 컴퓨팅, S/W의 분야에 다수의 데이터가 분류되었다.

② 2차 분류단계인 키워드를 활용한 분류의 결과 총 601건의 데이터가 분류되었으며 생산시스템, 자동차, 홈네트워크 및 정보가전에서 주로 분류가 많이 이루어졌다.

③ 3차 단계 분류 결과 총 802건의 데이터가 분류되었으며 S/W, 생산기반, 생산시스템, 차세대 이동통신, 화학, 홈네트워크/정보가전에서 많은 분류를 하였다.

④ 4차 단계의 분류 결과 총 1,699건의 데이터가 분류되어 자동차, 차세대 이동통신, 화학 등의 분야에서 많은 분류를 하였다. 분류 결과 반도체, 자동차, 차세대 이동통신의 경우 약 500건의 유효한 기술 도입내역을 포함하고 있는 것을 알 수 있으며 해외로부터의 기술도입이 타 분야에 비해 상대적으로 활발하게 이루어지고 있다.

⑤ S/W, 화학, 홈네트워크 및 정보가전 분야의 경우도 활발한 기술도입의 양상을 보이고 있다. 이들 분야는 타 분야에 비해 그 규모가 클 뿐 아니라 다양한 기술이 복합적으로 작용하여 제품 또는 서비스를 제공하기 때문에 기술의 도입이 상대적으로 활발한 것으로 추측 된다. 뿐만 아니라 해당 분야는 기술주도적 산업의 특징을 띠고 있기 때문에 타 분야에 비해 선진국에서의 기술도입이 크다. 〈표 1-1〉은 기술도입 현황이다.

표 1-1 • 기술도입 현황

최종 분류	도입건수(회)	최종 분류	도입건수(회)
분류 불가	45	전력/원자력	36
금속	61	조선	201
디스플레이	108	지식기반 서비스	15
디지털 TV/ 방송	104	지식정보보안	9
로봇	5	차세대 이동통신	528
바이오	48	청정기반	14
반도체	320	컴퓨팅	100
생산기반	228	항공우주	4
생산 시스템	174	홈네트워크/정보가전	363
섬유	86	화학	312
신재생 에너지	21	BcN(광대역통합망)	9
에너지 효율향상	7	IT 융합기술	29
의료기기	4	LED	12
자동차	528	RFID/USN	11

02 기술도입 기술집중도

항공우주, 청정기반, BcN(광대역통합망), 바이오, SW 관련 기술 등은 소수의 하부기술들에서 기술도입이 빈번하였다.

① 항공우주, 청정기반 등의 기술은 국내의 기술수준이 낮거나 기술수명이 초기에 속하는 기술이라고 할 수 있으며 이러한 특성을 지닌 기술들은 기술도입의 대상이 소수의 하부기술들에 국한되어 있는 분야이다.

② 반면, 특정 기술들의 집중도가 높지 않게 나타난 기술은 생산기반, 컴퓨팅, 자동차, 금속, 생산시스템 등의 기술이다. 이러한 기술들은 대부분 기술수명 주기에서 성숙기에 접어든 기술이고 각 기술의 하부기술들의 분류가 세분화되어 있으며 국내 기술수준도 매우 높은 수준에 도달해 있다.

③ 기술무역에서도 완전경쟁의 경쟁유형을 보이며 다수의 하부기술들로 기술거래가 고르게 분포되어 있으며 기술집중도는 상대적으로 낮게 나타났다. 〈표 1-2〉는 기술집중도이다.

표 1-2 • 기술도입 기술집중도

	기술집중도 상위 기술			기술집중도 하위 기술		
	기술명	집중도	경쟁유형	기술명	집중도	경쟁유형
1	항공우주	0.92	독점	생산기반	0.05	완전경쟁
2	청정기반	0.77	독점	컴퓨팅	0.06	완전경쟁
3	BcN(광대역통합망)	0.71	독점	자동차	0.074	완전경쟁
4	바이오	0.59	과점	금속	0.1	완전경쟁
5	S/W	0.57	과점	생산시스템	0.11	완전경쟁
6	로봇	0.56	과점	조선	0.15	완전경쟁
7	RFID/USN	0.56	과점	디스플레이	0.17	완전경쟁
8	의료기기	0.51	과점	디지털TV/방송	0.17	완전경쟁
9	차세대 이동통신	0.49	과점	에너지효율향상	0.17	완전경쟁
10	지식기반 서비스	0.46	과점	섬유	0.18	완전경쟁
11	홈네트워크/정보가전	0.46	과점	전력/원자력	0.2	독점경쟁
12	LED	0.38	과점	IT융합기술	0.25	독점경쟁
13	신재생에너지	0.36	과점	자원기술	0.26	과점
14	지식정보보안	0.36	과점	반도체	0.27	과점

03 기술도입 국가집중도

특정국가의 기업들이 항공우주기술과 의료기기기술을 국내기업에 기술을 수출하고 있다.

① 항공우주기술은 미국으로부터의 기술도입이 많고, 기술도입자인 국내기업들도 기술도입을 전적으로 미국에 의존하고 있다.

② 의료기기기술은 기술제공자 및 기술도입자 측면의 국가집중도가 모두 1로서 미국에 의존하고 있다. 반면 조선기술은 국가집중도가 기술제공자 및 기술도입자 측면에서 각각 0.18, 0.12이며 덴마크, 독일, 미국, 영국, 프랑스 등 다양한 국가의 기업들로부터 기술을 도입하고 있다.

③ 의료기기, 항공우주, 청정기반, 전력 및 원자력, 자동차는 독점적인 경쟁유형으로 소수의 국가로부터 기술이전을 전수해오지만 조선은 다수의 국가로부터 기술을 이전해오면서 완전경쟁을 하고 있다.

④ 항공우주기술 및 의료기기기술은 미국이 독보적인 기술력을 확보하고 있고 국내 관련

산업의 수준이 비교적 낮아 기술도입 건수가 많지 않으며 미국에 소수의 기술거래를 의존하고 있어 국가집중도가 매우 높은 것으로 분석되었다.

⑤ 조선 관련 기술의 경우 국내 기업들이 상당한 경쟁력을 지니고 있고 기술수명주기에서 성숙기에 접어들었기 때문에 기술부문별로 협력하는 상황으로 국가집중도는 높지 않았다. 〈표 1-3〉은 기술도입 국가집중도이다.

표 1-3 ▪ 기술도입 국가집중도

	국가집중도 상위 기술			국가집중도 하위 기술		
	기술명	집중도	경쟁유형	기술명	집중도	경쟁유형
1	항공우주	1	독점	조선	0.18	완전경쟁
2	의료기기	1	독점	섬유	0.34	과점
3	청정기반	0.96	독점	컴퓨팅	0.36	과점
4	전력/원자력	0.93	독점	LED	0.37	과점
5	자동차	0.87	독점	생산기반	0.41	과점
6	홈네트워크/정보가전	0.82	독점	자원기술	0.42	과점
7	S/W	0.79	독점	IT융합기술	0.44	과점
8	화학	0.75	독점	지식정보보안	0.46	과점
9	신재생에너지	0.73	독점	지식기반	0.46	과점
10	BcN(광대역통합망)	0.73	독점	생산시스템	0.47	과점
11	에너지 효율향상	0.71	독점	반도체	0.47	과점
12	RFID/USN	0.7	독점	금속	0.51	과점
13	바이오	0.61	과점	디스플레이	0.52	과점
14	로봇	0.59	과점	TV/ 방송	0.54	과점
15	차세대 이동통신	0.58	과점			

04 기술도입 기업집중도

국내 기업의 기술도입 기업집중도를 분석한 결과 의료기기, 항공우주, 청정기반 등의 기술들은 기술제공자 측면의 기업집중도가 각각 1, 0.92, 0.86 등으로 나타나 집중도가 매우 높다. 이러한 기술들은 소수 해외기업들로부터의 기술도입이 많기 때문에 기업집중도가 높은 것으로 분석되었다.

① 의료기기, 항공우주, 청정기반 기술들은 첨단기술이 다수 존재하고 기술보호의 수준이 높고 소수의 기업이 기술력을 지니고 있어 기술도입의 기업집중도가 높은 반면 생산기반, 금속, 생산시스템 등의 기술들은 기업집중도가 각각 0.07, 0.12, 0.15 등으로 낮게 나타났는데 특정 해외기업들로부터의 기술도입이 이루어지는 것이 아니라 다양한 기업들로부터 기술수입이 수행되기 때문에 기업집중도는 상대적으로 낮은 것으로 분석 되었다. 이러한 기술들은 성숙기에 접어든 기술들이기 때문에 관련기술을 보유하고 있는 기업들이 다수 존재한다.

② 의료기기, 항공우주, 청정기반, SW, BcN 기술은 독점 유형으로 소수의 기업으로부터 기술이전 받지만 컴퓨팅, 생산기반, 자동차, 금속, 홈네트워크 관련 기술은 완전경쟁으로서 다수의 해외기업으로부터 기술이전을 받고 있다. 〈표 1-4〉는 기술도입 기업집중도이다.

표 1-4 • 기술도입 기업집중도

	기업집중도 상위 기술			기업집중도 하위 기술		
	기술명	집중도	경쟁유형	기술명	집중도	경쟁유형
1	의료기기	1	독점	컴퓨팅	0.06	완전경쟁
2	항공우주	0.91	독점	생산기반	0.07	완전경쟁
3	청정기반	0.86	독점	자동차	0.1	완전경쟁
4	S/W	0.73	독점	금속	0.12	완전경쟁
5	광대역통합망	0.71	독점	홈네트워크/가전	0.13	완전경쟁
6	신재생에너지	0.66	과점	생산시스템	0.15	완전경쟁
7	RFID/USN	0.6	과점	에너지	0.17	완전경쟁
8	로봇	0.59	과점	IT융합기술	0.17	완전경쟁
9	바이오	0.59	과점	LED	0.18	완전경쟁
10	차세대 이동통신	0.49	과점	섬유	0.2	독점적경쟁
11	지식정보보안	0.46	과점	조선	0.21	독점적경쟁
12	자원기술	0.37	과점	디지털 방송	0.22	독점적경쟁
13	디스플레이	0.31	과점	지식기반	0.22	독점적경쟁
14	화학	0.31	과점	반도체	0.28	과점
15	전력/원자력	0.3	과점			

05 기술도입 거래유형

기술도입에서 거래되는 기술은 기술정보, 기술용역, 특허사용권, 기타(실용신안권, 의장권 등) 등의 형태를 가질 수 있다.

① 바이오, 생산기반, 생산시스템, 에너지 효율향상, 화학, RFID/USN 관련 기술은 기술정보의 형태로 도입이 많이 이루어지고 있는 것으로 나타났다. 이러한 기술들은 기존에 기술적인 기반이 형성되어 있어서 기술정보를 해외기업으로부터 제공받음으로써 기술력을 지속적으로 향상시키고 있다.

② 로봇, 신재생에너지, 자동차, 자원기술, 조선, 차세대 이동통신, 청정기반, 항공우주, 홈네트워크, BcN, SW 관련 기술들은 기술용역 유형이 많은 것으로 나타나는데 대부분 조립완제품이 포함되는 분야로써 부분적인 기술용역을 해외에 발주하여 기술을 도입하고 있고 디스플레이, 디지털 TV, 반도체, 섬유, 의료기기, 전력 · 원자력, 지식기반서비스, 지식정보보안, 컴퓨팅, IT융합기술, LED는 첨단기술에 대한 기술보호가 철저한 기술 분야인데 주로 특허사용권을 통해 기술도입이 이루어지고 있다.

③ 상대적으로 상품사용권이나 기타 형태의 기술도입은 이루어지지 않아 국내기업들은 최종완제품에 대한 상품사용권을 제공받음으로써 기술력을 확보하는 경우는 거의 찾아볼 수가 없었다. 〈표 1-5〉는 기술거래 유형이다.

표 1-5 • 기술거래 유형

기술거래 유형	기 술
기술정보	바이오, 생산기반, 생산시스템, 에너지 효율향상, 화학, RFID/USN
기술용역	금속, 로봇, 신재생에너지, 자동차, 자원기술, 조선, 차세대 이동통신, 청정기반, 항공우주, 홈네트워크, BcN, SW
특허사용권	디스플레이, 디지털 TV, 반도체, 섬유, 의료기기, 전력/원자력, 지식기반서비스, 지식정보보안, 컴퓨팅, IT융합기술, LED
상품사용권	없음
기 타	없음

06 기술도입 대가지불유형

기술도입에 대한 수수료로써 해외기업에 지불하는 유형은 정액기술료, 선불 · 착수금, 경상기술료 등으로 다양하다.

① 정액기술료는 **기술 도입자**(licensee)가 도입한 기술을 어떻게 사용하는지와 관계없이 일정한 금액을 기술료로 지급하는 방식으로써 계약제품의 판매액 등에 관계없이 기술에 대한 대가를 고정금액으로 지급하는 방식이고 선불 · 착수금은 기술거래의 초기단계에서 정액으로 미리 지급키로 한 기술료를 의미한다. 두 유형은 계약 시 선불 또는 착수금을 지급하는 금액으로 도입기술에 대한 성공가능성을 예측하고 대가를 미리 지급하는 형태이다.

② 경상기술료는 매출 또는 이익 등에 대한 일정비율을 기술도입대가로 지급하는 것으로써 기술도입에 의한 성과의 일부분을 기술제공자에게 지불하는 방식이다.

③ 정액기술료를 지급하는 것에는 디지털TV, 바이오, 반도체, 생산시스템, 신재생에너지, 조선, 지식정보보안 기술이 있다.

④ 자원기술의 경우에는 선불 · 착수금으로 기술도입 수수료를 지불하며 생산기반, 에너지효율향상, 자동차, 전력 · 원자력, 지식기반서비스, 차세대 이동통신, 항공우주, 홈네트워크, 화학, RFID/USN 기술들은 경상기술료로 지급하고 있다.

⑤ 금속, 디스플레이, 로봇, 섬유, 의료기기, 청정기반, 컴퓨팅, BcN, IT융합기술, LED, SW기술들은 최대실시료, 최소실시료 등과 같이 기타 기술료 지급방법을 많이 활용하고, 기술들의 개발 위험성이 높아 기술제공자의 입장을 고려하는 방향으로 기술거래가 일어난다.

⑥ 많은 기업들이 경상기술료와 정액기술료의 형태로 기술료를 지급하고 있으며 디지털TV, 바이오, 반도체 등과 같은 기술들은 첨단기술로써 계약제품의 매출액과는 상관없이 기술료를 지급하는 정액기술료의 형태를 취하고 있고 생산기반, 생산시스템, 자동차 등과 같이 시장규모 및 매출액에 직접 연관되는 수익형 기술들은 경상기술료의 형태로, 기술 수명주기의 성숙기에 접어든 기술이기 때문에 기술개발 위험에 초점을 맞추기보다 해당기술에 기반한 제품생산 및 판매에 초점을 맞추어 기술료 형태 선택에 차이를 보이는 것으로 해석된다. 〈표 1-6〉은 기술료 유형이다.

표 1-6 ◦ 기술료 유형

기술료 유형	기 술
정액기술료	디지털TV, 바이오, 반도체, 생산시스템, 신재생에너지, 조선, 지식정보보안
선불/착수금	자원기술
경상기술료	생산기반, 에너지효율향상, 자동차, 전력/원자력, 지식기반서비스, 차세대 이동통신, 항공우주, 홈네트워크, 화학, RFID/USN
기타(최대실시료, 최소실시료)	금속, 디스플레이, 로봇, 섬유, 의료기기, 청정기반, 컴퓨팅, BcN, IT융합기술, LED, SW

제 2 장

의료융합기술

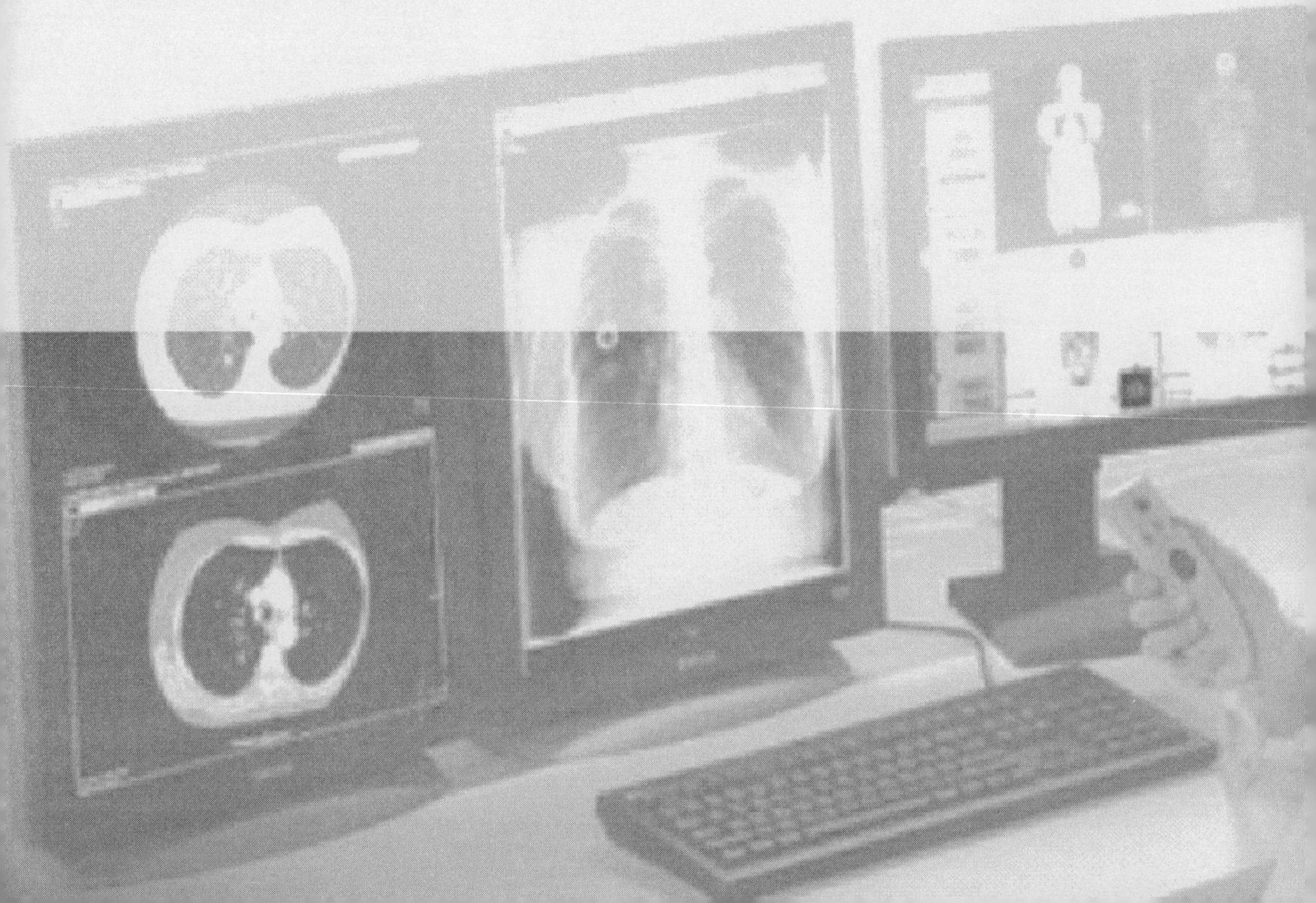

현재의 의료융합기술은 일부 나노 소재기술이 IT, BT 분야에 융합 적용되는 원재료 공급 차원의 시장을 형성하고 있고 융합공정, 분석 장비들이 시장에 진출하기 시작하는 등 산업화 초기단계이며 주요 응용제품과 혁신적인 기술들은 향후 5~10년 이내에 사업화가 가능할 것으로 예측하고 있다.

의료융합기술은 현재 산업화 초기단계에서 전략적인 연구개발 투자를 통해 현재의 첨단제품에 비해 차별화된 제품을 개발하고 있으며 향후 세계 시장에서 후발국 중심의 가격 경쟁력과 선진국 중심의 품질 경쟁력의 확보가 필요하다.

01 의료융합기술의 과제 도출

1. 연구개발 및 산업화의 목적

인간 삶의 질 향상을 미래 비전으로 설정하여 개인 맞춤형 의료융합기술을 통한 난치병의 극복, 생체친화적인 환경구현 및 에너지 생산과 나노의료융합기술 기반 블루오션 신산업의 창출을 목표로 하고 있다.

개인 맞춤형 의료융합을 통한 난치병 극복분야의 **메가 트렌드**는 초고감도 조기진단 및 치료용 나노검지, 이미징, 치료분야의 원천기술의 확보 및 이들 원천기술을 기반으로 난치병을 조기 진단하여 개인맞춤형으로 치료하는 것이고 생체친화적인 환경 구현 및 에너지 생산 분야는 인체 및 환경 친화적인 나노의료융합기술의 개발과 표준화하는 것이다. 나노융합기술 기반 블루오션 신산업 창출분야는 나노바이오 전자, 로봇, 농림수산, 생필품 등 신규 나노융합 원천기술을 창출 및 확립하는 것이다.

2. 의료바이오 융합기술의 도출

의료융합기술의 메가트렌드를 합리적으로 추진하기 위한 분류는 다음과 같다.

① 바이오칩 센서 기술이고 의료바이오진단 및 분석 기술
② 나노바이오 이미징 기술과 나노바이오 분리 및 정제 기술
③ 나노메디신과 U-헬스케어 기술
④ 나노바이오 임플란트 및 생체모방재료 기술
⑤ 나노바이오 정보소자 및 소재 기술

⑥ 생활 나노소재 기술

3. 의료바이오 융합기술의 추진방안

기술별로 경쟁력, 시장, 중장기 혹은 단기적으로 특성을 파악하고 구분하여 이에 맞게 추진한다.

① 바이오센서 및 칩 기술, 의료바이오 진단 및 분석기술, 나노바이오 이미징 기술, 나노바이오 분리 및 정제 기술, 나노메디신 기술, 나노바이오 임플란트 및 생체모방재료 기술은 나노바이오융합 분야 기술들 중에서도 핵심기술들로써 국내연구진의 국제경쟁력 수준과 시장의 크기 및 성장성에 대한 분석을 토대로 우선 중대 규모로 중장기적으로 추진해야 한다.

② 나노바이오 정보소자 및 소재 기술, 생활나노소재 기술 등은 해당 소분류 기술 수준에서 추진하되, 기술의 원천성이 강조되는 것들은 중장기적으로, 산업화가 근접한 것들은 중단기적으로 중소 규모로 추진하는 것이 적합하다.

③ 나노의료기기 및 재료의 성능 및 영향평가 기술과 나노의료 표준화 기술과 같이 공공기술적 측면이 큰 경우 국제시장 진입 및 공익을 위한 기반기술이므로 시급히 추진하여 나노의료기술의 산업화 가속화에 기여할 수 있도록 해야 한다.

④ 여러 가지 기술들이 융합 · 접목됨으로써 공통의 목표를 지향하는 종합나노기술 성격의 개인 맞춤형 나노바이오 기술, 암 등 난치병 정복을 위한 나노바이오 기술, 모바일 나노바이오 측정 시스템 개발 등은 시장성장률과 국제경쟁력이 매우 크므로 대규모 전략 과제로 연구역량을 집중하여 중장기적으로 추진해야 한다.

⑤ U-헬스케어 시스템 기술은 나노기술에 더하여 의료기술, 반도체 및 통신기술이 함께 융합되어 구축되는 다산업적 성격이 강하므로 범부처간 공동 추진체제를 형성하여 대규모의 중장기 과제로 추진하는 것이 적합하다.

02 IT 의료 융·복합기술의 과제

1. 연구개발 및 산업화의 목적

IT 융합은 의료·건강, 안전, 에너지·환경문제 등 미래 인간 삶의 질을 향상시킬 수 있는 신기술이다. BT, NT, ET 등 독립적인 기술들을 IT 기술 및 산업과 융합하여 미래 사회에서 요구되는 산업의 고부가치화, 글로벌 경쟁력 확보 및 신산업을 창출할 수 있는 원천핵심기술로 정의한다.

① IT 의료 융·복합 기술의 적용으로 새로운 Bio 융합기술에서 맞춤형 의료 서비스 영역까지 망라하는 미래형 의료시스템 신 산업을 국가 경쟁력의 신 동력으로 창출할 수 있다.

㉠ 세계의료기기 시장은 25[%]의 성장 추세로 1,868억 달러 추정하고 있으며 중국 등의 빠른 경제 성장과 함께 북미와 유럽은 의료 서비스 산업의 발전 계획으로 2012년 이후에는 50[%] 이상 투자를 증가할 전망이다.

㉡ IT-의료 시장은 총 1,875억 달러로 추정되며 평균 15[%] 이상의 증가율을 보일 것으로 예상하고 있다. 〈표 2-1〉은 산업시장 수익 이다.

표 2-1 ● 산업시장 수익

(단위 : 억$)

구 분	2007	2009	2011	CACR
뉴-에이징(고령친화)산업	192	221	249	6.7[%]
라이프스타일 산업	307	440	567	11.43[%]
첨단생명의료 산업	265	338	418	16.5[%]

출처 : BCC 보고서(2008) 기반 ETRI 추정

㉢ IT 의료 융합 산업은 기존 의료서비스의 패러다임을 벗어나 질병의 조기진단, 예방관리, 웰빙, 건강회복 등이 언제 어디서나 효율적으로 가능하게 하고 글로벌 메가트랜드인 고령화 사회에서 고령 인구의 독립적 생활과 활동 능력 강화를 지원하며 사회 및 경제 활동, 여가, 건강, 의료 환경을 지원한다. 사회적 수요를 고려한 '삶의 질' 기술의 융·복합으로 증가 추세인 실버산업의 세계시장에 참여해야 한다.

② IT 의료의 원격 의료 서비스를 통하여 5조원 규모의 국내 요양서비스시장을 토대로 고용창출과 추후 지속적 성장을 전망하고 있고 EU FP7지원의 원격의료 기술 개발은 의

료 바이오 융합 칩과 개인 휴대형 센서 기술의 창업을 적극적으로 유도하고 있으며 DNA-융합 칩을 이용한 의료, 사회 안전 분야의 신산업을 창출하고 있다.

③ 만성 질환 치유 및 의료서비스가 연계된 요양서비스의 높은 성장 추세를 지속될 것으로 보인다.

㉠ 65세 이상 노인 5명 중 4명이 만성질환에 시달리고 있으며 질병의 상시 관리가 가능한 u-헬스케어나 원격 의료 서비스의 활용으로 예방관리가 가능하다. 일본의 경우 u-헬스케어의 도입으로 고령자 의료비 5,223억 엔 감소를 전망하고 있다.

㉡ 노인의 활동 보호와 의료, 운동, 재활, 생활 관리를 제공하는 종합적 라이프 케어 서비스 형태로 발전할 것이다. 높은 경제력을 지닌 고령 소비주체들에 의한 휴양 웰빙 분야와 이동보조, 근 지구력 향상, 기억력 증진 등 정신 육체적 증강산업이 성장세이며 노년생활은 대부분 주거지내에서 이루어지고 있어, 전체 고령자의 0.97[%]가 주택 내 안전사고로 의료비를 지출(3,276억원)하고 있는 것으로 나타났다.

④ 생명과학 및 IT 기술이 융합되어 진단, 치료, 재활 등 모든 분야에서 획기적인 의료서비스가 가능해지고 있다. 최소절개, 최소후유증 등의 기기 개발로 수술로봇, 줄기세포 치료 등 정교한 의료 서비스가 가능한 시대가 도래할 것이다.

㉮ 국내기업인 메디포스트의 경우 골·관절 관련 줄기세포 시장에서 막대한 수익을 기대하며 줄기세포의 분화 및 배양 등에 있어서 IT를 접목하여 수익의 증폭이 예상된다.

⑤ 국내 의료산업의 영세성을 극복하고 IT 강국을 의료 강국으로 만들 미래 기술집약적 산업이다. 현재 중저가위주의 영세 의료 산업의 제품을 고부가가치 IT-의료제품으로 전환하면 의료 선진국에 진입이 가능할 것이라 보고 있다.

㉠ 선진국 R&D 모델처럼 학·연·산 공동 핵심기술을 개발하고 기업기술의 사업화를 추진하며, 수입에 의존하는 부품, 기반 플랫폼 등의 같은 핵심 기술의 개발을 적극적 추진하여야 한다.

㉡ 대학 및 연구소, 기업과 서비스 업체 공동 참여를 강화하여 time-to-market의 시장 중심형 기술을 개발해야 한다.

㉢ 고령화와 현대인의 생활 질병의 극복 및 첨단 의료 서비스 제공을 위한 IT기반의 고부가가치 의료제품을 개발하여야 한다. [그림 2-1]은 실버융합형태를 나타낸다.

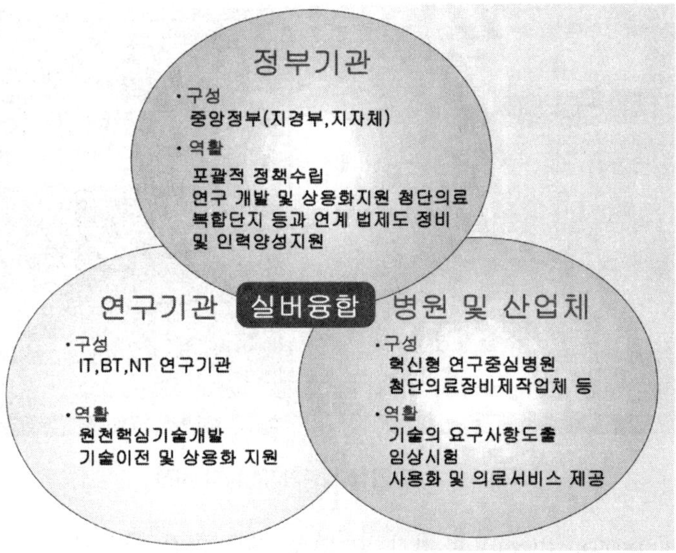

그림 2-1 ● 실버융합

2. IT 의료기술의 세부도출 과제

IT 의료는 뉴- 에이징, 라이프스타일, 첨단생명의료 등 3대 영역에 초점을 맞춰 추진해야 한다.

① 실버 부문 : 노인들을 위한 특화된 시스템을 연구한다.

㉠ 모바일 위급상황 관리시스템 기술 및 Bio융합 칩 · 개인용 휴대용 의료기기

㉡ 스마트 이동/행동 지원 플랫폼 및 인체친화형 뉴로모르픽 플랫폼

㉢ 기억력, 근지구력 등 생활성 감퇴 향상 기술 및 지능형 스마트 홈 케어 플랫폼

㉣ 원격 의료 시스템 및 개인별 맞춤형 의료 서비스 시스템

㉤ 관절염 등 노인성질환 모니터링용 현장 진단기기

② 라이프 스타일 부문 : 개인의 특성이나 질병 정보에 따라 맞추어 시스템을 개발한다.

㉠ 바이오마커 기반 만성질환 진단시스템 및 DNA electronic 칩

㉡ 개인 휴대 의료 센서 · 치유 플랫폼 및 개인 라이프(life) 증강 기술과 u-피트니스 시스템

㉢ 신종 질병 표지자 발굴 고감도 시스템 및 동시 다중 검출 산전 기형 진단 시스템

㉣ 수면 질 향상을 통한 생활 건강관리 기술 및 라이프스타일 모니터링 스마트웨어

③ 첨단 생명의료 서비스 부문 : 새로이 연구된 첨단기술을 접목시켜 새 의료기기 개발한다.

㉠ 현재의 의료산업 : 의료기기, 소형기기, 분석기기

㉡ 미래의 의료산업 : IT에 기반한 뉴-에이징, 라이프 스타일, 첨단생명의료(그림 2-2)

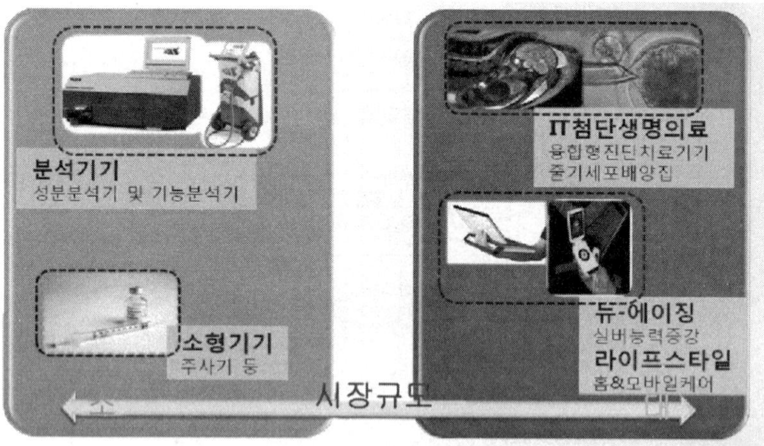

그림 2-2 • IT 융합 의료기기산업의 비전

ⓒ 내시경형 proton theraphy 기기 및 의료 영상 기반 컴퓨터 도움 진단 시스템
ⓔ 치과용 MRI/CT/digital X-선 디텍터 융합기
ⓜ 바이오MEMS를 이용한 줄기세포 분화 및 이식 시스템
ⓑ 유모세포 활성화 및 분석을 위한 신경계 조절 뉴런 플랫폼 기술
ⓢ 줄기세포를 이용한 high throughput 신약개발 스크리닝용 세포칩
ⓞ 생체내장형 근전도 측정 및 위치 측정 기반 인공보철 팔 제어
ⓙ 의료 · 바이오 센싱용 테라헤르츠[THz] 광원 기기
ⓒ 체지방 제거 의료기기용 레이저 기술 및 전자파 융합 비탐침 유방암 열 치료 기기

3. IT 의료융합기술의 추진방안

IT는 융합시대의 원천기술로 IT의 네트워크화, 지능화, 내재화의 특성을 통해 기술 및 산업간 융합화를 촉진시키는 역할을 수행해야 한다. 현재 의료산업은 병원정보화, u-헬스 등 초기발전 단계 수준이므로 고령화, 의료비절감, 질병의 조기진단 및 예방 등 패러다임 변화에 대응해야 한다. 〈표 2-2〉는 IT 융합산업 특징이다.

표 2-2 • IT 융합산업 특징

산업	현 산업의 특성	해결과제	융합화 Concept
IT+의료	의료산업의 병원정보화, u-헬스 등 초기발전 단계 수준	고령화, 의료비절감, 질병의 조기진단 및 예방 등 패러디임 변화에 대응	IT 기반 신개념 의료 서비스

① IT 융합 전통산업별 기술수준은 선진국 대비 50~80[%]로 전반적으로 낮은 수준이다.

② u-헬스관련 세계적인 IT 기업들이 정보인프라, 바이오 칩 센서, 헬스케어서비스, 첨단 의료기기 등에 진출(HP, IBM, 인텔, 필립스 등)해 있는 반면 국내 IT업계는 u-헬스 시범서비스, EMR 등 병원 정보화 등에 진출하고는 있으나 적극적인 투자가 필요하다.

③ IT 의료융합분야는 세계시장 5[%] 이상 점유를 목표로 의료복합단지 활성화, 제도 개편 및 규제 완화를 산업육성전략으로 하여 플랫폼 및 의료콘텐트 연계를 R&D 전략으로 내세우고 있다.

제 3 장

광기반 의료·헬스융합분야 산업기술동향

01 레이저 치료 분야
02 광역학 분야
03 광한방 분야
04 광영상 분야
05 광센서 분야
06 광정밀 분야
07 의료조명 분야
08 치과 보조기기 분야
09 재활 및 장애 보조기기 분야
10 헬스케어(비의료) 분야
11 U-헬스 분야

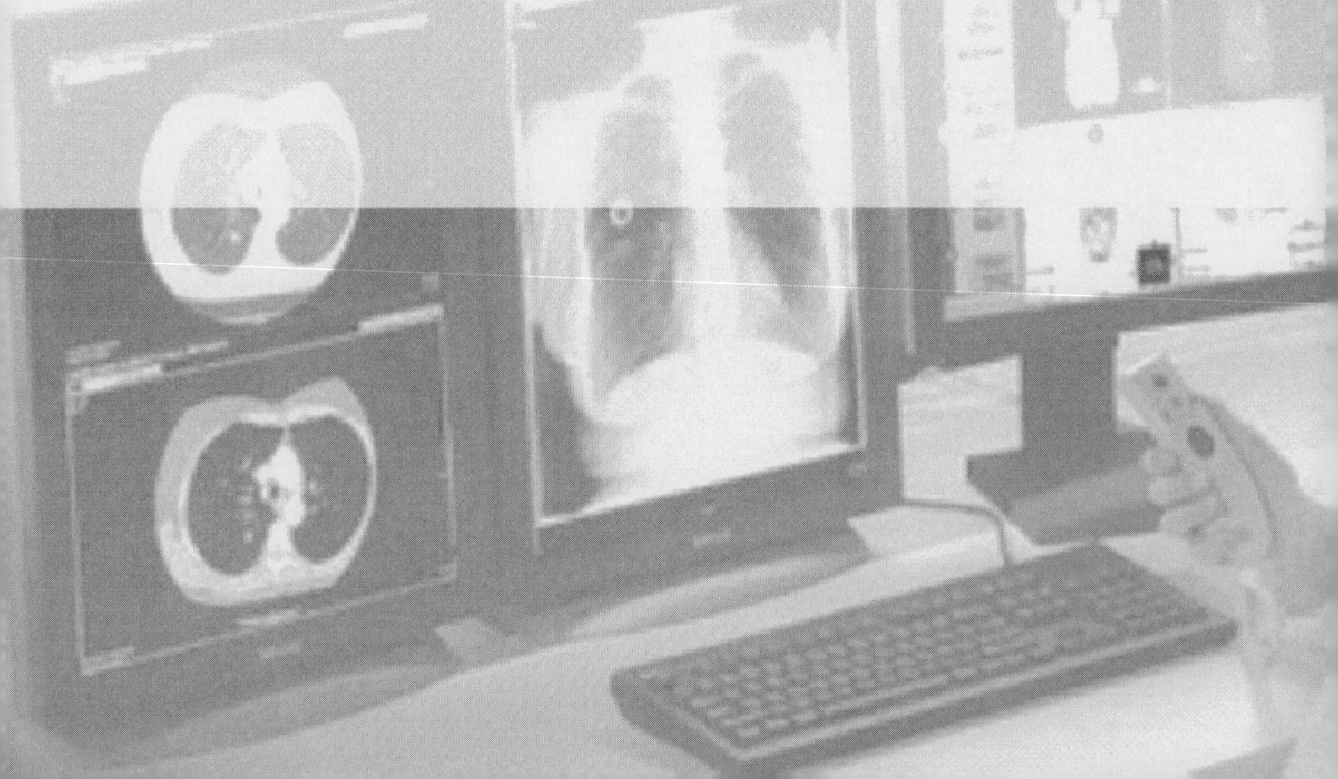

01 레이저 치료 분야

의료용 레이저기기의 보급은 국민 건강증진에 질적 향상을 가져올 것으로 예상된다. 시술을 수행하는 의료진에게는 치료시간의 단축과 의료 환경의 개선 효과를 기대되고 치료용 레이저기기는 그동안 높은 성장률을 나타내었다.

① 향후에도 이러한 추세가 지속될 것으로 전망되고 있으며 전자공학, 기계공학, 물리학, 의학, 생리학 등 복합된 기술이 요구되는 기기이다.

② 치료 및 임상분야의 의료용 치료기는 정밀도, 안정성, 신속성이 이루어지며 특히 치료기기는 환부의 절개를 최소화하는 레이저 기기의 개발이 중점적으로 이루어지고 있다.

③ 의료용 레이저기기 산업은 시장진입에 도달하기 까지 3~7년 정도의 오랜 기간이 소요되고 안전성의 확보가 가장 주된 기술적 관심사이다.

④ 전통적인 전자의료기기 분야는 GE, Siemens, Philips, Toshiba 등 대기업이 중심이 되고 있지만 광기반 치료기기 분야에서는 미국의 경우 실리콘밸리를 중심으로 기술 개발 하고 있는 벤처기업이 많으며 이스라엘의 경우에도 레이저 수술기 분야에서 세계 상위수준의 기술력을 보유하고 있다.

⑤ 파장 10.6[μm] CO_2 레이저의 경우 치료 시 주위 조직에 대한 열 손상을 해결하기 위해 파장 2.94[μm]의 Er : YAG 레이저가 개발되었고 Premier사의 Centauri Er : YAG 레이저가 충치치료용으로 FDA의 승인을 받았다.

⑥ 선진국의 경우 고출력, 고효율의 다이오드 레이저 모듈 개발로 기존의 안과, 피부과, 치과의 레이저 시스템 외에 성형외과, 신경외과, 일반외과의 치료 및 수술용 레이저 시스템 산업 확대될 것으로 예상된다.

1. 담석치료용 레이저기

레이저의 물리적인 파괴력을 레이저를 통해서 유도하는 원리로 사용하는 파장은 Nd : YAG, Ho : YAG와 같은 근적외선 대역, 수십[w] watt 파워를 이용한다.

2. 수술용 레이저 치료기

레이저 매스라고도 하는 수술용 레이저는 조직을 절개하는 기능을 수행하면서도 혈액을 조속히 응고시키는 효과로 인해서 **무혈수술이 가능**하다(그림 3-1).

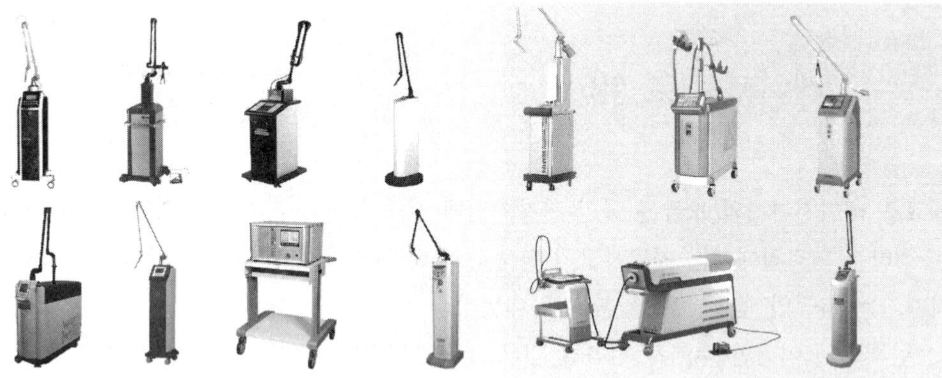

그림 3-1 ● 수술용 레이저 치료기

3. 안과용 레이저 치료기

안과용 레이저는 대부분 자외선 영역의 레이저를 이용하고 있으며 엑시머 레이저, 아르곤 레이저 그리고 크립톤 레이저 등이 주로 활용되고 있다(그림 3-2).

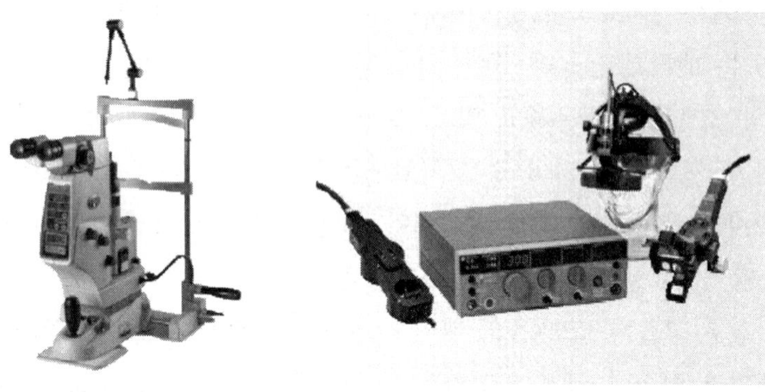

(a) 야그 레이져 (b) OcuLight SL x

그림 3-2 ● 야그 레이져와 OcuLight SL x

4. 피부치료용 레이저기

피부 색소층을 열적으로 태우는 작용을 이용하며 빛의 충격으로 색소층을 깨뜨리는 효과를 활용하며 피부의 파장특성에 따라 원하는 부위와 층만 선택적으로 치료할 수 있다(그림 3-3).

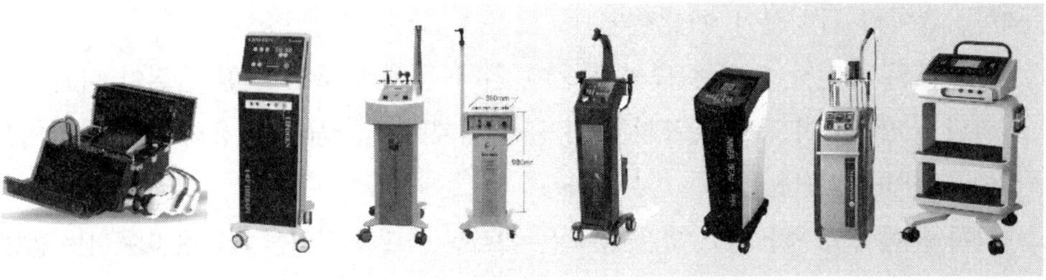

그림 3-3 • 피부치료용 레이저기

5. 치과치료용 레이저기

치과용 광원으로는 LED 광원, 가시광 레이저 또는 CO_2레이저 등이 사용되고 있고 치과용 시술에도 사용되고 있으며 심미용으로도 활용되고 있다(그림 3-4).

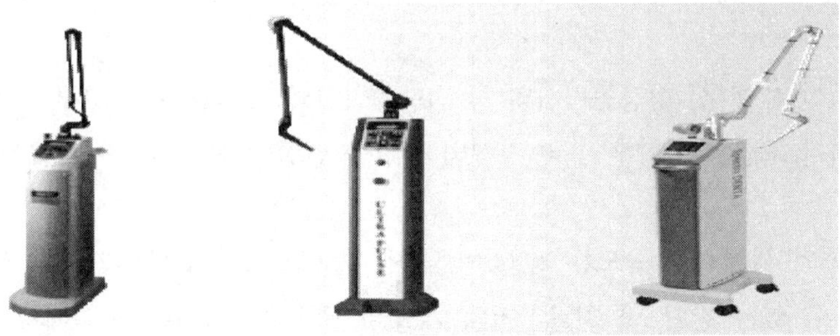

그림 3-4 • 치과치료용 레이저기

02 광역학 분야

의학적 치료에 있어 「광」을 이용한 방법은 과거에는 흔치 않던 영역으로 최근 과학적 기술의 발달과 더불어 충분한 power를 동반한 인공 광원이 개발됨에 따라 새롭게 인식 되고 있는 분야이다.

① 인공 광원을 이용한 가장 직접적인 분야는 「레이저」이며 이미 피부과, 안과 등에서 주요 수술 및 치료용 기기로 활용되고 있다. 다른 형태의 인공광원 또한 다양한 분야에서 활용되기 시작했다.

② 인공광원의 의학적 활용가치는 역학부분에서 특히 높으나 다양하고 충분한 광의 발생 및 제어가 어려워 크게 발달하지 못한 측면이 있으며 최근의 기술적 진보에 따라 「광

역학」 분야의 급성장이 예상된다.

③ 「광역학」의 사전적 의미는 빛의 작용에 의해 동물 피부의 어떤 물질이 다른 물질로 변환되는 작용이며 동물의 표피계 및 근 골격계까지 「빛」이 작용하는 모든 영역을 범주에 포함하고 있다.

④ 광역학 분야에서 활용되고 있는 부분은 할로겐 램프의 적외선 파장을 이용하는 방법, 자외선 형광램프를 이용하는 방법이 기존의 주요 방식이며 LED를 이용한 방법이 최근 활발히 연구되고 있다.

03 광한방 분야

정부가 지정한 17대 신 성장동력사업 중 첨단융합산업의 의료기기, 고부가 가치 서비스산업의 헬스케어가 포함되어 향후 우리 경제의 성장을 견인할 산업부문으로 육성할 계획을 수립했다.

① 대체의학의 세계시장 규모는 2,000억 달러 이상의 성장이 예측되지만 한의학 치료에 응용할 수 있는 진단 및 치료기기의 개발은 국내 뿐 아니라 국외에서도 부진하므로 원천기술 및 핵심기술 확보를 통해 세계시장을 선점할 수 있다.

② 침구치료는 한방의 가장 핵심적인 치료방법으로 전통적으로 다양한 치료기법이 개발되어 있고 효과가 확실한 것으로 판명되어 있으나 치료자의 경험과 기술에 따라 치료효과의 편차가 커 치료효과의 객관화 및 일반화가 힘들다.

③ 전통한방치료의 침구치료법을 현대적인 과학과 접목된 치료기기에서 실현할 경우 치료효과의 객관화 및 치료기술의 체계화가 가능하다.

④ 레이저침 치료기는 한의학뿐 아니라 서양에서도 통증치료를 중심으로 효과가 있는 것으로 보고되고 있다. 국내에서도 다양한 제품이 개발되어 있으나 기존 레이저침치료기는 피부에 조사하는 방식으로 경혈을 자극하는 전통침술과는 차이가 있어 전통 한방침치료 기법을 적용하는 데는 한계가 있다.

⑤ 국내는 2026년에 초고령 사회에 도달할 전망이며 광기술 원천기술과 한의학의 접목을 통해 핵심기술을 확보한다면 노인 의료비가 획기적으로 절감될 것이다.

⑥ 한의학에서 요구하는 한의학적 감지 요소를 공학적 관점에서 해석해 보면 매우 작은 물리량에 대한 변별을 의미하며 이는 신체 신호 감지에 대해 보다 정밀한 측정

방법이 있다.

⑦ 최근 「광」의 다양한 유용성에 대한 산업적 성과와 연구 성과가 도출되고 있어 한방에서도 「광」의 유용성을 활용하려는 시도가 이루지기 시작했으며 한방에서 「광」을 다양한 방법으로 이용할 수 있다.

⑧ 830[nm]와 590[nm]의 듀얼 파장을 탑재한 메인 헤드에는 포토 시퀀싱 기술을 적용해 환부에 각 파장이 효율적으로 전달되도록 하고 633[nm]및 415[nm]의 헤드를 추가로 제공해 환자의 상태에 맞는 파장을 선택한 제품을 개발하고 있다.

1. 온열 치료기

광을 이용한 온열 효과의 한방 이용, 온열 기능의 팩 적용할 수 있는 시스템이다(그림 3-5).

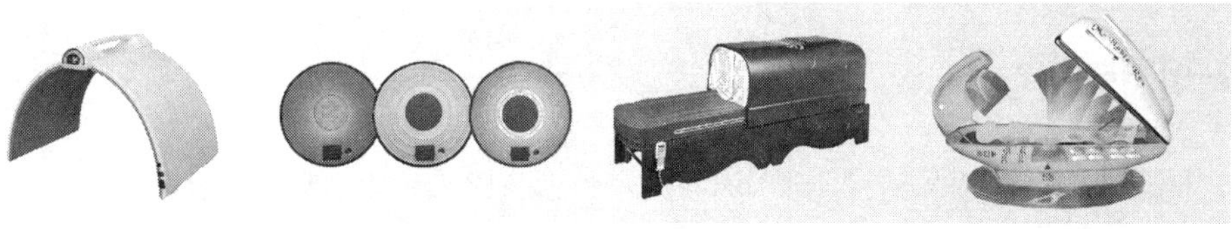

그림 3-5 ◦ 온열 치료기

2. 적외선 치료기

침치료 효과 증진용 적외선 광선, 기존 적외선 치료 등의 개선 기기이다(그림 3-6).

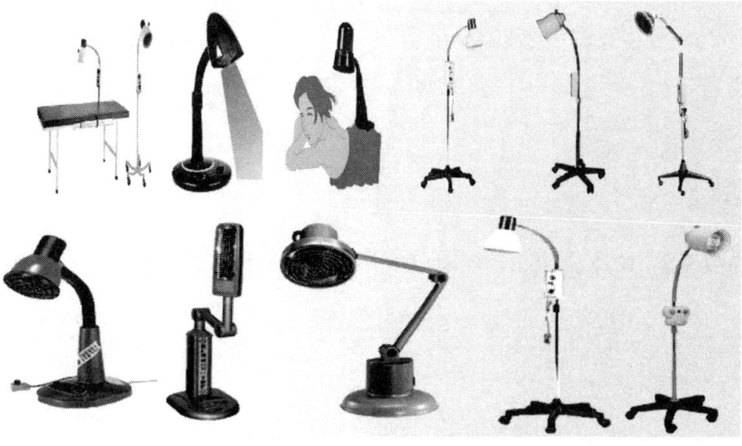

그림 3-6 ◦ 적외선 치료기

3. 오색광 치료기(컬러라이트 치료기)

광을 이용한 오색 기능 구현, 오색(青赤黃白黑)의 기능을 치료에 적용한다(그림 3-7).

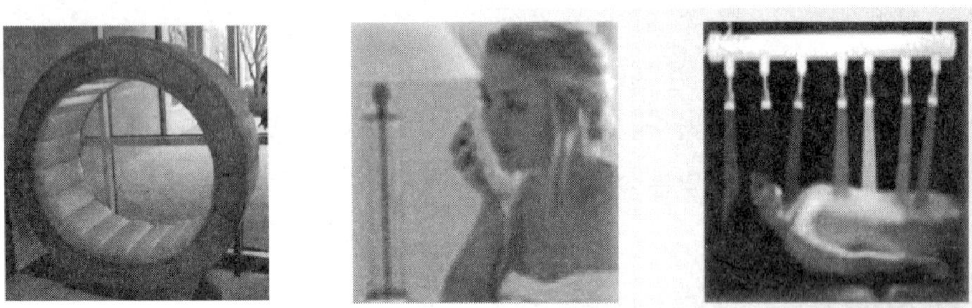

(a) Color & Light therapy (b) Color 피부미용기 (c) 색체요법

그림 3-7 • 오색광 치료기(컬러라이트 치료기)

4. 레이저뜸

레이저를 이용한 뜸의 구현과 레이저와 뜸 융합 기기를 개발했다(그림 3-8).

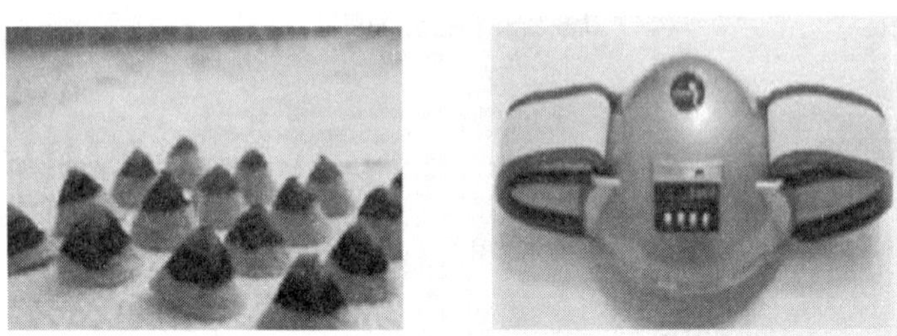

(a) 전통적인 뜸요법시술모습 (b) 개미허리 23[inch]

그림 3-8 • 뜸

5. 레이저침

파장대별 레이저의 효과 이용, 레이저의 침치료에 적용하기 위한 기기이다(그림 3-9).

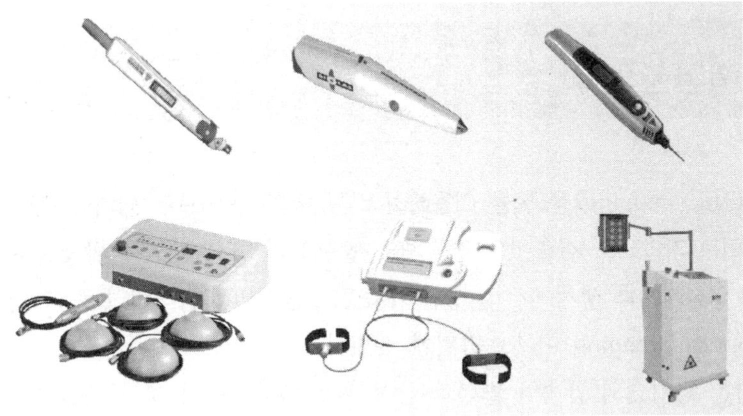

그림 3-9 ◦ 레이저침

6. 레이저 화침 · 온침

레이저의 온열작용을 이용한 화침 및 온침 구현을 적용한다(그림 3-10).

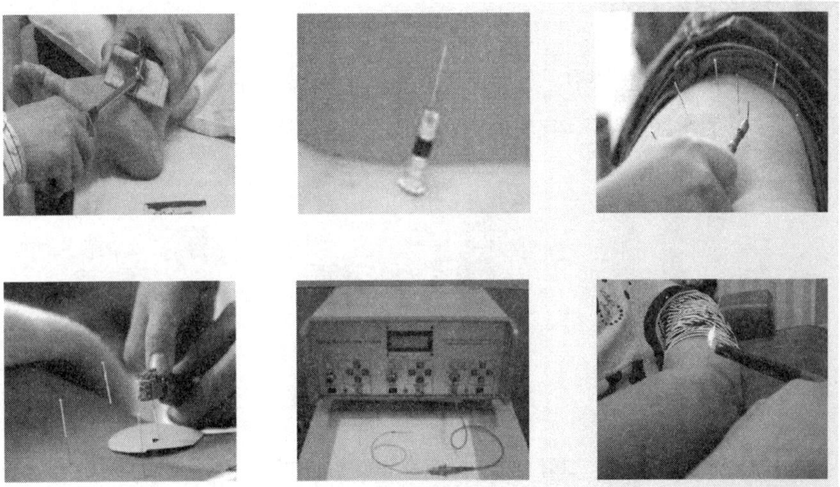

그림 3-10 ◦ 화침(온침)시술 모습 및 화침 · 온침기

04 광영상 분야

광영상(photonic imaging)은 빛을 이용하여 비침습적인 방법으로 생체의 구조나 생화학적인 변화를 영상화하는 기법으로 검출기의 결정체와 방사선의 반응에 의해 발생하는 광자를 이용하는 핵의학적 영상기법과 생체에서 생성된 가시광선, 근적외선 영역의 빛을 영상신호로 이용하는 광학영상(optical imaging)이 이 범위에 속한다.

광영상 분야는 광기술의 급속한 발전과 함께 세포 생물학이나 분자 생물학 실험에 적용되어 오고 있으며 GE, Olympus, CRi 등에서 광학영상에 관심을 가지고 시스템을 구축, 개발 중에 있다. 광영상의 최대 효과는 방사선을 사용하지 않기 때문에 생체에 해가 적고 영상 장치의 구성에 있어 소규모로 구성할 수 있으며 기존의 영상 장비 중에 가장 발전 가능성이 높은 분야중의 하나로 기대되고 있다.

1. 소동물 광학영상기기

광학분자 영상기기는 높은 민감도를 가지는 검출기 개발 기술의 발전으로 인하여 생체 내부 에서 나오는 매우 약한 세기의 빛을 검출과 분석을 할 수 있다(그림 3-11).

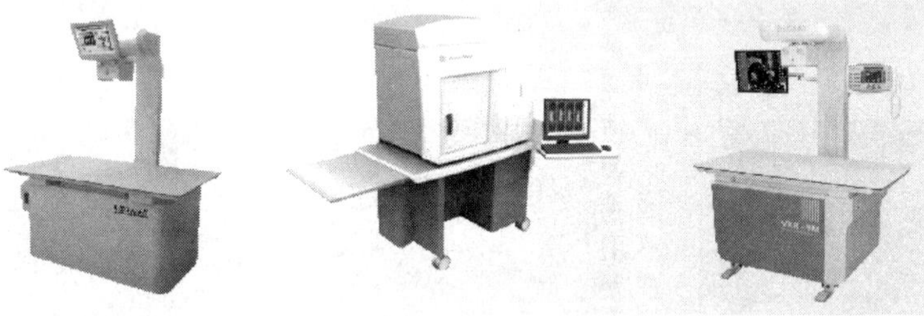

그림 3-11 • 소동물 광학영상기기

2. 영상용 LED 광원장치

반도체 발광소자(Light Emitting Diode : LED)를 의료 및 환경용으로 이용하기 위한 연구는 전 세계적으로 수많은 연구자들에 의해 수행되어 왔고 현재는 첨단 의료기기, 제조 프로세스의 품질 제어, 온실가스의 검출을 위한 기술 등에 이용되고 있다(그림 3-12, 3-13).

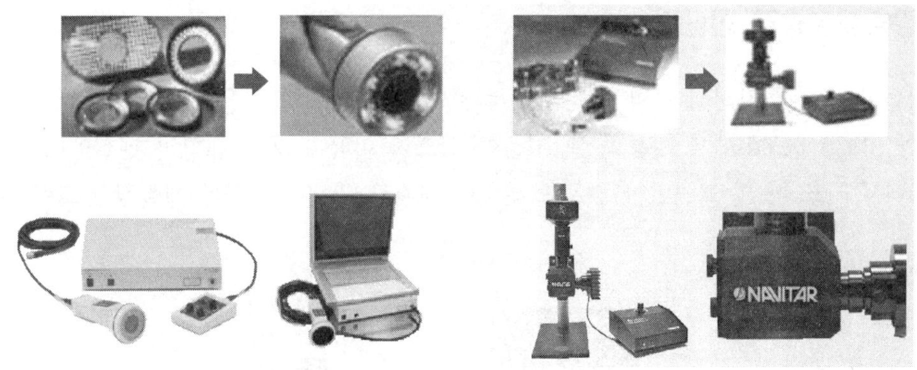

(a) photodynamic eye (b) ZFL scope

그림 3-12 ● Photodynamic Eye 와 ZFL Scope

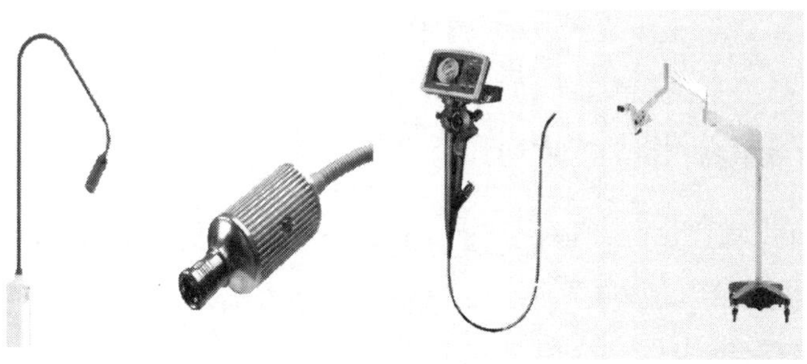

그림 3-13 ● 영상용 LED 광원장치

3. 지방검사 형광기기

근적외선을 이용하여 체내 조직이 근적외선을 받아서 재방출하는 원리를 이용한 반사도 측정하는 방법으로 938[nm], 948[nm]의 파장을 주로 사용을 한다. 일반적으로는 손, 발을 통해 전류를 흘려 체지방을 측정한다(그림 3-14).

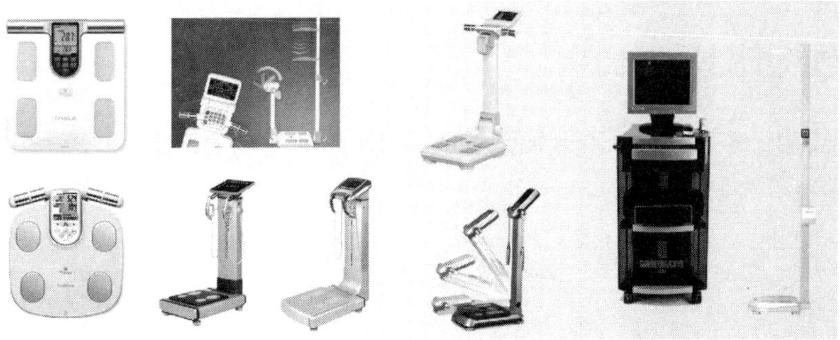

그림 3-14 ● 체지방 측정기

4. 광영상유방암 진단기

여성들이 집에서 자신의 유방을 빛으로 비쳐보는 것으로 쉽게 유방암이 있는지 찾아 볼 수 있다. PWB health에서 사용화 된 제품이 있으며 미국 드렉셀 대학과 펜실베니아 대학 연구팀에서 카드 한 벌 크기만한 검은 플라스틱 상자로 된 검사장치를 개발했다(그림 3-15).

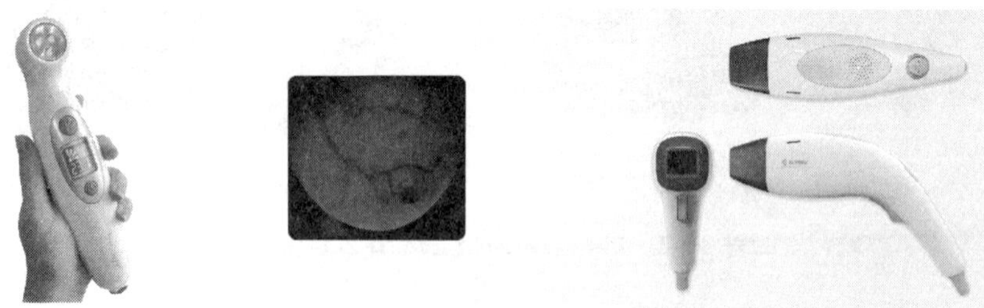

그림 3-15 ◦ 광영상유방암 진단기

5. 적외선 체열촬영기(IR 카메라)

적외선체열촬영은 통증이 있는 부위나 질병 부위의 미세한 체온 변화를 적외선 촬영과 컴퓨터 분석으로 몸에서 발생하는 체열을 감지하여 통증이 있는 부위와 신경이 손상된 부위 및 범위를 찾아내어 통증을 객관적으로 측정하는 장비이다(그림 3-16).

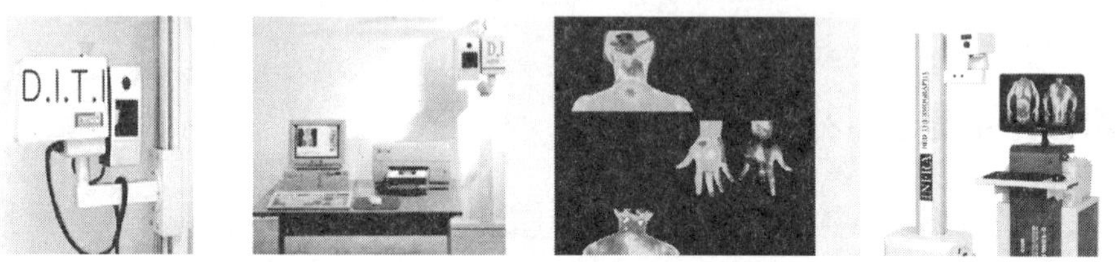

(a) DITI영상기 (b) DITI영상화면 (c) DITI출력화면 (d) 체열진단기

그림 3-16 ◦ 적외선 체열촬영기

6. 안면색 진단영상기기

한의학에서 얼굴에 나타나는 생리상태와 체질특성에 따라 몸의 건강상태를 진단하는 것을 재현한 기기이다(그림 3-17).

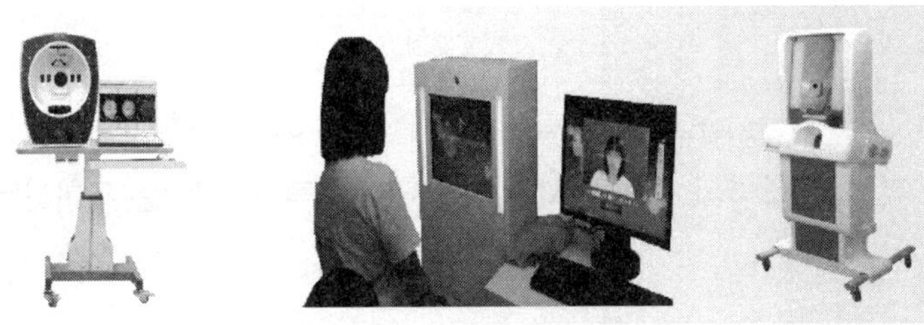

그림 3-17 • 안면색 진단영상기기

7. 설진영상기기

혀의 색깔과 설태(혀에 낀 하얀 이물질)의 분포를 인식해 환자의 병증을 판별할 수 있는 기기이다(그림 3-18).

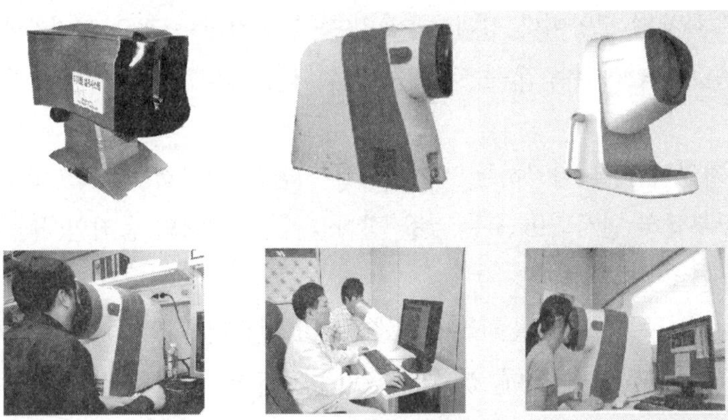

그림 3-18 • 설진영상기기

8. 실시간 맥박 및 호흡수 측정기

LED 광원 이용의해 손톱을 투과한 빛은 생체조직에 의한 흡수에 따라 DC 레벨이 정해지며 맥파 성분에 의하여 AC 성분이 나타난다(그림 3-19).

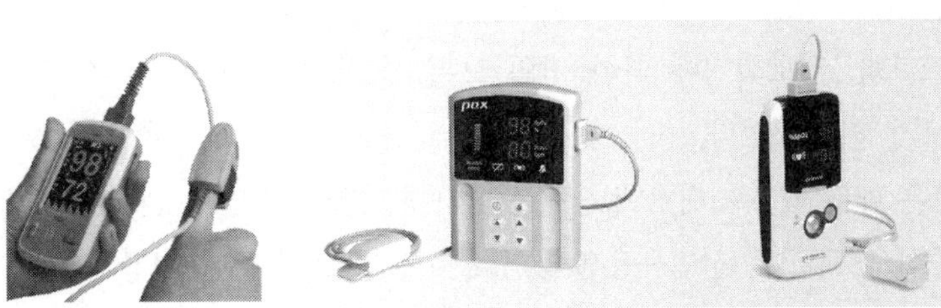

그림 3-19 • 실시간 맥박 및 호흡수 측정기

9. DOT

DOT(Diffuse Optical Tomograph)는 투과길이가 길고 대표적 흡수체인 혈액 농도에 민감한 600~900[nm] 적외선 영역의 광원을 사용하여 서로 다른 두 위치를 통과하는 산란광의 경로를 비교 추적하는 기기이다.

05 광센서 분야

센서는 인간의 감각기관 구실을 하는 장치이며 그 중 광센서(optical sensor)는 사람의 눈에 해당하는 장비로 물체의 모양이나 상태 · 움직임 등을 감각하는 것으로 기계에서 큰 빛을 내었을 때 빛이 부딪혀 반사되어 오는 것을 토대로 그 물체의 정보를 얻는 방식을 사용하는 것이다.

① 예전에는 자연의 빛을 감각하는 것이었으나 지금은 인공적으로 큰 빛을 발하여 그 빛이 물체에 부딪혀 반사되어 오는 것을 받아들여 그 물체의 움직임이나 빠르기 따위를 알아내는 구조가 많아졌다.

② 센서 중에서도 주류를 이루는 것이 광센서이며 컴퓨터에 의한 이미지(화상 · 도형 · 문자 · 물체 등)의 직접 인식에 있어서 높은 정밀도의 이미지 센서 수요가 늘어날 것이다.

③ 정부는 광학렌즈, 레이저, 광센서를 3대 차세대 유망 분야로 선정하고 집중 지원할 계획이다.

④ 자동차용 안전장치인 나이트비전과 야간 감시카메라에 쓰이는 적외선 광학렌즈 기술개발을 추진해 연구 기반도 확충키로 하고 레이저산업을 육성하기 위한 전략적 발전방안을 수립할 예정이며 자동차, 가전, 의료 등 부문에 활용되는 광센서산업 발전 전략 수립할 예정이다.

⑤ 산업이 고도화, 정보화됨에 따라 거의 모든 산업(의료, 항공 · 우주 등)으로 확대되어 시장 규모가 확대되었다.

⑥ 센서 시장은 매년 약 6[%]대의 성장세를 나타내고 있으며 압력 센서, 온도센서 등의 주요 센서를 중심으로 확대, 산업응용센서(의료, u-산업)로 꾸준한 성장 지속하고 있다.

⑦ 광기반 신체 요소 부위 치수를 측정하여 인체의 형상을 정확하고 안정적으로 측정하여

표준화 되어 있는 경형부위[dB]와 접목하여 측정, 경혈정위 영상기술을 개발하여 IT 통합 시스템화 후 각 개인별 정확한 경혈위치를 파악하는 시스템으로 구축해야 한다.

⑧ 압전성을 띄는 ZnO 물질에 대해 미국, 중국, 유럽 등에서 지속적으로 연구되고 있으며 ZnO 물질의 플렉서블한 특징을 이용하여 의료용 소자, 센서나 휴대용 전자제품 등의 다양한 응용분야에서 이용 가능하도록 연구가 진행되고 있다.

⑨ 광기술에 기반한 한의학적 맥진기의 원천기술을 확보함으로써 산업체 유치 및 기술이전 등의 지역산업 활성화 전략이 필요하다.

1. 혈액 · 혈당측정기

극소량의 혈액으로 많은 지표를 검출하거나 채혈에 의한 광 민감도를 가지는 검출기 개발기술의 발전으로 혈당과 같은 인자를 분석할 수 있다(그림 3-20, 그림 3-21).

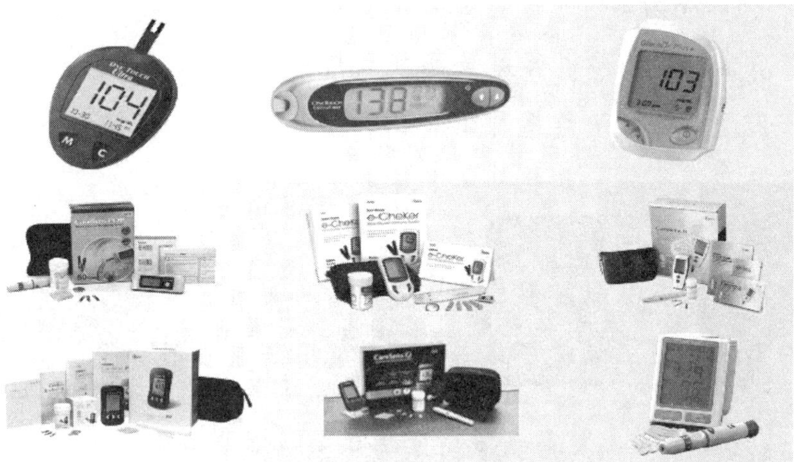

그림 3-20 ◦ 혈액 · 혈당측정기

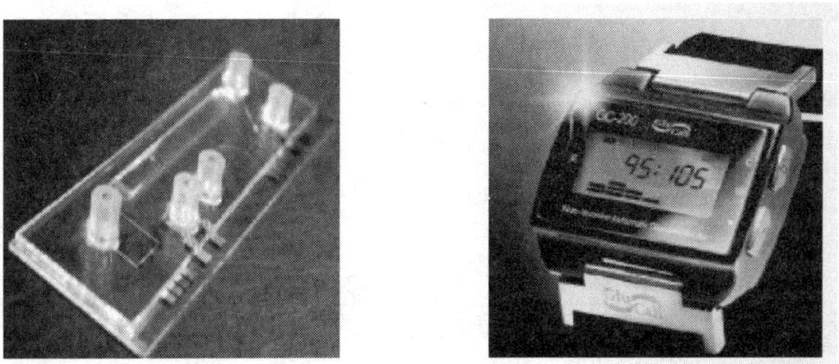

(a) 당화혈색소(HbA1c)분석용 칩　　(b) glu call(KMH)

그림 3-21 ◦ 당화혈색소(HbA1c) 분석용 칩과 glu call

2. 호흡가스 분석기

산소와 이산화탄소를 측정하여 폐기능, 운동능력을 측정하고 혈액가스를 실시간에 분석할 수 있는 소형 혈액가스 분석센서 및 분석시스템이다(그림 3-22).

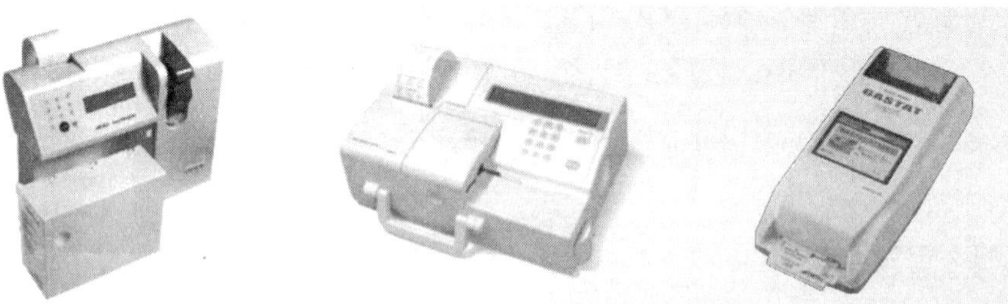

그림 3-22 ∙ 호흡가스분석기

3. 도플러식 혈류유량계

광기술을 이용한 혈류의 흐름 측정 기술을 구현하여 혈류의 속도, 방향을 측정하는 기술이다(그림 3-23).

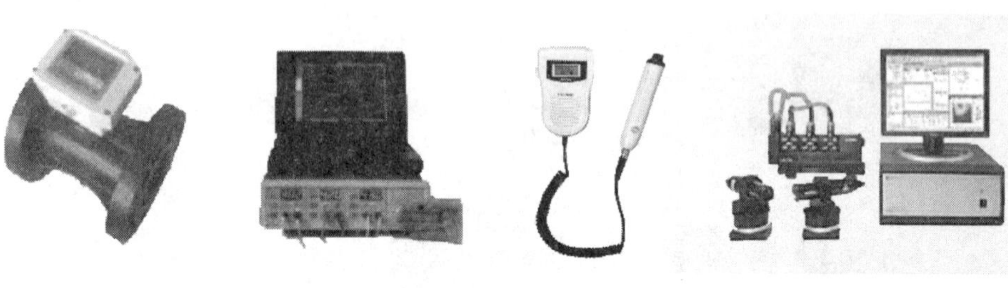

그림 3-23 ∙ 도플러식혈류유량계(ODT)

4. 혈행검사기

혈행을 측정할 수 있는 기술로 산소포화도 검사 기능을 개선하고, 광센싱 기술에 의한 정밀도 및 기능을 향상시킨 기술이다(그림 3-24).

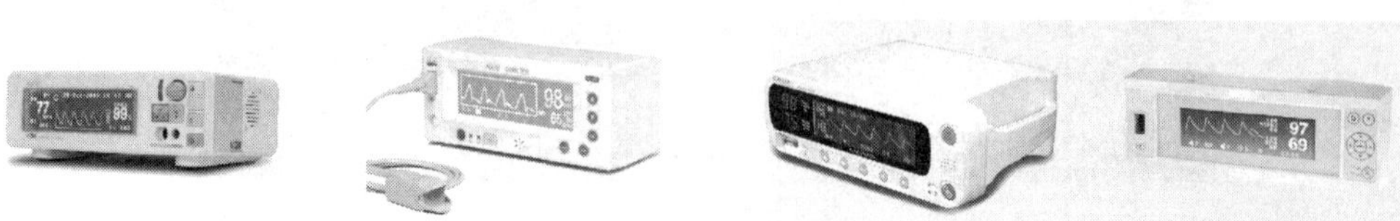

그림 3-24 ∙ 혈행검사기

5. 맥진기

광학분자영상기기는 높은 민감도를 가지는 검출기 개발 기술의 발전으로 인하여 생체 내부에서 나오는 매우 약한 세기의 빛을 검출하고 분석한다(그림 3-25).

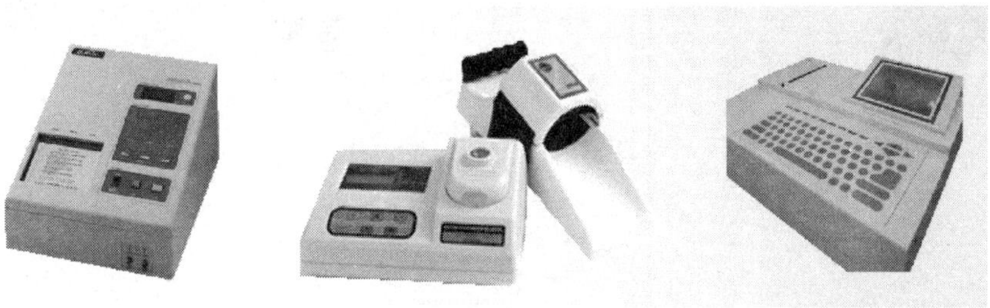

그림 3-25 ◦ 맥진기

6. 경혈정위 · 탐측기

경혈위치를 맵핑 시스템화하기 위하여 다양한 센싱기술을 접목하여 기술을 개발하고 경혈의 생리적 반응 측정할 수 있는 센싱기술을 적용하여 경혈의 지표 측정할 수 있는 기술을 개발하였다(그림 3-26).

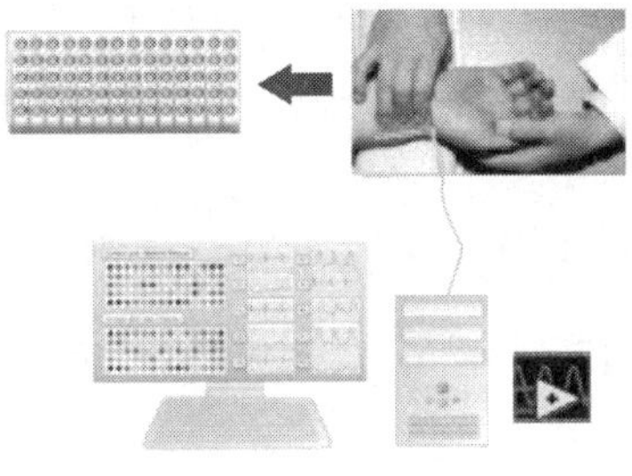

(a) PZT 센싱 어레이 맥진 개발 모식도

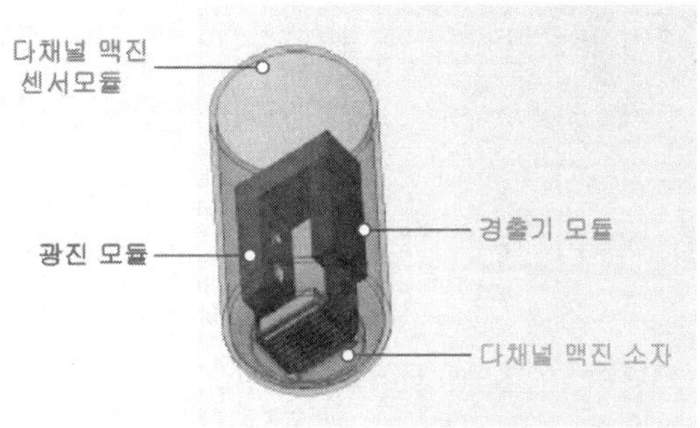

(b) 광진단 맥진 개발모식도

그림 3-26 ◦ PZT 센싱 어레이 맥진 개발 모식도와 광진단 맥진 개발 모식도

7. 경락진단기기

현재 전기적인 자극을 가하여 생리신호를 파악하는 방법들이 적용되고 있으며 광센싱 기술을 이용한 경락진단 측정기술을 개발하였다(그림 3-27).

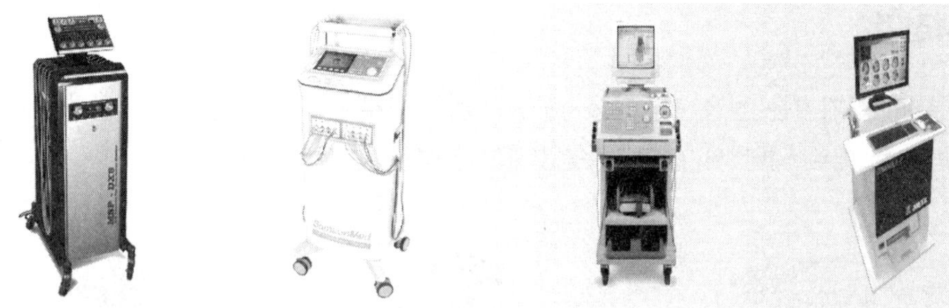

그림 3-27 ◦ 경락진단기기

06 광정밀 분야

광의료 영상진단기기의 세계시장은 빠르게 발달하고 있는 신흥분야로 기존의 영상진단 기기에 비해 높은 성장률과 시장확대를 보이면서 선진국 중심의 시장선점의 특징을 그대로 유지한 채 광통신의 기술적 배경을 차용하여 빠르게 기능을 향상시켜가고 있는 분야이다.

① OCT*는 미국의 Carl Zeiss Meditec사에서 안과용 진단기를 독점적으로 개발 · 판매하여 왔으나 최근에 초창기 OCT에 대한 특허권이 해지됨에 따라서 특화된 분야(치과, 피부과, 심혈관 질환)에서의 응용에 초점을 맞춘 상품의 출시가 여러 업체를 통해서 시도되고 있다.

② OCT가 가지는 기본적인 진단기능이 기본의 초음파 제품과 유사하고 높은 분해능을 가지게 되므로 세계시장에서 규모가 초음파 영상 시장에 준하거나 그 이상으로 형성될 것으로 예상한다.

③ 내시경 분야에서 시장규모의 약진도 두드러지게 나타나고 있다.

④ OCT 시스템을 기반으로 영상 깊이의 한계를 극복하기 위한 내시경이 연결된 OCT 시스템의 필요성에 따라 광기술을 기반으로 마이크로 광학계를 기반으로 한 내시경 OCT는 기존의 내시경 시장의 성장세와 초음파 시장의 성장과 병행해서 성장할 것으로 예상된다.

⑤ 초음파 및 내시경의 세계시장 성장률은 연평균 6.7[%] 그리고 4[%], 내시경과 연계된 OCT 시스템의 시장 규모는 초음파 성장세에 준하는 7[%] 정도의 성장을 보였다.

---

* OCT : 안구 생체 조직의 횡단면과 단층영상을 검사하는 첨단 의료장비로 빛을 투과시켜서 조직 내에서 반사되는 빛의 시간차이를 이용하여 높은 해상도의 단층 영상을 얻는 기술이다.

⑥ 융합 영상진단기기 중 형광 및 발광영상진단기기에 대한 수요는 지속적으로 향상되고 있다.

⑦ 전체 의료영상진단기기 시장의 12[%] 정도를 점유하는 광이미징 분야에서 형광 및 발광영상진단기기는 1998년 30억불정도였으며 연평균 7[%] 이상 지속적으로 성장하고 있다.

⑧ 공초점 현미경이 아닌 기능적인 현미경 시장의 세계 규모는 20억불 정도이며 해마다 5~6[%] 성장하는 빠르게 성장하고 있는 시장 중에 하나이다.

⑨ 내시경 기술은 생체내부를 비침습적 광학방법을 이용하거나 초음파를 이용하여 영상화하여 병변을 진단하고 필요에 따라 생검 및 폴립을 수술하여 제거하는 기술로써 이러한 장치를 내시경이라고 한다.

⑩ 생체 내 내시경 검사는 신체 손상 없이 생체 내에서 내시경 프로브를 넣어야 하므로 실제 적용하는 부위는 제한적이다. 이러한 이유에서 소화기 부분은 생리적으로 열린 개구를 가지므로 내시경 적용이 먼저 적용되었고 많은 기술적인 발달이 소화기 내시경에 집중되어 있다.

⑪ 최근에는 광섬유 다발을 이용하는 위내시경이 주를 이루고 있으며 20[μ] 이하의 광섬유들이 4만~15만개 정도 하나의 다발로 묶여져 영상을 전달하는데 이용되고 있다.

⑫ 연성 내시경의 종류로는 위내시경, 기관지경, 대장내시경, 담도경, 인후경, 심이지장경등이 현재 사용 중에 있다.

⑬ 초음파 내시경은 목적 장기에 초음파 감쇄로 인해서 장기내부에는 도달하지 못 하는 단점을 극복하기 위한 장치로써 상부소화관, 하부소화관 및 기관지, 인후 부위를 관찰하는 데 이용되고 있다.

⑭ 내시경과 결합해서 인체 내부를 높은 분해능으로 조영하기 위한 다양한 영상기술이 접목된 형태의 광정밀 소자 및 카테터의 개발이 최근 첨단 연구의 대상이다.

⑮ OCT 기술을 통해서 광학적으로 수 마이크론에 이르는 기능성 단층영상을 구현하고 있으며 심도를 향상시키기 위해서 초음파(ultrasonics wave)의 주파수를 향상시키는 기술개발이 소형화된 혈관 조영을 위해서 개발되고 있다.

1. 내시경

현재 내시경 기술은 진단만을 위한 기술이 아니라 레이저 등의 고출력 광원의 전달을 통해서 시술을 수행하는 복합기술로 발전되고 있다(그림 3-28).

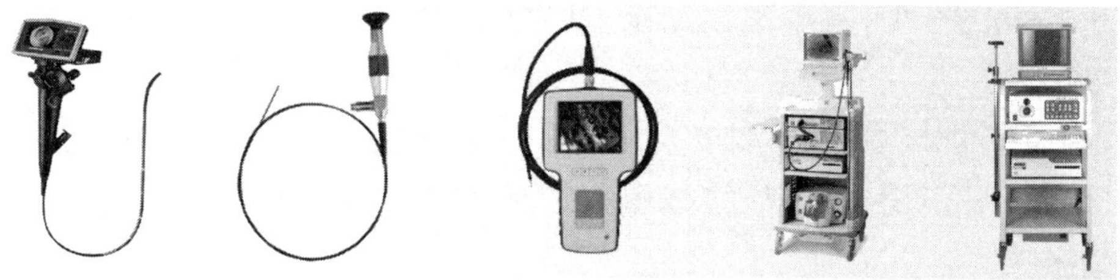

그림 3-28 ▪ 내시경

2. 공초점 현미경

가장 널리 이용되고 있는 현미경 형태로 특정 초점에서의 고해상도 영상을 구현하며 깊이 방향 스캔을 통해서 3차원 영상을 구현하고 있으며 내시경 형태로 발전되고 있다(그림 3-29).

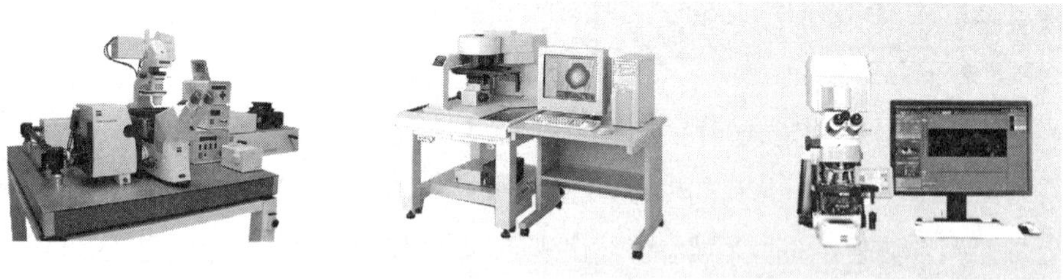

그림 3-29 ▪ 공초점 현미경

3. OCT

넓은 파장대역을 가지는 광원과 간섭계를 활용하여 광학적인 단층촬영을 수행하여 고해상도의 병변을 진단하는데 활용하는 기술이다(그림 3-30).

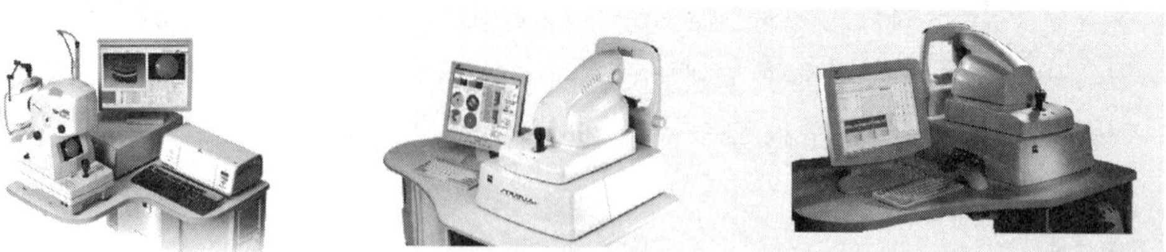

그림 3-30 ▪ OCT

4. 형광현미경

현미경을 이용하여 미세영상을 확대하고 형광발현에 필요한 특정 광원을 활용하여 기능적 영상을 동시에 구현하여 융합영상을 재현한다(그림 3-31).

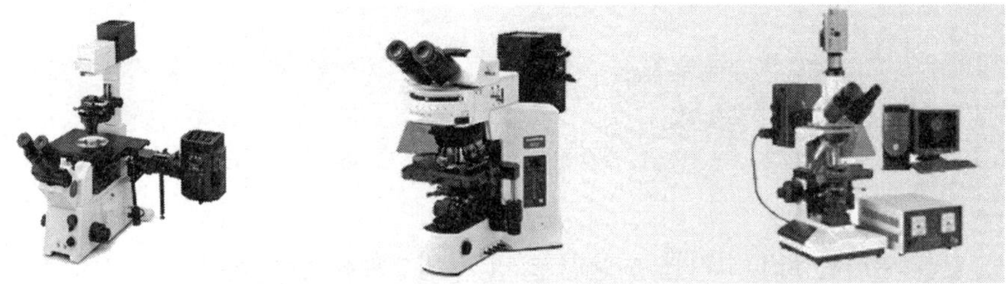

그림 3-31 • 형광현미경

5. 혈관조영용 카테터

혈관용 도뇨관은 매우 미세한 광섬유를 활용하여 대동맥의 질환을 진단하고 동시에 광원을 전달하는 매개로써 활용되고 있다(그림 3-32).

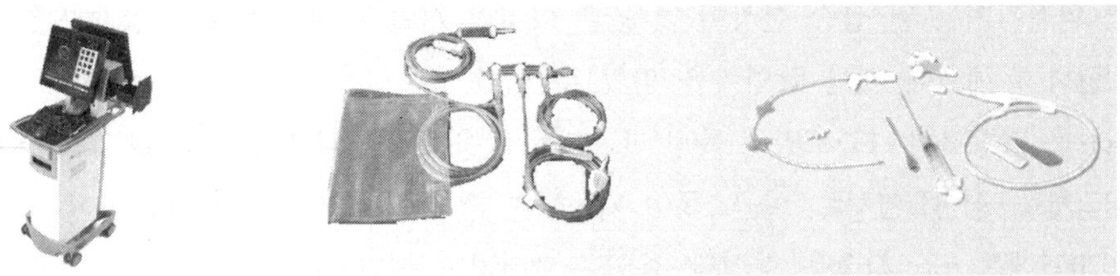

그림 3-32 • 혈관조영용 카테터

6. 미세 카테터

광섬유 형태로 제작되어 매우 소형으로 제작이 가능하게 되고 광섬유를 통해서 광을 전달하여 치료에 이용된다. 또한 영상프로브가 집적화되어 영상을 구현하는 데 활용한다(그림 3-33).

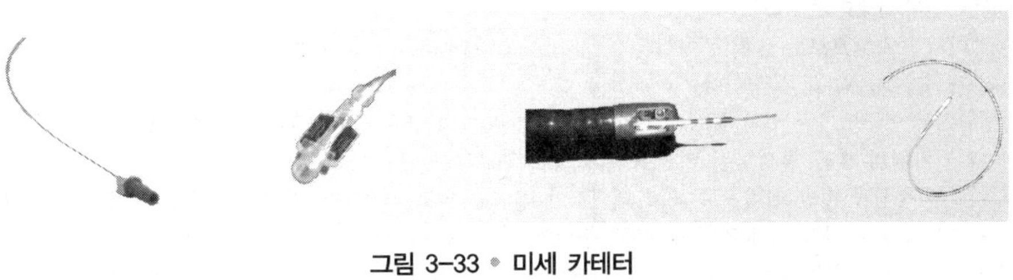

그림 3-33 • 미세 카테터

7. PAT

조직의 열적 팽창에 따른 공간상의 초음파 전파 현상을 활용하여 고해상도 영상을 구현할 수 있는 기술로써 혈관조영을 위해서는 특별하게 OPO 가변파장 레이저*로 활용한다.

07 의료조명 분야

전기로 빛을 발하는 LED소자를 이용한 조명 방법으로써 발광원리를 이용하여 색의 기본 요소인 적색, 녹색, 청색에 백색까지 다양한 색의 빛을 만들 수 있다.

① LCD 배경조명, 자동차조명, 일반조명, 경관조명, 건축조명, 환경의료조명 등 응용범위가 넓을 뿐만 아니라 기존 조명기구보다 에너지를 획기적으로 줄일 수 있고 수명도 길며 형광등처럼 수은 등 유해물질을 전혀 사용하지 않기 때문에 친환경적인 제품으로 인식된다.

② 할로겐 조명 의료기기가 발열에 의한 열 상승으로 수술 환경상의 불편과 시술시의 세포 파괴 등의 문제점을 갖고 있으나 반도체 소자를 이용한 냉광원인 LED를 응용한 조명 의료기기는 열 상승 현상이 없을 뿐 아니라 자외선, 적외선 등의 유해파장을 완전히 차단하여 세포에 대한 악영향을 피할 수 있다.

③ 의료용 파장가변 LED조명은 특정 파장대를 활용해 피부치료 및 암세포치료, 아토피치료, 심리치료, 정신질환치료, 살균소독이 가능하며 연구 및 개발이 활발히 일어나고 있다. 2020년에는 5조 시장을 형성할 것으로 예상하고 있다(그림 3-34).

④ 피부질환 치료용 LED 치료기기에서 Medical Treatment Machinery Based on LED Light Source 피부질환 치료를 위한 광선요법은 태양광, 레이저, 형광등, UV 램프 등 다양한 광원을 이용하여 광이 피부 내에서 생화학적 반응을 촉진하는 원리를 이용해 피부 조직의 선택적 재생 또는 파괴 등을 통해 손상된 피부를 치료하는 광의료기술이다.

---

* OPO 가변파장 레이저 : OPO 레이저는 비선형 단결정을 이용, 레이저 광선의 색깔(파장)을 변화시키는 성질을 지녀 波場可變型 레이저라고도 한다.
  ① 다른 레이저 시스템으로는 실현이 어려운 0.43[μm]~0.96[μm]까지, 또 0.73[μm]~2.21[μm]에 이르는 연속적인 파장의 변화가 가능한게 특징이다.
  ② 일상생활에서 이루어지는 빛과 물질 사이의 상호작용은 빛의 강도에 따라 같은 색깔의 빛이 나오는 선형현상과 전혀 다른 차원의 빛을 발생하는 비선형 현상으로 구분된다.
  ③ 현재 이같은 특성을 지닌 레이저로 색소 레이저가 많이 쓰이고 있으나 가변영역이 좁고 장비가 너무 크며 특히 원하는 색깔을 나타내기 위해 색소를 바꿔 주어야 하는 등 여러가지 문제점이 있다.
  ④ OPO레이저는 파장 영역이 아주 넓고 크기 또한 색소 레이저의 10분의 1 수준에 지나지 않아 사용하기에 매우 편리한게 강점이다.

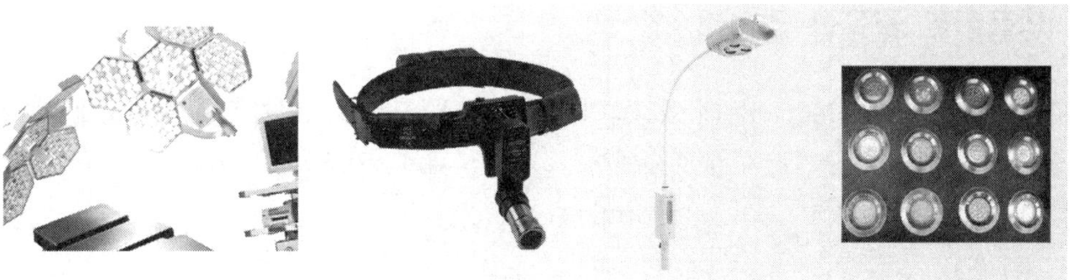

그림 3-34 • LED를 활용한 의료기기

⑤ 최근 발전하고 있는 LED 광원 기술은 광선요법에서 사용되어온 광원을 대체할 수 있는 기술로 각광을 받고 있다.

08 치과 보조기기 분야

치과 의술은 치료는 물론 아름다운 효과까지 볼 수 있는 다양한 치과 의료기기의 개발이 필요하다. 2008년 국내 치과용 의료기기 생산액이 국내 의료기기 생산액의 22.2[%]를 차지하고 있는 등 급성장하고 있으나 치과용 의료기기 핵심 기술수준은 선진국이 43[%]에 머물고 있어 선진화가 필요하며 국내 치과용 의료기기 수출 현황은 2005년도 7백74만2천 달러, 2006년 1천9백9만1천 달러, 2007년 4천4백84만2천 달러, 2008년 5천3백47만 달러로 급증하고 있다.

1. 광중합기(치과 생체접합소재용 광경화기)

광중합은 빛의 조사에 의해서 일어나는 중합반응으로써 고분자 화합물 구조에서 반복단위의 기초가 되는 비교적 분자량이 작은 화합물(단위체)에 빛을 조사하면 단위체가 빛을 흡수·활성화되어 연쇄적으로 중합반응이 일어나는 것이다(그림 3-35).

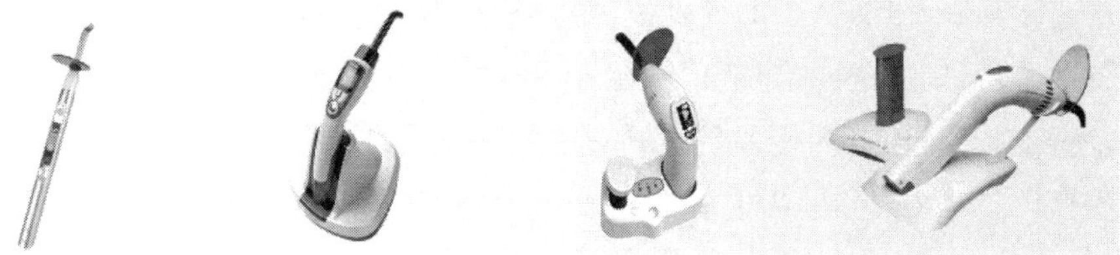

그림 3-35 • 광중합기

2. 임플란트 골융합 촉진기

뼈가 부실하면 임플란트를 하는데 어려움이 있어 부족한 골을 보강하기 위해 골이식재를 이식한다. 골 이식 시 '얼마나 건강하게 재생되었느냐'의 문제가 있는데 촉진기를 이용하여 최대한 빨리 재생 되도록 도움을 주는 기기이다(그림 3-36).

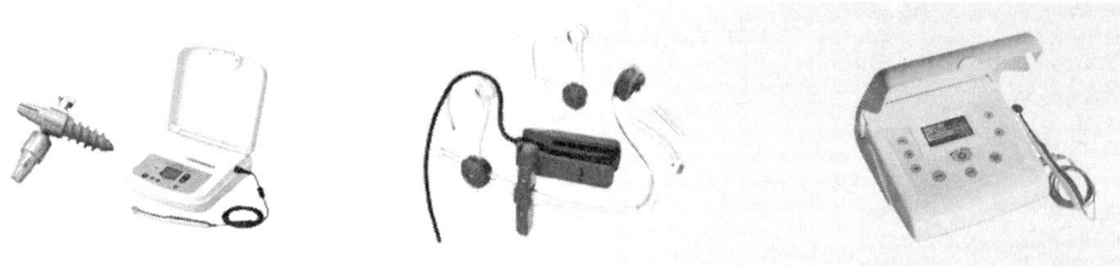

그림 3-36 • 임플란트 골융합 촉진기

3. 치과용 기기 UV 소독기

자외선의 소독작용은 주된 파장이 253.7[nm]인 자외선을 미생물에 조사하여 생물의 DNA를 파괴함으로써 호흡활성과 증식작용을 막는 방법으로 세균 또는 미생물을 살균한다(그림 3-37).

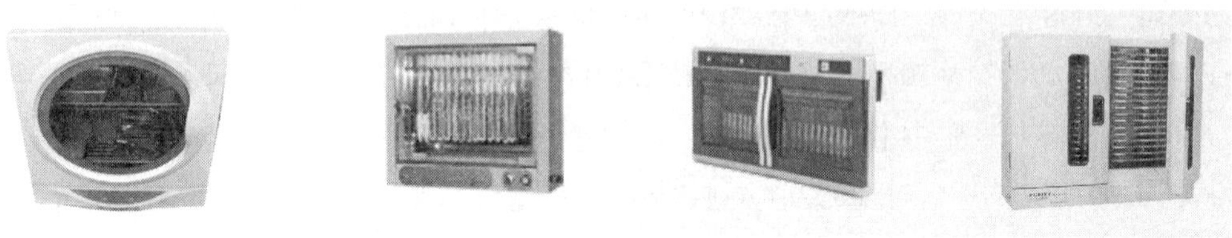

그림 3-37 • 치과용 기기 UV 소독기

09 재활 및 장애 보조기기 분야

최근 장애범주가 지속적으로 확대되고 있을 뿐만 아니라 급속한 고령화로 인해 재활 및 장애 보조기기를 필요로 하는 인구가 계속 증가하고 있고 세계적으로 장애인 수는 계속 증가하는 추세이다. 우리나라에 등록된 장애 인구는 보건복지부에 따르면 2005년 1,654,627명으로 추정하고 있으나 우리나라의 실제 장애인 인구는 이미 10[%]에 이르고 있다고 추정하고 있다.

장애인구의 증가보다 노인인구의 급격한 증가 추세로 2001 통계청에서 우리나라는 1999년 말을 기점으로 '고령화 사회'의 문턱을 넘어섰고 2019년에는 14.4[%]로 고령 사회에 진입하고 2026년에는 20.0[%]로 본격적인 초고령 사회에 도달할 것으로 예측하여, 많은 보조기기의 산업이 발전과 수용에 따른 공급이 많이 필요할 것으로 전망된다.

10 헬스케어(비의료) 분야

비의료 분야의 경우 치료와 동일한 메커니즘을 따라 작용하는 기작이 대부분이나 질환의 치료가 아니라 심미적인 부분이 강조된 치료가 비의료부분의 헬스케어로 구분된다.

① 광학 기술을 이용한 피부치료는 광원을 이용하여 photothermal, photomechanical 효과와 photodynamic therapy기술 등을 이용하여 조직의 선택적 파괴 또는 피부질환 시술을 통하여 피부를 치료하는 새로운 형태의 광 의료기기 기술이다.

② 광원 기반의 피부과 적용은 기존 광 치료기기의 장점을 이용함과 동시에 시술과정에서 발생하는 피부조직 파괴로 인한 부작용을 최소화하고 빠른 시간 내에 피부 대사 촉진 및 회복, 관리가 가능하면서도 가격이 저렴한 광 치료기술을 개발하고 있다.

③ 광원 모듈을 이용한 광 의료기기는 기존의 약물치료, 고가의 장치에 의존하던 피부 활성화보다 부작용이 적으면서도 손쉽게 시술할 수 있는 새로운 형태의 의료기기를 개발하는데 목적이 있으며, 개인의 병변에 효과적인 광원을 선택적으로 시술함으로써 치료비용과 효율성을 극대화하여 만성 피부질환을 효과적으로 관리할 수 있는 시스템이다. 이는 병원뿐만 아니라 가정에서도 효과적인 피부질환 치료가 가능한 가정용 의료기기로의 개발이 가능하기 때문에 효율적인 치료의 측면 이외에도 새로운 시장의 창출이 가능하다.

④ 광원 모듈의 다양한 출력 변수 제어를 통해 복합 광원 모듈에 의한 종합치료 및 조합에 의한 병용치료가 필요한 사용자에게 최적의 시스템 제공을 위한 기술을 개발하고 관련 기반기술을 이용하여 광 의료기기를 위한 부품, 모듈을 제어하여 최적의 치료가 가능한 시스템 구현을 위한 제어 엔진 개발을 통해 새로운 형태의 광 의료기기를 개발하고 있다.

⑤ 기존의 광학장비를 이용한 의료 · 치료기기의 안정성 평가 규격을 바탕으로 사람에게 직접 조사되는 새로운 개념의 광원기반 치료기기의 안전성 확보를 위하여 국제규격을

준수하는 광원 램프의 개발과 기전 연구 및 시험 등을 수행하는 추세이다.

⑥ 심미성 치료의 경우 기존 광원인 낮은 효율의 램프 광원 내지는 고가의 레이저 광원 대신 저가의 LED 광원을 활용하는 방법으로 대치가 되면서 보다 보편적으로 적용이 되고 있다.

⑦ 광학 기술의 하나인 LED는 램프형 광원에 비해 유해물질이 사용되지 않아 환경 친화적이고 유해한 자외선(UV)이나 불필요한 적외선(IR) 등이 방출되지 않아 부작용이 적다. 또한 파장선폭(wavelength band)이 좁아 특정한 병변에 적합한 광자(photon)를 집중적으로 얻을 수 있고 수명이 길며 소비전력이 작아 환경 친화적이며 부피가 작아 공간 활용이 용이한 장점을 가지고 있다.

1. 미백기기

피부색소 세포를 파괴하고 섬유아세포(콜라겐을 생성하는 세포)를 자극하여 검은색 계열의 문신, 오타모반, 진피성기미, 커피색 모반, 주근깨, 소프트 필 등에 이용된다(그림 3-38).

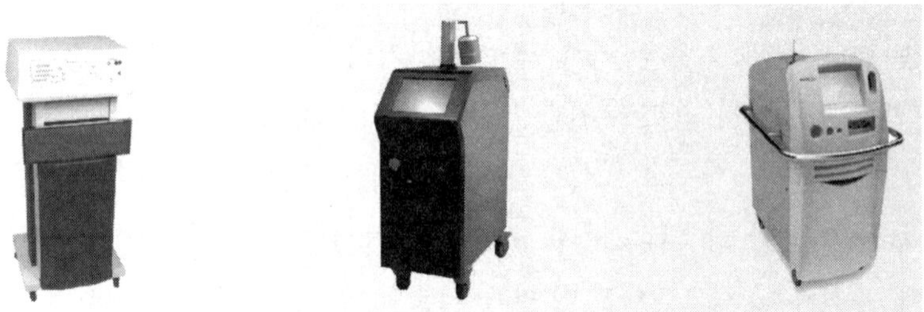

그림 3-38 ◦ 미백기기

2. 주름제거기기

IPL(Intense Pulsed Light)과 프락셀은 유명한 주름제거용 광기기로써 피부과영역에서 가장 널리 사용되고 있는 제품군이다(그림 3-39).

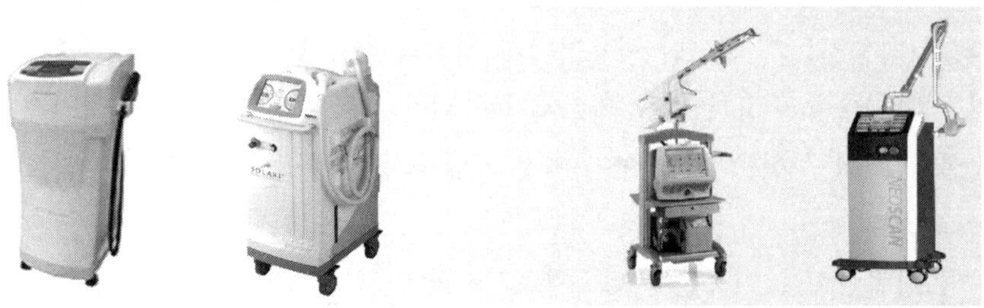

그림 3-39 ◦ 주름제거기기

3. 모발촉진기기

660[nm]의 저출력 레이저를 탈모 부위에 조사해 피부속의 혈관을 확장시키고 모세혈관을 생성시켜 모낭세포에 산소와 영양공급을 원활하게 한다(그림 3-40).

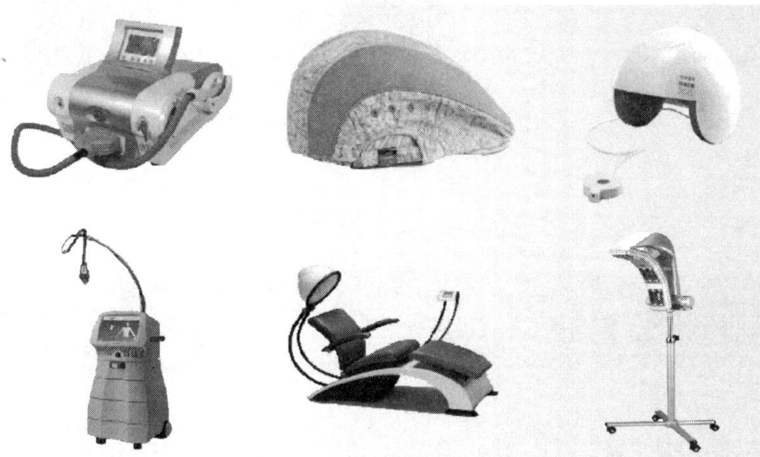

그림 3-40 ◦ 모발촉진기기

4. 치아미백 광조사기

가시광선대의 광파장(400~800[nm])을 사용하는 plasma arc나 metal halide light가 사용하며 특히 430[nm]~510[nm]대역의 광을 조사하여 치아 미백제를 활성화 시키는 역할을 한다(그림 3-41).

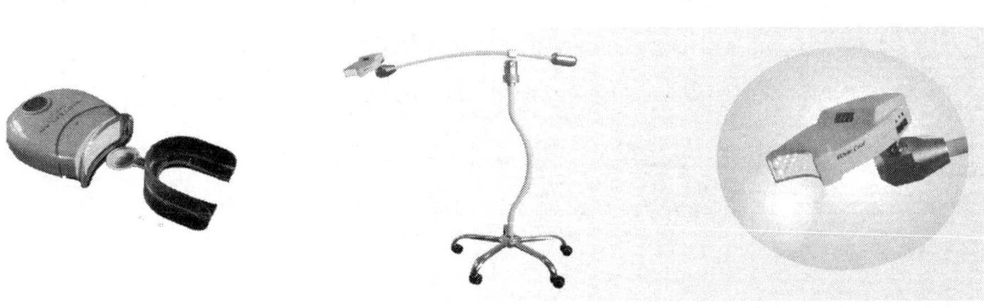

그림 3-41 ◦ 치아미백 광조사기

5. Skin 케어 활성화 조명

가시광대역의 레이저 내지는 LED 광원을 이용하여 기미제거, 박피, 모공축소 등의 피부 관리에 활용한다(그림 3-42).

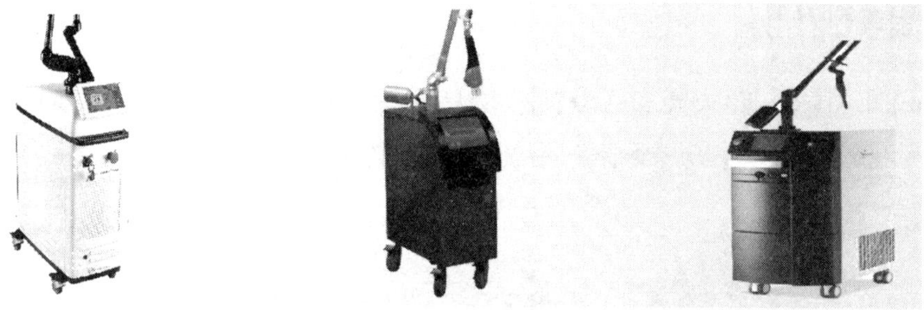

그림 3-42 ■ Skin 케어 활성화 조명

11 U-헬스 분야

U-헬스는 원격 환자모니터링과 같이 유무선 네트워킹 기술을 활용하여 언제나, 어디서나 이용 가능한 건강관리 및 의료서비스를 지칭한다.

① 초기 군사적 목적으로 개발된 센서 네트워크 기술이 환경, 의료, 생명, 사회 안전망 구축 등 사회경제 전반으로 확산되고 있는 실정이며 특히 선진국에서는 센서와 IT 융합 기술을 고령친화 산업 등 의료 복지 분야에 적용하기 위한 연구개발이 활발히 진행되고 있다.

② u-헬스 시스템은 각종 센서를 사용하여 인체의 정보를 수집하는 과정, 수집된 정보를 개인 휴대기기와 인터넷 망을 통해 전송하는 과정, 전송된 정보를 분석하여 필요한 조치를 내릴 수 있도록 해주는 과정의 3단계로 일반적으로 구별 할 수 있다.

③ u-헬스를 구성하는 기기로는 인체의 정보 수집을 위해서 바이오센서와 휴대용 진단기기를 들 수 있으며 인체 정보 관련 데이터의 전송은 현재의 IT 기술과 보다 나은 u-healthcare 서비스를 제공하기 위해서는 신뢰도 높은 의료데이터베이스의 구축이 중요하다.

④ 한국전자통신연구원(ETRI)는 「신규 u-healthcare 비즈니스 모델 개발을 위한 시장수요 분석 보고서」에서 u-healthcare의 국내 시장 규모가 수조원으로 증가할 것으로 보고 있음에도 불구하고 한국에서는 의료 행위가 공공의 이익을 위한 비영리 행위로 보고 있기 때문에 영리를 목적으로 하는 IT 산업의 의료 분야의 적용에는 많은 장애요인이 있다.

⑤ 해외에서는 u-healthcare 시장의 중요성을 인식하고 이 분야의 육성을 위해서 많은 투자를 하고 있다.

제 4 장

실버의료기기 기술경쟁력 전망

01 기술발전의 미래 전개방향
02 선진국의 기술개발동향과 전략
03 우리나라의 기술개발동향과 기술경쟁력 전망
04 텔레케어용 전자의료기기 기술개발동향

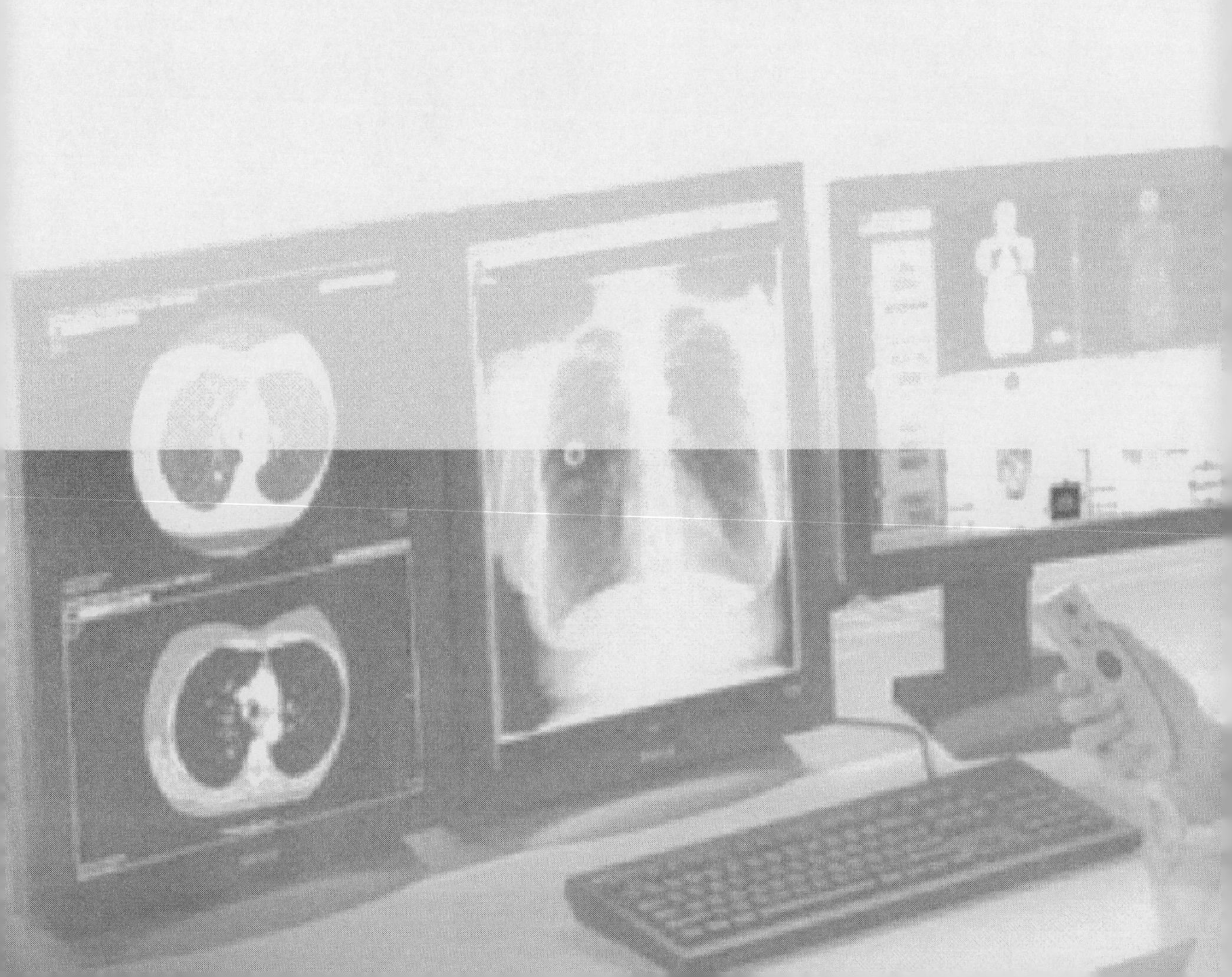

01 기술발전의 미래 전개방향

실버의료기기산업에 포함되는 생체 역학기술, 생체 바이오센서 기술, 인공신경처리신호 기술, 생체 나노 테크놀로지 기술, 생체 적합 초소형 구동기술, 생체 재료·가공 기술, 3차원 생체 공학 해석·설계 및 정밀제어 기술은 국내 산업 발전을 위하여 뛰어난 상업적 특성을 갖고 있을 뿐만 아니라 미래 지향적 성격을 가지고 있어서 국내의 취약한 기술적 기반을 극복하고 복지사회를 건설할 수 있는 의학-공학 간 새로운 성장동력 창출의 신기술이다(표 4-1).

표 4-1 ◦ 실버의료기기 기술의 기반성 및 연관성

핵심 분야	내 용
생체역학	• 인체 근·골격 운동 시스템 분석 • 장애인/노인의 병적 운동 특성 • 골/근육의 생체역학적 거동 특성 • 생체/재활기기 인터페이스 설계 • 생체 유체거동 해석
생체 신호처리	• 인공신경 시스템 • 생체 신호분석 및 처리 • 생체 아날로그 신호 증폭 및 디지털 신호 처리
생체 센서	• EMG/EEG/ECG in vivo 센서 • 혈류 속도/혈압 in vivo 센서 • 생화학 측정용 바이오 센서 • 운동량 측정용 in vivo 센서 • 체압 측정용 in vivo 센서
생체 적합 초소형 구동장치 및 동력원	• 유·공압 액추에이터 • 초소형 제어용 서보 모터 • 동력 구동/속도 변환장치 • 초경량 소형 배터리
생체 나노테크놀러지	• 생체 나노 에너지 변환장치 • 생체 나노 in vivo 센서 • 생체 나노 구동/제어 장치 • 나노 요소 가공 및 생산 기술
생체 재료/가공	• 생체 적응성 복합 소재 제조/가공 • 생체 적응성 신고분자 재료 합성 • 고강도, 초경량 금속 재료
정형 및 신경/재활 임상의학	• 전문가 시스템을 위한 임상 데이터 • 재활기기 및 인체 골격계 일체화 • 수술/관리 기법 • 인공신경 시스템 임상 데이터 • 운동 훈련 처방 데이터
3차원 생체공학 해석/설계 및 정밀 제어 기술	• 인체-재활기기 3차원 운동역학 해석 • 3차원 위치 제어 해석 및 설계 • 생체 in vivo 무선 통신/제어

02 선진국의 기술개발동향과 전략

1. 일 본

일본 통산성 산하 산업구조심의회는 「21세기 경제-산업정책 비전」 보고서를 통해 장래 유망산업으로 **고령사회산업, 환경산업, 감성산업** 등 세 가지 분야를 선정하였다.

① 2025년에는 실버산업과 건강의료, 복지간호 등 고령사회산업이 현재 39조 엔에서 155조 엔으로 늘어날 것으로 예측하여 국가예산 대비 17[%]를 고령자복지 예산에 배정한 일본은 0.28[%]에 불과한 우리나라와는 비교가 안 될 정도로 실버산업에 상당한 관심을 기울이고 있다.

② 의료 · 복지 관련분야의 시장규모는 1999년 5월 정부회의에서 결정된 경제구조의 변혁과 창조를 위한 행동계획에서 향후 10년간 발전이 기대되는 신 의료 서비스로써 건강에 대한 불안 해소 수요로 약 20조 엔을 전망하고 있다.

③ 고령화 사회를 대비하기 위해 후생성은 1990년대 초반 노인 복지정책인 골드플랜과 복지용구연구개발에 관한 법을 마련하여 노인복지와 실버산업 육성 정책을 동시에 추진하였다.

④ 1995년에는 고령자 재택간호에 중점을 둔 신골드플랜을 2000년에는 골드플랜 21로 활력 있는 사회 구성을 모토로 복지 서비스 기반을 구축하였다.

⑤ 1992년부터 후생성은 48개 지자체에 개호실습 보급 센터를 설치하여 용구 · 용품 전시 및 상담서비스를 실시하여 실버의료기기의 수요 기반을 동시에 확충하기 시작하였다.

⑥ 초기에 정부가 법 · 제도를 마련한 후 지자체를 중심으로 사업을 활성화하고 현재는 재단법인인 민간 중심으로 운영 · 발전을 꾀하고 있다.

⑦ 기술개발을 위해 통산성 공업기술원에서는 1976년도부터 의료복지대책의 일환으로써 최첨단 산업기술을 활용하여 안전성 · 편리성이 우수하며 저가격으로 고성능 의료복지기기를 개발하기 위해 의료복지기기기술 연구개발 제도를 창설한 이후 1993년 연구개발에 관한 법 · 제도를 정비하여 복지용구 실용화 기술개발을 지원하고 있다.

⑧ 의료 · 복지기기 분야는 NEDO(신 에너지 산업기술 총합개발 기구)가 주관이 되어 건강수명 연장을 위한 의료복지기기 고도화 프로그램을 추진하여 고도의 의료기기 및 사회참가를 지원하는 기기의 개발을 도모하고 있으며 특히 실용화 개발에 관한 별도의 지원프로그램을 운영하고 정보 · 제휴지원은 테크노에이드협회 등을 중심으로 기

업, 전문가, 이용자 수요 등에 관한 정보 제공 등이 이루어지고 있다.

⑨ 1996년부터 통산성(45개 과제), 문부성(261건) 등 중장기 국가 정책적 기획에 의해 막대한 자금이 실버 복지산업기술개발분야에 투자되고 있다.

⑩ 일본은 고령자의 사회복지대학으로부터 시작하여 어느 한 부처의 정책이 아니라 정부차원의 시책으로 추진하고 있고 이를 법·제도적으로 뒷받침하고 있다.

⑪ **고령화 대응정책은 실버의료기기산업의 육성지원**이라는 산업 정책적 요소가 강하며 생산업체는 우리나라의 경우처럼 중소기업체임에도 불구하고 이 업체들이 생존하고 유지될 수 있는 배경에는 업체의 노력뿐만 아니라 **일본 정부가 복지용구 구입을 직접 지원하거나 규격제정, 안전성 평가 등의 간접 지원을 통해 제조업체에 대한 판로를 열어 주었다.**

2. 미 국

지난 20세기 동안 미국 내 고령자(65세 이상)의 수가 10배로 증가했으며, 그 결과 1900년에는 310만 명, 1994년에는 3,220만 명, 2000년에는 3,500만 명으로 이는 전체 인구의13[%]에 달하는 것으로 추정된다.

① 2050년까지는 미국인의 20[%]가 고령자일 것으로 전망되며 2001년 U.S department of health and human services에서는 미국 인구의 8명 중 1명이 고령자(65세 이상)이며 2000년 한 해 동안 매일 5,574명이 65세의 생일을 맞이한다고 밝혔다.

② 전통적인 실버산업인 고령자주택, 케어시스템, 건강관련산업, 의류, 생활보조기구 등에 최근에는 스포츠용품, 여가, 여행 프로그램, 건강관리프로그램, 상담프로그램, 노년을 대비한 보험 산업까지 그 종류가 매우 다양하고 시장규모는 약 5천억 달러에 이르는 것으로 추정되며 이는 일본의 약 3배 정도에 해당되는 규모이다.

③ 미국 또한 의료 및 사회복지비용 부담이 심각한 사회문제로 논의되고 있다.

④ 미국의 국내총생산(GDP)에서 의료비가 차지하는 비율은 1997년 13.7[%]로 연방정부예산의 15.3[%], 주정부예산의 11.4[%]를 차지하였으며 이러한 비율은 OECD 국가 중 가장 높은 것으로 나타난다.

⑤ 미국은 의료비 재원조달체계에서 개인보험이나 본인이 직접 지불하는 사적비용 부담비율이 59.1[%]인 반면 공적재정 부담비율은 44.1[%]에 불과하여 의료비로 인한 고령자의 재정적 부담이 심각한 수준이다.

⑥ 산업 측면보다는 보건성이나 교육성에서 생명의료과학 및 재활분야 기술개발에 중점을 두었으며 이를 노인제품 등에 활용하였는데 1965년 노인복지법을 제정하여 **국영건강보험**(medicare)을 통해 65세 이상 노인, 장애자에 대한 의료보험을 실시하였고 국립

고령화연구소(NIA, 1974, 생명의료과학)와 국립장애재활연구소(NIDRR, 1978, 재활공학)를 중심으로 노인을 위한 보조기술 연구개발을 지원하였다.

⑦ 현재 미국은 2만여 개의 실버타운과 7천여 개의 노인전문 병원이 있으며 80[%] 이상이 민간기업에 의해 운영되고 있다.

⑧ 미국은 생명의료과학 및 사회행동과학 등 여러 학문 분야에서 축적된 연구와 기술 개발을 통해 노인의 건강과 기능을 향상시키고 장애 발생을 낮추기 위한 국가차원의 정책을 수행하였으며 정책의 특징은 자동차나 주택 등 고령자만을 위한 개발보다는 노인뿐만 아니라 모든 사람이 사용할 수 있는 universal-design을 추구하고 있다는 점이다.

3. 유럽연합(EU)

유럽은 1964년 프랑스를 시작으로 고령화 사회에 진입하였으며 1970년대에는 대부분의 국가가 고령사회에 진입하였다. 우리나라의 경우 고령화사회(7[%])에서 고령사회(14[%])로 진입하는 데 18년(예상)이 걸리는 것에 비해 유럽의 경우 40~115년이 소요되어 장기적으로 고령화 현상에 대한 사회, 경제적 준비를 하였다.

① 독일은 1975년 '건강을 위한 연구개발' 계획을 세워 현재까지 수십억 마르크의 재원을 투입하고 있으며 Otto Bock 사를 중심으로 이미 세계최고수준의 신체기능 대체 및 보조기술을 확보하고 산업화에도 성공하여 이 분야의 선두주자로 인정받고 있다.

② 장애인과 노인의 사회적 통합을 용이하게 하는 재활기술의 유럽시장 창출을 목표로 고령화 현상에 따른 사회적 문제를 해결하고 기술개발을 통한 산업화를 추구하였는데 1991년부터 2000년까지 고령자 및 장애인 종합 기술지원프로그램인 TIDE(Technology Initiative for Disabled and Elderly People Program)를 수행하였으며 재택 진료를 중심으로 하는 재가서비스 기술개발 프로젝트인 telematics phase project를 1995년부터 2000년까지 진행하였다.

③ TIDE는 이용자 집단인 장애인과 노인의 필요성을 규명하고 노인에 위한 지능주택과 진전된 보청기와 같은 재활기술을 위한 새로운 적용을 개발하고 재활기술의 혁신과 기술이전을 장려하며 기술관련 표준의 개발을 가속하는 데 역점을 두었다.

03 우리나라의 기술개발동향과 기술경쟁력 전망

국내에서는 재활복지·장애인, 보조기구, 재활공학 등에서 기술개발이 이루어지고 있으며 IT, 전자공학의 발전과 더불어 새로운 서비스의 요구증대로 해당분야에 대한 관심과 지원이 확대되어 가고 있는 추세이다.

1995~2002년 국가 투자에 의한 G-7 의료공학이 수행되고 있으나 의학-공학 학제 간 연구 환경 조성 등 국내 의료산업기술 연구개발의 기반구축의 수준에 그치고 있으며 앞으로 다가올 고령인구와 장애인 수가 급격히 증가될 미래 사회의 복지화를 위한 복지·의료형 산업에 대한 기술 개발에 대한 내용은 미비하다.

① 최근의 국내외 정보통신 서비스가 유비쿼터스 패러다임으로 변화함에 따라 센서 네트워크와 단말기를 생체 계측기와 치료기에 융합시켜 시간적, 공간적 제약 없이 환자의 질병 및 건강관리가 가능한 재택 원격 의료 진단 치료 및 모니터링 시스템을 경쟁적으로 연구·개발하고 있다.

㉠ 거동이 불편한 노인들을 위한 전환형 휠체어와 이동용 휠체어 리프트가 개발되고 있으며, 리프트 원격운행시스템과 욕창방지 시트 개발 등 25건의 제품들이 생산되고 있다(그림 4-1).

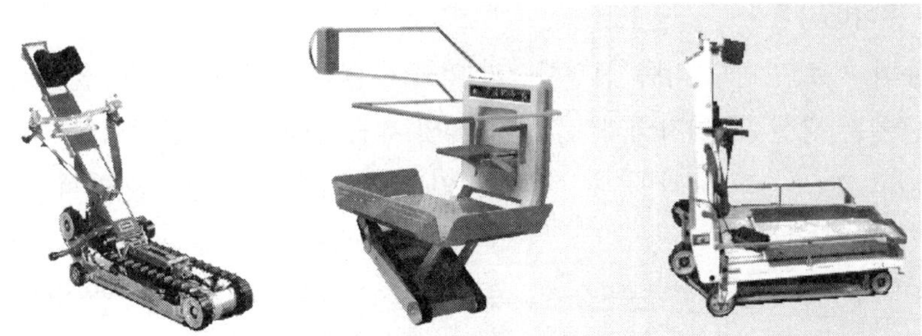

그림 4-1 • 휠체어 리프트

전동 휠체어는 2개의 구동 모터 또는 독립한 1개 모터를 사용하는 제품이 주류를 이루고 있으나 근래에는 바퀴와 모터가 일체형이 된 Built in Type 전동 휠체어의 개발이 활발히 이루어지고 있다.

㉡ 휠체어의 최근 기술동향은 산악 휠체어, 침대형 휠체어 등 다양한 기능과 디자인을 갖춘 휠체어 시장이 형성되고 있으며 최근 계단을 오르내리는 기능과 인공지능을 탑재시킨 로봇형 휠체어 제작을 목표로 연구 중이다(그림 4-2).

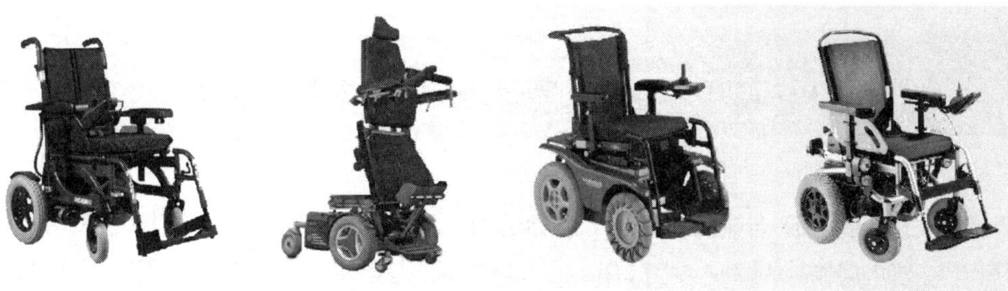

그림 4-2 • 전동 휠체어

㉢ 보행 장애인을 위한 능동형 보행훈련 시스템이 개발되어 발목관절의 궤적에 따라 무릎 및 엉덩이 관절의 운동도 유도할 수 있었으나 인체의 복잡한 관절운동을 그대로 묘사하는 데는 아직 어려운 점이 많다.

㉣ 관절염 등을 치료하기 위해 외부의 전력공급기로부터 전류를 공급받아 자계를 형성하는 코일과 비슷한 형태의 자기거울을 갖추고 이를 이용하여 관절염을 진단 또는 치료할 수 있는 기기를 개발 중이다.

㉤ 노약자 및 장애인 재활을 위한 지능형 보행훈련 로봇을 개발한 바 있으나 환자 자신이 의도하는 방향으로만 이동이 가능하여 관절운동의 궤적을 입력하여 유도 할 수 없었다. 따라서 보다 적극적인 보행훈련에 대한 기술 개발이 요구된다.

㉥ 국내 시판 중인 치료목적의 개인용 전기자극기는 거의 모두 통증 완화를 위한 자극기이며 운동 마비를 위한 전문 전기자극기는 WALKING MAN 제품만 개발되어 사용 중이다.

㉦ 통증의 치료 방법도 각종 신경차단과 약물에 의한 치료가 주로 종을 이루고 있으며 최근에는 광선 및 열자극과 전기 자극 및 침술 등의 각종 물리적인 치료법들이 이용되고 있으나 그 효과에 대한 객관적인 평가는 어려운 실정 이어서 이에 대한 연구가 진행 중이다.

② 우리나라의 기술경쟁력 수준은 일본, 독일 등 최고기술국의 기술수준을 100[%]일 때 현재 30[%]로 매우 뒤처져 있는 실정이나 한의학적인 의료기술을 발전시키고 고기능 생체재료 및 재활기기기술 등 취약기술 분야를 육성·발전시킨다면 2020년에 최고기술 선진국 대비 90[%]에 이를 것으로 전망된다. 〈표 4-2〉는 한국의 기술경쟁력 전망이다.

표 4-2 • 한국의 기술경쟁력 전망

유망산업	최고기술국	한국의 기술수준	유망기술분야	취약기술분야
실버 의료기기	100[%](일본, 독일)	30[%](2005) → 90[%](2020)	한의학적인 의료기술	고기능 생체재료 및 재활기기기술

③ 국내의 실버의료기기 관련 산업의 기술 수준은 선진국에 비해 매우 미약한 편이다. 하지만 우리나라의 강점인 IT 산업과 의료공학을 접목시킨 의료복지기기산업은 향후 고도의 기술과 지식능력을 갖춘 연구진을 중심으로, 기반기술 및 제품화기술 개발을 지속적으로 이루어 나갈 때 충분히 기술을 선점해 선진국과 경쟁할 수 있는 분야이다.

④ 의료복지 기기기술은 지식기반형, 국제경쟁력 확보가 가능하며 고령사회 대비 및 고부가가치 SME(Small and Medium Enterprise)형 미래 산업기술로서 국가 복지수준에 대한 지표가 되며 국민 삶의 질 개선에 직접적으로 기여할 뿐만 아니라 임상 의학(MT)과 생체공학(BT), 정보기술(IT) 및 극미소센서기술(NT) 등의 첨단기술이 융합된 첨단 산업기술로서 연구개발이 절대적으로 필요한 기술이다.

㉠ 융합기술에 의한 첨단 실버의료기기 산업은 수출 주도적이고 고부가 가치를 창출할 수 있어 집중적이고 장기적 안목의 대규모 국가적 투자와 기술력 향상이 이루어진다면 신성장동력산업 으로서 발전 가능성이 큰 산업기술 분야이다.

㉡ 고도의 연구개발을 필요로 하는 기술 및 지식 집약적 산업으로서 산업경쟁력을 확보하기 위해 지속적인 기술개발, 기술혁신, 기술지도 등이 요구되는 분야이므로 산·학·연·관의 유기적인 연계가 필수적인 분야이다.

04 텔레케어용 전자의료기기 기술개발동향

1. 건강 모니터링 시스템 기술개발동향

노인들의 생활모니터링 평가기술은 임상의학과 기술공학이 통합되는 기술의 복합성으로 우리나라의 경우 선진국에 비해 역사가 비교적 짧고 기술 수준이 열악한 수준이나 통합기술에 의한 첨단 의료 및 복지기기 산업이 수출 주도적이고 고부가 가치 제조업의 특성을 갖고 있어 집중적이고 장기적 안목의 투자로 기술력 향상이 이루어진다면 선진국 제품과 기술 및 가격이 대등해 경쟁되는 신산업으로서의 발전 가능성 분야이다. 특히 저가이고 휴대가 간편하며 사용하기 편리한 일일 신체 활동 모니터링 개발 기술은 아직 미비한 실정이다.

① 노인을 위한 연구는 주로 예방이나 원인 규명, 치료제 개발에 관계된 것에 집중되어 있으며 독거노인에 대해 건강 체크 변기센서, 침대센서, 약복용 알림시스템 등을 채택하여 연구 진행 중에 있으나 주거 환경을 제어하는 시스템 개발에 관한 연구는 열악한 상태이다.

② 산업기술 기반 조성 사업의 일환으로 의료기기분야의 기술개발에 대한 연구지원은 지속되고 있으나 실버용 의료기기 산업화 기반조성에 대한 지원은 미약한 수준이며 지식경제부, 과학기술부, 보건복지부에서 지원하는 중대형 연구개발 현황은 그 동안 재활용 복지기기 분야의 연구개발이 집중되었으나 건강 모니터링 사업에 관한 기술개발이 제안되어 추진될 예정이다.

③ 국내에서도 건강관리 서비스에 대한 연구 개발 및 상용화가 추진된 바 있으나 원격진료의 법제화 문제에 의해 활발히 진행되지 못하거나 일부 회사는 사업을 중단 되었으나 대형 병원들과 중형병원들까지 EMR(전자차트) 도입이 추진되며 관련시장이 활성화되는 상황이며 정부에서 추진하고 있는 EHR(전자건강기록) 사업이 본격적으로 추진되면서 주도권을 잡기 위해 EMR 벤더들의 경쟁도 가열되고 있다.

④ 국내 대기업들도 u-healthcare 사업을 추진 중에 있고 대표적으로 삼성SDS는 화장실의 비데에 소변검사 장비를 부착해 인터넷으로 환자 상태를 기록하고 이상이 발견되면 본인에게 알려주는 모델 구축·시험 중에 있으며 삼성전자, 삼성종합기술원, 삼성의료원과 공동으로 u-city 사업을 근간으로 다양한 모델을 확대, 적용 예정이다.

⑤ LG CNS는 healthcare를 신성장 동력 모델로 선정해 연세대학교 세브란스병원(구축), 영동 세브란스병원(수주) 등 국내·외 병원 정보화 시장 공략하고 있고 코오롱정보통신은 hospital, 원격진료 시스템을 양대 축으로 u-healthcare 추진 중에 있으며 강원도 만성질환 원격관리시스템(수주), 서울대학교병원 유비쿼터스 의료정보시스템 구축 사업자로 선정되었다.

⑥ SK C&C는 비즈 연구소를 개설하고 u-healthcare 사업 진출 검토 중에 있으며 LG전자는 IT·헬스케어 전문 업체인 인성정보와 홈네트워크사업 협력을 위한 MOU를 체결하고 공동주택 입주민 대상 원격 의료서비스를 제공 예정이다.

⑦ 삼성전자는 health를 '씨앗산업'이라 하여 자사의 미래 지속성장 분야로 지정하고 휴대폰과 healthcare 기능을 접목시킨 '헬스폰' 개발, 홈네트워크를 기반으로 한 '원격진료' 기술개발 추진, 지능형 주거공간 솔루션(홈비타) 등 u-health 분야 기술개발하고 있으며 KTF-SK텔레콤은 '금연길라잡이' 서비스, '30일 SMS다이어트 서비스'를 제공하고 있다.

⑧ KT는 분당서울대병원과 함께 스마트폰이나 인터넷 등을 통해 의료진이 표준화한 접근 방식으로 진료정보를 공유·활용하는 기술 개발 추진 중이며 분당서울대병원과 휴대용 혈당기와 심전도기를 이용해 주기적으로 각종 생체정보를 병원으로 전송하고 질환을 관리하는 시범서비스를 실시 중에 있다.

2. 생활 모니터링 시스템 기술개발동향

마산시는 U-IT 기술을 이용한 소외계층 건강관리 및 주민 건강증진 서비스의 일환으로 독거노인 200명, 당뇨환자 200명, 거동부자유자 50명 및 일반 주민 1,000명에게 의료복지 서비스를 제공하는 시범사업을 추진 중이다.

① 적외선 센서와 근거리 무선전송기술을 이용해 독거노인 및 거동부자유자의 활동량을 측정하여 독거사를 막을 수 있는 서비스이다. 이와 함께 고령자의 IT 조작능력을 고려해서 조작이 간편한 혈당 및 혈압 측정기를 통해서 독거노인, 거동부자유자의 경우 인터넷 영상전화 기술을 활용해 마산시 종합의료센터와 화상건강관리 서비스를 제공한다.

② 서울 서초구는 독거노인의 위급상황을 24시간 실시간으로 파악해 대응하는 독거노인 안전체크 원격보호시스템을 10여개 독거노인 주거지역에 설치하고 시범운영 중에 있다. 이 서비스는 사람의 움직임과 온도, 습도 및 유독가스의 유출, 화재, 방범 등의 사건사고를 감지할 수 있는 센서를 설치하고 비상상황이 감지되면 구청 CCTV 종합 상황센터에 통보되어 대응하는 방식으로 운영 중에 있으나 잦은 오작동, 센서의 크기 등의 문제점으로 전반적인 독거노인의 생활모니터링의 제한점을 가지고 있다.

③ 서울 강남구에서도 독거노인 가정에 움직임 감지 센서와 비상호출기 등을 설치, 관제센터에서 항시 모니터링을 하고 이상 발견 시 보호자나 사회복지사 등에게 알려주는 독거노인 사회 안전망 시스템 서비스도 연계 운영할 계획 중이다.

④ 보건복지부는 이를 단계적으로 확대 시행하기로 하였다.

⑤ 2008년에는 먼저 경기도 성남, 전북 순창, 충남 부여가 사업 지역으로 선정되어 28억 5천 만 원의 예산으로 5,550명의 독거노인을 대상으로 서비스를 운영하였다(15억 원은 지방정부예산) 독거노인의 가정에는 전화기형 단말기, 출입 · 활동량 감지센서, 화재 · 가스 감지센서를 설치하고 독거노인의 활동량이 없거나 평소에 비해 현저하게 낮을 경우 생활관리사가 전화로 확인하거나 직접 방문해 안전을 판단하도록 하였다.

⑥ 2009년에는 충남 서산, 경북 문경, 전북 김제 등 6개 지역 9천명으로 서비스를 확대하여 총 43억 원을 투입하여 서비스를 제공하고 있다. 이 중에서 17억 원은 중앙정부 예산이고 26억 원은 지방정부 예산이다.

⑦ 이 사업을 담당하고 있는 보건복지부 정보화담당관실에 따르면 2012년까지 서비스대상을 12만 명까지 확대할 계획이라고 한다. 〈표 4-3〉은 관련기술 수준 비교이다.

표 4-3 • 관련 기술수준 비교

	산업기술 분류	국내	선진국
실버 의료 시스템 개발	Homecare 의료기기 개발	20	80
	생체계측 및 조기진단 시스템 개발	10	70
	지능형 신체기능 지원 시스템 개발	25	90
노인복지지원 시스템 개발	고기능 생체 재활시스템 개발	10	80
	일상생활 지원시스템 개발	30	90
	복지환경 지원시스템 개발	10	80

⑧ RFID 및 이동형 의료기기 등 IT 신기술을 활용해 의료취약계층 및 만성질환자, 독거노인을 대상으로 원격 건강 모니터링, 활동 감지를 통한 안전관리 및 응급구조 등의 의료서비스를 제공하고 원격진료/상담/방문간호 서비스 등의 시범사업을 운영하려는 시도 중에 있다.

⑨ LG텔레콤에서 휴대폰과 연동되는 안심폰, 119소방서를 중심으로 노인들의 응급구조 체계를 구축한 care 폰 등 LG텔레콤을 제외하고는 중소, 벤처기업들 중 IT기반 회사를 중심으로 소규모로 추진되고 있다. 하지만 우리나라의 최대 강점인 IT기술과 실버산업의 결합을 통하여 완벽한 유비쿼터스 실현과 기존의 일체형기기 등을 대체하고 첨단기능을 추구하는 새로운 시도들이 계속되고 있다.

⑩ IT강국인 한국에서 무선 통신을 이용하여 자동 업데이트 및 다중 데이터 처리를 가능하게끔 개발하고자 한다. 이러한 기술을 축척한 기업으로 현재 u-health care 기반의 자체 제품생산 분야에 힘을 기울이고 있으며 독거노인 생활모니터링에 필요한 기반기술을 통한 독거노인 생활모니터링 기술은 기술적 실현 가능성, 시장 잠재력 및 타 분야 파급효과 등이 클 것으로 기대된다.

제 5 장

의료영상진단기기

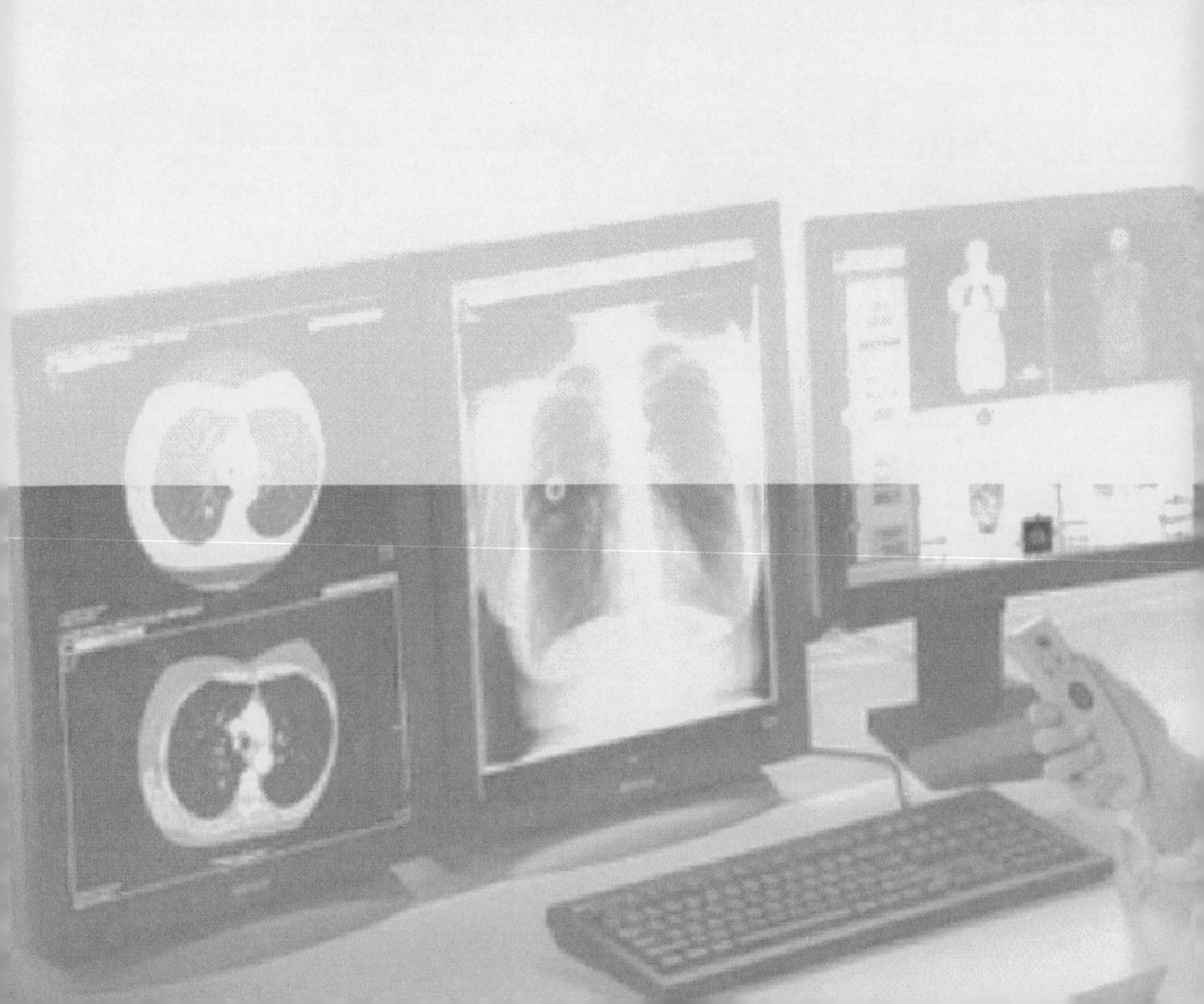

01 기술(제품)의 특징

첨단의료영상을 포함한 전자의료기기는 전자공학을 중심으로 물리학, 기계공학, 재료공학, 전산학, 통계학, 화학, 생리학 등을 의료분야에 적용한 장치, 기기, 소프트웨어 등을 포괄하는 개념이다(그림 5-1).

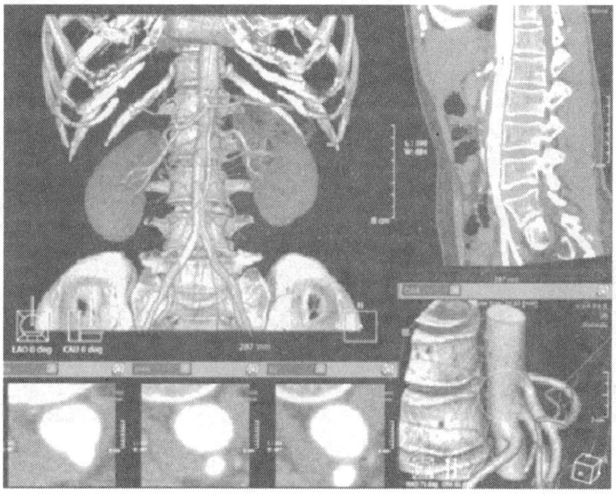

그림 5-1 • 첨단 의료영상기기를 활용

현재 CT, MRI, PET 등으로 대표되는 첨단 **의료영상장비**(imagemodality)로부터 획득된 환자의 해부학적 영상은 다양한 **영상처리기법**(image processing)을 적용하여 환자의 건강상태에 대한 조기 진단과 시술에 따른 병의 경과를 판단하기 위한 기술구현을 가능하게 하고 있으며 **인터넷**(world wide web)의 발전은 고가의 영상 장비가 지원되지 않는 지역을 대상으로 원격 진단과 특정 분야의 전문의들의 협의를 가능토록 하는 시스템 구축을 가능하게 하고 있다.

02 기술(제품)의 개발현황

의료기기는 편의상 진단용 기기와 치료용 기기로 나눌 수 있다. 진단용 방사선의료기기의 역사는 1895년 뢴트겐에 의해서 X-선 영상이 촬영된 것으로부터 시작되었으며 그 후로 X-선 촬영 장비가 개발되면서 컴퓨터의 탄생에 힘입어 CT, PET, SPECT와 같은 진단용 의료기기들이 개발되었다. 이외에도 초음파 진단기기, MRI와 같은 진단용 의료기기들이 많이 개발되어 의료기기는 날이 갈수록 성능이 향상되어 고품질의 영상 정보를 제공하게 되었으나 임상의사가 처리해야 할 영상데이터의 수를 기하급수로 늘리고 저장 공간 및 접근문제를 발생시켰다. 이 시점에서 IT 기술의 발전에 바탕을 둔 PACS가 도입되어 저장매체와 네트워크를 통해서 의료데이터가 저장 전송되기 시작하였다. 더 나아가 의사의 진단을 보조하는 각종 CAD 시스템이 연구 개발되기 시작했다(그림 5-2).

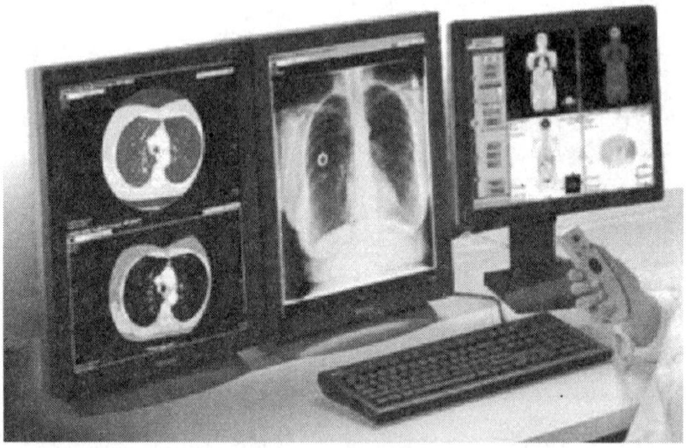

그림 5-2 ◦ 의료영상저장전송 시스템(PACS)

① 컴퓨터와 네트워크 기술을 바탕으로 한 IT 기술 분야가 급성장하면서 많은 분야에 IT 기술이 접목되어 가고 있고 의료 서비스 분야도 예외는 아니다. 지난 수 년 간 의료기기, 특히 방사선 의료기기 분야에서 IT 기술과의 접목이 활발히 진행되어 의료정보시스템이 널리 보급되었는데 그 중 가장 큰 성과는 PACS이며 최근에는 유비쿼터스 헬스케어에 많은 관심으로 융합기술의 새로운 영역을 구축하고 있다.

② PACS는 병원의 인프라에 해당하는 시스템으로 방사선 영상을 디지털로 변환하여 서버에 저장하고 네트워크를 통해 전송하는 총체적인 시스템 이다.

③ CT, MRI와 같은 장비와 사용자의 판독용 단말기 사이를 연결하는 네트워크 인프라와 영상 데이터의 저장과 관리, 검색 기능에 IT 기술이 접목되어 있다.

④ X-선 영상, CT, MRI 등의 방사선 영상이 디지털로 변환되어 다루어진다는 점에서 IT 기술과의 연관성이 크다.

03 국내외 경쟁기술 현황

전자의료기기에서 가장 큰 영역을 차지하는 첨단의료영상기기 분야는 GE, Siemens, Philips, Toshiba, Hitachi 등이 대표 주자이고 이 분야를 주도하는 제품은 X-선 진단기(X-선 촬영장치, CT, 디지털촬영장치 등), MRI, 초음파 진단기, 골밀도 측정기 등이다.

① **최근 반도체 기술의 발달과 함께 디지털촬영장치의 보급량이 점차 늘고 있어 조만간 의료 영상 기기는 아날로그 필름 방식에서 디지털 촬영 방식으로 완전히 대체될 것이다.**

② CT 장비와 MRI 장비의 기능이 향상되면서 획득하는 영상의 수도 급격히 늘었고 늘어난 영상을 보관, 처리, 분석하기 위한 각종 응용기술이 개발되고 있으며 일부는 실제 임상에서 유용하게 적용되고 있다.

③ 복합화, 다기능화가 이루어지고 있는 의료 영상 기기의 기술이 경쟁력으로 떠오르고 있는데 기존의 영상 정보를 제공해 주는 영상의료 기기에서 각종소형 수술 도구들이 장착되어 디스크 등 소규모의 정밀한 수술을 가능하게 하는 기술이 각광받고 있다.

㉮ 내시경에 분광학 분석기를 장착하여 눈으로 구분하기 어려운 종양 및 암의 존재 여부를 조직을 추출하지 않고 생생하게 판단하려는 시도가 진행되고 있다.

④ CT와 MRI 등 다양한 영상 기기로부터 획득된 개별 영상은 서로 복합되어 보다 효율적인 진단을 위한 정보를 제공해 준다.

04 국내외 신규 · 대체 기술현황

지식경제부가 발표한 세계최초 · 세계최고 수준의 신기술 제품 중에서 경제적으로 파급효과가 큰 대한민국 10대 신기술 중 **인피니트테크놀로지**가 개발한 차세대 의료영상정보 디지털 처리 솔루션 'INFINITT PACS'가 선정되었다.

① 'INFINITT PACS'는 'Scan Thin, Read Thick'라는 의료영상 및 정보 분야의 새로운 패러다임에 맞춰 개발된 차세대 의료영상정보 디지털 처리 솔루션이다.

② 기존 단순하게 2차원 의료영상을 조회하던 시스템에서 벗어나 2D 기반의 PACS와 3차원 영상 처리 기술 및 방사선 정보시스템이 하나의 플랫폼에서 구현되어 의료진의 영

상 진단을 최적의 상태로 지원한다.

③ 국내 유일의 웹기반 2D · 3D 의료영상정보 디지털 처리솔루션으로 대용량 의료 영상 수 천 장을 실시간 로딩이 되도록 탁월한 속도를 가지고 있으며 의료진이 언제 어디서나 진단할 수 있는 유비쿼터스 환경을 지원한다.

④ 관련된 의료기관간 협진을 통해 환자가 이동의 불편을 느끼지 않도록 분산 환경 시스템(distributed server system)을 구현하고 과별로 특화된 3D 영상 처리 기능을 통해 대장질환을 기존 방식보다 환자의 고통을 덜면서 진단할 수 있으며 심장과의 각종 영상을 유연하게 보여준다.

⑤ 기기는 의료기관 내 영상의학과뿐만 아니라 치과, 유방암 검진, 정형외과에도 전문화된 기능을 제공하며 의원급 의료기관을 위해 ASP 형태의 영상조회 및 원격판독 서비스를 제공한다.

⑥ 'INFINITT PACS'의 기술력은 이미 전 세계 의료기기 및 의료정보 업체가 매년 참여하는 IHE(International Healthcare Enterprise)테스트에서 신청항목 전 부문에 있어 합격 판정을 받았다.

⑦ 2개의 원천기술 특허 보유 및 DICOM, HL7, JEPG 2000, HIPPA 등의 국제 표준과 100[%] 호환되도록 개발해 해외 시장에서 경쟁력을 가지고 있다.

⑧ 현재 INFINITT PACS는 신규도입 및 PACS교체, 업그레이드 등의 형태로 국내 시장에서의 공급이 확대되고 있으며 미국, 일본, 유럽, 아시아 지역 등에서 좋은 반응을 얻고 있다.

제 6 장

방사선 의료기기

01 방사선 의료기기의 동향
02 방사선 진료 분야
03 의료용 방사선 동향

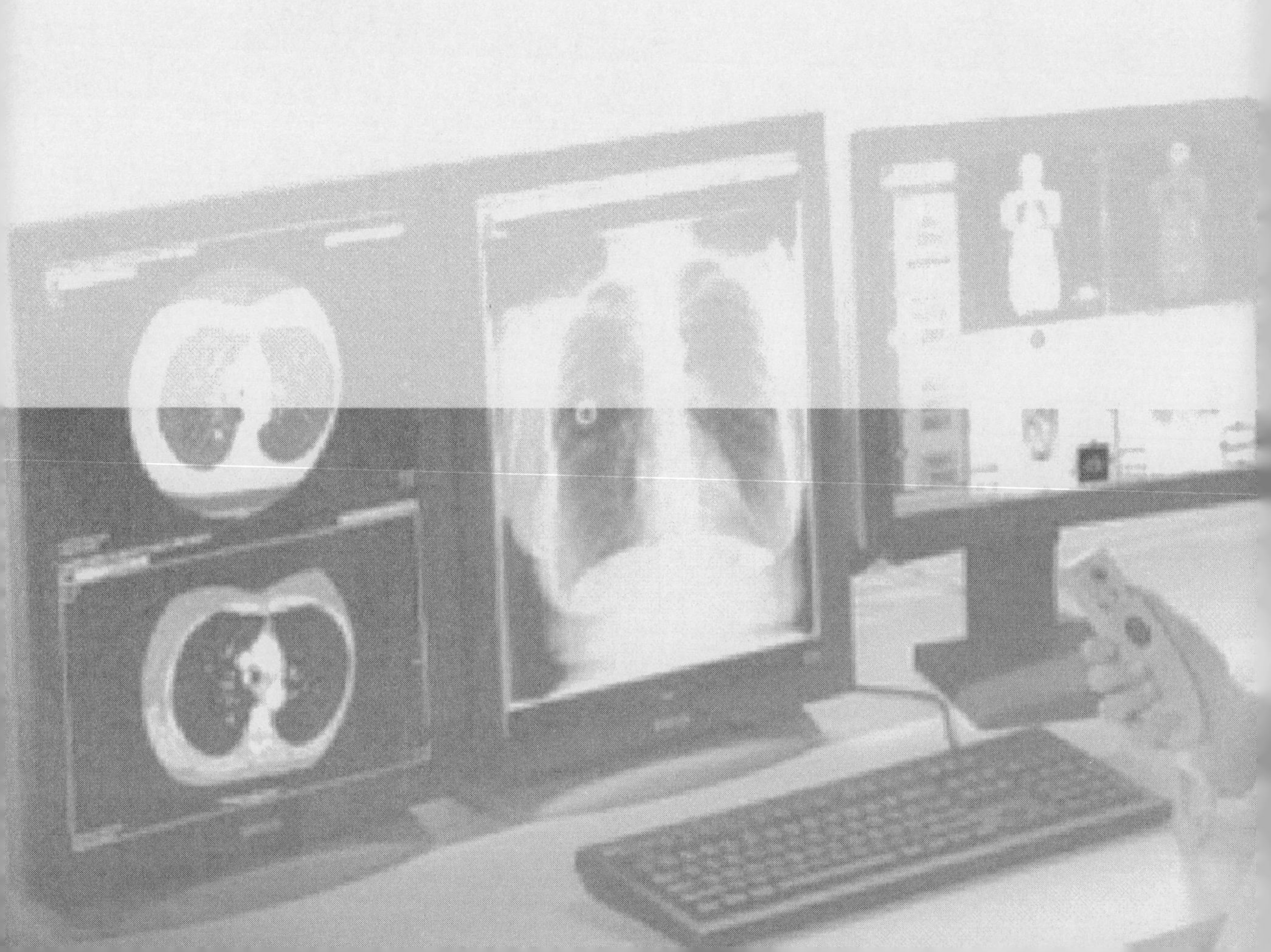

01 방사선 의료기기의 동향

의료용 방사선 기기는 병의 발현과 성질을 가장 잘 파악하는데 필요로 하는 기기로써 병적 변화를 일으키는 자리인 병소의 모양과 크기 등을 직접 관찰하는데 병의 진단법과 치료법도 이 관찰 모양에 따라 달라진다. 병의 치료에 대한 부작용과 고통을 최소화한 항암 치료 장비의 개발은 인류의 생명 연장뿐만 아니라 환자의 삶의 질을 한 단계 높이는데도 큰 기여를 할 것으로 보인다.

① 방사선 치료 중 가장 보편적인 X-선 치료는 X-선 필름을 이용하여 직접 조사하고 감광하는 방법을 사용하여 왔다. 그러나 X-선은 높은 에너지의 전자로 암세포 내의 수소 결합을 끊어 암의 DNA를 제거하는 방법으로 치료 시 악성 종양뿐만 아니라 정상 조직에도 X-선이 조사되는 등 부작용이 있다는 단점이 있다. 이러한 정상 조직에 X-선 피폭을 최소화하고 암 조직만 집중 치료할 수 있는 방법이 IMRT(Intensity Modulation Radiation Therapy)법이다(그림 6-1).

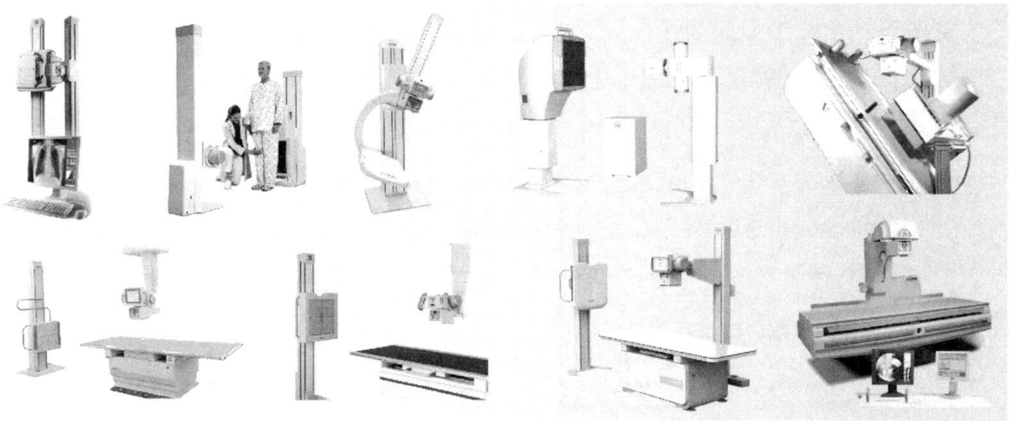

그림 6-1 • 디지털 진단용 X-선 기기

② 방사선 세기를 부분별로 조절하여 깊이와 조직의 경도에 따른 차이에 맞추어 종양에 가장 이상적으로 치료하는 방법이 **선형 가속기**(Linear Accelerator : LINAC)이다.

③ 1980년 이후 의료용 선형가속기는 전자를 4～25[MeV] 영역까지 가속시키는 방식으로 종류는 전자기선만 발생시키는 것, X-선만 발생시키는 것, 이 두 가지 모두를 발생시키는 것이 있다. 선형가속기는 **자기 공명 영상**(Magnetic Resonance Imaging : MRI)을 접목한 것이다.

④ MRI 원리는 자기장과 비전리 방사인 라디오파를 이용해 체내의 수소 원자핵에 핵자기 공명 현상을 일으켜 원자핵의 밀도와 물리화학적 특성을 나타내는 신호강도를 측정하고 이를 컴퓨터로 수학적 연산을 통해 신호 강도의 분포를 영상화한 것으로 **핵자기공명**(Nuclear Magnetic Resonance : NMR) 영상획득과 스핀 격자 이완 시간을 응용한 것이다.

⑤ 1971년에 G. 하운스필드와 앨런 코맥에 의해 X-선 영상을 단층으로 찍어 컴퓨터로 영상 데이터를 모아 3차원으로 구현하는 **컴퓨터 단층 촬영**(Computer Tomography : CT) 기법의 등장은 진단 기술의 획기적인 발전을 가져왔으며 X-선의 활용이 더욱 커지게 되었다(그림 6-2).

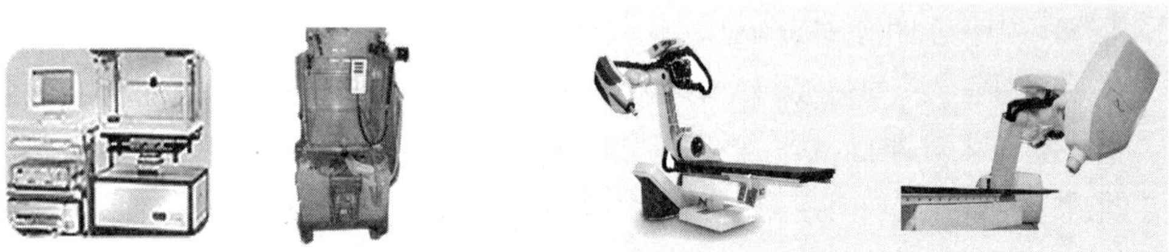

(a) 방사선 치료측정 장비 (b) 사이버나이프

그림 6-2 • 방사선 의료기기

⑥ **퓨전 양전자 방출 단층 촬영**(PET-CT)은 **양전자 방출 촬영**(Positron Emission Tomography : PET)장치와 **컴퓨터 단층 촬영**을 결합한 형태로 인체 내에서 양전자를 방출하는 방사선 의약품을 투여한 후 전산화 단층 촬영과 유사한 방법으로 360[°]의 모든 각도에서 측정되는 방사능의 분포를 재구성하여 영상화하는 의료기기이다.

⑦ 암 진단에 효과적으로 사용되고 있으며 특히 종양은 CT나 감마카메라 등에 비해 월등히 앞선 시기에 병을 진단할 수 있게 되어 암의 조기 진단을 가능하게 하고 검사 시간을 크게 단축하였다.

02 방사선 진료 분야

의료용 방사선 진료 분야는 국내에서 1982년 방사선이 방사선 진단 분야와 방사선 치료 분야로 분리되어 사용되고 있다. 진단 분야는 방사선 진단과 핵의학 진단으로 구분하고 **방사선 진단**은 X-선, 컴퓨터 단층촬영(CT), 자기공명영상촬영(MRI) 등 **방사선 발생 장치를 이용해 인체**

의 이상 여부를 판독하는 것이며 핵의학 분야는 방사선 동위원소의 원자핵이 붕괴해 방사선을 방출하는 현상을 이용해 인체의 해부학적, 생리학적 상태를 진단 평가하고 치료하는 분야이다(그림 6-3).

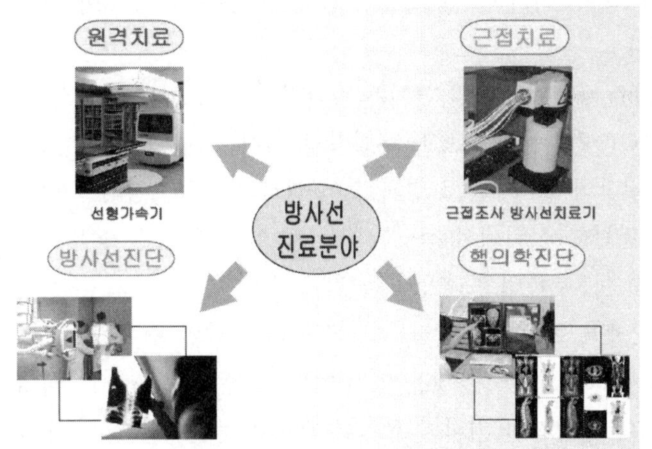

그림 6-3 • 방사선 진료 분야

방사선 치료 분야는 방사선 발생 장치 등을 통해 치료 하는 것이다. 방사선 발생 장치는 X-선이 빠른 속도의 전자가 원자와 충돌할 때 발생하므로 전자를 매우 빠른 속도로 가속시키는 장치와 전자를 가속시키기 위한 진공 상태의 유리관이 필요하다.

03 의료용 방사선 동향

의료용 방사선 기기의 앞으로의 추세는 비교 우위 및 파급 효과가 큰 분야를 선별하여 특정분야에 집중하고 특정 테마를 정하여 기기의 사용에 관한 문제 해결 중심으로 선택과 집중에 의한 연구 수행과 암의 정복을 위한 산학연 협동 연구가 필수적이다(그림 6-4).

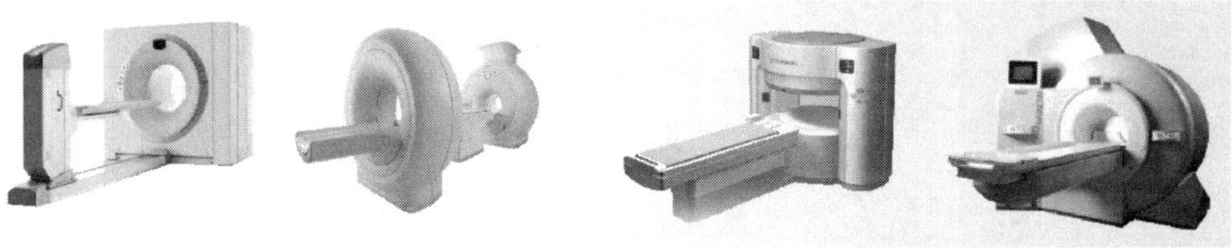

(a) PET-CT　　(b) MRI 기기

그림 6-4 • 의료용 방사선 기기

① 현재 Medical X-선 촬영기술은 다음과 같은 문제점을 가지고 있다.

㉠ 과다한 **방사선 피폭량**(radiation dose)으로 **세계보건기구**(WHO)의 일인당 1년 최대 허용량이 1[mSv]이나 CT Scan 1회 촬영 시 흉부 X-선 대비 최대 400배의 피폭량을 안고 있다.

㉡ **영상화질**(image quality)의 한계는 진단적 가치가 없는 방사선 검사 불량 사진 비율이 복부 CT 검사는 25.4[%], 유방촬영 검사는 36.6[%]로 상당히 높다.

㉢ 암 조기 진단의 어려움으로 암과 같이 환부와 정상조직의 X-선 흡수율의 차이가 적은 곳을 판독하기 위해서 선명한 영상을 얻을 수 있는 **높은 대비**(high contrast)를 가진 새로운 X-선 영상 촬영 기술이 필요하다.

② 위와 같은 문제를 해결하는 방안으로 현재 사용 중인 X-선은 광대역 에너지를 방출하는 Polychromatic X-선으로, 낮은 에너지의 X-선은 높은 에너지의 X-선으로 인체 투과율이 과도하여 영상화질 저하의 요인이 됨으로 불필요한 낮은 에너지 및 높은 에너지의 방사선을 제거하고 영상촬영에 가장 효과적인 에너지의 X-선만을 방출하는 **단파장**(monochromatic) X-선을 사용함으로써 방사선 피폭량을 최소화하는 동시에 영상화질을 현저하게 개선 할 수 있다. 그래서 초저량 **방사선 피폭**(ultra low dose)을 사용하는 새로운 차원의 X-선 검색기가 필요하다.

③ **방사선 치료기기 개발은 방사선기기 분야 중 단기간 내에 산업화를 할 수 있으며 국산화시 가격 경쟁력이 높고 수입 대체 효과가 클 뿐 아니라 동남아 및 남미 등 후발국의 수출가능성이 매우 높다.**

④ 새로운 기능과 IT를 접목한 방사선 치료 및 진단기기는 한국의 의료기 산업을 밝게 하는 산업이다.

⑤ 지식 기반 장치인 가속기를 이용한 전자, 양성자, 중입자 치료기는 앞으로 국내 기술을 세계 시장에 내놓을 좋은 기회가 될 것으로 보이기 때문에 기술 개척이 시급한 분야이다.

제 7 장

컴퓨터 단층촬영기 기술

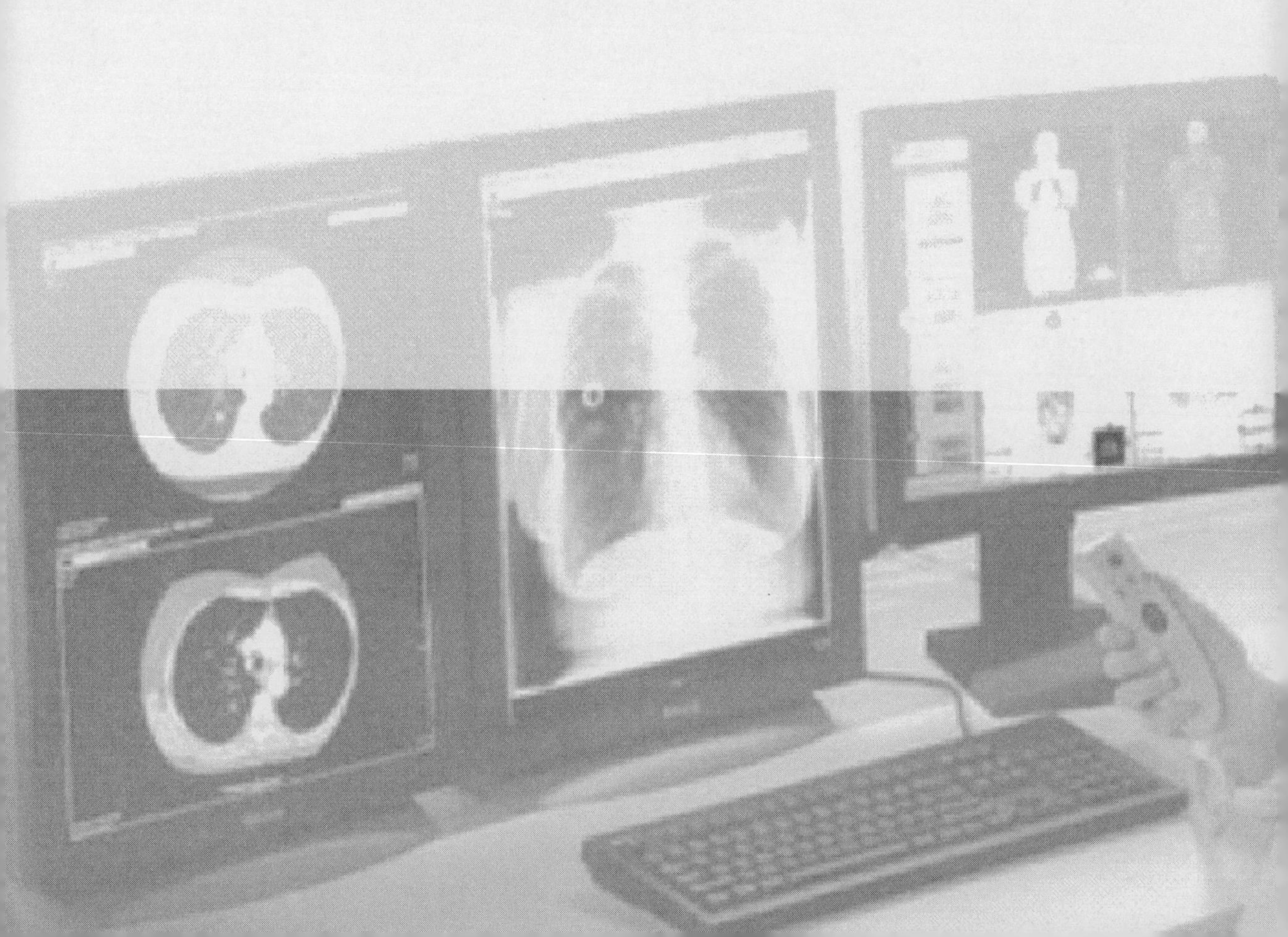

CT 장치의 세대별 구분은 **겐트리**(gantry) 구동 방식, **선속**(X-선 beam)의 형태, **검출기**(detector) 채널의 수 등에 의해 구분되며 구동 방식에 뚜렷한 차이를 보인다. 1세대에서 4세대로 발전하고 SpiralCT와 MDCT가 개발되면서 촬영 속도가 비약적으로 개선되었다.

01 1세대 방식

최초의 CT는 1972년 EMI사에서 Hounsfield에 의해 개발된 방식을 따른다. X-선빔은 **연필형**(pencil beam) 형태를 가지며 맞은편에 검출기가 붙은 형태이다. **주사방식**은 여러 번의 translation 구동 후 일정 각도로 X-선튜브와 검출기를 회전시키고 다시 translation 구동을 하는 방식이다. 1세대 방식은 80×80[pixel]의 단면 영상 하나 당 획득 시간이 약 5분 정도로 길었으며 공간분해능도 3×3[mm] 정도로 좋지 않았다(그림 7-1).

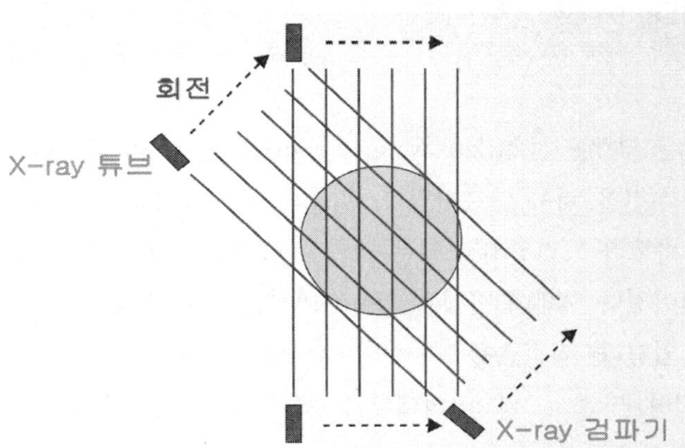

그림 7-1 • 1세대 CT

02 2세대 방식

1974년 Ledley에 의해 개발되었다. X-선빔은 약 10[°] 각도의 **좁은 부채꼴 선속**(narrow fan beam)의 형태이며 약 20개의 검출기로 구성되었다. 2세대 방식은 1세대 방식에서의

translation **구동을 생략하고** fan beam**으로 대체하여 스캔 시간을 슬라이스 당 약** 20[s]**초 정도로 단축했다**(그림 7-2).

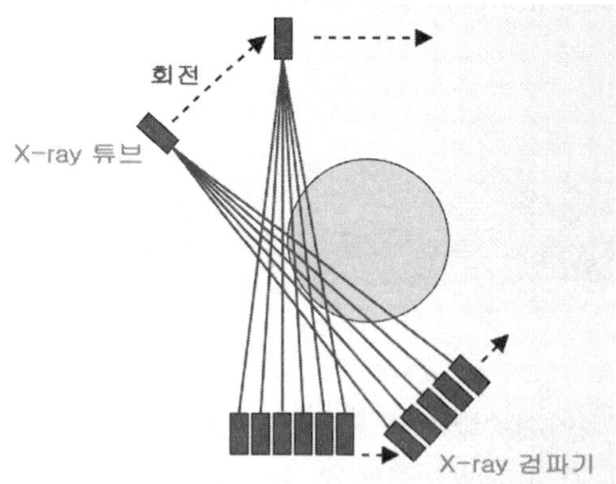

그림 7-2 • 2세대 CT

03 3세대 방식

2세대 방식의 **좁은 부채꼴 선속**(narrow fan beam)을 **넓은 부채꼴 선속**(wide fan beam)으로 대체하여 스캔 시간을 더욱 단축하였다. 검출기의 수가 250~520개 정도로 늘어나면서 무게 때문에 회전 속도가 느려졌지만 넓은 영역을 한꺼번에 영상화 하므로 스캔 시간은 9[s]초 이내로 더욱 짧아졌다. 3세대 방식은 검출기의 검출효율에 대단히 민감하여 상용화하기에 까다로운 면이 있었다. 검출효율 0.1[%]의 오차에도 **링 아티팩트**(ring artifact)가 생겨 검출기 효율을 일정하게 하고 링 아티팩트를 제거하는 소프트웨어 기법을 개발한 GE, Siemens에서 먼저 상용화에 성공했다(그림 7-3).

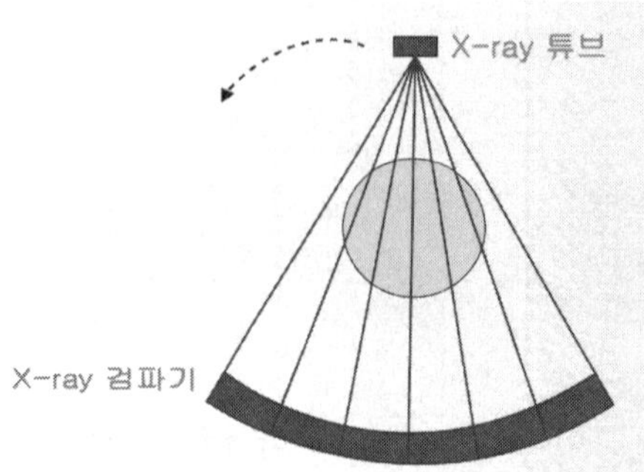

그림 7-3 • 3세대 CT

04 4세대 방식

3세대 방식의 느려진 회전 속도를 개선한 방식이다. 3세대 방식에서 검출기 무게가 늘어나면서 회전속도가 느려진 문제를 해결하기 위해서 수천 개의 검출기를 360[°] 돌아가며 겐트리에 고정한 방식이다. 겐트리가 fan beam을 주사하면서 고속으로 회전하므로 스캔시간이 슬라이스 당 1[s]초 정도로 빨라졌다. 4세대 방식은 링아티팩트를 줄일 수 있는 장점을 가지지만 장비 가격이 높고 산란 X-선에 의한 공간분해능이 저하되는 단점도 가진다(그림 7-4).

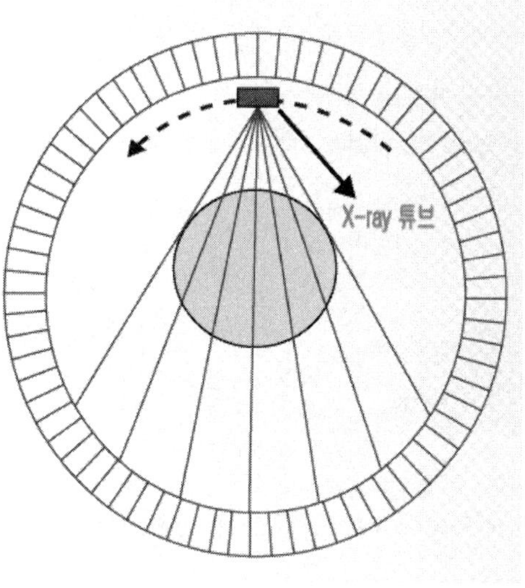

그림 7-4 • 4세대 CT

05 Spiral CT

1987년 Siemens와 Toshiba에서는 세계 최초로 slip ring 기술을 도입하여 한 방향으로 연속해서 회전하고 스캔할 수 있는 장비를 개발하였다(그림 7-5).

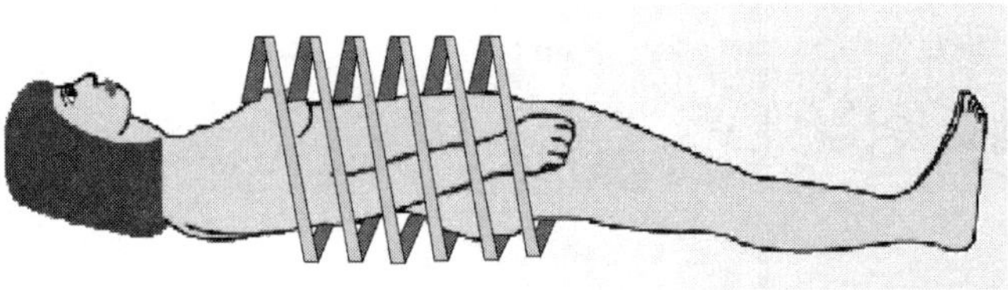

그림 7-5 • Spiral CT

① 나선형CT 이전의 CT는 겐트리가 360[°] 회전하는 동안 겐트리 회전축인 Z축 방향으로 이동하지 않는 방식이었다.

② 나선형 CT는 X-선 튜브가 회전하면서 투영영상을 얻는 동안 환자가 위치한 테이블이 Z축 방향으로 연속적으로 움직이므로 환자 입장에서 X-선 튜브를 보면 나선운동을 하게 된다.

③ 3세대와 4세대 방식의 CT에 각각 나선형 CT 방식을 적용할 수 있다.

④ X-선 튜브의 회전운동과 수평운동을 교대로 반복하던 것을 나선형 회전운동을 대체함으로써 스캔시간이 획기적으로 단축되었다.

⑤ 스캔 후 영상재구성 부위를 원하는 대로 재편집이 가능하다는 장점도 있다.

06 MDCT 방식

MDCT는 Multi Detector Row CT를 일컬으며 Multi-Detector CT, Multi-Slice CT라고도 한다(그림 7-6).

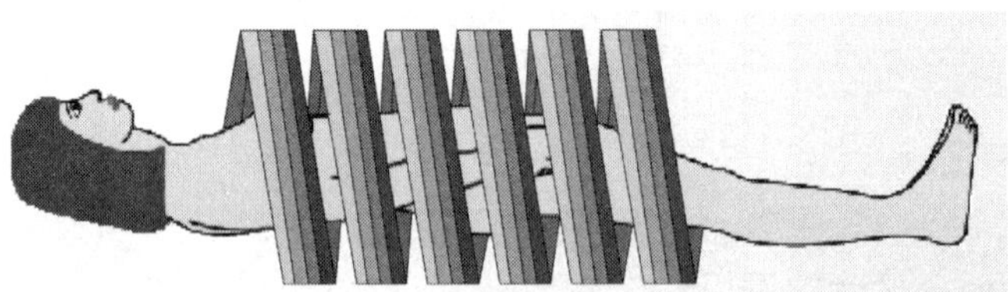

그림 7-6 • Multi-Detector Spiral CT

① 1992년 이스라엘의 ELSCINT사에 의해서 개발된 MDCT는 나선형 CT 이후 또 한 번의 획기적인 기술적 진보를 이루었다.

② MDCT는 기계적 운동은 나선형 CT와 동일하면서 검출기를 다수 연결하여 배열한 형태이다. 이 방식의 장점은 나선형 CT에 비해서도 스캔 속도가 획기적으로 개선되었다

는 것이다.

③ 기존의 CT는 회전 당 한 개의 영상을 획득하였는데 4채널 MDCT가 개발되면서 회전 속도가 2배 빨라졌을 뿐만 아니라 회전 당 4개의 영상 획득이 가능해져 스캔 속도가 8배 빨라졌다.

④ 현재는 128개의 검출기 열을 가진 MDCT가 개발되어 스캔 속도에서 혁명적인 개선을 이루었다. Siemens에서 개발된 128 채널 MDCT(definition AS+)는 0.24[mm]의 해상도 성능과 0.3[s]초의 고속 촬영 성능을 가지고 있다(그림 7-6).

⑤ 스캔 시간이 단축되면서 새로운 임상 응용 범위가 크게 확대되어 환자 움직임에 의한 아티팩트를 최소화하고 환자가 호흡을 참을 수 있는 시간 동안 흉부 전체를 촬영할 수 있게 되면서 임상적으로 큰 실효성을 확보하게 되었다. 또한 혈관 조영(angio-graphy), 관류 영상(perfusion) 등의 기능적 영상기법도 가능하게 되었다.

⑥ MDCT는 같은 조영제의 양으로 보다 많은 부위를 검사할 수 있고 보다 향상된 Z축 해상력으로 이전보다 좋은 삼차원 영상을 얻을 수 있게 한다.

⑦ SDCT에서는 X-선 빔이 부채꼴 모양의 fan beam이어서 x-y 평면과 직각을 이루었으나 MDCT에서는 검출기에 도달하는 X-선 빔이 x-y 평면과 항상 직각이 되지 않고 detector row의 위치에 따라 경사가 질 수 있다. 이러한 X-선 빔을 cone beam이라 하며 Z축과 이루는 경사각을 cone angle이라고 한다. 검출기 중심부에 위치한 열은 cone angle이 작고 바깥쪽에 위치한 열은 cone angle이 커진다.

⑧ 초기의 4채널 MDCT는 cone angle을 무시하고 X-선 빔이 Z축과 직각으로 검출기 열에 도달하는 것으로 가정하고 재구성 알고리듬을 적용했기 때문에 약간의 오차를 감수해야 했으나 2001년에 출시된 8채널 MDCT 이후로는 기존의 cone beam correction algorithm을 사용하여 오차를 개선하였다. cone beam에 적용되는 대표적인 영상 재구성 방법으로는 FDK 알고리즘이 있다.

제 8 장

생체신호계측기

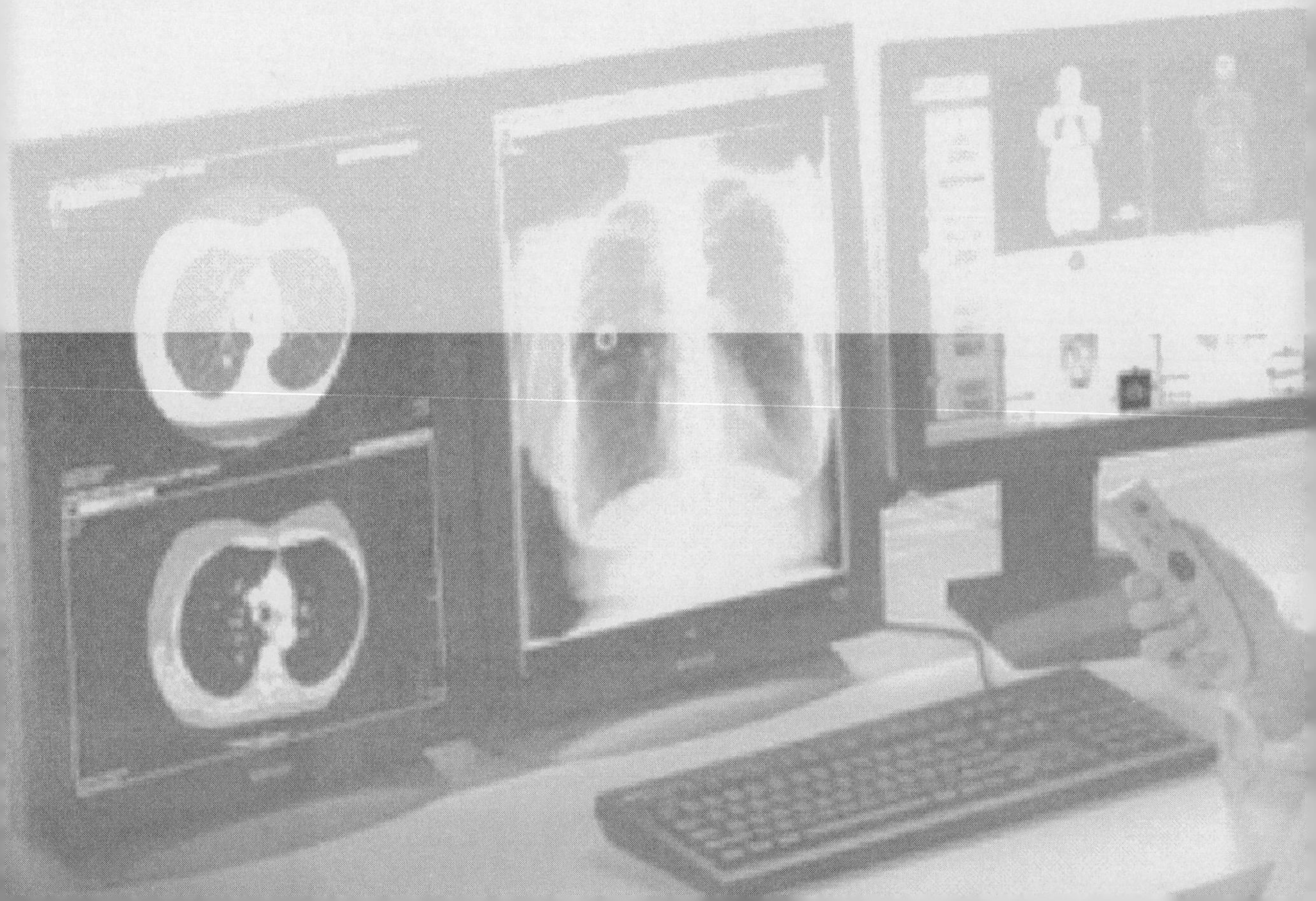

01 생체신호계측기의 분류 및 정의

생체신호계측기는 생체 내에서 발생하는 생체현상은 각 생체부위의 생리학적 활동에서 발생하는 미약한 전위차(전기적 신호), 미약한 자기장, 압력의 변화, 유량의 변화 등을 측정, 즉 정신호를 분석하여 각종 질병을 진단하는 기기이다.

생체신호계측기의 핵심기술은 생체로부터 생체신호를 검출하기 위한 센서(검출기 와 증폭기)기술, 인터페이스 및 신호처리 분석기술, 분석한 결과를 출력시키는 프린터 및 현시기술, 안전문제를 고려한 회로설계기술 등으로 구성된다.

주요 생체신호계측기는 심전계, 뇌파계, 근전계, 심자계, 뇌자계, 환자감시장치 등으로 분류할 수 있으며 각 기기의 정의와 특징은 다음과 같다.

1. 심전계

심장이 박동하면 심근에 발생한 미세한 활동전위차(1[mV]의 전압)를 생체표면에 부착한 전극으로 측정하여 시간에 따른 변동 곡선(0.1～200[Hz] 정도의 주파수 성분)을 기록하여 표시하는 장치이며 이때 얻은 곡선을 심전도라 한다(그림 8-1).

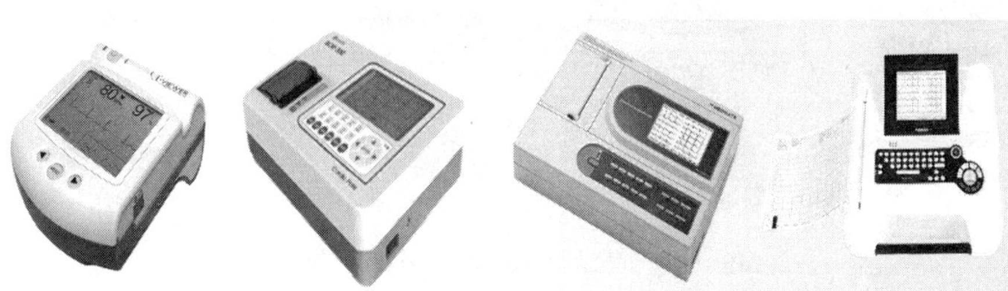

그림 8-1 • 심전계(Electrocardiography : ECG)

심전도에 나타난 심장박동으로 인한 전기적 파형(심전도)를 분석하여 부정맥, 협심증, 심근경색(심장마비) 등의 허혈성심장질환, 심방과 심실의 비대, 확장 등의 진단을 할 수 있다.

2. 뇌파계

뇌전계라고도 하며 뇌의 생리학적 활동에서 발생하는 미약한 뇌파신호의 전위차(수십～수백[V])를 머리표피에 장착한 전극으로 측정하여 뇌파신호의 주파수 성분을 분석, 뇌종양, 뇌혈관장애, 두부외상을 동반한 중추신경계의 기능 상태를 알아내는 검사기기이며 이때 얻은 뇌파신호를 뇌전도라 한다(그림 8-2).

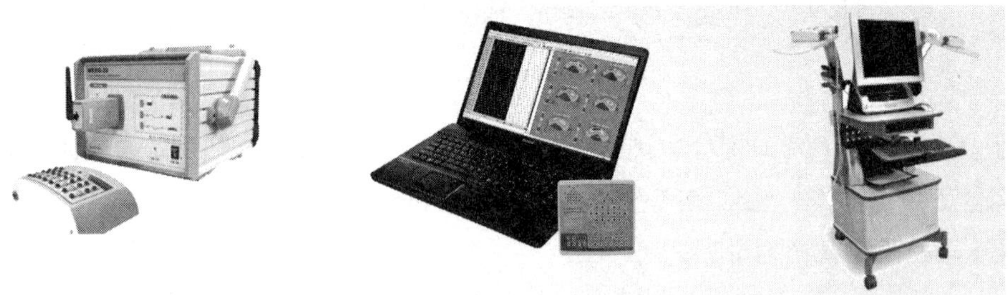

그림 8-2 ◦ 뇌파계(Electroencephalography : EEG)

3. 근전계

근육의 생리학적 활동에서 발생하는 미약한 전위차(20[V]~5[mV])를 근육표면에 부착한 전극으로 측정하여 발생한 전기신호의 주파수 성분을 분석, 근육질환 및 근육을 지배하는 신경의 상태를 진단하는 장치이며 이때 얻은 전기신호를 시간에 따라 기록한 것을 근전도라 한다. 근피로도, 근회복도, 근육수축력검사, 근육 통증진단과 인식생리학연구에 이용된다(그림 8-3).

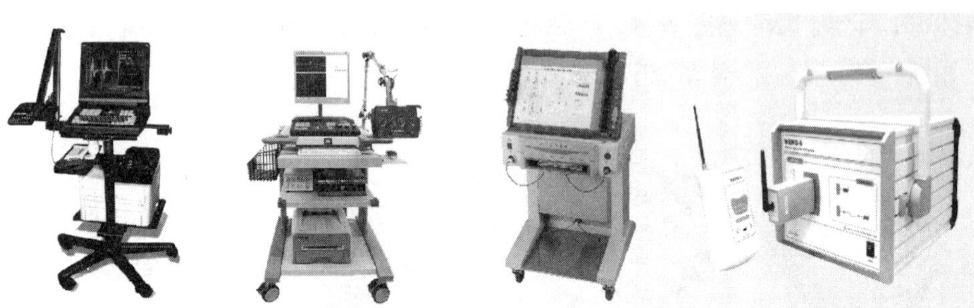

그림 8-3 ◦ 근전계(Electromyography : EMG)

4. 심자계

심장의 생리학적 활동에서 발생하는 미세전류가 만드는 미약한 자기장(10^{-10}[Tesla], 지자기의 1백만분의 1)을 측정하기 위하여 초전도 양자 간섭소자(SQUID)라 하는 고감도 자기센서 어레이시스템을 사용하여 측정하고 심장의 국부자기장의 분포도(contourmap)인 심자도(magnetocardiogram)를 얻는 장치이다. 여기서 SQUID어레이시스템을 SQUID자력계(magnetometer)라 한다(그림 8-4).

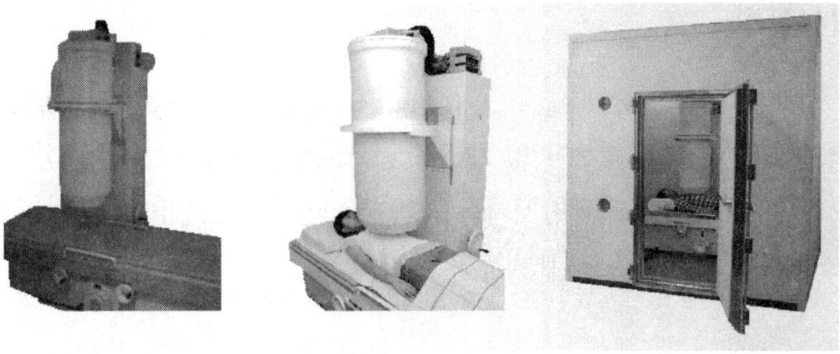

그림 8-4 • 심자계(Magnetocardiography : MCG)

㉠ 생체의 해부학적 영상를 보여주는 MRI, CT 등은 외부에서 자기장 고주파 나 X-선 같은 전자기파를 조사하여 영상을 얻는 반면 심자계(MCG), 뇌자계(MEG) 등은 생체의 생리학적 활동에서 생기는 미약한 자기장을 비침습적으로 측정하여 심장이나 뇌의 생리학적 국부자기장의 분포도를 실시간으로 얻을 수 있으며 시간분해능과 공간분해능이 MRI, CT에 비해 훨씬 우수하다.

㉡ 심자계는 생체의 전위차를 측정하는 심전계(ECG), 뇌전계(EEG)에 비해 두개골조직의 여러 가지 층 같은 절연장벽으로 인한 자기장의 감소나 외곡현상이 없으며 심전계로 측정할 수 없는 현상을 측정할 수 있는 이점이 있다.

㉢ 관상동맥의 조기진단 · 치료, 심장 돌연사의 예측, 심근허혈증 진단, 부정맥의 위치추정, 태아의 심자도 검사, 간의 철 분량 조사평가 등에 이용되고 있다.

5. 뇌자계

① 뇌의 신경활동에서 생기는 미약한 자기장(지자기의 10억 분의 1 이하)을 측정하기 위하여 두 개의 조셉슨소자를 고리 모양으로 만든 초전도 양자간섭소자(Superconducting Quantum Interference Device : SQUID)라 하는 자기센서를 사용하여 신경세포가 만드는 자기장을 측정, 뇌 속의 국부자기장의 분포도(contour map), 뇌자도(Magneto Encephalography : MEG)를 얻는 기술 또는 장치이다.

② 신경과학 및 정신과학 분야에서 뇌자계로 얻은 신경 활동의 정보는 뇌수술시의 리스크 관리, 외부자극에 의한 뇌신경 활동을 보여주는 생리학적 기능영상을 제공하며 해부학적 영상을 보여주는 MRI 및 CT영상과 함께 사용하면 진단의 정확도를 높일 수 있다.

6. 환자감시장치

① 심전도, 심박수, 혈압, 체온, 호흡수, 태아심박, 태아심전도, 무호흡 등을 측정하여 생명유지에 가장 중요한 순환기, 호흡기 및 태아를 감시하는 장치이다(그림 8-5).

② 종류는 분만감시 장치, 모체감시기능 부착 분만감시장치, 기타 순환기, 호흡기감시장치, 산소농도계, CO_2가스모니터 등이 있다.

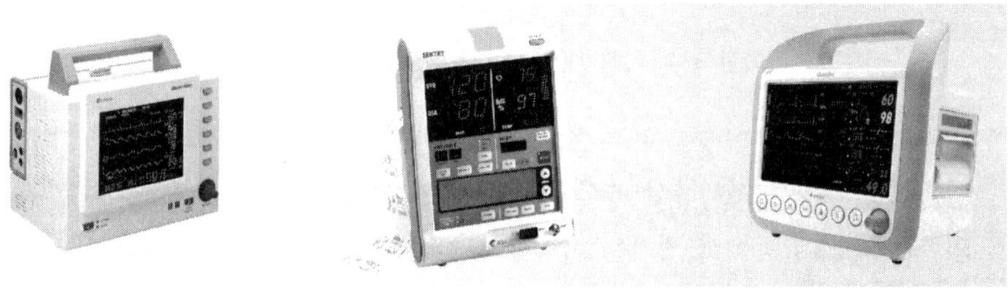

그림 8-5 • 환자감시장치(Patient Monitoring System : PMS)

02 주요국의 기술수준 비교분석

1. 보건의료분야 정책

한국은 「중장기 보건의료기술 개발전략」에 따라 1995년부터 2009년까지 총 8,523개 과제, 1조 2,165억 원 정부연구개발 지원 투자했고 보건복지부 주관으로 '의료공학융합기술개발사업'과 '휴먼의료공학융합센터 지원사업' 등 생체신호계측기 및 의료영상기기 개발연구를 지원하고 있으나 아직 시작에 불과하다.

① 생명공학분야 투자 우선순위가 IT 다음으로, 미국이나 영국에 비해 정책 우선순위 면에서 뒤떨어지고 있는 실정이다.

② 2008년 기준 정부 R&D 예산은 총 11조 784억 원이며 이 중 보건의료분야의 정부 R&D 예산은 5,458억 원으로 전체 예산의 4.9[%]에 불과하다. 이는 미국의 19.8[%], 영국의 14.5[%] 보다도 낮고 투자액은 미국의 1/55, 영국의 1/5, 일본의 1/4에 불과하여 열악한 상태이다.

③ 미국은 보건의료분야 국가연구개발 지원체제가 NIH를 정점으로 하여 체계적으로 확립되어 있으며 관련 연구개발 투자 면에서 일본, 유럽(영국, 독일, 프랑스)보다 14~10배

이상 앞서고 있다.

④ 주요국의 보건의료분야 정책은 미국, 일본, 유럽, 한국 순이고 주요국의 보건의료분야 연구개발투자 순위는 미국, 유럽, 일본, 한국 순으로 나타나고 있다.

2. 주요국의 연구개발동향으로 본 기술수준

심전계, 근전계 등은 생체활동에서 발생한 미약한 전기신호를 측정하므로 비교적 고전적인 방법이라고 할 수 있으나 심자계와 뇌자계는 생체활동에서 발생한 미약한 자기장을 양자적 현상을 이용한 SQUID자기센서를 사용하고 있어 첨단기술이라 한다.

① 미국은 홀터심전계, SQUID의 최초 개발 등 연구활동이 제일 활발하고 유럽은 네덜란드 아인트호벤에 의한 심전계, 독일 버거에 의한 뇌파계 최초 개발 등 연구가 활발하다.

② 일본은 최근에 와서 HTS SQUID 시스템 개발 등 연구가 활발하여졌으나 미국과 유럽에 비해 연구수준이 낮음을 알 수 있다.

③ 한국은 1995년 이후에 심전계, 뇌파계, 근전계, 심자계, 뇌자계 등의 연구개발이 시작되었으므로 기술의 초기단계이다.

④ 한국의 분류(품목)별 기술수준을 보면 심전계의 기술력은 신호분석·해석용 소프트웨어기술이 조금 뒤져 있을 뿐 부품들의 수준은 세계 수준에 접근해 있다.

⑤ 뇌파계의 하드웨어기술은 세계수준이지만 뇌파분석기술은 아직 중간수준 정도이다.

⑥ 심자계와 뇌자계기술은 SQUID시스템기술이 세계수준에 근접해 있으므로 집중투자를 한다면 기술력확보로 세계시장을 공략할 수 있을 것이다.

⑦ 생체신호계측기술 연구개발동향으로 본 기술수준의 순위는 미국 1위, 유럽, 일본, 한국 순으로 평가된다. 〈표 8-1〉은 주요국의 연구개발 동향 요약이다.

표 8-1 • 주요국의 연구개발동향 요약

분 류	한 국	미 국	유 럽	일 본
심전계(ECG)	① ㈜메디슨 : 12채널 ECG, 2채널홀터 ECG개발 ② ㈜바이오시스 : ECG 무선단말기개발 및 ECG생산 ③ 닥터리주) : Portable ECG 생산 ④ 바이오넷, 메디게이트, ㈜락싸	① 홀터심전계개발(holter) ② 부하심전계개발(bruce) ③ GE : 12SL, ECG 컴퓨터분석프로그램 도입(표준방법이 됨) ④ 생산업체 : GE Marquette, GE Medical, HP	① 네덜란드 아인트호벤 : 세계 최초 ECG개발 (노벨상수상) ② 생산업체 : Philips, Siemens, Hellige	생산업체 : Fukuda Densi, Suzuken, Nihon Kohden

뇌파계 (EEG)	① EEG개발, 비디오 EEG 집중감시장치개발 ② 생산업체 : ㈜락싸 유무선4채널전산화 EEG생산, 뇌분석프로그램보유	① Nicolet사 : 디지털 EEG개발 ② 생산업체 : Medelec, Dendec, Grass Telefactor	독일 Berger : 세계최초로 EEG개발	생산업체 : Fukuda Densi, Nihon Kohden
근전계 (EMG)	㈜락싸 : 유무선 근전계개발 및 생산	Michigan대 : EMG 통증 진단		
심자계 (MCG)	① 표준과학연구원 : 40채널 SQUID 시스템 개발 ② LG전자기술연 : HTS SQUID 개발	① Cohen : 최초로 SQUID 자력계개발 ② MCG연구 : TCSUH, LSP Vandevilt대학 ③ MCG생산업체 : Tristan Tech.Inc. SQUID Int. AG, Cardiomag ImagingInc.	① MCG연구 : 필란드 BioMag Lab, ② Helsinki 대학병원 : 독일Biomagnetic Center Jena, Biomagnetic Lab Ulm, PTB Berlin ③ 생산업체 : Supracom AG	① Hitachi : 64채널 MCG개발 ② SSL : HTS SQUID시스템 개발
뇌자계 (MEG)	표준과학연구원 : 40채널 SQUID 시스템개발	MEG로 태아의 활동검출		뇌자계 연구 : Tohoku대학
환자감 시장치 (PMS)	생산업체 : ㈜메디아나, ㈜멕, ㈜유니온메디칼	생산업체 : GE, Marquette, HP, Protocol	생산업체 : Philips, Siemens	생산업체 : Toshiba, Nihon Kohden, Fukuda

3. 주요국의 기술특허현황

생체신호계측기술 6개 분야인 **심전계, 뇌파계, 근전계, 심자계, 뇌자계, 환자감시장치** 기술에 대하여 한국, 미국, 유럽, 일본의 분야별 등록 및 공개특허 건수를 비교분석하였다.

① 미국은 심자계(3위) 이외의 모든 분야에서 1위이고 유럽은 심전계(2위)와 뇌파계(2위) 이외의 모든 분야에서 1위로 나타났다.

② 일본의 경우 각 분야에서 2,3,4위를 차지하고 있다.

③ 한국은 심전계분야에서 공개특허 13건, 뇌파계 분야에서 12건, 기타분야에서 7건 미만으로 미국의 1/25, 유럽의1/18, 일본의 1/4로 매우 취약한 실정이다.

④ 주요국별 6개 기술 분야 전체에 대한 특허건수는 미국이 1,041건(52[%])으로 1위, 유럽이 771건(38[%])으로 2위, 일본이 166건(8[%])로 3위, 한국은 42건으로 미국, 유럽, 일본, 한국의 총 특허건수 2,020건(100[%])의 2[%]에 불과하다.

4. 생체신호계측기의 품목별 세계시장 점유율

한국의료용구공업협동조합 자료에 의하면 생체신호계측기기의 세계시장규모는 40억 달러에서 2010년 70억 달러로 성장한 것으로 보인다.

① 1997년 생체신호계측기의 품목별 세계시장 점유율은 심전계는 6억 달러(15[%]), 뇌파계는 1.5억 달러(4[%]), 근전계는 0.5억 달러(1[%]), 환자감시장치는 20억 달러(50[%])를 나타내고 있다.

② 주요 국가별 생체신호계측기의 세계시장 점유율을 보면 미국이 75[%], 유럽과 일본이 각각 10[%]를 기타 국가가 5[%]를 차지하여 생체신호계측기기 산업은 선진국 형임을 알 수 있다.

③ 생체신호계측기의 품목별 세계시장 점유율과 특허건수와의 관계를 분석해보면 환자감시장치 이외의 심전계, 뇌파계, 근전계 순으로 특허건수와 시장점유율이 비례하고 있다.

④ 경쟁력은 미국이 1위, 유럽, 일본 순이고 한국이 4위인 것으로 평가된다.

⑤ 한국은 국가의 보건의료분야에 대한산업정책의 우선순위, 연구개발투자, 등록 및 공개특허건수, 생체신호계측기 생산업체의 기술력과 세계시장 점유율에 있어 가장 열세를 보이고 있다.

⑥ 한국의 생체신호계측기술 수준은 정부의 특정연구비 지원이 시작된 초기단계이며 관련 원천기술의 취약과 국내 의료기기업체의 영세성으로 인하여 제품화 기술수준을 높이는 연구개발이 부진하고 수입에 의존하고 있는 실정이어서 국가적 차원의 조직적인 「선택과 집중」 전략으로 부가가치가 높고 한국의 연구개발 능력으로 세계시장을 조기에 공략 할 수 있는 생체신호계측기 분야를 집중 지원함이 필요하다.

⑦ 생체신호계측기는 전자의료기기 중에서 의료영상진단기 다음으로 세계시장 점유율이 높으며 의료영상진단기술에 비해 적은 연구개발비를 투자하여 개발할 수 있는 기술로써 중소기업, 벤처기업형 개발생산품으로 적합하다.

⑧ 현재 몇 개의 벤처기업에서 생체신호계측기를 개발 · 생산하여 수출하고 있는 실정이므로 경쟁력을 키워나갈 수 있도록 정책적인 지원이 요청된다.

⑨ 생체의료계측기의 품목별 개발전략은 현재 국내의 보유기술을 잘 활용하면 충분히 기술경쟁력을 가질 수 있다.

⑩ 세계시장 규모가 큰 환자감시장치시스템을 우선 지원 대상 품목으로 선정하고 다음 심전계, 뇌파계, 근전계 순으로 산 · 학 · 연 협동연구를 통해 집중 지원하여 경쟁력을 높여나가야 한다.

⑪ 심자계와 뇌자계기술은 국내 SQUID시스템기술이 상당히 높은 수준에 와 있으므로 연구기관과 의과대학의 협동연구로 개발하는 것이 바람직하다.

제 9 장

의료기기의 융합화 · 스마트화 바람

01 진　단
02 정확성 향상
03 신속성 향상
04 접근성 향상
05 치　료
06 사후 관리

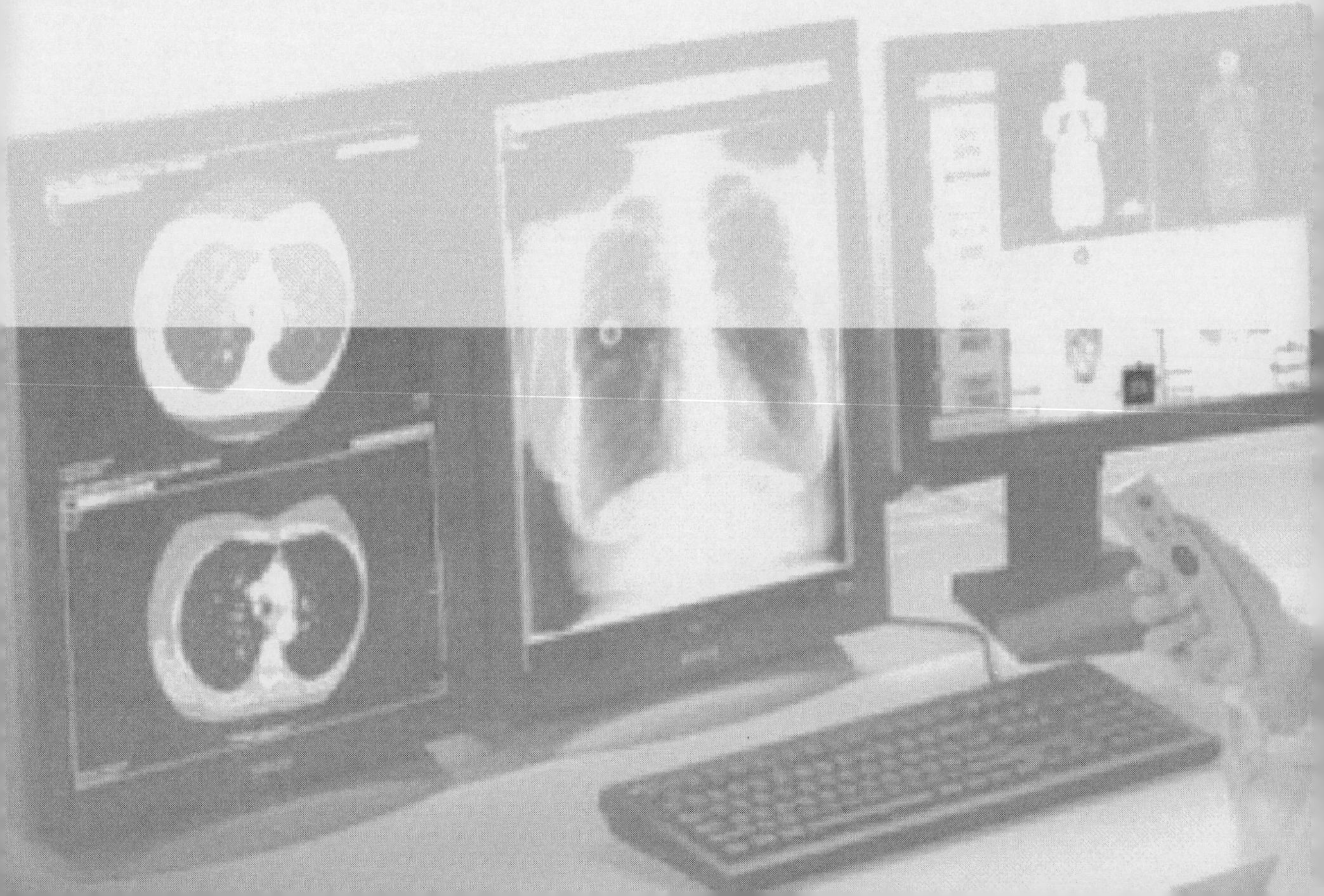

최근 우리 주변 산업환경의 변화는 융합화, 복합화, 스마트화 등으로 표현할 수 있다. 이러한 변화는 비단 전자 산업에만 국한되는 것이 아니라 전자, 전기, 의학, 생명과학 등 첨단 과학기술을 복합적으로 이용하는 의료기기 산업에도 일어나고 있다.

의료기기 발전은 환자, 즉 고객의 요구, 서비스를 제공하는 의료인의 요구, 과학기술 자체의 혁신 등 다양한 요인이 있지만 의료인의 요구나 기술의 혁신은 결국 고객의 요구와 가치에 부합하는 방향으로 발전한다.

사람들의 건강에 대한 관심과 지식은 나날이 높아지고 있고 의료서비스 및 이를 제공하는 주요수단인 의료기기에 대한 기대치도 상승하고 있다. 고객의 요구는 매우 다양하며 공통적인 것은 진단 및 치료의 정확성, 신속성, 편의성 등이다. 의료 분야를 진단, 치료, 사후 관리로 구분하여 고객의 요구 및 그에 따른 의료기기의 변화와 앞으로의 발전방향은 다음과 같다.

01 진 단

질병 발생 유무 및 경중, 진행 상태 등을 파악하여 적절한 조치가 취해지도록 결정하는 매우 중요한 활동이다. 진단에 사용되는 의료기기 중 큰 비중을 차지하면서 빠른 발전을 보이고 있는 것으로는 영상진단기기와 체외진단기기가 있다.

1. 영상진단기기

신체 내부의 해부학적 구조나 기능적 움직임을 영상으로 보여 주는 의료기기로 X-선, CT, MRI,

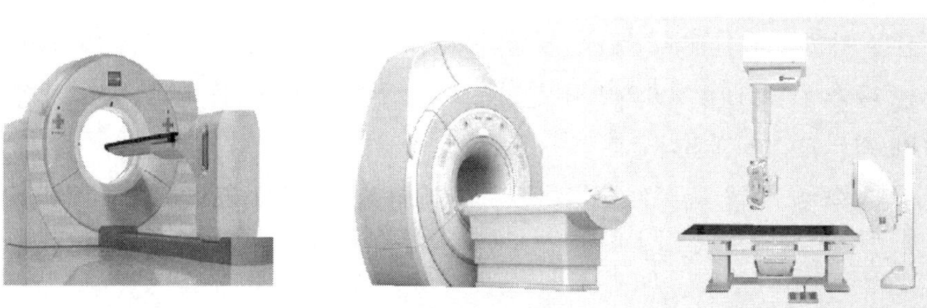

(a) CT (b) MRI (c) X-선

그림 9-1 ◦ 영상진단기기

PET, 초음파 등이다. 영상진단기기의 발전을 통해 과거에는 피부를 절개해야만 볼 수 있었던 몸 안의 장기나 뼈 등을 절개 없이 쉽게 볼 수 있게 되었고 혈액의 흐름, 조직의 활동 등 미세한 부분까지 확인할 수 있게 되었다(그림 9-1).

2. 체외진단기기

혈액, 소변, 조직 등을 시료로 하여 검사를 수행하는 기기로 혈당, 호르몬 등을 검사하는 생화학 기기, 항원항체 반응을 통해 감염질환, 임신 등을 검사하는 면역학 기기, 인체나 바이러스 등의 핵산(DNA, RNA)을 검사하는 분자진단 기기 등으로 분류될 수 있다.

체외진단기기의 발전을 통해 몸 안에 극소량으로 존재하는 성분들을 분석하여 저렴한 비용으로 다양한 질병을 진단할 수 있게 되었다.

02 정확성 향상

질병 진단과 관련한 고객의 주요 요구로는 먼저 정확성 향상을 들 수 있다. 진단의 정확도가 높아질수록 질병 초기에 진단을 하는 것이 가능해지므로 치료의 성과가 좋아지고 치료비용을 절감할 수 있게 된다.

① 질병이 있는데도 없다고 진단하는 '위음성(false negative)'이 줄어들어 최적의 치료를 할 수 있게 되고 질병이 없는데도 있다고 진단하는 '위양성(false positive)'이 줄어들어 질병이 없으면서도 질병인 줄 알고 고통 받고 의사나 병원까지 불신하게 되는 사례를 줄일 수 있는 것이다. 정확성을 향상시키기 위해 영상진단기기는 점점 고해상도로 변모해 왔다.

② X-선을 이용하여 신체의 단면을 촬영하는 CT의 경우 한 번에 여러 장의 단면이 촬영되는 다중채널 CT가 개발되면서 촬영속도가 급속히 빨라졌을 뿐 아니라 해상도와 임상적 적용도 개선되었다.

㉮ 2002년에 16채널, 2004년에 64채널 CT가 소개되면서 심혈관 질환의 진단에도 CT를 사용할 수 있게 되었다. CT는 현재 640채널까지 상용화되어 있다. X-선 대신 자기장을 이용하는 MRI 도 유사한 사례이다(그림 9-2).

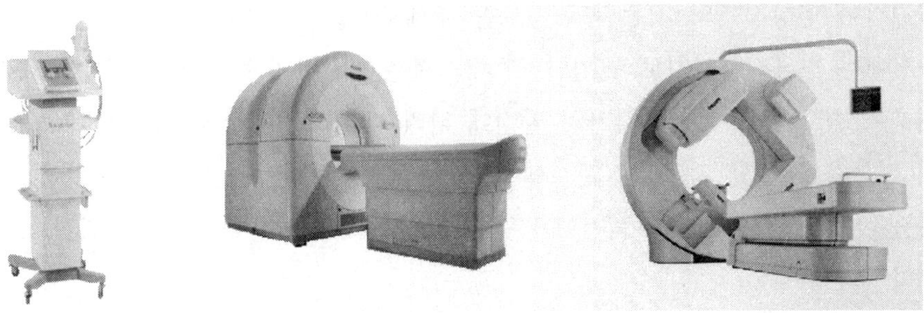

(a) 초음파　　(b) PET-CT　　(c) 단일광자단층촬영(SPECT)

그림 9-2 • 영상진단기기

③ MRI는 CT에 비해 가격이 비싸지만 신체의 여러 각도에서 촬영이 가능하고 근육, 뇌 등 연부 조직의 표현력이 높은 장점이 있다.

④ MRI의 경우 해상도는 자기장의 강도에 비례하며 그 강도의 단위는 테슬라(Tesla[T])라고 한다. 현재 주로 사용되고 있는 MRI는 1.5, 3[T]인데 1.5에 비해 3[T] 기기는 더 빨리, 더 높은 해상도의 영상을 얻을 수 있고 환자의 움직임에 의한 해상도 저하도 덜하여 정확성 향상에 대한 고객들의 요구를 충족시켜 주고 있다. 이미 7[T] MRI가 개발되었고 9[T] MRI도 개발되고 있는 만큼 고해상도를 향한 영상진단기기의 발전은 지속될 것으로 보인다. 기기 자체의 해상도를 높이는 외에 조영제도 정확성 향상을 위해 사용되고 있다.

⑤ 조영제는 먹거나 주사, 흡입 등의 방법으로 투여하여 신체 구조나 병변을 주위와 잘 구별할 수 있게 도와주는 약품이다.

⑥ MRI에는 조영제가 사용되지 않는 경우가 많지만 뇌의 종양을 진단하는 등의 일부 경우에는 조영제가 사용된다. 초음파에도 조영제가 잘 사용되지 않지만 최근 심근관류(myocardial perfusion) 진단용 조영제가 개발되는 등 특수 목적에 맞는 조영제가 개발되고 있다.

⑦ 영상진단기기의 융합추세도 나타나고 있다. CT나 MRI는 인체의 해부학적 정보를 주로 보는 기기인데 반해 PET는 생리 · 화학적, 기능적 영상을 보는 기기이다.

⑧ PET는 인체 내의 대사나 조직 활성 등을 보여 줄 수 있어 암 조직처럼 다른 대사활동을 보이는 조직을 판별할 수 있고 암 발생 및 전이 여부를 정밀하게 파악할 수 있게 해 주지만 해부학적 영상을 보여주지는 못하므로 정확한 위치 확인이 어려운 단점이 있다. 따라서 두 종류의 기기를 융합하면 각 기기의 장점을 최대한 살리고 진단의 정밀성을 더욱 높일 수 있게 된다.

⑨ 현재 PET-CT는 상용화되어 있고 PET-MRI는 상용화 단계에 와 있다. 정확성 향상과

관련하여 영상진단의 지능화도 중요한 추세로 볼 수 있다.

⑩ 과거에는 영상진단기기로 촬영한 영상을 전문가가 육안으로 판독하는 형태로 진단이 이루어 졌으나, 영상진단기기의 발전에 따라 데이터 발생량이 급증하게 되었고 의사의 판독을 지원할 수 있는 시스템이 필요하게 되었다.

⑪ 지능형 영상진단 **보조시스템**(CAD)은 영상 처리기술과 인공지능에 기반한 소프트웨어이다.

⑫ **1차적으로 데이터를 분석한 후 그 결과를 바탕으로 전문가가 정확하고 빠른 진단을 할 수 있도록 보조하는 역할**을 하고 있다.

03 신속성 향상

병 · 의원, 보건소 등에서 혈액을 뽑아 검사를 할 때 병원 내에 중앙검사실이 있는 경우에는 대부분 검사실에 있는 대형 검사기기로 검사를 하게 된다.

① 중앙검사실이 없는 경우나 내부적으로 하기 힘든 특수검사인 경우 외부의 검사기관에 시료를 보내어 검사결과를 받게 된다.

② 병원 내 중앙검사실에서 검사를 하던 외부 검사기관에서 검사를 하던 일단 채취한 시료를 검사실로 보내야 하고 또 검사기기 별로 한 **배치**(batch)에 들어가는 샘플 수가 정해져 있어서 필요한 만큼의 샘플이 모일 때까지 기다려야 하므로 시간이 지체될 수 밖에 없다.

③ 대형 검사기기의 경우 기기를 돌리는 데에도 20～40분 정도의 시간이 필요하다. 물론 검사 수가 아주 많은 대형 병원의 경우에는 지체되는 시간이 상대적으로 적을 수 있지만 그렇지 않은 경우 검사결과를 보기 위해 수 시간에서 수 일 동안 기다려야 하는 경우가 많다. 이런 불편함을 해소하기 위해 **현장진단기기**(Point-Of-Care Test : POCT)가 개발되었다.

④ POCT는 혈당계를 들 수 있다. 혈액을 묻힌 후 빠른 시간 내 바로 결과를 볼 수 있는 혈당계처럼 수술실, 진료실 등 **환자 바로 옆에서 시료를 채취하고 몇 분 내 결과를 볼 수 있는 POCT를 통해 신속한 판단 및 치료**가 가능하게 되었다. 또 자체 검사실을 갖추지 않은 소형 병 · 의원에서도 외부 검사기관의 도움 없이 자체적으로 필요한 검사를 할 수 있게 되었다.

⑤ POCT는 응급실에서도 사용할 수 있다. 심근경색의 경우 발생 3시간 내에 항혈전제 투여나 스텐트 삽입술 등 적절한 처치를 하여야만 목숨을 구할 수 있다.

⑥ 심근경색 진단을 위해서는 심전도 검사, 혈액검사 등이 실시되는데 POCT를 이용한 혈액검사를 구급차 내에서 또는 응급실에 도착해서 바로 진행할 경우, 시간 손실을 최대한 줄일 수 있다.

⑦ 신속성 향상의 예로 디지털 X-선을 들 수 있다. 전통적인 X-선 시스템은 필름을 사용하였으나 선진국 중심으로 디지털 X-선이 대체하고 있다. 디지털 X-선 사용을 통해 필름 현상, 필름 이동 등에 기인한 시간 지연이 제거되었다.

⑧ 영상 정보가 필름이 아닌 디지털 파일로 보관되면서 물리적인 저장 공간이 필요치 않고 필요할 때마다 바로 열어보거나 전송하는 것이 가능하며 원하는 부위를 확대해서 보거나 해상도를 높여 보는 것이 가능하게 되었으며 기존의 X-선보다 방사선 노출량도 감소되었다.

04 접근성 향상

CT, MRI와 같은 대형 영상진단기기는 가격이 비싸고 크기가 크며 전문적인 유지보수가 필요해서 중소 병·의원이나 개발도상국의 병·의원에서는 구비하기가 쉽지 않다. 이러한 점을 해결하기 위해 최근 뇌 진단용 MRI, 정형외과용 MRI 등 부분진단용 영상진단기기가 개발되기 시작하였다.

① 부분진단용 기기는 대형기기에 비해 저렴한 가격과 작은 크기로 중소 규모의 전문병원이나 개발도상국에서 사용됨으로써 기존의 CT, MRI에 접근하기가 힘들었던 환자들에게 진단 기회를 제공하고 있다.

② POCT(Point Of Care Testing : 현장검사)도 접근성 향상에 기여하고 있다.

③ 의료시설이 낙후된 저개발국의 경우 말라리아 등 감염성 질환에 걸려도 진단이 늦어져 치료시기를 놓치는 경우가 많은데 이 경우 POCT 기기가 있으면 의사나 간호사가 방문 진단 및 약물 투여 등을 할 수 있게 되어 치료율을 크게 높일 수 있다.

④ 정확성, 신속성, 접근성 등의 여러 가지 요구는 서로 상충하는 경우가 있다.

㉡ 신속성과 접근성에 초점을 맞춘 POCT는 대형 검사기기에 비해 정확성이 떨어지는 경우가 있고 검사 종류에 따라 대형 검사기기에 비해 건당 검사비가 더 높은 경우도 많다. 아직 검사할 수 있는 항목 수가 충분히 많지 않아 POCT 기기를 구비하고도 외부 검사기관에 시료를 보내야 하는 일이 발생할 수 있다.

⑤ POCT가 제 역할을 충분히 수행하기 위해서는 검사 가능 항목이 지속적으로 추가되어야 하고 대형 검사기기와 대등한 수준으로 정확성이 개선 되어야하며 건당 검사가격 또한 낮춰져야 할 것이다.

⑥ POCT가 발전하고 널리 보급될수록 병원 내 중앙검사실 및 전문검사기관에서는 POCT로 할 수 없는 하이테크 검사에 집중함으로써 전반적인 진단의 질과 효율성을 높이게 될 것으로 예상된다.

05 치 료

질병 치료에 사용되는 의료기기에는 다양한 종류가 있다. 제세동기, 심박조율기 등 심장질환용 기기, 백내장 수술기기, 시력교정 수술기기 등 안과질환용 기기, 치과용 레이저, 치아교정용 기기 등 치과질환용 기기, 혈액투석기 등 신장질환용 기기, 각종 에너지원을 조사하는 방사선치료기, 초음파치료기, 복강경수술용, 정형외과수술용 로봇, 그 외 스텐트, 인공관절, 임플란트 등 체내에 삽입되는 제품도 모두 치료용 의료기기로 분류될 수 있다.

질병 치료와 관련한 고객의 주요 요구로는 정밀성 향상 및 후유증 최소화를 들 수 있다.

① 주변의 장기나 조직에는 영향을 미치지 않고 치료가 되어야 할 부위만 정확하게 치료함으로써 치료의 효과도 높이고 후유증도 감소되어 회복기간 단축 및 치료비용 감소 등의 요구까지 충족시킬 수 있는 것이다.

㉠ 방사선치료기기를 들 수 있다. 약물요법, 수술요법과 함께 암 치료법의 하나인 방사선요법에 사용되는 방사선치료기기는 X-선 또는 감마선 등의 방사선을 환부에 조사함으로써 조직 또는 세포를 파괴하는 기기이다. 이 경우 암 조직 등 원하는 부위만 파괴가 되고 주변의 정상 조직은 손상되지 않아야 하므로 치료 부위를 정확하게 선정하여야 하고 방사선량이 정밀하게 제어되어야 한다.

② 방사선이 오차 없이 정확한 위치에 도달하고 방사선 세기와 각도를 원하는 대로 조절할 수 있도록 방사선 발생기가 꾸준히 개량되어 왔으며 영상진단기기와의 복합화가 진행되었다.

③ 방사선요법 시행을 위해서 사전에 CT 등의 영상진단기기로 촬영한 영상을 기반으로 해 치료계획을 세우는데 사전에 찍은 영상만으로는 환자 자세의 미세한 변화 등을 반영하기가 어렵다(그림 9-3).

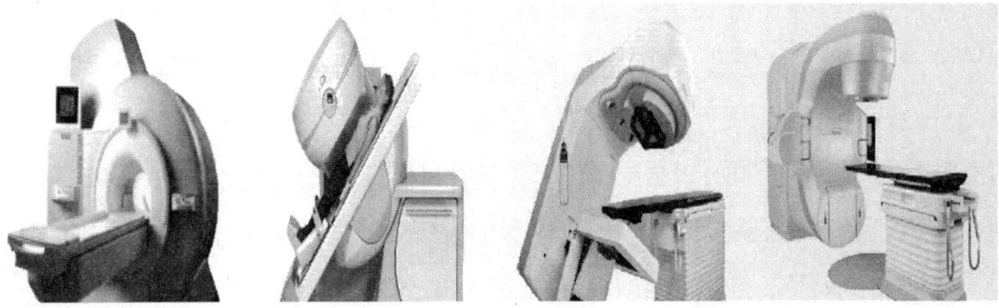

(a) MRI (b) 방사선 치료기기

그림 9-3 • 방사선 치료기기

④ 영상진단기기와의 복합화는 치료계획 단계뿐 아니라 치료단계에서도 실시간으로 영상을 확인하며 정확도를 높일 수 있게 해준다.

⑤ 현재는 CT나 초음파와 결합된 방사선치료기기가 주로 사용되고 있는데 향후 기술 발전에 의해 MRI와 결합된 방사선치료기기 등도 개발될 것이다.

⑥ 복강경 수술로봇의 수술방법이다. 자궁근종 등의 산부인과 수술, 담낭 절제술 등의 일반외과 수술, 전립선암 등의 비뇨기과 수술 등에 두루 사용되는 복강경수술은 복부를 절개하지 않고 배꼽을 비롯한 복부에 3~5개의 구멍을 뚫어 수술하는 방법이다. 특수 카메라가 부착된 복강경(내시경의 일종)과 수술 도구 등을 구멍으로 넣어 모니터로 내부 영상을 보면서 수술하게 되는데 최근에는 구멍을 1개만 뚫어 수술하는 방법도 시도되고 있다.

⑦ 개복수술의 경우 피부를 많이 절개하게 되므로 출혈과 통증이 많고 회복하는데 시간이 오래 걸렸지만 복강경수술은 회복 시간이 짧을 뿐 아니라 흉터가 적게 남아 환자들의 심적 고통까지 경감시켜 주는 효과가 있다.

⑧ 복강경 수술은 수술로봇인 다빈치의 보급으로 더욱 발전되었다. 절개한 구멍으로 로봇팔과 카메라가 들어가고 의사는 콘솔에 앉아 화면을 보며 로봇팔을 조정하게 된다.

⑨ 로봇수술은 개복수술이나 복강경수술에 비해 수술범위가 넓고 손 떨림이 적으며 고해상도 영상진단 이미지를 보면서 수술할 수 있어 더욱 정교한 수술을 가능하게 한다(그림 9-4).

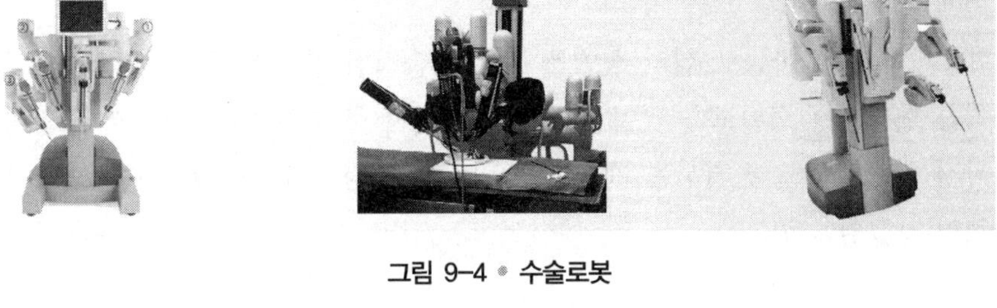

그림 9-4 • 수술로봇

⑩ 방사선치료기기나 수술로봇은 질병 치료 부문에서는 절개를 최소화하면서도 원하는 정밀한 치료효과를 얻을 수 있는 '최소침습' 또는 '비침습' 시술이 앞으로도 계속적인 추세가 될 것이다.

⑪ 최소침습, 비침습이 지속적으로 발전하기 위해서는 영상진단기기와 결합된 시각화 기술이 매우 중요하므로 정교한 영상진단기기 및 이를 사용자가 원하는 형태로 시각화할 수 있게 도와주는 영상 처리 프로그램들의 역할이 더욱 커질 것이며 방사선치료기기와 수술로봇의 결합과 같이 좀 더 광범위한 기기 간 융·복합도 일어날 것이다.

06 사후 관리

병원에서의 치료 중 또는 치료 후에 가정에서의 자가 관리 단계를 사후 관리로 정의한다. 사후 관리에 사용되는 주요 의료기기로는 가정용 측정기기를 들 수 있다.

고혈압을 치료하면 뇌졸중이나 심근경색과 같은 뇌·심혈관계 질환의 위험을 크게 낮출 수 있고 당뇨도 철저히 관리하면 망막증, 신증과 같은 합병증 발생을 지연시킬 수 있다.

① 주기적인 심전도 체크는 협심증과 같은 심장질환의 발생이나 진행경과를 파악할 수 있게 해 준다. 따라서 가정용 측정기기를 비치하고 주기적으로 생체신호를 측정함으로써 증세가 더 악화되지 않았는지, 약물 투여가 효과가 있는지 등을 체크할 수 있다. 이를 통해 자신의 몸을 모니터링하다 보면 자신의 몸 상태에 대해 더 잘 이해하게 되고 운동, 식이 등의 생활습관 변화가 몸 상태에 어떤 영향을 미치는지도 더 잘 알게 된다.

㉠ 가정용 측정기기의 변화 방향으로는 먼저 무자각, 무구속, 비침습을 들 수 있다.

㉡ 가정용 측정기기는 평생을 두고 사용해야 하는 만큼 사용 편의성이 매우 중요하다. 측정 방법이 쉽고 휴대가 용이해야 하는데 궁극적으로 측정기기가 의류, 액세서리, 스마트폰 등에 녹아 들어가 상시적으로 신체 상태를 모니터링하게 될 것이다. 이 경우 사용자는 측정기기를 휴대하고 있다는 사실 자체를 자각하지 못하게 되고 생활 패턴에 전혀 구속을 받지 않는다.

㉢ 혈당계의 경우 바늘로 찔러 혈액을 뽑는 침습적인 방법이 주로 사용되고 있는데 비침습 혈당계는 정확도가 낮아 아직 상용화되지 못하고 있다. 따라서 정확성을 훼손하지 않으면서도 편의성을 개선시킨 비침습 측정기기 개발을 위한 노력이 지속될 것이다(그림 9-5).

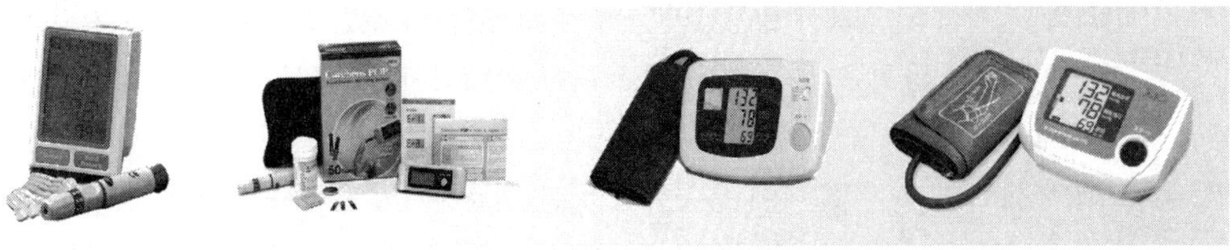

(a) 혈당계　　　　　(b) 혈압계

그림 9-5 ◦ 혈당계와 혈압계

② 변화방향으로는 스마트화를 들 수 있다. 최근 측정기기의 데이터가 PC, 스마트폰 등으로 자동으로 무선 전송되어 클라우드 상의 **개인건강기록**(PHR)에 축적되는 것이 가능해졌다.

㉠ PHR은 스마트폰, PC 등을 통해 언제든지 접속할 수 있으므로 사용자의 자가 관리나 의사의 진료에 이용될 수 있다. 더 나아가 축적된 데이터는 **지능형 임상진단 보조시스템**(CDSS)을 통해 1차적으로 분석되어 문제가 있다고 판단되면 실시간으로 사용자 본인이나 보호자, 병원 등으로 연락이 취해지게 될 수 있으므로 상시적이고 빈틈없는 관리가 가능하게 된다.

㉡ 의료기기 및 관련 의료환경의 스마트화는 네트워크 인프라의 발전, 측정기기와 모바일 통신기기의 발전, 원격건강관리와 원격의료 등을 포함하는 u-Healthcare 산업의 발전에 따라 더욱 가속화될 것이다. 〈표 9-1〉은 고객요구 관점에서 본 의료기기 발전이다.

표 9-1 ◦ 고객요구 관점에서 본 의료기기 발전

분 류	고객요구	발전 방향
진단	정확성 향상	㉠ 해상도 향상(예 다중채널 CT, 고기장 MRI) ㉡ 영상진단기기의 융합화(예 PET-CT) ㉢ 지능화(예 지능형 영상진단 보조시스템)
	신속성 향상	㉠ 현장진단(예 POCT) ㉡ 디지털화(예 디지털 X-레이)
	접근성 향상	간편 · 소형화(예 부분진단용 MRI, POCT)
치료	정밀성 향상 후유증감소	영상진단기기와 치료기기의 복합화(예 방사선 치료기기, 수술로봇)
사후 관리	편의성 향상	무자각/ 무구속/ 비침습, 스마트화(예 가정용 측정기기)

③ 정확한 진단을 원하는 고객의 요구에 부응하기 위해 **고해상도 및 융합 영상진단기기**가 발전하였고 이를 뒷받침하기 위해 **지능형 영상진단 보조시스템의 발전**이 뒤따랐다.

㉠ 신속성과 접근성이라는 고객 요구를 충족시키기 위해 발전된 POCT는 검사 항목의

다양화, 정확성 및 경제성 향상이라는 추가 요구를 일으켰고 그 요구가 충족됨에 따라 POCT의 사용처는 병원, 가정으로 더욱 확대되어 광범위한 수요를 창출하게 될 것이다.

㉡ 고객의 새로운 요구 및 그에 부응하기 위한 의료기기의 융합화, 스마트화 등이 반복됨으로써 의료기기는 지속적으로 발전하고 결국 전반적인 의료의 질 또한 향상될 것이다.

제 10 장

분야별 전략품목 기술분석

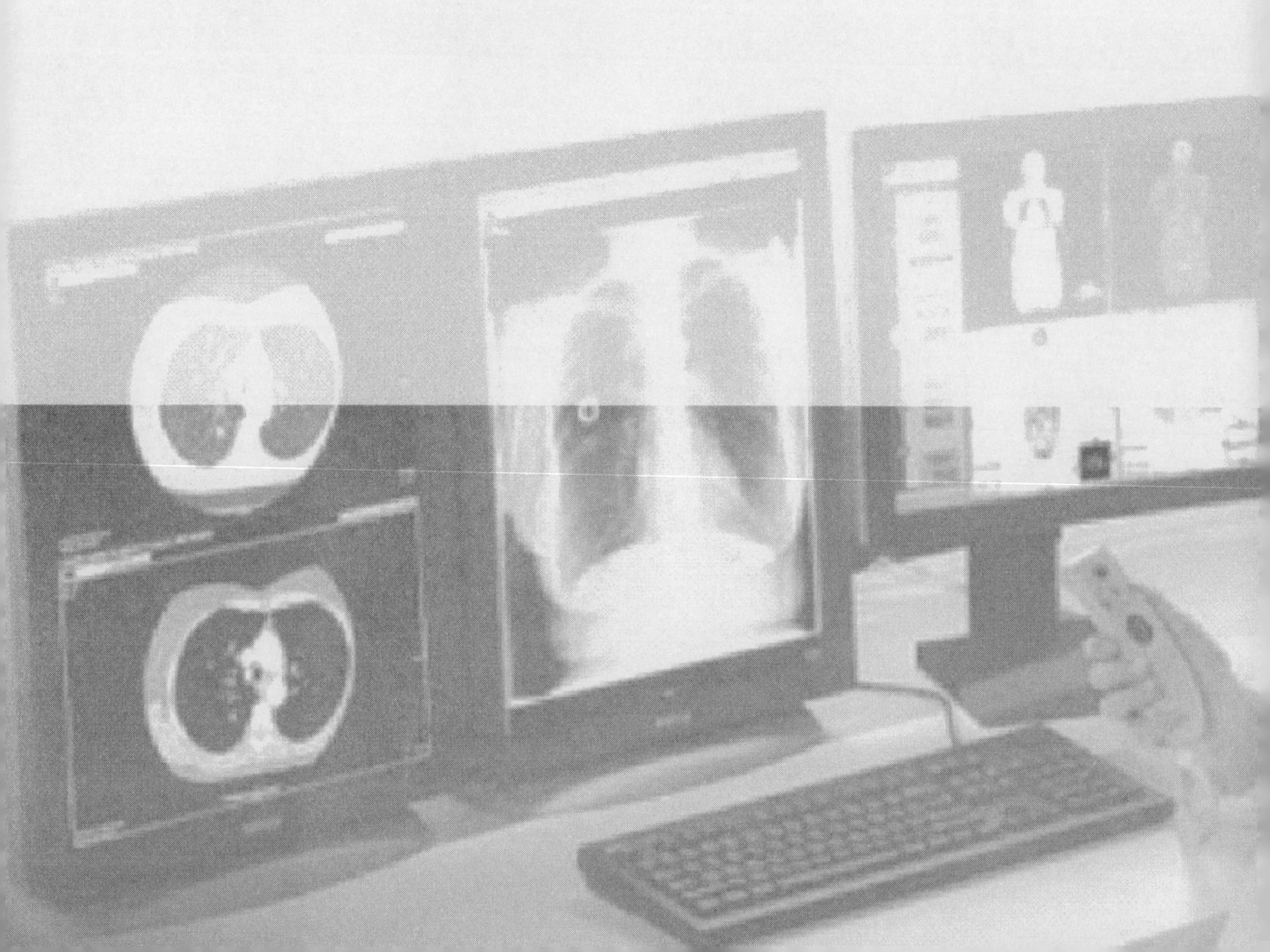

세계적으로도 의료기기산업분야는 연평균 5.2[%] 수준의 지속적인 성장을 할 것으로 예측되고 있으며 국내의 성장추세에도 불구하고 세계시장의 진입장벽, 국내 관련기업의 영세성, 의료기기 환경의 경직성, 정부의 전략적 정책 미흡 등 복합적 요인에 의해 선진국형 산업구조로 전환하는데 장애가 되고 있는 것도 현실이다.

이와 같은 상황인식에 따라 의료기기산업을 차세대 성장동력사업으로 육성하여 선진국형 산업구조로 발전을 위해 대통령자문기구인 의료산업선진화위원회와 범정부적인 실행조직으로 국무조정실에 의료산업발전기획단을 설치하고 의료산업전반에 대한 종합발전계획을 수립하고 있으며 그 일환으로 「의료기기 연구 · 개발종합계획 수립을 위한 정책연구용역」사업이 진행되었다.

01 영상진단기기 분야

1. 초고속 극해상도 4차원 초음파 영상진단장치

초음파영상장치는 초음파신호를 송신하고 관찰하고자 하는 물체로부터 반사되어 들어오는 초음파신호를 수신하여 영상화하는 장치이다.

(1) 기술개요

초음파영상장치는 하나의 일차원 주사선을 이용하여 관찰 하고자 하는 물체의 일차원적인 특징을 알 수 있게 해주는 A모드 영상과 다수의 일차원주사선 배열을 이용하여 물체의 2D 단면 영상을 관찰할 수 있는 B모드 영상, 다수의 2D영상을 이용한 3D영상 등으로 구분할 수 있다.

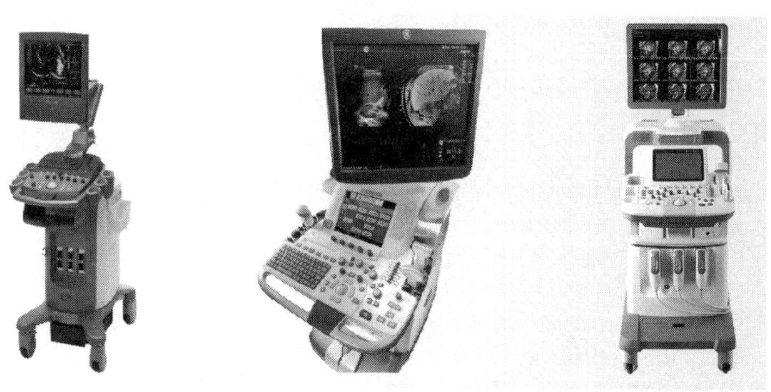

그림 10-1 • 초음파영상장치

4D 영상은 실시간으로 물체의 움직임을 관찰 할 수 있을 정도로 프레임 율이 높은 3D영상을 의미한다. 이러한 4D 영상은 기존의 B모드의 2D 영상과 다르게 훨씬 많은 정보를 제공할 수 있다(그림 10-1).

(2) 기술분석

① 2D array를 이용한 초고속주사 빛 빔포밍 기술 : 코드기반의 합성구경 영상 기술 이며 희박 array 및 태핑 등을 통한 물리적 채널 감소기법 이다.
- ㉠ 코드분할을 이용한 멀티주사선 생성기법이다.
- ㉡ 빔포머 설계를 위한 송·수신 신호코딩 및 처리기법 개발이다.
- ㉢ 2D array probe 내부에서의 빔포밍 기술 개발이다.

② 2D probe개발을 위한기술 : cMUT, pMUT, single crystal 등의 새로운 소자개발이며 고성능 2D probe 생산기술이다.
- ㉠ 아날로그 송·수신부 및 빔포머를 내장한 smart probe 관련기술이다.
- ㉡ 고성능 hand-held 초음파 진단기를 위한 저전력, 고집적도 설계 기술이다.
- ㉢ 2D array probe wiring 기술 개발이다.
- ㉣ MPTEE(Multi-Pane Transesophageal Echo), catheter type probe 개발이다.

③ 3차원 및 4차원 심장질환진단 을 위한 영상구성 및 소프트웨어기술 : 움직이는 영상의 동작 보정 등과 같은 고해상도 영상을 위한 고급 기술개발이며 3차원 혈류 및 심장 운동 영상 구성이며, 이를 통한 질환진단법 및 소프트웨어개발이다.
- ㉠ 초고속 고해상도 4D 영상을 위한 처리기술개발이다.
- ㉡ 획득한 data를 통해 초고속 4차원영상을 구성하기 위한 고성능 영상처리기술이다.
- ㉢ cardiovascular application 전용 신호 및 영상처리를 유연하게 처리할 수 있는 고성능 PC 구조가 결합된 시스템 구조 개발이다.
- ㉣ 다양한 고조파 신호 성분을 영상화하는 신호처리 기법이다.
- ㉤ 윤관선 검출 및 대조도 향상 기법의 개발이다.
- ㉥ 노이즈 제거를 통한 효과적인 영상복원방법이다.
- ㉦ 움직이는 영상의 동작 보정등과 같은 고해상도영상을 위한 고급기술개발이다.
- ㉧ 3차원 혈류 및 심장운동영상 구성, 이를 통한 질환진단법 및 소프트웨어개발이다(그림 10-2).

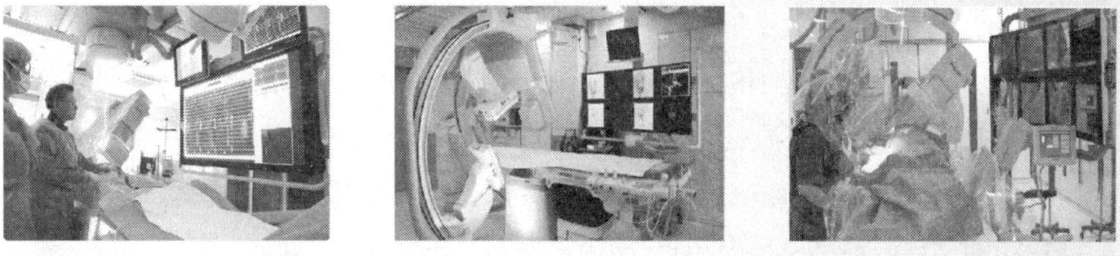

그림 10-2 • 3차원 심장영상 진단장치

④ 실시간 양방향동적집속을 위한 수신집속기술 : 양방향 동적집속 을 위한 다양한 합성구경 기법개발이며 합성구경 시에 생길 수 있는 motion artifact 해결기술 시스템개발을 위한 설계기술이다. 또한 질환별 target contrast agent 제조기술 및 제품화기술이다.

⑤ 나노조영영상기술 : contrast agent를 이용한 영상화기술이며 targeteddrugdelivery 기술이다.

㉠ 미소유체이동기술이다.

㉡ 국소 drug 활성화기술이다.

2. 신개념 디지털 인체영상화 시스템

(1) 기술개요

1) 외부 전원연결 회전 X-선관 장치기술

1895년 뢴트겐에 의해 X-선 발견 이후 수십 년 동안 coolidge관, Dushman X-선관용 고압정류관 등 다양한 X-선 Tube 제작기술이 개발되었으며 반도체정류기, 회전 양극관의 개발 등으로 현재는 진단용 X-선 발생장치에서는 대부분 회전 양극관기반의 인버터방식의 X-선 tube 장치를 사용하고 있으며 X-선 tube 제작기술은 X-선 장치에서 핵심필수요소이다(그림 10-3).

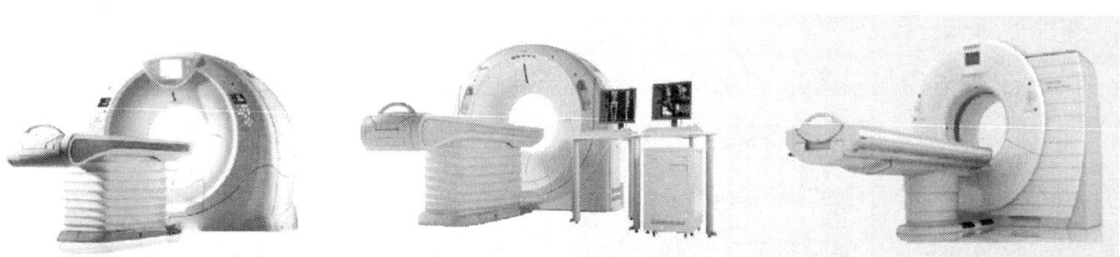

그림 10-3 • 회전 X-선관을 이용하는 CT

① 회전 양극관 X-선관기술은 Filament에서 방출된 열전자를 수십[kv]의 에너지로 열전자를 가속시킨 후 가속된 전자와 타켓(anode)과의 상호작용을 통해 일정한 에너지영역을 가지는 전자, 즉 X-선을 발생시키는 기술로써 이러한 기술은 X-선을 발생하기 위한 X-선 tube 제작기

술과 X-선 tube에 고전압을 인가하는 고전압 제어 기술, 형성된 X-선을 제어하기 위한 X-선 빔 제어기술로 분류할 수 있다.

② 회전 양극관 X-선관기술은 1981년 개발되어 진단용 X-선 장치의 핵심기술로 Varian, Toshiba, Thales, Thomson, Philips, GE 등의 많은 선진회사에서 제품을 상품화 하고 있으나 현재 국내에는 아직까지도 이러한 회전 양극관 X-선관장치를 제조 할 수 있는 곳이 전무한 상태여서 100[%] 수입에 의존하고 있다.

③ 진단용 X-선 발생장치의 종류는 X-선 투시촬영장치, 간접촬영용 카메라, 혈관 조영 X-선장치, 유방촬영용 장치 등을 포함해 수만 대의 장치가 국내에 설치되어 있으나 이러한 장치에서의 핵심요소인 X-선 tube는 tube 이상 유무 시 교체품목이나 현재 전부 수입에 의존해 오고 있는 상황을 고려할 때 국내 의료기기의 무역 적자를 증가시키는데 큰 역할을 담당한 것으로 사료된다.

④ 단시간에 제품화 하여 국내 의료기기의 경쟁력을 높일 수 있는 방안으로 추진하여 단기경쟁력 강화품목으로 회전 양극관 X-선 tube의 개발 필요성이 있다.

2) 신개념 디지털 인체영상화 장치기술

1990년부터 학계 및 업계의 연구개발의 선두각축을 벌이고 있는 **디지털 의료영상기술**(digital radiography)은 우수한 영상진단기능, 영상처리를 통한영상개선, 병원전산화 구현 등의 이점으로 필름을 저장매체로 하는 아날로그의료 영상장치의 단점을 개선할 수 있는 새로운 X-선 기술의 혁명이다.

① **디지털 의료영상기술은 인체내부 장기의 움직임이나 미세병변, 질병을 진단하기 위하여 인체를 투과한 불가시상의 X-선 영상정보를 X-선 변환물질을 이용하여 전기적 영상신호로 변환시킨 후, 이를 영상검출소자를 이용하여 디지털 의료영상으로 검출하는 기술로써** 기존의 필름을 사용하는 대신 모니터를 통해 의료영상을 실시간으로 제공할 수 있는 디지털방식의 차세대 X-선 촬영기술이다.

② 디지털 의료영상기술은 크게 X-선을 검출하는 검출물질과 검출물질에서 형성된 전기적 신호를 검출하는 검출회로와 이를 영상화는 영상장치 및 S/W, 이후 획득한 영상을 평가하는 평가기술로 구분할 수 있다.

③ 기하학적 왜곡을 배제하고 인체와의 일대일 대응을 위한 대면적화기술로 발전하고 있으며 일반촬영용 장치기술에서 **유방조영술**(mammography)용장치 및 실시간 적용을 위한 기술로 발전하고 있다(그림 10-4).

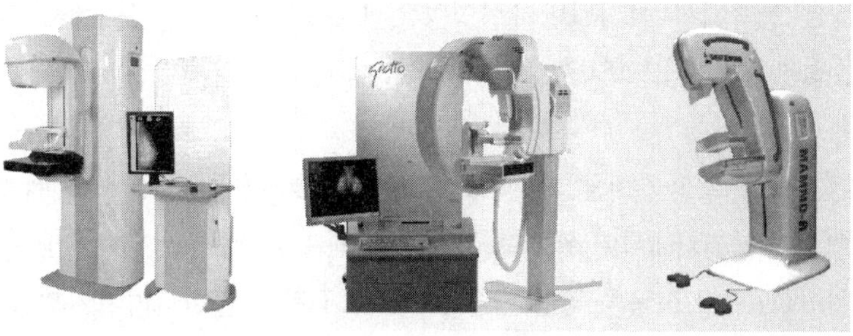

그림 10-4 ◦ 유방조영술

④ 디지털 의료영상기술 중 최근 가장 널리 이용되고 있는 기술은 대면적이 용이한 TFT를 기반으로 하는 기술이다. 하지만 기존의 TFT를 이용하는 기술의 경우, X-선 변환물질의 낮은 X-선 변환효율, 높은 인가전압 사용으로 인한 TFT Damage 등의 문제점을 내재하고 있으며 무엇보다도 TFT Panel을 사용함으로써 사용할 수 있는 물질제한 및 제작의 어려움 등 많은 문제점을 내재하고 있는 실정이다.

⑤ 최근 가장 많은 연구 · 개발되고 있는 기술은 a-Se을 변환물질로 하는 TFT기반의 flat panel detector이나 여러 가지 문제점들로 새로운 변환물질 및 검출소자에 대한 연구의 필요성이 대두되고 있다.

⑥ TFT 사용으로 인한 변환물질의 제한 및 제작의 어려움과 더불어 TFT 사용으로 인한 장치가격의 상승으로 인해 디지털 의료영상기술시장의 성장이 위축되는 문제점을 감안할 때 기존의 TFT를 대체할 수 있는 신개념 인체영상화기술개발에 대한 필요성이 강조되고 있는 실정이다.

3) 디지털 융합영상 검출기기술

X-선은 비 침습적인 기법으로 인체 내 영상정보를 제공하는 획기적 기술로 대두되고 있으며 20세기 후반 MRI, PET 등의 소개로 인체 내 해부학적 영상뿐만 아니라 대사, 기능학적 영상을 제공하는 기술로 디지털 의료영상장치의 필요성 및 활용성은 더욱 증대되고 있다(그림 10-5).

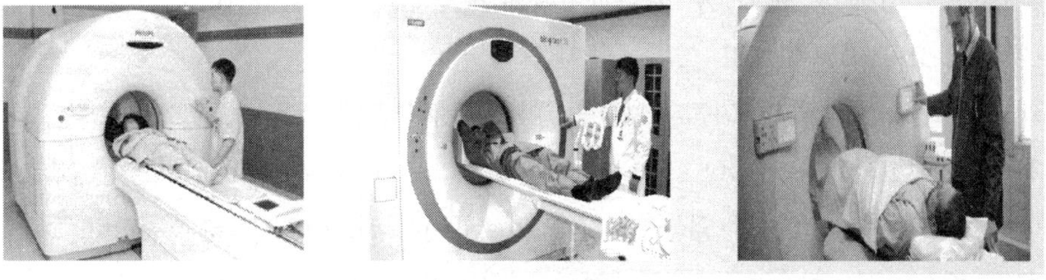

그림 10-5 ◦ PET

① 진단방사선 영역에서 디지털방사선영상은 일반촬영용 검출기술에서 유방촬영용, 위장관 투시, 혈관 및 심장영상기술로 그 적용분야에서의 디지털 방사선 영상 검출기술이 발전되고 있다.

② 디지털 의료영상기술은 현재까지의 적용분야에서의 기술변화 추세를 볼 때 향후 멀티필드적용을 위한 디지털장치에서의 융합영상 기술 분야가 의료영상시장에 선보일 것으로 전망되며 이러한 multi-field 적용을 위한 기술은 PET, CT 등과 같이 해부학적영상과 대사/기능 영상을 동시에 제공할 수 있는 형태의 새로운 디지털 융합영상 검출기기술로의 발전이 예상된다.

③ 디지털 융합영상 검출기기술은 진단용 방사선에 사용되는 X-선과 핵의학분야에서 사용하는 감마선을 동시 또는 개별적으로 검출하여 인체 내 해부학적 영상과 대사/기능 영상을 동시에 획득할 수 있는 기술로 이러한 장치는 X-선과 감마선을 검출할 수 있는 검출물질과 이러한 신호의 위치정보를 구분 가능한 검출센서(소자)기술과 획득한 신호를 영상화하기 위한 검출회로 및 영상화기술과 획득한 신호를 처리하여 복합영상으로 표현하기 위한 영상통합기술 및 S/W기술로 구분 할 수 있다.

④ 디지털 융합영상 검출기기술은 기존의 PET, CT와 같이 단순히 두 시스템의 기계적 결합을 통한 복합영상획득이 아닌 듀얼에너지 디지털 검출기 또는 감마선과 X-선을 동시, 개별적으로 통합된 검출기(센서)의 형태에서 검출 하여 디지털영상으로 제공할 수 있는 기술로써 개발될 때 신개념의 디지털검출기로써 시장을 형성할 수 있을 것으로 판단된다.

⑤ 신개념의 디지털 융합영상 검출기장치는 현재 국내외 어느 연구 그룹에서도 시도된 적 없는 획기적인 디지털영상기술로써 이는 진단용 디지털 X-선 시장과 진단용 핵의학영상시장에 동시에 접근할 수 있는 의료영상분야의 새로운 패러다임을 창출 할 수 있는 기술이다.

4) 멀티이미징시스템 공통 소프트웨어 플랫폼 개발

다양한 의학영상장비로부터 획득한 의학영상(Brain, Liver, Cardiac, breast, bone 등)을 처리하고, 가시화알고리즘 소프트웨어이다. 최근 의학영상을 이용한 조기진단 및 연구에 대한 활용도가 높아짐으로 고용량 고해상도의 의학영상의 빠르고 쉽게 처리하여 보여줄 수 있는 공통 소프트웨어의 요구가 높아지고 있다.

① 개발하고자 하는 멀티이미징시스템 공통 소프트웨어 플랫폼은 오픈 소스로 배포하기 위하여 공통된 환경을 Insight segmentation and registrationtoolkit(ITK) 또는 visualization toolkit(VTK)을 이용하여 영상간의 정합(imageregistration), 영상분할(segmentation), 영상가시화(visualization) 등의 기본적인 영상처리 알고리즘을 제작 배포한다.

② 현재까지 국내에서 개발된 의학영상 가시화알고리즘은 개발환경이 일치하지 않아 다른 소프트웨어 간 연결 및 이를 통한 새로운 소프트웨어의 개발이 어려워 의학영상처리프로그램 개발에 저해요소로 작용하고 있다. 많이 사용되고 있는 OpenGL 라이브러리는 프로그래밍 환경과 쉽게 연동될 수 있지만 low level의 라이브러리로서 고급기능을 구현하기가 어렵고 그 외 가시화 라이브러리(IDL, open Inventor 등)는 개발환경과의 연동성, 접근성이 낮으며 라이브러리 사용에 대한 막대한 비용이 소요된다.

③ 국내에 사용하고 있는 의학영상처리 및 가시화 프로그램은 해외우수 연구기관의 공동연구차원에서의 협조나 전량 수입에 의존하고 있는 실정이다.

(2) 기술분석

1) 회전 X-선관 장치기술

회전 양극관 X-선관기술을 개발하기 위한 핵심기술에는 고진공 패키징기술, glass valve 제작기술, X-선관 재료기술, 전자 가속/포커싱기술, 고전압 제어기술, 고정도 motor 제어기술, tube housing 기술이 있다.

2) 신개념 디지털 인체영상화 장치기술

신개념 고효율 디지털 인체영상화 장치 개발을 위한 핵심기술은 다음과 같다.

① 신개념 영상검출소자 설계 및 제작기술

㉠ 기존 TFT, CCD/CMOS 기반의 영상검출소자기술을 배제한 대면적 인체영상화 검출소자를 지향한다.

㉡ 현재 영상검출소자 설계 및 제작기반이 구축된 기업이 참여함으로써 영상검출소자를 디텍터(또는 센서) 기반으로 응용설계 및 제작할 수 있는 기업참여가 필수이다.

② 신개념 고효율 방사선 변환물질 제작기술

㉠ 기존에 제품화되었던 셀레늄 등의 방사선 변환물질을 배제해야 한다.

㉡ 신개념 디지털 인체영상화 모델분석 및 계측기술이 있다.

㉢ 인체와의 일대일 대응을 위한 평판형 대면적화 기술이 있다.

㉣ 저노이즈/고속 구동 고 S/N비 디지털신호검출기술이 있다.

㉤ 개발된 디지털 인체영상화 장치와 X-선 장치와의 동기화/packing기술이 있다.

㉥ 디지털 의료영상처리 및 의료영상 표준화기술이 있다.

3) 디지털 융합영상검출기 기술

디지털 융합영상장치 개발을 위한 핵심기술은 다음과 같다.

① 디지털 융합영상 검출소자 설계 및 제작기술

㉠ 기존 X-선 검출 장치에 일반적으로 사용되고 있는 TFT 기반은 배제해야 하고 Gamma-ray 검출 장치인 PM-tube기술 역시 배제되어야 한다.

㉡ 디지털 융합영상 검출소자는 X-선 and/or Gamma-선 검출을 통한 디지털영상을 획득하기 위해 하나의 모듈에서 통합 또는 개별적으로 검출할 수 있는 검출 소자기술로 개발되어야 한다.

② 디지털 융합영상 검출물질 제작기술 : 저에너지의 X-선 또는 고에너지의 Gamma-선을 통합 또는 개별적으로 검출하여야 하므로 넓은 Dynamic range를 가지는 최적의 검출물질 제작기술이 필요하다.

③ 디지털 융합영상 검출기 모델분석 및 계측기술 : X-선 또는 Gamma-선이 하나의 모듈에 의해서 통합 또는 개별적으로 검출이 가능한 검출기 모델분석 및 발생된 신호를 계측할 수 있는 기술이다.

④ 저노이즈/고속 구동 고 S/N비 디지털신호검출기술 : 필요에 따라 발생된 신호의 integration mode 및 counting mode가동 시 또는 개별적인 선별회로가 제작되어야 한다.

⑤ integration기술 및 packing기술, 디지털 융합영상처리 알고리즘 및 진단화 기술이 있다.

4) 멀티이미징시스템 공통 소프트웨어 플랫폼 개발

① 의학영상 가시화 프로그래밍을 위한 programminglibrary를 구축 해야 한다.

② 수치 연산(programming toolkit), 기하 연산 처리(programming toolkit)

③ 멀티 플랫폼 테스팅을 위한 자동 컴파일러 및 버전 관리 데이터베이스와 개발자 및 사용자 포럼 사이트를 구축해야 한다.

3. multi-slice 3차원 CT

(1) 기술개요

전산화단층촬영기술은 X-선 tube, assembly, imaging system, X-선 HV, generator, detector, data acquisition system, couch 기술로 정의할 수 있다.

(2) 기술분석

multi-slice 3D CT는 기존 single-slice CT와 같은 spiral scan방식을 기반으로 하나 fan beam X-선 기반의 single-slice CT와는 달리 detector의 slice개수 및 두께에 비례하는

cone-beam X-선 구조를 가지며 이를 위해 다열 detector를 채용하여 data acquisition, data transmission, imagereconstruction, gantry rotation에 있어 모두 대용량, 고속의 처리 및 구동이 필요한 시스템이다. 또한 single slice CT에 비해 시간 해상도, 공간 해상도, X-선관장치의 효율성, 조영제 활용의 효율성이 모두 증가하며 영상 노이즈는 감소하는 장점이 있다(그림 10-6).

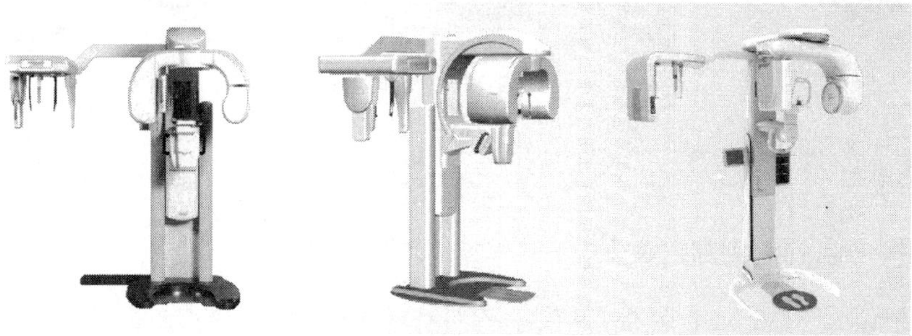

그림 10-6 ● 3차원 3D CT

4. 고성능 다채널 MRI

MRI 산업은 고성장, 고부가가치 시스템 산업으로 선진국의 독점적시장 지배로 인하여 높은 시장진입장벽이 형성되어 있고 복합첨단산업이며 소량전문제품을 생산하는 산업으로 기술혁신속도가 빠른 기술지식 집약적 특성을 지니고 있어 많은 연구개발 투자비를 필요로 하고 투자 위험도가 높은 산업이다.

(1) 기술개요

다채널 MRI시스템은 현재 고가형으로 판매되고 있다. SNR이 높은 고자장 시스템을 이용한 심장 및 뇌혈관 질환, 유방암진단, 미세영상 등의 시장이 급속 팽창하고 있다. 국내 MRI시장 규모는 IMF이후로 하향 곡선을 보였으나 2001년 기준으로 총 보유 대수는 약 300대 가량이며 연간 약 500억 이상의 큰 시장 규모를 가지고 있다.

중소병원, 개인 방사선과, 종합병원에서 MRI는 진단장비로서 없어서는 안 될 핵심의료기기이며 저가의 개방형 MRI 장비에 대한 수요가 급증하면서 많은 중소병원들이 개원 시 MRI 구매를 검토하고 있는 상황이다. 국내에서는 MRI업체로 초전도시스템을 생산하는 업체가 2개소, 영구자석시스템을 생산하는 업체가 1개소가 있는데 SCIMEDiX 회사 를 제외하고는 아직까지 산업 활동이 매우 미미한 실정이다(그림 10-7).

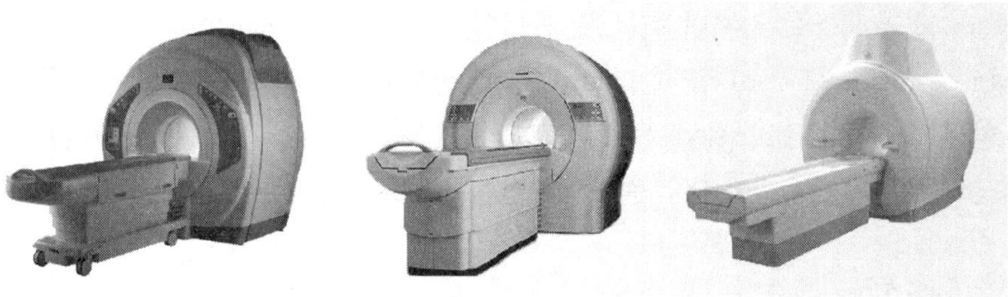

그림 10-7 • MRI

(2) 기술분석

1) 고성능 magnet 설계기술

고성능 magnet compact 설계, 고강도 경사자계코일 설계 · 제작기술이다. shimming 방법 등으로 자석의 균일도를 높이는 기술이다.

2) 다채널 RF시스템 기술

64ch RX, 16ch TX를 지원하는 digital spectrometer기술이다. 다채널 RF coil 제작기술에는 다채널 RF coil 시뮬레이션 및 제작기술이다. 다채널 RF coil을 이용한 MRI 영상기술이다.

3) 고성능 MRI 영상기술

고속 MRI 영상기법에는 real time MRI 등이다. multi-coil 기반 MRI 영상기법에는 SENSE 등이다. cardiac 영상 기법과 molecular MRI 영상 기법이다.

4) echoplanar대사 영상기술

대사영상용 echo planar sequence 기술이다. 대사영상 자동분석 프로그램 및 대사비율 자동측정기술이다.

5) 단계별 기술발전 추세

① 1단계 3년 : 고성능 다채널 MRI 설계 및 기반기술이다.

② 2단계 3년 : 고성능 다채널 MRI 상품화 및 echo planar 대사영상법기술이다.

③ 3단계 3년 : 다채널 MRI 임상 응용기술이다.

5. 생체세포영상 시스템

(1) 기술개요

1) PET

분자 영상 기법 중 방사선동위원소를 이용한 핵의학적 방법은 다양한 추적자의 체내 동태를 정량화할 수 있다.

① 양전자단층촬영(Positron Emission Tomography : PET)은 각종 생화학적 물질의 생체 내 세포를 영상화하여 인체 내의 생리적 지표들을 정량적으로 측정할 수 있어 생화학 또는 병리현상의 규명과 질병 진단, 치료 후 예후 판정, 치료계획 등에 유용하게 이용되고 있다.

② CT와 결합한 PET/CT가 등장하여 그 중요성과 유용성에 대한 인식이 매우 높아져 시장점유율이 빠르게 증가하고 있다.

③ 현재 새로운 반도체 광전소자를 이용한 PET 개발이 활발하며 세계 CT시장은 보다 저선량으로 고속 촬영하고 광자계수형 검출기와 에너지별 검출기법으로 고정도의 영상을 제공하는 CT의 수요가 지속적으로 증가하고 있다(그림 10-8).

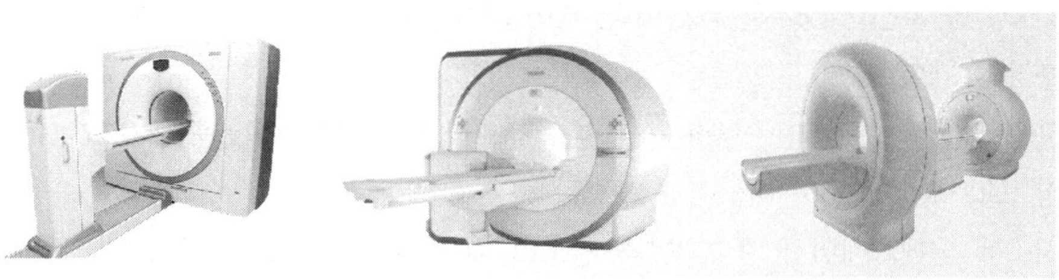

그림 10-8 ● PET-CT

2) optical imaging

광 영상기술 중에 하나인 광 결맞음 단층촬영법은 조직에 입사된 빛이 조직 내부에 존재하는 세포나 상이한 조직 층 사이에서의 굴절률 차이에 의해 발생하는 산란이나 반사된 빛을 마이켈슨 간섭계를 사용하여 비침습적으로 조직학(histology) 영상과 비슷한 고해상도의 단면 구조 영상을 얻는 영상법이다.

빛을 이용한 분자영상시스템은 형광영상기법을 사용하며 빛을 생체조직에 입사시키면 생체조직을 이루고 있는 원소의 최외각 전자가 낮은 에너지 준위에서 높은 에너지 준위로 천이 하였다가 다시 낮은 에너지 준위로 떨어질 때 방출하는 형광 빛을 검출하여 영상화한 기법으로써 암 조직에서는 일반 정상 조직과 다른 별도의 형광특성을 보이기 때문에 분자영상 시스템을 통하여 조기암 진단이 가능하다.

(2) 기술분석

1) PET

반도체 광전소자 특성을 연구한다. 에너지 분해능, 시간분해능, 신호 증폭률 측정과 온도와 동작 전압변화에 따른 동작 연구이다. 섬광 결정과 반도체 광전소자간의 최적 배열 및 접합 방법 연구이다. 광자와 결정간의 상호작용 컴퓨터 시뮬레이션과 섬광결정 배열 방법 연구이다.

① 반도체 광전소자 PET 영상 처리 연구이다.

㉠ 반응 깊이 정보의 유무에 따른 결과를 비교한다.

㉡ 층 형 반도체 광전소자의 두께 설정을 최적화한다.

㉢ 반도체 광전소자 PET 위치 검출 알고리즘을 연구한다.

㉣ List mode 영상을 재구성하는 연구를 한다.

② photo-diode와 섬광체를 결합한 multi Raw detector 개발이다. 4, 64, 256 rows detector를 단계적 개발과 광자계수형 검출기와 에너지별 검출기법으로 90[dB]이상의 S/N비 확보해야한다.

③ 80[kW]급 X-선 발생부분 개발이다. 0.05[%]이하의 저리플 관전압, 관전류의 고전압발생장치 개발이다.

④ 고속 data acquisition system 개발이다. 갠트리 회전 속도 3회전/[s]에서 1000[views] 이상 data acquisition이다.

⑤ 시스템 인테그래이션 기술개발과 갠트리 설계 및 제작기술 개발이다.

⑥ 20slices/[sec] 속도의 단층영상재구성하는 고속 reconstruction부 개발이다.

⑦ 복합 의료 영상 처리 알고리즘 및 영상 처리기술이다.

2) optical imaging

생체조직으로부터 발생하는 흡수, 산란, 및 조영제를 이용한 형광 등의 신호를 종합적으로 측정하여 인체 내부의 암 조직 유무 및 암조직의 형성범위를 고속, 고화질로 영상화할 수 있는 다기능 광학 내시경이다.

① optical coherence tomography

㉠ 마이클슨 간섭계를 사용하여 생체조직의 산란 경계면을 바탕으로 초음파의 B-스캔과 같은 단면영상을 구성하는 최신 영상기술이다. 생체조직의 1-3[mm] 깊이 구조 영상정보를 기존의 MRI, X-선, 초음파 등의 영상장비로는 불가능한 고분해능(1~15[μm)으로 획득한다. 가느다란(core-diameter 10 마이크론 내외) 광섬유를 인체 내에 삽입

하여 영상 구성이 가능해 기존 내시경과 접목시키거나 단독으로 사용할 수 있다.

㉡ 간섭 현상을 시간영역 방법 또는 주파수 영역 방법으로 검출하여 이미지로 구현할 수 있으며 특히 주파수 영역 방법에서도 최근 각광 받고 있는 고속의 파장가변광원을 사용하여 시스템을 구축하면 구조 영상을 실시간(20frames/[sec] 이상)으로 획득할 수 있다.

㉢ OCT는 안과 등 영역에서 이미 성공적으로 상품화 된 바 있으며 차기응용분야로 내시경과 결합된 OCT 시스템이 꼽히고 있으나 이를 실현하기 위한 MEMS 스캐너기술이 미흡한 실정이다.

② 형광 영상기법을 이용한 분자영상시스템

㉠ 빛을 생체조직에 입사시키면 생체조직을 이루고 있는 원소의 최외각전자가 낮은 에너지 준위에서 높은 에너지 준위로 전이하였다가 다시 낮은 에너지 준위로 떨어질 때 형광을 방출하게 된다.

㉡ 암 조직은 일반 정상 조직과 다른 별도의 형광특성을 보이며 이를 이용하여 조기 암 진단이 가능하다. 이과 관련된 많은 연구 성과가 발표되었다.

㉢ 좋은 형광영상을 얻으려면 조영제를 효율적으로 자극한 후 생체조직으로부터 나오는 형광을 효율적으로 집광하여야 한다.

㉣ 광학적 분자영상시스템은 약 5,000종에 이르는 다양한 질병연관생체분자들을 cell-imaging에 의해 특이적으로 검출할 수 있어야하므로 표적 별로 다양한 핵심기술들이 필요하며 사업화가 가능하기 위해서는 기존기술과 차별화되는 새로운 원천기술의 확보가 필수적이다.

③ MEMS 기반의 내시경 스캐너

㉠ optical imaging기술과 내시경을 하나의 시스템으로 결합하기 위해서는 OCT 광섬유와 결합될 수 있는 스캐닝 시스템의 소형화가 매우 중요하다. 기존에는 소형 모터를 이용한 내시경 스캐너에 관한 연구가 진행되어 왔으나 소형 모터의 크기 한계점 때문에 최근 MEMS 기반의 소형 스캐너 개발에 관한 연구가 시작되었다.

㉡ MEMS를 기반으로 한 translation 방식의 스캐너와 rotation 방식의 스캐너가 하나로 결합될 수 있다면 다양한 의학 분야에서 OCT내시경을 사용할 수 있다.

02 생체진단기기 분야

1. 집중 생체정보 모니터

집중 생체정보 모니터는 통상적으로 환자용 모니터라고도 하고 환자의 활력 징후(혈압, 맥박, 체온, 혈중 산소포화도)가 급격히 변화할 수 있는 중환자실이나 수술실에서 환자의 상태를 신속히 알아내기 위해 지속적으로 환자에게 부착하여 사용하는 장치이다.

(1) 기술개요

대개는 환자용 침대 옆에 고정용으로 사용되지만 불가피하게 이동하는 환자(CT, 방사선 촬영 등)를 위해 이동용으로도 제작되고 있다. 수술실이 있거나 중환자실이 있는 의원급 이상의 임상 현장에서 필수적으로 구비하여야 하는 품목이다. 제품을 구현하기 위해서는 다음과 같은 다양한 기술을 필요로 한다(그림 10-9).

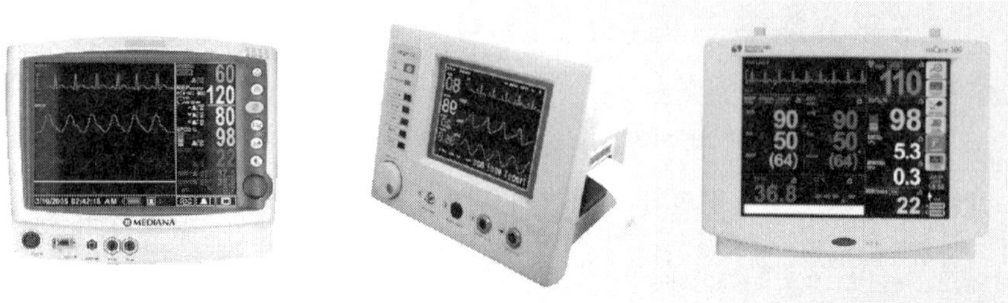

그림 10-9 • 집중 생체정보 모니터

① 심전신호 측정을 위해 생체신호 측정 및 분석기술이다.

② 혈압 측정을 위해 정확한 혈압 측정을 위한 알고리즘이다.

③ 가스(산소, 이산화탄소, 마취가스) 측정을 위해 광학기술과 화학기술이 복합되어야 한다.

④ 맥박 산소포화도 측정을 위해서는 비침습적 광학기구를 이용하여 혈액안의 산소량을 추정해야 한다.

⑤ 연구 분석을 위한 analog output 출력기술과 전자의무기록을 위한 네트워크 통신기술이다.

⑥ 장비의 측정자료 연동을 위한 HL7 기준 등이 있어야 한다.

(2) 기술분석

신개념 고효율 디지털 인체영상화 장치 개발을 위한 기술은 다음과 같다.

① **심전도**(ECG) : Common Mode Noise 제거 회로 및 Motion Artifact 제거 알고리즘이다.

㉠ Low amplitude Signal 측정 회로 및 알고리즘이다.

㉡ Pacemaker Detection 회로 및 High Voltage Protection 회로이다.

㉢ 실시간 부정맥 검출 **알고리즘**(VTAC, VFIB, ASYSTOLE)이다.

㉣ 실시간 Heart Beat 검출 알고리즘이다.

② **심전도에 의한 호흡 측정**(respiration) : 실시간 RPM 검출 알고리즘이다. Low Impedance 변화량 검출 시스템이다. Motion Artifact 제거 회로 및 알고리즘이다.

③ **맥박 산소포화도**(SpO_2) : 실시간 광량 제어 회로 및 알고리즘이다. 실시간 산소포화도 측정 및 실시간 Pulse Rate 측정 알고리즘이다. 실시간 흡광도 표시 알고리즘이다.

④ **비침습적 혈압측정**(NIBP) : Linear & Step Valve Control이다. 실시간 Pulse 검출 알고리즘이다. Motion Artifact 제거 알고리즘이다. Curve Fitting 알고리즘이다.

⑤ **침습적 혈압측정**(IBP) : 2Channel IBP 동시 측정 및 Pulse Rate 측정 알고리즘이다. Pulse Wave로부터 Systolic, Diastolic, Mean Pressure 획득 알고리즘이다.

⑥ **체온**(Temperature) : 온도 보상 회로와 측정 Signal로부터 온도 변환 알고리즘이다.

⑦ **프린터**(Printer) : Thermal Print Header Control 알고리즘이다. 기어 Mechanism과 Step Motor Control 알고리즘이다. 다 채널 출력, 확대출력, 시간표시 기능이다.

⑧ **호기말 이산화탄소 측정**(Gas monitoring : $ETCO_2$) : 흡기 농도 측정 및 호기말 이산화탄소 농도 측정 알고리즘이다. 호흡 횟수 측정 알고리즘이다.

⑨ **각종 마취 가스 모니터**(산소, 마취가스) : 호흡 가스 중 흡기, 배기의 산소, 아산화질소, sevoflurane, desflurane, isoflurane, enflurane, halothane농도 측정기술이다.

⑩ **심박출량 측정**(cardiac output) : 실시간 체온 측정과 Fix's law에 의한 혈류량 측정기술이다.

⑪ **임상 정보 입·출력 기능** : 환자 나이, 성별, 병록번호에 따른 자료 저장, 자료 분석 기능이다. 시간별 자료 저장, 출력 및 생체 신호 항목 조합별 자료 저장, 출력 기능이다.

⑫ **아날로그 출력**(analog output) : 심전도, 침습적 혈압, PPG, $ETCO_2$ 등 생체 신호의 D/A된 출력이다. 상기 생체 신호의 A/D 변환되기 전 초기 analog output 출력이다.

⑬ **네트워크**(Networking) 기능(HL7, LAN) : central monitoring에 자료 전송 기능이다. HL7 형태로 자료 가공 기능이다. HL7 형태의 waveform surfer 자료 전송 기능이다. 타 장비의 HL7 자료를 EMR 서버로 연동이다.

2. 혈당측정기

혈당계는 혈중 글루코스의 농도를 측정하여 당뇨병의 진단 및 관리에 사용하는 장비로써 혈액 표본을 추출하여 효소반응을 이용한 화학적인 측정을 하며 효소반응 결과를 전기적으로 판독하여 혈당 값 으로 제시하는 기기이다.

(1) 기술개요

현재 미량의 혈액만으로 측정이 가능한 재택 및 휴대용 혈당계 시장이 급격하게 커지고 있다(그림 10-10).

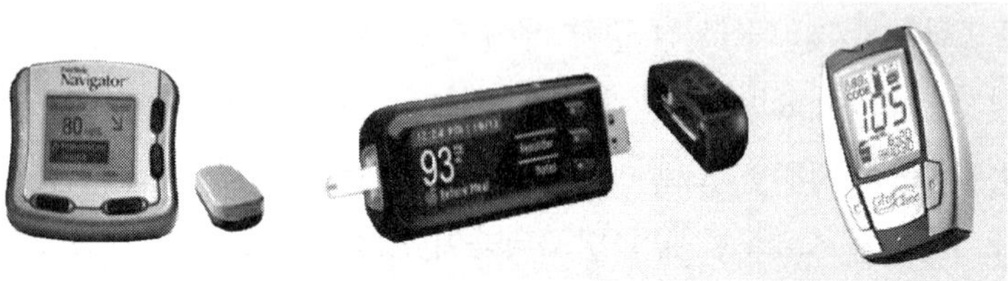

그림 10-10 • 혈당측정기

(2) 기술분석

병원의 생리검사실에서 혈당을 측정할 때는 정맥혈을 사용하고 혈액에서 적혈구나 백혈구 혈소판을 제거한 혈장에서 혈당을 측정한다.

① 가정용 간이혈당측정기 : 모세혈관에서 혈액을 채취해 혈구세포를 제거하지 않은 채혈당을 측정해서 두 수치에는 약간의 차이가 생길 수밖에 없고 기계마다 차이가 발생한다. 따라서 간이혈당측정기의 목표는 정맥혈 혈장을 시료로 사용한 혈당치와 같은 수치를 보여주는 것이다.

② 휴대용 혈당측정기 : 본체와 혈액샘플의 혈당성분과 반응하는 혈당스트립으로 나누어진다. 본체는 마이크로프로세서를 기반으로 전기적 판독을 하는 전자기기로써 기술적 특화가 어려운 보편적인 수준의기술을 사용한다.

③ 스트립은 혈액과 화학적 반응을 일으키는 부분으로 1회성 소모품으로 개단 단가의 국내 기술은 세계적인 수준으로 스트립에 대한 원천기술을 일부 기업과 연구기관이 보유하고 있다.

④ 무채혈/비침습 혈당측정에 대한 연구가 지속적으로 이루어지고 있으며 전기적 역 삼투압을 이용하여 체액의 밀부를 비침습적 으로 추출하여 혈당을 측정하는 방식의 제품을 국내 기업에서도 완성했다.

3. 전자내시경

내시경은 소화기 질환을 진단하거나 치료하기 위해 신체내부에 직접 주입하는 기기로써 국내에서는 내과를 중심으로 크게 활용되고 있는 장비로 보통 CCD카메라, 광원, 모니터 및 기록장치를 포함한 모니터링 시스템과 연결되어 사용된다.

(1) 기술개요

내시경은 진단 또는 치료 부위에 따라 위내시경, 담도내시경, 대장내시경 등으로 분류되며 삽입되는 튜브의 강도에 따라 경성내시경과 연성내시경으로 구분되고 영상을 전달하는 신호체계에 따라 일반 광섬유로 영상을 전달하는 일반내시경과 내시경 끝단에 위치한 광전소자에 의해 변환된 전자신호를 전송하는 전자내시경으로 구분된다.

최근에는 형광을 이용하여 국부 종양의 조기발견을 위한 형광내시경이 활용되고 있으며 무선 통신기술을 활용한 캡슐형 내시경이 개발되고 있다(그림 10-11).

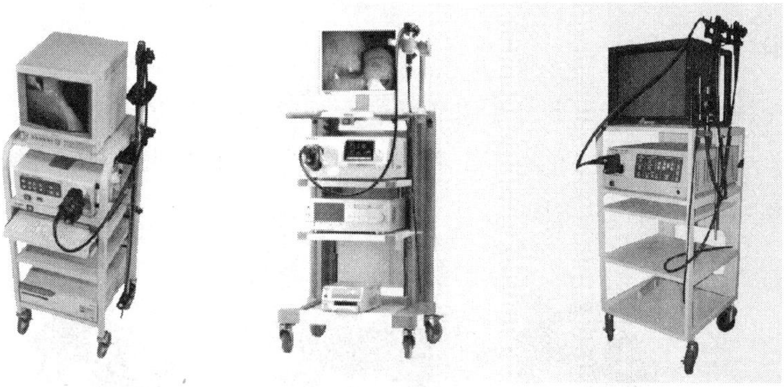

그림 10-11 ▪ 전자내시경

(2) 기술분석

기술발전의 방향은 기구의 소형화와 광학기술부의 성능개선에 맞추어져 있다. 캡슐형 내시경에 대한기술개발이 크게 조명되고 있으며 가상내시경 분야는 국내 기술력이 세계 수준에 크게 차이가 나지 않아 경쟁력 확보가 가능하다.

① 해외 내시경 업체는 최근 멀티미디어기술을 도입하여 VTR에 녹화하지 않고 바로 PC에 접합시키는 제품을 개발 중에 있다.

② 내시경에 초음파나 레이저 기능을 부가하여 고부가가치 상품을 만들고 있으며 MRI나 CT같은 3차원 의료기기에 내시경을 결합시키는 연구개발도 진행 중에 있다.

③ accutouch, immersion corporation의 가상현실기술을 응용한 virtual surgery simulator

는 내시경적 수술과 관찰에 필요한 기술 습득을 위해 개발되었으며 컴퓨터를 기반으로 가상현실에서 사고의 위험 없이 실제 환자의 데이터를 기반으로 구성한 그래픽 화면으로 모의수술을 재현할 수 있는 기능을 갖고 있다.

④ 이탈리아의 MiTech Lab의 minirobots for endoscopy and instruments, 싱가포르 Nanyang 대학의 Computer Integrated MedicalIntervention Lab의 pneumaticactuators로 구동되는 roboticcolonoscopes 등이 있다.

4. 산소포화도 측정기

혈액 속의 적혈구가 얼마의 산소를 포함하고 있는가를 측정하는 기기이다. 이 장비는 인체의 혈액 내 산소 농도를 추정할 수 있는 중요한 장비로써 혈액산소가 떨어질 수 있는 여러 가지 상황에 처해 있는 환자에게 사용하며, 중환자실환자, 수술실 환자, 화재나 재난 시 응급 환자를 진료하는데 필수적인 장비이다.

(1) 기술개요

병원 내에서는 종합 모니터 장비의 일부 모듈로 포함되는 추세이지만 병원 밖이나 응급실, 병원 내 이동 중인 환자 등에게는 산소포화도 측정기 단일 품목으로 환자감시를 적용하는 것이 광범위하게 이루어지고 있다(그림 10-12).

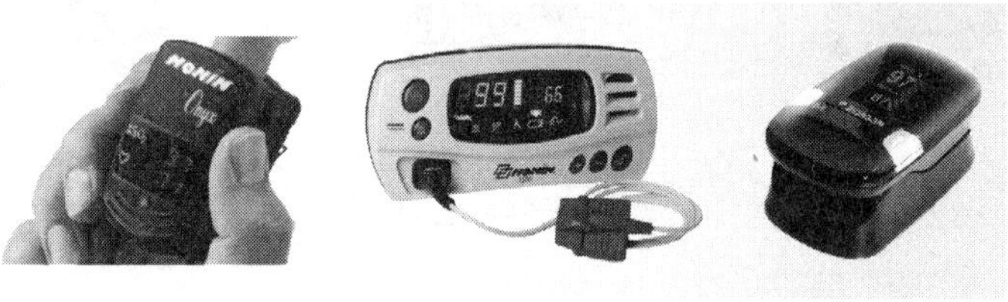

그림 10-12 ◦ 산소포화도 측정기

기술의 원리는 적혈구가 산소와 결합하였을 때와 산소와 결합하지 않았을 때 특정 파장의 빛을 흡수하는 정도가 다르다는 원리를 이용하여 몸 안에 적혈구의 산소포화도를 측정하는 하는 것이다. 이 때 통상적으로 두 개 파장(660[nm], 940[nm])의 빛을 사용하고 혈관에 수축기와 이완기 때 공급되는 혈액양이 다르다는 점을 이용하여 동맥혈의 산소포화도를 측정하여 제시한다.

(2) 기술분석

① ICU oxymeter : sensor은 저전력 광효율 2배 이상 증가 및 센서 수율 증대가 필요하다. analog processing은 현재 0.2[%] pulse volume 성능을 0.5[%] 이하로 개선한다. digital processing은 다중 point 계산 알고리즘 등의 개발을 통한 movingartifect 혈액 성분 artifect 등을 개선한다.

② network ICU oxymeter : zigbee 등을 이용하는 고 신뢰도를 갖는 통신 프로토콜(또는 알고리즘개발)이다. CDMA modem 등을 이용하는 application 병원 software 개발이다. masking chip 개발이다.

③ heath care oxymeter : fast 알고리즘 개발/개량(현재의 software optimize)소형화/저전력화 ASIC 개발이다.

5. 진단 폐활량계

피검자가 표준화된 방식으로 호흡하는 동안 입을 통해 드나드는 기류(호흡기체의 유량, 즉 단위시간 당 호흡하는 공기의 용적)신호를 시간의 함수로 연속 측정하여 컴퓨터 장치에 축적한 후 기류 데이터를 분석하여 제반 진단매개변수(1~30종)와 그래프(2종)를 산출하는 폐활량 검사를 수행하는 전자 의료기기로써 모든 호흡기 관련 질환자가 의무적으로 수행해야 하는 검사용 장비이다. 특히 천식(asthma)과 같은 만성 호흡질환의 경우 매일 오전, 오후에 집에서 스스로 행하여 최대호식기류(PEF)를 누적·관리해야 한다.

(1) 기술개요

진단폐활량계는 일반 신체검사나 산업공해 평가를 위해서도 광범위하게 사용되는 의료기기로써 최근에는 환자 개인이 휴대하며 간편하게 자가 검사를 수행할 수 있는 형태로 개발되고 있다. 환경오염에 따라 선진국형 만성 호흡기 질환자가 급증하고 있어 환자 개인이나 나아가 흡연자들의 활용도도 증가하고 있다(그림 10-13).

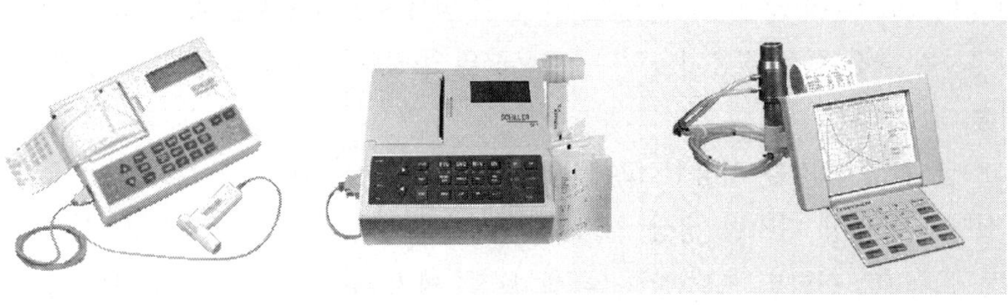

그림 10-13 • 진단 폐활량계

(2) 기술분석

호흡기류 생성 및 분석, 센서 표준화 및 소형화 설계기술이다. 원격 네트워크 접속 및 데이터 관리기술이다. 만성 호흡기질환 원격 관리기술이다.

03 치료 및 수술기기 분야

1. 차세대 MIS 수술 시스템

많은 수술이 절개 수술에서 복강경/내시경으로 대표되는 미소침습(MIS)으로 전환되는 것은 대세이다.

(1) 기술개요

복강경 내시경 등의 컴퓨터 및 영상 기반의 현대적 수술실을 위한 인프라와 각 요소기술의 발전이 모두 중요하다. 무영등뿐 아니라 모니터, 전기수술기, 내시경용 카메라, 광원 등 대부분의 수술 장치를 천정에 매달아 공간 사용을 극대화해야 한다.

내구성과 편의성이 우수하고 한 개의 도구로써 여러 가지 기능을 동시에 수행할 수 있는 다기능 복합수술기인 arm ceiling과 수술대의 센서화 및 지능화를 지원하는 의료 영상장비들과 호환이 가능(MR compatible)하여 automatic toolchanger 등을 가진 다관절 수술용 조작기 smart surgica ltable이 있다.

(2) 기술분석

1) 영상 핸들링기술

종래의 아날로그부터 최신의 디지털까지 다양한 영상 포맷의 표시한다. 고속 스캐닝 기술 및 실시간 3차원 증강 현실 적용기술이다. 대용량의 동영상(내시경 동영상 및 수술실 영상) 저장, 전송, 검색한다.

① HD급 촬상 소자를 사용한 고해상도 카메라를 설계한다.

② 실시간 동영상 디지털 영상 처리기술

㉠ digital로 변환된 조명에 따른 색 보정, 밝기 조절 영역별 처리한다.

㉡ 영상 신호 스트림으로 변환, DVI 출력 형식으로 변환한다.

③ image-guidedsurgery기술이다.

④ 수술 용구 설계기술 에는 복합기능 복강경 수술도구가 있다.

⑤ ceiling(천정에 매달기)은 무거운 장비를 천정에 매달아 편리하게 수술실내를 운송할 수 있는 gentryarm 설계 및 제작을 해야 한다.

2) 이기종 수술실 장비의 통합 제어기술

기본적인 제어 표준 프로토콜을 표준화 해야 한다. 통합 제어 입력 장치에는 음성 인식, 리모컨, 터치스크린이 있다.

2. 기능형 미세도관 / 와이어

모든 부위의 혈관 내 **약물주입**(infusion), **색전치료**(embolotherapy) 및 **이물제거**에 사용한다.

(1) 기술개요

간암의 경동맥 화학색전술, 급성 허혈성 뇌졸중의 혈전용 해술, 뇌혈관 기형 및 동맥류 등 뇌혈관질환의 경동맥 · 경정맥 색전술 등 다양한 종류의 혈관 내 치료에 광범위하게 사용한다.

① 미세도관 · 와이어는 함께 사용하여 방향조종이 가능한 미세와이어가 혈관 내에서 먼저 전진하며 유도 와이어를 따라 미세도관이 전진하여 목표혈관에 도달한다.

② 도관 내경의 크기에 따라 10, 14, 18, 21, 27 등의 크기로 분류하고 각각의 크기에 맞는 와이어를 사용한다.

③ 미세도관은 여러 종류의 중합체로 내부에 금속성 **짜임**(braiding)으로 굴곡에 의한 내경의 손상이 없도록 하고 내면의 PTFE lining, 외부의 친수성 도포가 기본적이다.

④ 많은 질환의 치료에 광범위하게 사용되는 의료용구로 시장성이 크고 핵심기술로의 접근이 가능하며 국내에서는 전량 수입에 의존하고 있다.

⑤ torquecontrol 혹은 steerability 등 차세대의 가능이 가능한 미세도관의 개발을 필요로 한다.

(2) 기술분석

미세도관은 근위부 · 원위부 · 말단부 등 부위별 유연도의 차이와 조합으로 도관의 진행 능력이 좌우된다.

① 내부 금속 braiding design에 따라 도관의 성능이 결정되므로 부위별 최적 braidingdesign 이 핵심적이다.

② 미세와이어는 core 금속의 tapering 설계와 말단부 백금 spring coil, 외부고분자도포

에 의해 성능이 결정된다.

③ core금속에 의해 tipshaperetention능력이 외부 도포혹은 plastic Jacket에 의해 진행 능력이 결정된다.

④ 도관 및 와이어 말단부의 구동 및 소형화기술은 미래형 도관 및 와이어의 핵심기술이다.

3. 지능형 초음파 수술기

현재 미국에서 최초로 개발된 기술로 현재의 초음파 수술기는 미국의 ultrasonic surgical device가 다년간 연구 끝에 1994년 미국 특허를 출원하여 1998년에 특허를 획득한 기술이다.

(1) 기술개요

에너지 효율화 비교 실험 및 이를 근거로 수행된 임상 시험에 따라 초음파는 생체조직 및 뼈 또는 연골(meniscus)을 절단하는 데에 아주 탁월한 에너지원을 제공하며 전 세계에서 최초로 상용화에 성공하여 정형외과뿐만 아니라 외과 수술기기의 새로운 패러다임(paradigm)을 제안했다(그림 10-14).

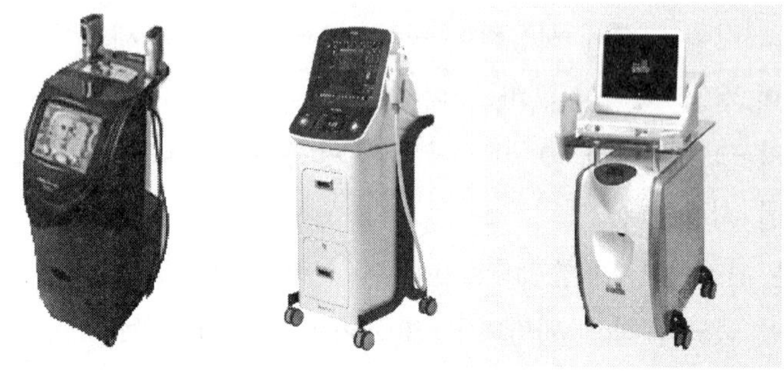

그림 10-14 • 초음파 수술기

(2) 기술분석

① 초음파전달 장치의 설계 및 제작이다.

② 치료 효과를 극대화하는 최적 초음파 발생기술

㉠ 환자 및 진단방사선과 소견에 따른 최적 초음파 발생 능력을 보유해야 한다.

㉡ 다양한 형태의 생물학적 효과를 얻을 수 있는 초음파 발생이 가능하도록 해야 한다.

③ 새로운 활용 분야를 개척해야 한다. 지지장치 및 접속장치 등의 제작으로 전극봉의 특성을 평가함으로써 전극봉의 설계에 대한 제작기술을 개발하고 초점거리 및 집속각도 설계, 집속 장치 설계기술을 개발해야 한다.

4. multi-purpose 지능형 레이저 수술기

기존 레이저 수술기의 단점인 단일질환용, 작동 및 시술시 상시 임상의의 대기, 장비의 매뉴얼작동 등을 탈피한 시술 및 시술전후의 환자상태를 감지하는 다용도 레이저 수술기이다.

(1) 기술개요

장비의 크기도 현재 수준 1/3 이하로 축소, 핸드캐리로 여러 시술 장소로 이동이 용이하다. 레이저 핸드피스에 실시간 모니터링을 위한 카메라 및 원격 열감지 센서 등을 탑재한 이미지프로세싱 시스템을 도입하여 실시간 시술 상태를 감지하는 기능이 있다.

핸드캐리가 가능하도록 레이저소스의 경량화 및 냉각열원으로 공랭식을 채용한다. 시술 장소의 이동 편이성을 고려한 robustdesign은 skinresurfacing과 hairremoval, aesthetic에 적용하는 다파장의 레이저이다.

(2) 핵심기술분석

1) 고출력 레이저 광학부의 개발

고출력 펄스방식 레이저 다이오드의 개발은 해외의 몇 개 기업에서 연구 중 이며 국내는 전무하다. 레이저광학부의 성능에 가장 중요한 요소이지만 현재는 외부기술에 의존적일 수밖에 없는 상황이다.

최대에너지 5[J]을 가진 다이오드방식 레이저발진기 개발을 해야한다. 광파이버기반, 내부에 전기신호 인터페이스, 조작이 편리하면서 내부 파이버 보호를 위한 구조개발 센서 및 카메라 부착식 핸드피스를 사용한 실시간 제어가 가능한 레이저 전송장치를 개발해야 한다.

① 각 시술 용도별 핸드피스의 개발

㉠ 시술부위의 상태를 파악하고 이에 따른 장치를 제어하기 위한 원격센서를 부착해 핸드피스 부착식 카메라 혹은 원격센서장치를 개발해야 한다.

㉡ 시술부위의 상태를 파악하여 제어하도록 하는 센서인터페이스 및 프로세싱기술을 개발해야 한다.

2) 전원장치 개발

펄스폭 조절이 가능하고 고출력 레이저를 발생하기 위한 고효율 레이저 전원장치를 개발해야 한다.

3) 전원장치의 개발

① 소형화를 위한 90[%] 이상 효율을 가진 전원장치를 개발해야 하고 기기 오작동 방지를 위한 다양한 보호 장치를 내장해야 한다.

② 레이저 출력을 실시간으로 모니터하여 정확한 출력의 레이저를 발생시키는 제어장치를 개발해야 한다.

4) 유저지향형 입력 및 출력장치 개발

① 임상 및 시술관련 데이터베이스 구축을 통한 장비운용을 개발해야 한다.

② 임베디드 시스템을 탑재한 GUI구현식 조작패널이 있다.

③ 네트워크화를 통한 장비의 실시간 원격감시 및 장비의 사전점검 서비스를 구축해야 한다.

5. 휴대식 의료용 산소발생기

공기 중 산소만을 선택적으로 분리 농축하는 장치이다. 분자흡착제(zeolite)를 이용하여 질소를 선택적으로 흡착, 탈착하여 산소를 획득하고 흡착을 위해 가압과 감압의 과정을 반복하는 PSA(Pressure Swing Adsorption)기술을 한다.

(1) 기술개요

산소발생기는 일반적으로 공기압축기, 공기제어용 밸브 및 흡착 탑과 생성산소 제어용 밸브 및 산소제어용 레귤레이터로 구성된다(그림 10-15).

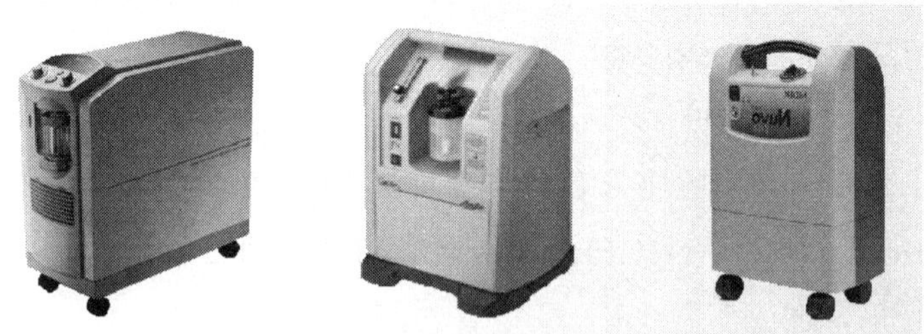

그림 10-15 ◦ 의료용 산소발생기

(2) 기술분석

① 저전력 공정기술이 있다. ZMS 흡착능 기술을 개선해야 하며 소비전력을 절감해야 한다.

② 공기압축 효율 증대기술이다. 압축효율 증대기술 및 소음 절감기술과 경량화기술이다.

③ 산소량 가변제어기술이다.

㉠ 단계별 산소량 제어알고리즘이다.

㉡ 가변산소량에 따른 공정 최적화를 해야 한다.

④ on demand 산소공급 방식이 있다. pulse 신호 감지기술과 경량화가 가능하도록 해야 한다.

⑤ 고효율 정량 battery기술이다.

04 정형 및 인공장기 분야

1. 생체분해형 삽입형 합금재료

생체 삽입용 재료의 생체 조직과 계면력 향상을 위한 코팅기술로써 생체 분해형 합금을 이용해 임플란트와 골조직간 계면력 향상이 그 원리이다. 개발의 필요성은 고령화 및 생활수준의 향상으로 implant의 수요가 증가하고 있으며 implant와 골조직과의 계면력 향상을 위해 Ca/P계 특히 HA, TCP세라믹 재료가 사용되고 있다.

(1) 기술개요

세라믹 재료는 골조직과 유사한 성분으로 좋은 계면력을 보여주고 있으나 임플란트는 그렇지 않아 임플란트와 골조직의 계면력을 향상시킬 코팅기술이 개발될 경우 정형외과뿐만 아니라 치과용 임플란트에도 폭넓게 사용될 수 있어 일본의 치료기기 분야기술 로드맵에서도 해당기술을 포함하고 있다(그림 10-16).

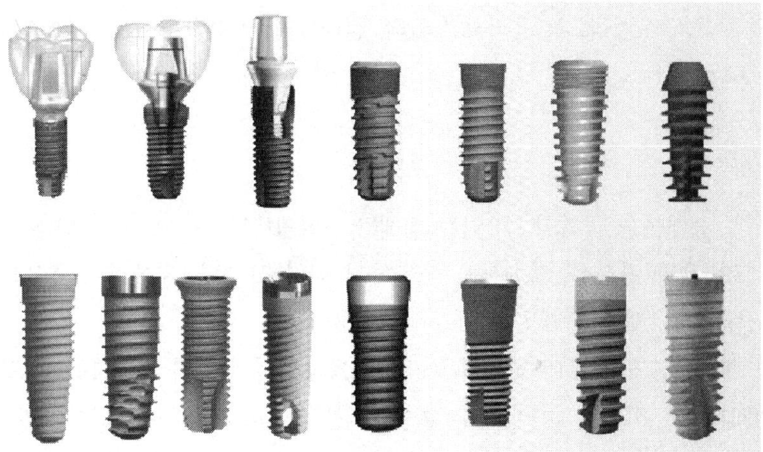

그림 10-16 ▪ 임플란트

(2) 기술분석

① 뼈와 빠른 결합 및 골성장 유도기술이 있다.
  ㉠ 생체 적합성 · 생체 분해성 및 골 유합성이 향상된 금속 개발이다.
  ㉡ 기존의 세라믹이 아닌 금속의 코팅기술이다.
  ㉢ 코팅 표면의 기공으로 골성장이 이루어질 수 있는 표면 처리기술이다.

② 임플란트와 계면력 향상기술이 있다.
  ㉠ 열전도율 등 전혀 다른 재료 특성을 가진 기존 세라믹코팅, 금속 임플란트의 박리 문제 해소하기 위한 생체 분해성 금속 개발이다.
  ㉡ 생체 분해성 금속의 나노 스케일 코팅기술이다.
  ㉢ 임플란트의 물리화학적 성질을 훼손하지 않는 열처리기술이다.
  ㉣ 임플란트와의 접촉면적을 넓히기 위한 임플란트 표면 처리기술이다.

③ 새로운 합금에 대한 생체적합성 확보기술이 있다. 생체 적합성을 위한 무독성 제조 기술과 생체 적합성 확보를 위한 무독성 금속 조성이다.

④ 코팅 두께 및 poresize의 제어기술이 있다.
  ㉠ 저온 무독성 금속 코팅기술이다.
  ㉡ 표면 Pore size 제어를 위한 표면 처리기술이다.
  ㉢ 임플란트와의 계면력을 증가시키기 위한 코팅 두께 제어기술이다.
  ㉣ 생체 분해성 금속의 분해 속도 제어가 가능한 금속 코팅기술이다.

2. barrier-free 휠체어

세계적으로 고령사회와 장애인을 위한 사회복지비용의 증가에 따라 전동휠체어와 같은 재활이동기기의 수요가 폭발적으로 증가하고 있다. 장애물을 극복할 수 있는 신개념의 휠체어에 대한 필요성이 대두된다.

(1) 기술개요

계단과 같은 장애물을 극복할 수 있는 장애물 극복휠체어(barrier-free wheelchair)에 대한 연구개발은 고비용과 안전성, 장애물을 극복하기 위한 고출력, 저에너지 효율의 동력시스템 등에 의해 상용화된 제품의 개발이 매우 어렵다.

① 형태는 경량 강화 알루미늄 차체 사용, 구동장치는 고출력 소형 BLDC 모터를 사용한다. 위치제어는 비행기제어에 쓰는 관성감지센서(gyro)와 가속도계를 이용하여 3차원 제어해야 하고 동력전달 시스템은 특수 구동 트랜스미션을 개발하여 사용해야 한다.

② 3중 안전장치를 채택하여 장애물 극복 시 전자식 및 기계식 브레이크 시스템과 자세 제어 안전성 알고리즘 등을 개발해야 한다.

③ 시스템 구성은 강화 알루미늄합금 차체, 1[kW] 슬롯리스 BLDC모터, 부하에 따른 자동 속도제어 동력전달장치, 리튬이온 배터리, 자이로센서 제어기술 등에 의해 작동되는 감성제어기 등이 있다.

④ 무게 60[kg] 이내의 저 중량 휠체어로서 계단등과 같은 장애물을 자유로이 이동 할 수 있는 최첨단 로봇기술과 비행기제어에 사용되는 **관성항법**을 이용한 자세 제어 기술을 적용하여 휠체어를 이용한 이동수단의 획기적 발전을 가져 올 것이다.

⑤ 휠체어를 사용하는 장애인 및 고령자들은 항상 장애물극복이 매우 어려운 문제였으나 제품의 개발로 환경의 제약을 극복할 수 있는 대체수단을 세계 최초로 확보하게 된다.

(2) 기술분석

① **3차원 균형제어 및 navigation기술**이 있다.

㉠ 현재는 전 · 후 · 좌 · 우만을 주행할 수 있는 direction · speed control 기술이 일부 실현된다.

㉡ 항공기 제어분야에서 휠체어에 적용하면 dynamic stabilizing control 구현이 가능하다.

㉢ gyro-sensor detection 로직과 이에 대한 위치 조정 매니플레이터는 실시간 로봇 제어기술과 균형제어에 의해 현재는 없는 기술이지만 실현가능한 것으로 판단된다.

㉣ integration direction/speed control은 사용자를 만족하는 고도의 감성제어 기술로 실현가능하다.

㉤ safety operation기술 등 구현이 있다.

② **소형 고효율(power driving unit) 기술**이 있다.

㉠ 휠체어 구동용 유성감속기 설계제작기술을 보유했다.

㉡ 리튬이온 배터리 충 · 방전기술 및 기계식 브레이크기술을 보유했다.

㉢ 고집적 소형 SLBLDC 모터 설계 · 제작기술은 1단계에서 확보가 가능하다.

㉣ 고성능 모터 드라이버 HW/SW 설계는 선진국에 비해 떨어지나 2단계에서는 확보가 가능하다.

㉤ 부하 가변형 브레이크기술은 지능형 디지털 칩과 센서를 사용하여 정교하게 제어가 가능하다.

㉥ 극저소음 고효율 하이브리드 감속기 시스템은 독일에 원천기술이 있으나 현재 국내

기술로 개발이 가능하다.

ⓢ 고효율 리튬이온 배터리 충·방전 기술은 휴대폰과 노트북 응용기술을 접목하여 구현한다.

③ MMI(Man-Machine Interface)기술이 있다.

㉠ 생체신호검출 패턴인식은 매우 어려운 기술로 현재 여러 가지 알고리즘개발이 진행되고 있다.

㉡ 전신마비환자용 특수 조종장치는 주변환경 인식 및 제어(ECS)장치와 함께 반드시 개발이 필요하다.

㉢ OPC(Optical Positioning Control)기술은 CP환자나 마비환자 등이 반드시 적용해야할 기술이지만 국내에서는 현재 개발이 전무한 상태로 반드시 개발해야하며 원천기술은 일부 연구소에서 보유하고 있다.

④ 신소재 및 고정밀 차체설계·생산기술이 있다.

㉠ 3차원 부품설계기술, 초경량 고강도 신소재기술 개발이다.

㉡ 3차원 부품정밀설계기술과 차체 디자인 및 설계기술을 확보해야한다.

㉢ 수평유지 매니퓰레이터 시스템기술은 실시간 제어가 가능해야하므로 현재 국내 실현되는 로봇 제어기술로 충분히 가능하다.

3. 체내이식형 인공혈류순환장치

심장질환의 일종인 심부전은 기존의 심장질환 치료방법인 약물치료로는 한계가 있으며 약물치료로 되지 않는 환자는 사망한다. 기존 방법으로 치료가 되지 않는 말기 심장병 환자의 숫자는 현재 미국에서만 연간 20만 명이 발생하며 매년 55만 명의 울혈성 심부전환자가 발생하여 그 중 5만 5천명이 사망하는 실정이다. 말기 심부전 환자는 심장이식이나 인공혈류순환장치 이식이 가장 효과적인 치료방법이나 환자 수에 비해 심장이식 건수는 1[%]에 미치지 못하는 것이 현실이다.

(1) 기술개요

인공혈류순환장치는 종래의 치료방법으로 생명유지가 어려운 심부전 환자의 생명 구제할 수 있다. 기존 기계식 장기의 임상 적용은 심장의 부담을 덜어 줌으로써 심장이 제기능 회복하기를 기대하는 수준이며 심장기능이 회복하는 것을 돕는 bridge torecovery의 개념이다.

인공혈류순환장치는 개인용 치료기기이므로 소모품에 가깝다. CT, MRI 등 장기간 사용되는 진단기기와 달리 지속적인 수요가 발생하므로 국산 기기를 개발하는 것이 중요하다(그림 10-17).

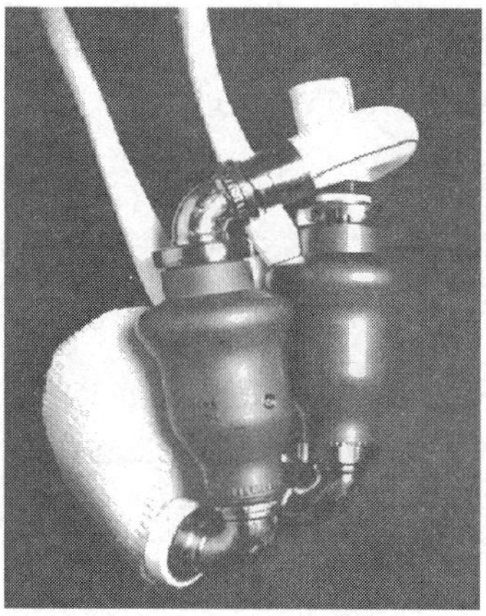

그림 10-17 • 인공혈류순환심장

(2) 기술분석

① 고성능 구동기(공압식)개발

㉠ 인공혈류순환장치의 주된 기능인 혈액 펌핑을 위해서 압력을 생성시키는 기능상 공압식 심실 보조 장치에서는 공압 생성 구동기의 성능과 안정성이 핵심이다.

㉡ 기존 공압 시스템은 크기 및 소음의 단점으로 휴대성이 어렵다.

㉢ 벨로우즈 방식을 사용한 공압 시스템은 소형, 저소음의 장점이 있다.

㉣ 현재 1년 내외로 예측되는 내구성을 3년 이상으로 강화하는 방안을 확보한다면 충분히 사용이 가능하다.

② 혈액적합성이 높은 혈액주머니 및 혈액펌프

㉠ 혈액과 접촉하는 혈액 주머니와 혈액펌프의 혈액적합성은 기기의 기본성능과 함께 환자의 장기생존에 핵심요소이다.

㉡ 혈액적합성이 높으면서 내구성이 우수한 재료를 기본적으로 선정하고 혈액적합성 코팅법을 개발해야한다.

③ 인공 혈류순환장치 제어기 및 자동제어 알고리즘 개발

㉠ 인공혈류순환장치제어기는 인공 혈류순환장치를 구동하기 위해 마이크로프로세서에 구동 프로그램을 이식하여 제작한다.

㉡ 제어프로그램의 알고리즘은 수면, 휴식, 운동 등 환자의 생리적 요구상태에 따라 자동적으로 인공혈류순환장치 활동이 조정되는 자동제어알고리즘을 개발한다.

④ 무선통신을 이용한 기기 및 환자감시 시스템 개발

환자가 인공 혈류순환장치를 착용한 상태에서 퇴원할 경우 의료진 또는 기술진이 직접 환자를 감시하기 어려우므로 환자 및 인공혈류순환장치의 상태를 실시간 또는 주기적으로

무선통신 시스템을 이용하여 의료진이 밀접하게 감시하여 돌발 상황에 대처가 가능하도록 하는 환자감시시스템이 안전성을 높여야 한다.

⑤ 무선에너지 전송시스템 개발

이식형 혈액펌프로서 감염을 획기적으로 줄이는 데에 필수적인 기술이 무선 전원신호 전송장치기술이다. 특히 전원 전송장치에 있어서는 고효율이 중요한 요소이다.

⑥ 고효율 배터리 및 충전시스템 개발

㉠ 공압식 심실 보조 장치는 휴대성을 위해 고효율의 배터리 시스템이 필요하다.

㉡ 장시간 사용 가능한 경량 고효율 배터리 적용 시 환자의 일상생활 복귀를 통한 삶의 질 향상에 기여한다.

⑦ 소형 인공 혈류순환장치 구동기 개발

㉠ 소형 인공 혈류순환장치의 구동기는 유체역학적 해석 등을 통하여 혈액손상이 최소화되는 최적화된 형태를 가지는 것이 중요하다.

㉡ 효율이 높은 모터와 혈액 손상이 낮은 소형 인공 혈류순환장치 구동기의설계가 기존의 소형 인공 혈류순환장치와 경쟁할 수 있는 핵심기술이다.

⑧ 해부학적 구조를 가진 캐뉼러 개발

인공혈류순환장치와 환자를 연결하여 혈액을 이송시키는 캐뉼러는 혈액의 유입이 용이한 구조를 가지면서 조직이 성장해 들어오지 못하게 심실의 해부학적 구조와 조화가 되어야 하며 혈액누출이 방지되는 기능과 함께 인공 혈류순환장치와 환자의 심장에 연결이 간단하면서도 안정성이 높아야한다.

⑨ KFDA 기준에 부합하는 시스템 신뢰도 평가

㉠ 인공 혈류순환장치는 환자의 생명유지에 필수적 이므로 환자가 착용하고 있는 동안 안정적으로 기능을 하는 신뢰도가 중요하다.

㉡ KFDA의 인공 혈류순환장치 평가기준에 부합하는 신뢰도 평가를 통하여 연구결과의 실용화를 적극적으로 준비해야 한다.

4. 환자맞춤형 자동교정치료 보조기

현재까지의 의료보조기기는 환자에게 직접 수작업으로 보조기를 장착할 사이즈를 측정하여 여러 단계에 걸쳐 보조기를 제작하였으며 이는 국내 및 해외도 동일한 실정이다.

3차원 전신체형 측정기의 보급이 아직 초기 단계이기에 이의 보조기 제작시스템 으로의 상용화에는 기술적 한계가 있었다.

(1) 기술개요

3D 인체데이터를 사용한 정형 및 재활에 사용되는 의료보조기(brace & support)의 제작시스템으로 환부를 적외선 스캐너를 사용하여 3차원으로 측정하여 환자에 맞게 cyber fitting solution을 활용, 맞춤 의료보조기를 제공하며 data base를 저장 · 통계 활용하는 것을 개발하였다.

① 작동방식은 적외선을 이용해 3차원으로 부위를 측정한 후 환부를 3차원으로 모델링한 후 환부와 유사한 패턴을 선택 후 최적의 의료보조기를 프로그램에서 선택하여 가상으로 맞추어 본 후 데이터를 의료보조기 제작업체에 전송하여 환자에 맞는 소재를 선택, 제작한 후 환자에게 장착한다(적외선을 활용한 3차원 스캐닝 → 3차원 모델링 → defect pattern의 선택 → cyberfitting simulation → 최적 data의 전송 및 prescription → robotics 기술을 활용한 자동제작 → DBMS에 저장 → 환자에 장착). 제품구성은 IR3차원 전신 체형측정기, DBMS(Data Base Management System), 전용컴퓨터 및 고해상도 컬러 모니터, 3D analysis software, actuator 등의 핵심부품 brace & supports 등으로 구성된다.

② 의료보조기기는 인체의 사용부위가 폭이 넓고 용도 또한 다양하여 전 세계표준화 되지 못하고 자동제작에 한계가 있다. 국내뿐 아니라 선진국에서도 환자맞춤형 의보조기 제작이 활성화되지 못한 주요원인은 기술의 난이도가 높고 첨단기술의 융합이 접목되어야 가능한 분야이기 때문이다.

③ 의보조기 자동제작 시스템을 구축 시 전 세계기술표준화를 선도할 수 있으며 시스템의 수출로 3차원 스캐너, 부품, 분석 software, 자동제작기기 및 원자재의 수출이 가능함으로써 참여업체 모두 성장할 수 있는 기반구축이 가능하다.

(2) 기술분석

① IR 3D wholebody scanner engineering기술이다.

② 3D Data registering/merging/decimation을 활용한 modeling이다.

③ high resolution image 및 expert system 구현 기술이다.

④ case modeling authoring tool 개발기술 및 경량관절 액추에이터 개발 기술이다.

⑤ FPFA firmware설계 및 CBT system 기술이다.

⑥ 미소부하측정센서를 이용한 상 · 하지 관절교정장치 개발기술이다.

5. 골수복재

인공골은 합성 혹은 천연(자연, 동물)에서 유래한 재료를 바탕으로 시술 시 부족한 자가 골을 대체하는 것이다.

(1) 기술개요

주위조직과의 강도를 비교(응력차폐현상방지), 골(세포)형성을 촉진(conduction & induction)하고 필요시에 생분해 하며 추후 환자형 맞춤형 제품의 개발이 필요하다는 특징을 가지고 있다(그림 10-18).

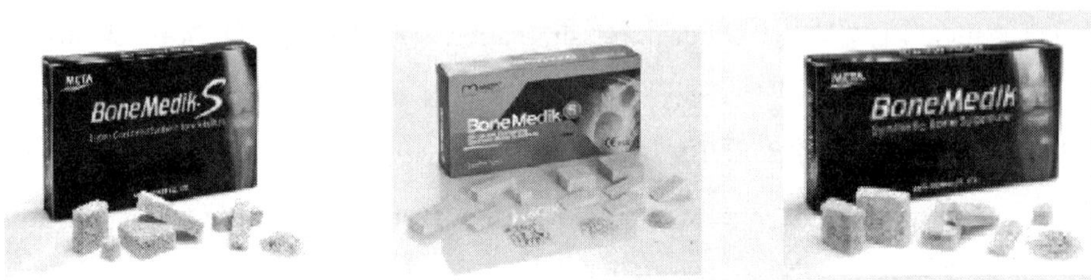

그림 10-18 ◦ 골수복재 'Bonemedik'

(2) 기술분석

① 재료 사용의 핵심기술이 요구된다.

porosity 및 pore size의 조절(quality control)이 가능한 제조 방법이다. 강도 조절 기능(응력차폐현상 방지) 및 골유도 촉진성(biocompatibility)과 경제성이다.

㉠ 골성장을 위한 이상적인 재료의 요건

ⓐ 성장인자의 생리 활성도 유지와 방출량 조절이다.

ⓑ 세포의 이전과 신생혈관 형성을 위한 적절한 공간 확보이다

ⓒ 골세포의 부착과 성장의 용이성이다.

ⓓ 우수한 생체 적합성 및 생분해성, 저독성이다.

ⓔ 기계적 물성 및 가공성, 경제성이다.

ⓕ 재료의 특징 및 치료방법에 따라 다양한 골대체물이 존재한다.

ⓖ 크게 천연·합성 고분자와 hydroxyapatite와 tricalcium phosphate의 ceramic based 형태, 하이브리드 형태의 재료가 최근 활발히 연구되고 있다.

㉡ 천연 고분자

ⓐ collagen, alginate, agarose, hyaluronic acid, chitosan, fibrin glue

ⓑ 응역이 요구되지 않는 인공뼈 적용에서 신생골 성장을 자극 하는 것으로 알려졌다.

ⓒ 천연 성분 재료는 내부조직과 잘 유착되는 반면 응력을 많이 받는 위치에 사용시 요구되는 structural integrity 가 취약하다.

ⓓ 최근 clacium phosphate와 같은 골 구성성분들과의 복합체를 제조하여 기계적 물성을 향상 시키는 연구가 진행되고 있다.

㉢ 합성 고분자

ⓐ 뼈 재생에 관련된 고분자와 특징이다.

ⓑ 고분자의 생분해 속도의 조절을 통해 기계적 물성을 조절하는 것이 중요하다.

ⓒ 고분자의 화학적 성분, 분자량, 결정성, 임플란트의 크기 및 모양, 가공방법, 이식위치, 환자의 대사 상태 등과 같은 많은 요소들이 분해속도 에 영향을 줄 수 있다.

㉣ 하나의 재료를 통해 골형성을 촉진하는 것보다는 다양한 재료의 장점을 적절히 조합함으로써 최적의 인공뼈를 개발 할 수 있다.

② **성장인자(약제)의 핵심기술이 요구된다.**

골유도 촉진을 위한 성장인자의 투여 기법이다. 약제의 releasing rate의 조절 및 BMSC 등의 분화 촉진이 가능하도록 해야 하며 안정성을 확보해야 한다. 요구조건이 충족되어야 하며 구체적인 사항은 다음과 같다

㉠ 뼈의 성장을 촉진시키는 인자를 고농도로 골대체재에 함유하게 하여 새로운 골세포의 성장을 촉진하여 더 빨리 손상된 뼈가 복원할 수 있도록 한다.

㉡ 자연적인 치유과정을 조절하고 촉진하는 기능을 가진다.

㉢ 세포의 활성을 조절하는데 중요한 역할을 하며 세포표면의 수용체와 결합하여 세포간 신호전달을 자극한다.

㉣ 골 재생을 위한 치료 방법을 분류해야 한다.

05 의료용 섬유 및 소모성품 분야

1. 인공혈관 및 혈관용 카테터

현재 혈관관련 질환은 전 세계적으로 성인의 10대 사망원인 중 1위를 차지하고 있으며

특히 노쇠현상으로 인한 각종 혈관질환 치료와 불의의사고로 인해 파손된 혈관 대체를 위해서는 인공혈관 이식이 불가피 하다.

(1) 기술개요

인공혈관이 요구되는 대동맥류, 박리증, 버거시병 등은 고혈압이나 동맥경화증 등으로 인한 대동맥의 노화로 인해 발생하게 되는데 순환기계통의 질병은 2002년 6만 명 이상을 넘어선 상태이며 우리나라의 대동맥류 및 박리증으로 인한 사망자 수는 98년 353명에서 2002년에는 551명으로 불과4년 사이에 56[%]가 증가하였고 그 증가율은 더욱더 높아질 것으로 보인다(그림 10-19).

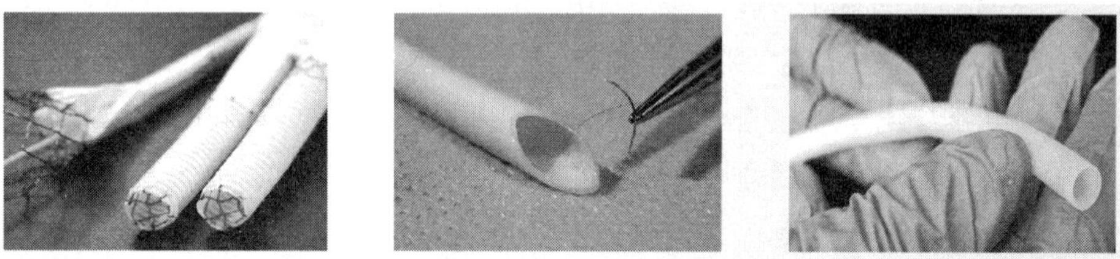

그림 10-19 • 인공혈관

많은 과학자들의 연구 결과에 의해 단순한 합성 재료로 만든 인공혈관에서부터 biohybrid, 생분해성 재료를 이용한 인공혈관에 이르기까지의 발전을 거듭하였으나 아직도 실제 임상에 적용할 만한 수준의 소구경(4[mm] 이하)의 인공혈관은 개발되지 못한 실정이다.

(2) 기술분석

① 4[mm] 급 소구경 인공혈관 및 자가 성장이 가능한 바이오 혈관 개발이다.

② 생리활성 물질 전달형 혈관용 카테타 개발이다.

③ 말초 혈관에 적용 가능한 소구경 인조혈관 및 장기간 사용 가능한 무감염형 혈관용 카테타가 요구된다.

2. 창상피복 및 흡수제품

창상피복 및 흡수제품은 폼, 필름, 하이드로콜로이드, 하이드로겔, 알지네이트 파이버 등 여러가지 종류가 있다. 즉 상처의 종류 및 상처치유 단계별로 창상피복재도 달리 사용되고 있는 실정이다.

(1) 기술개요

부동성(immobility)은 **욕창**(pressure sores)의 주 요인으로 세계의 노화인구의 증가는 상처치료제 시장의 성장배후의 상당한 동력을 제공하고 있다. 또한 수술이나 병원치료 후 환자들은 병원에서 얻은 감염에 시달릴 수 있으며 만성적인 상처로 발전될 수도 있다. 즉 장기 질병환자와 면역기능 쇠약자의 생존율 향상은 이 산업의 성장을 뒷받침하고 있는 또 다른 요소이다.

① 전통적으로 사용하던 거즈류 등의 건식 드레싱에 비해 습식 드레싱이 상처치유에 효과적인 것으로 증명되면서 선진국에서는 대부분 습윤 드레싱을 사용하고 있으나 한국과 일본 등 동북아시아 지역의 경우 아직까지 전통적인 거즈를 붙인 테이프가 일반적이며 습윤 드레싱은 수입 완제품을 중심으로 일부의 종합 병원에서 본격적으로 채택하고 있다.

② 2000년 이전에는 국내에서 상처치료용 **습윤 창상피복재** 개발이 전무하였으나 최근 **폴리우레탄 폼**(polyurethane foam)과 **하이드로겔**(hydrogel)을 이용한 창상피복재가 개발되어 상품화 되어 판매 중이다.

③ 국내의 제조업체는 창상피복재의 제품군 중 한 두 가지 제품군만을 보유하고 있어 적용상처에 한계가 있다. 따라서 상처의 종류별, 상처치유 단계별로 적용할 수 있도록 여러 가지 종류의 창상피복재의 제품군을 연구 개발하여 보유하는 것이 마케팅 측면에서 중요하다.

(2) 기술분석

① **전략핵심기술**이 있다. 생체적합성 알지네이트 섬유 제조 및 복합화기술이다.

② 요소기술

㉠ 알지네이트계 천연물을 원료로 한 생체적합성 섬유 제조기술이다.

㉡ 고흡수성 복합소재 제조 및 고분자 약재제조 기술이다.

㉢ 약물전달기술 등이다.

③ 필요기술분석이 있다.

㉠ 항균성 욕창치료 피복재 개발이다.

㉡ 균감소율 99.5[%] 이상이다.

㉢ 4등급 창상피복 제품이다.

㉣ 흉터 최소화 및 감염, 욕창 방지 등 다기능의 창상 피복재 요구이다.

㉤ 수술 후 체액 흡수 제거를 위한 흡수소재이다.

3. 혈액정화 / 투석을 위한 분리제품

혈액 정화 · 투석을 위한 분리 제품 시장은 **백혈구제거필터**(Leukofilter, 이하 LF)및 혈액투석 (DLZ)제품으로 구분할 수 있다. 현재 미국의 AABB 및 유럽의 COE(Council of Europe Meeting)은 백혈구제거의 목적으로 모든 혈액제제에 백혈구 제거필터의 사용을 의무화하고 있다.

(1) 기술개요

혈액투석필터의 경우 투석요법을 이용하는 환자들은 장기이식을 받지 않는 한 계속적으로 투석요법을 실시하여야 하며 대부분의 국가에서는 투석환자들에 대하여 장애등급 판정 또는 의료수가 적용 등의 혜택을 부여하고 있다(그림 10-20).

① 혈액투석필터는 신부전증환자의 저분자량의 metabilite인 urea, creatinine 그리고 vitaminB12 등의 제거에 사용되는 필터로써 DLZ 시장변화를 살펴보면 2000년대 이후 급속한 신장률을 보이고 있다.

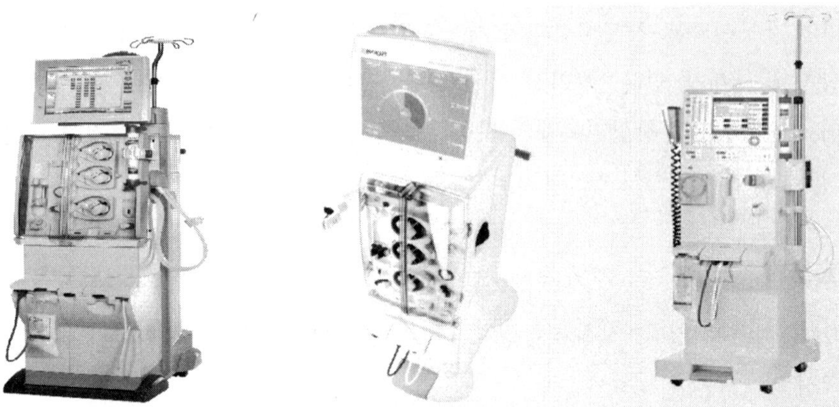

그림 10-20 • 투석기

② pre-storage(용) 적혈구농축제제는 400[ml]용 전혈의1[unit]당 1개의 필터가 사용되며 PRP 혈소판농축제제는 60[ml]의 혈소판농축액의 6[unit]당 1개의 필터가 사용된다(모두 재사용 금지).

③ 혈액투석필터의 경우 일반적으로 인공신장기기를 이용한 투석요법은 환자1인당 주2회 이상 주기적으로 실시하며 투석요법에 소요되는 dialyzer는 회당1개가 필요하다.

④ 한번 사용된 dialyzer는 재사용을 하지 않는 것이 일반적이지만 일부 국가에서 현재 PSF 재질(PS membrane)의 dialyzer를 중심으로 재사용을 추진하고 있다.

(2) 기술분석

① 전략핵심기술 요소기술이 있다. 기능성 고분자를 이용한 섬유상 분리제품이다.

② 제조기술

㉠ 필터 제조 및 멤브레인 제조 기술이다.

㉡ 분리기능 향상을 위한 표면 가공 및 투석률 향상을 위한 모듈링 기술이다.

4. 비뇨기과용 3차원 구조체

신장, 수뇨관, 직장, 방광, 요도 등과 같은 비뇨기관의 치료를 목적으로 사용하는 섬유상의 3차원 구조체(편물, 직물 형상)로써 강도 및 형태, 안정성이 우수한 폴리프로필렌, 폴리에스테르 등의 소재가 많이 사용되며 생체적합성 등을 개선하기 위해서 콜라겐 등을 코팅하여 사용한다.

(1) 기술개요

본 기술로써 개발된 3-D 구조체는 hernia repair mesh, congestiveheartfailure용 mesh, cardiac supportdevice용 mesh, atrialappendageisolator, pelvic floor reconstruction용 mesh, urogenitalprolapse repair용 mesh 등 다양한 surgical용 mesh로 사용가능하다.

(2) 기술분석

① 생체적합성 3차원 섬유구조물 제조 및 3차원 섬유 구조물 기술이다.

② 섬유 표면 처리기술이다.

③ 생리활성물질 담지 및 전달기술이다.

5. 신경근골격계 운동재활치료 로봇

생체기술(BT), **재활공학**(RE), **로봇기술**(RT) 등 **첨단 공학기술과 임상의학기술**(MT)과 융합하여 **뇌졸중**(CVA : stroke), **퇴행성관절염**(osteo arthritis), **당뇨병**(DM : Diabetsmeritus)으로 인한 노인성 질환에 의한 근골격계의 운동기능 저하와 척수손상 등으로 인한 신경 근골격계 손상에 대한 진단 및 재활치료에 이용되는 첨단 재활치료용 의료로봇을 개발했다.

(1) 기술개요

1) 작동방식

인체운동 모델기술과 생체진단 모니터링기술 및 로봇기술을 기반으로 노인성질환 및 척수손상 등에 의한 신경·근골격계 운동기능 및 균형제어기능을 진단할 수 있는 전문가 시스템과 바이오피드백형태로 외골격 형태의 로봇을 개인 맞춤형으로 제어하는 형태로 작동된다.

2) 개발의 필요성

우리나라의 65세 이상 노인 인구수는 2000년도에 이미 약 350만명(전체인구의 7.2[%])으로 고령화 사회에 진입하였고 19년에 전체인구의 14[%]가 되는 고령사회가 될 것으로 전망되어 향후 2020년부터 막대한 국가 재정이 노인 복지를 위하여 소요될 것이며 따라서 노인성 질환용 건강관리 및 실버의료기기 시장 및 산업 규모도 급성장할 것으로 예상된다.

① 50대 이후 사망원인 1위인 뇌졸증, 성인 인구의 10[%]에 달하는 당뇨병과 고혈압, 거의 모든(약 87[%]) 노인인구에 나타나는 퇴행성관절염 등의 대표적 노인성 질환자를 위한 근골격계의 운동기능 진단 및 기능증진용 시스템 관련 의료기기 산업은 전체 노인 인구 중 높은 수요 대상의 점유율에서 향후 시장 확대 가능성이 가장 클 것으로 예상되며 따라서 국가 차원의 투자 및 육성 전략이 우선적으로 수립되어야 한다.

② 재활·치료기기를 포함한 국내 전자의료기기 시장 1999년 총 수입액은 6억6백만 달러이나 총 수출액은 2억8천만 달러에 지나지 않아(2001년 한국의료용구협동조합 자료) 수입대체가 시급한 실정이며 급증하는 노인인구에 대한 중장기적 국가 복지비용의 절감 대책으로 국내 관련기술수준의 향상과 관련 산업육성을 위한 정부차원의 집중 투자가 필수적이다.

③ 의료기기 산업은 의학-공학이 연계되는 기술의 복합성으로 인하여 개발도상국과 기술 차별화가 용이한 점에서 중국 등 후발 국가의 기술추격을 피하고 대외경쟁력 제고를 위하여 우리나라의 높은 의료기술(MT)과 정보기술(IT) 기반을 이용한 차세대형 성장동력원으로 수출 전략적 선진국형 신산업으로 발전시켜야 한다.

④ 미래기술로써 지식 기반형·국제경쟁력 확보가 가능한 고령사회 대비 및 고부가가치 SME(Small and Medium Enterprise)형 산업기술로 국가복지수준에 대한 지표가 되며 국민 삶의 질 개선에 직접적으로 기여할 뿐만 아니라 첨단 융합기술(BRINT)로써 임상의학(MT)과 생체공학(BT), 로봇시술(RT), 원격정보시스템(IT), 극미소센서 및 마이크로시스템(NT) 등의 기술이 융합된 첨단 산업기술로 개발이 필요한 기술이다.

⑤ 「신경근골격계 운동재활치료로봇」은 체내이식형 수술용 의료기기나 고기능 진단장비들과는 달리 높은 의학적 안전성이 요구되지 않아 비교적 인증·허가와 수입 장벽이 낮고 1등 브랜드가 아니면 생존할 수 없는 의료기 시장의 독점 특성이 약하여 세계 시장진입 및 확대전망이 높아 우리나라가 강점을 보이고 있는 정보인프라(IT) 및 부품 제조기술과 임상의학(MT)기술을 이용한다면 높은 대외 경쟁력을 확보할 수 있는 산업분야이다.

⑥ 우리나라가 이미 국가적으로 높은 경쟁력을 확보하고 있는 정보기술 및 운동기능 진

단 및 기능증진용 재활의료 관련기술을 이용한 신경근 골격계 운동재활 치료로봇은 21세기 신 의료서비스 패러다임에 맞춰 국가기술 경쟁력을 효율적으로 지속 확산 시킬 수 있으며 의료기술, 인터넷기술, 설계기술, 제어기술 등 관련되는 동반기술에 다각적인 산업발전 파급 효과가 기대된다.

⑦ 신경근 골격계 운동재활치료로봇은 수출 전략적 고부가가치 산업의 경제적 투자 강점 이외에도 당면한 사회 고령화문제인 노령자의 삶의 질을 향상, 고령화 고용문제 등 국가적 차원의 사회적 문제를 해결할 수 있는 신개념의 산업기술이다.

(2) 기술분석

2002년도 산업자원부에서 작성한 의료공학기술로드맵에 따르면 우리나라의 운동기능에 관련한 신경 · 근골격계 재활치료 시스템 관련 각 요소기술의 수준이 아직은 선진국 대비 기술별 약 30~90[%] 수준에 머물고 있는 것으로 파악되고 있으나 정부의 지속적 투자를 통하여 이미 세계 상당 수준에 있는 IT, MT 등 기반 기술과 일부 부족한 기술 분야의 개발과 상품화를 위한 기술 융합으로 극복 가능한 것으로 판단된다.

6. hard tissue 수술용 로봇

hard tissue 수술용 로봇 시스템은 대퇴골, 척추골, 경골 등과 같은 골조직과 골조직을 연결하는 인대, 연골, 힘줄 등이 구성된 관절 부위 관련수술에 사용되는 로봇지원 수술 시스템을 의미한다.

(1) 기술개요

수술에 참여하는 기능에 따라 수술 과정에 직접 참여하여 의사의 시술과정의 전제 또는 부분을 대신하는 수술용 로봇 시스템, 수술 의사의 명령에 따라 수술 도구 또는 환부를 고정시키거나 수술 위치를 지정 및 가이드하고 수술 부위의 시야를 확보하도록 도와주는 수술 보조 로봇 시스템으로 나눌 수 있다. 이와 관련된 골관절 수술로는 골절치료수술, 절골술, 인공관절 수술, 척추고정술, 인대재건술 등과 같은 정형외과 및 신경외과 수술이 있다(그림 10-21).

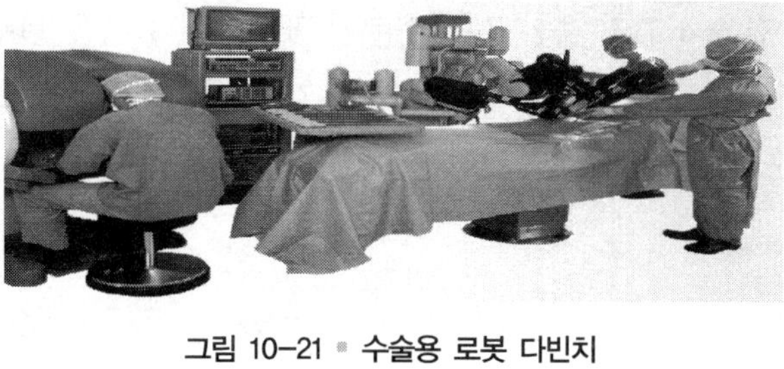

그림 10-21 ▪ 수술용 로봇 다빈치

① hard tissue 수술용 로봇 시스템의 구성은 3차원 의료 영상 정보와 생체역학 해석기술을 기반으로 수술을 사전에 계획하는 수술 예비계획 모듈, 수술 과정 중에서 계획한 대로 진행되는 것을 실시간 모니터링 하고 수술 관련 다양한 정보를 제공하는 실시간 영상유도추적 장치 모듈, 그리고 직접 시술을 하거나 수술을 보조하는 매니퓰레이터 모듈 등을 포함한다.

② 고령화 시대에 들어 노화에 따른 2가지 골관절 문제(골다공증, 골관절염)에 주로 적용되는 골관절을 포함한 hard tissue 수술 로봇은 **척추고정술, 인공 관절술 분야**에서 최근에 여러 상용화된 제품이 세계적으로 임상에서 사용되고 있고 국내에도 이미 도입이 되어 사용되고 있다.

(2) 기술분석

정밀 의료영상 기반 모델 재구성 및 생체역학 시뮬레이션 기반 수술이다. 수술 전 3차원 의료영상과 수술 중 획득 영상간의 정합기술이다.

① hard tissue 및 soft tissue영상 통합 정합기술이다.

② 수술 모니터링 및 수술 안전성 관련기술이다.

③ 수술용 로봇 설계 · 제어기술이다.

④ 다양한 수술의사의 수술 옵션을 반영하는 사용자 편의성의 수술계획 및 유연한 로봇 제어기술이다.

⑤ 다양한 하부 모듈들의 시스템 통합기술이다.

7. 수술 로봇시스템을 위한 기반기술

(1) 기술개요

사용용도 및 개발 필요성은 다음과 같다.

① 원격으로 **최소 침습 수술**을 수행할 때 정확한 시술을 위해서는 환부에 가해지는 힘을 시술자가 느낄 수 있어야 한다.

② 환부에 적용된 힘을 느끼지 못할 경우 환부가 찢어지거나 혹은 너무 작은 힘이 적용되어져서 매듭이 제대로 지어지지 않는 경우와 같은 부적절한 시술을 하게 되어 의료사고를 유발할 수 있다.

(2) 기술분석

수술 로봇시스템을 위한 사실적인 힘 방향을 위해서는 다음과 같은 세부 핵심기술들이 필요하다.

① master와 slave 간의 안정적인 실시간 원격제어 시스템 구축이다.

② 수술로봇용 소독이 가능한 소형 센서의 개발이다.

③ 안정적이고 사실적인 힘 알고리즘의 개발이다.

06 치과용 의료기기 분야

1. 조기기능형 임플란트

임플란트는 본래 인체의 조직이 상실되었을 때 이를 회복시켜 주는 대치물을 의미하지만 치과에서는 인공치아 이식이다. 상실된 치아의 치근을 대신 할 수 있도록 인체에 거부반응이 없는 티타늄으로 만든 인공치근을 이가 빠져 나간 치조골에 심어서 유착시킨 뒤 인공치아를 고정시켜 치아의 원래 기능을 회복 하도록 하는 첨단시술이다.

(1) 기술개요

치아이식은 본래 고대에도 시행되었고 16~17세기에는 금과 상아로 만든 인공치아를 20세기 초반에는 금이나 은 · 납 · 이리듐 · 철 · 코발트 합금 등으로 제작한 금속 임플란트가 개발되었다.

① 1940년대 이후 골막하 임플란트와 티타늄 블레이드 임플란트가 개발되며 대중화되었으나 수명이 짧고 성공률이 낮았다.

② 1982년 캐나다 토론토에서 스웨덴의 브레네마르크(Branemark)가 15년 동안 연구한골 유착 임플란트를 발표한 뒤 성공률이 90[%]를 넘어 세계적으로 널리 대중화되었다.

③ 일반 보철물이나 틀니의 경우 시간이 지나면 주위의 치아와 뼈가 상하지만 임플란트는 주위의 치아 조직을 상하지 않게 하는 장점이 있고 자연 치아와 기능이나 모양이 똑같으면서도 충치가 생기지 않으므로 반영구적으로 사용할 수 있다. 그러나 관리를 잘못하면 플러그나 치석 등이 생겨 주위 조직에 염증을 일으켜 치주질환 등을 야기할 수 있다.

④ 재료의 가격이 비싸고 수술 뒤 완치까지 정도에 따라 3~6개월이 소요된다.

(2) 기술분석

1) 표면처리기술

① **대표적 임플란트의 표면 특성**

㉠ Nobel Biocare, Dentsply Spectra, Steri-Oss, Calcitek, 3i, IMZ, ITI 순으로 선호한다(1995년 survey, 미국).

㉡ 선호도는 표면 처리법이나 사용 편의성에 따라 점차적으로 바뀌어 가는 추세이다. 현재 상용 임플란트에 적용하고 있는 표면처리의 임상적 결과는 과거 기계 절삭형 표면에 비하여 골 유착 기간이 빠르다.

② **블라스팅**

㉠ 다양한 직경의 거친 입자들을 임플란트에 분사하여 표면을 변형한다.

㉡ 산화알루미늄(Al_2O_3), 산화타이타늄(TiO_2), 수산화인회석전구체(TCP 등)입자 이용한다.

㉢ 불규칙한 홈과 패인 자국의 거친 표면이 형성된다. 블라스팅 입자들이 표면에 잔류할 가능성이 제기되었으나 부작용의 증거제시가 없다.

③ **화학적 부식(산 처리) : 산성용액**(염산, 황산, 염산, 질산 등) 으로 금속표면을 부식하고 일정크기와 모양의 홈들이 형성된다.

④ **양극산화** : 일정 전해질 용액 환경 하에 **티타늄재료**를 양극에 위치시키고 전압을 상승시키면 티타늄표면의 산화층이 유전파괴에 의해 방전을 일으키는데 그 결과로 전체적인 두께가 증가한 다공성의 **산화막**이 형성된다.

⑤ **이온빔증착**

㉠ 인산칼슘 등을 티타늄 표면에 증착한다.

㉡ 기존의 sol-gel법에 의한 것보다 균질성 밀도 면에서 우수한 것으로 알려졌다.

㉢ 빠른 골형성 능력에 주목되어 현재 활발히 연구 중이다.

㉣ 상대적으로 다른 표면에 비해 상용화된 제품이 드물다.

㉤ 골재생용 골이식재

ⓐ 골이식재는 기원에 따라 **자가골**, **동종골**, **이종골**, **합성골**로 구분한다.

ⓑ **자가골** : 시술 성공률이 가장 높으며 안전하나 같은 개체 내에서 뼈가 적출되어야 하기 때문에 비용이 추가되며 환자에게는 더 많은 수술의 고통을 수반할 수 있다.

ⓒ **동종골** : 같은 종의 다른 유전자 구성을 가진 개체에서 조직을 얻을 수 있다. 주로 죽은 사람의 뼈가 주 원천이 되나 면역반응을 없애고 교차 감염을 피하기 위해 여러 단계의 처리공정이 필요하다. 기증된 뼈가 상업적으로 거래 된다는 도

덕적인 문제와 재료의 기원을 신뢰할 수 있는가에 대한 논쟁이 있다.

ⓓ **이종골** : 다른 종에게서 얻는 이식재이다. 주로 소 등이 주원료로 사용되며 사람의 뼈를 사용하는 것에 비해 도덕적 문제가 없고 특정한 미세조직 구조를 가진 이식재를 다량으로 얻을 수 있기 때문에 공급이 원활히 이루어질 수 있다. 현재 시장에서 가장 많이 사용되는 이식재이다.

ⓔ **합성골** : **하이드록시아파타이트**(hydroxyapatite)처럼 생체적합성이 있는 물질을 합성하여 만든 뼈 이식재 이며 핵심기술 종류이다.

ⓑ 최근의 신기술 동향은 뼈의 형성을 촉진하는 호르몬 감염을 통제하는 항생제 등의 물질을 DDS(Drug Delivery System)기술을 응용하여 기존 의매식재료에 접목시키는 시도를 하는 것이다. 현재 국내에서는 기존의 뼈 이식재에 생체친화적인 **칼슘포스페이트**를 코팅하는 기술을 적용한 제품이 출시되어 판매되고 있으며 뼈 이식재에 칼슘포스페이트와 **항생제** 등을 반복 코팅한 약물전달형 뼈이식재를 개발 중이다.

ⓢ 향후에는 **골유도성**(osteoinduction)을 지닌 생분해성 다공체의 골이식재가 생산될 것이며 조직공학기술을 사용하여 환자의 조직과 동일한 조직을 재생시킬 수 있는 골이식재의 개발이 이뤄질 것이다.

ⓞ 정형외과용 시장에서는 골성장인자 등과 결합한 제품으로 Wyeth사 'InductOS', BioMet사의 GAM, John&John사의 collect 류의 제품이 출시되었으나 시장에서 주목을 끌고 있지 못했다. 치과재료에 있어서는 P-15라는 물질을 코팅한 유사제품이 식약청에 임상시험신청을 제출한 것으로 파악되고 있다.

⑦ 동종골 골이식재의 처리기술은 현재 국내에서는 동종골에 대해 조직은행에서 취급하도록 법으로 규정하고 있으며 기증된 골에 한해 제한적으로 사용할 수 있도록 허가하고 있다. 이미 알려진 대로 동종골의 면역반응을 없애고 감염을 최소화하기 위한 처리를 하고 있으며 이에 대한 기술은 이미 확보되어 적용되고 있다.

⑧ 이종골 제조 및 가공기술은 현재 국내에서도 2~3개의 기업에서 제조 · 판매하고 있으며 세계시장의 선두기업인 Geistlich사의 Bio-Oss에 근접한 제품을 판매하고 있으나 아직도 약간의 기술격차가 있는 것으로 보인다. 원천기술에 대한 특허의 확보가 미흡한 상태이다.

⑨ 합성골 제조 및 가공기술의 세계시장은 합성골로 전환이 우세한 추세이며 주로 TCP(Hydroxyapatite와 Tri-Calcium Phosphate)가 주종을 이루고 있다. 국내에서는 초기 단계의 합성공법을 사용하고 있으며 의료용으로 사용할 수 있는 세계적 품질의 제조 및 가공기술 확보가 필요한 상태이다.

2. 치과용 체어 & 유니트

(1) 기술개요

1) 치과용 체어 & 유니트

① 치과용 체어는 치과 환자를 치료할 때 환자가 앉거나 눕는 진료대로서 운동기능의 조작은 주로 전기신호에 의해 이루어지며 유압방식이 많이 채택되고 있다.

② 치과용 유니트는 치과 치료에서 가장 기본적인 치료단위로 치과용 핸드피스의 제어 및 기타 부속장비의 제어를 담당한다. 주로 전기적 신호에 의해 조작된다.

2) 치과용 콤프레서

① 치과의 주동력원인 압축공기를 생산하는 장비로서 청정공기 제작을 위해 윤활유를 사용하지 않는 특수한 방식의 구동원과 실린더 등이 요구됨 급배수 관련 장비이다.

② 치과용 유니트로 물을 공급하거나 사용된 물을 배수하는 것과 관련한 장비로써 특히 최근 들어 환경보호 와 관련한 배수시설에서의 정화 능력이 범세계적으로 요구된다.

3) 부속진단장비

X-선, 구강 내 카메라 등과 같은 진단장비로써 최근에는 디지털화 되고 있으며 치과용 체어 & 유니트의 네트워크 구성의 필요성이 요구된다.

4) 치과 네트워크

현대 치의학에서 치과 치료의 주요 단위인 치과용 체어 & 유니트 간의 네트워크 구축이 절실히 요구되고 있으며 이를 위해서 체어 & 유니트 자체도 디지털화되어야 하고 이들을 연결할 수 있는 네트워크 구축이 주요 개발 품목이다.

5) 치과용 핸드피스, 레이저, 스케일러

치과치료에 있어서 가장 핵심적인 기능 장비로 핸드피스 나 레이저, 스케일러 등이 있으며 **핸드피스**는 치아를 삭제하는 회전력을 제공하는 기구이고 **레이저**는 연조직과 경조직 치료에 사용하는 기구이며 **스케일러**는 초음파를 발생하여 치석을 제거하는 주요 기능 장비이다.

(2) 기술분석

① 체어 구동부의 저소음, 저진동, 경량화기술 개발이다.

② 핸드피스류 제어부의 각종 핸드피스 류의 고기능화에 따른 세밀한 제어기술 개발이다.

③ 진료기기 제어부의 각종 주변 기기의 요구를 수용할 수 있는 제어 플렛폼 개발이다.

07 안과용 의료기기 분야

1. 안과용 OCT

생체 내부의 광단층 촬영기법 중 하나인 OCT(Optical Coherence Tomography)가 91년 처음 개발된 이후 OCT 시스템은 영상 획득 속도와 분해능 면에서 탁월한 성과를 이루어내며 점진적으로 개선되어 왔다. 현재의 OCT 시스템은 시간영역에서의 이미징 기법인 TD-OCT(Time-Domain OCT)와 비교하여 훨씬 빠른 실시간 이미징과 보다 높은 신호 대 잡음비를 갖는 FD-OCT(Fourier-Domain OCT)시스템이 주류를 이루고 있다.

(1) 기술개요

최근에는 횡 방향 주사를 하지 않으면서도 비교적 간단한 시스템으로 수[μm] 이하의 고분해능을 얻을 수 있는 고속 FF-OCT(Full-Field OCT)에 대한연구가 수행되었다.

안과용 OCT는 망막의 3차원 구조를 관찰하거나 녹내장 진단을 위해 시신경 유두의 형태와 함몰 상태를 진단하기 위해 사용하고 있으나 일반적으로 진단 시간이 오래 걸린다. 녹내장 조기 진단을 위한 분석 프로그램이 내장되어 있는 고가 장비로 국내에서는 대형 대학 병원에서 부분적으로 사용하고 있다(그림 10-22).

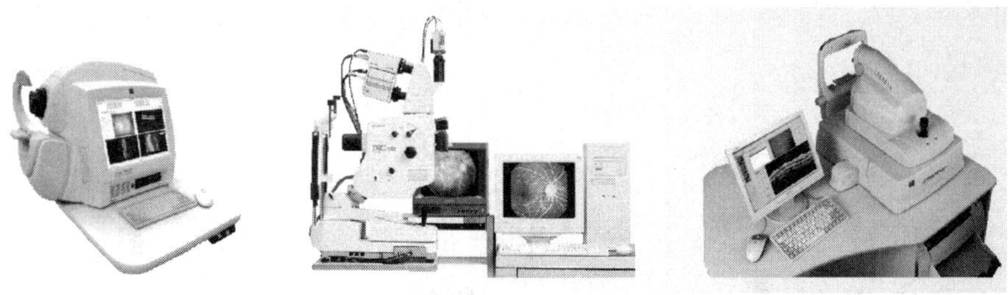

그림 10-22 ▪ OCT

(2) 기술분석

① 광대역광원 제작기술이 있다.

㉠ 광대역 연속 광원 제작기이다.

㉡ 광대역 파장가변 레이저 광원 제작기술이다.

② OCT시스템 제작기술이 있다.
백색광 간섭계 제작, 광경로지연기 설계 및 제작기술이다.

③ 샘플 프로브 설계 및 제작기술이다.
안구용 조명 광학계 설계 및 고속 스캐닝기술이다.

④ 아날로그 및 디지털 신호처리기술이 있다.
㉠ 고감도 광신호 검출 및 처리기술이다.
㉡ 고속 디지털 신호변환기술 및 고속 3차원 디스플레이기술이다.

2. 안과용 세극등 현미경

세극등 현미경은 각막, 수정체, 망막을 진찰할 수 있는 안과용 기본 장비이다. slit lamp에서 발생한 슬릿빔을 일정한 각도에서 안구를 비추고 또 다른 각도에서 슬릿빔과 안구 조직이 만나는 지점을 관찰하게 된다. 시스템은 슬릿램프부와 영상처리부로 구분되며 영상처리부는 검사자가 직접 눈으로 관찰할 수 있는 광학계와 모니터로 관찰할 수 있는 카메라부로 구분하며 이 두 가지 중 하나 또는 동시 사용이 가능하도록 구성한다.

(1) 기술개요

세극등 현미경은 안과병원의 기본 장비인 동시에 이용 범위가 넓어서 비교적 시장 규모가 큰 편이다. 광학계가 복잡하지만 국내기술로 극복할 수 있다고 판단되며 고속영상처리 시스템, 영상처리 프로그램, 환자관리 프로그램을 장착하면 충분히 경쟁력 있는 제품이 될 것으로 판단한다(그림 10-23).

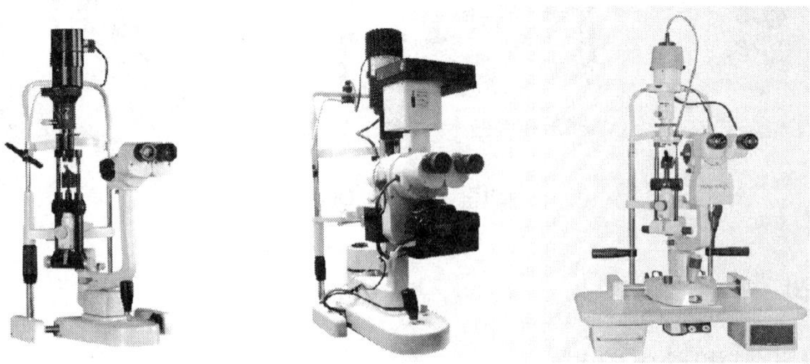

그림 10-23 • 세극등 현미경

(2) 기술분석

슬릿램프 제작기술이 있으며 정밀 광학부품(기구물, 렌즈) 설계 및 조명 광학계 설계기술이다. 해당 품목의 핵심기술을 전개영상처리기술이 있다. 고속/고해상도 영상 획득기술 및 영상 관리기술이다.

3. 비접촉식 안압측정기

안압 측정기는 녹내장 진단용으로 안과용 기본 진단 장비이다. air puffer로 공기압을 각막에 가해서 각막 표면이 평평해질 때의 공기압이 안구의 안압과 같다는 원리를 기본으로 하고 있다. 따라서 선형적으로 압력이 증가하는 air puffer, 각막이 평평해지는 시점을 검지하는 센서, 각막의 위치를 자동으로 추적하는 동공 자동추적시스템 등 고도로 정밀한 기술을 요하고 있다.

(1) 기술개요

안압 측정기는 피측정 환자의 안압을 오차 범위 ±4[mmHg] 이내에서 측정해야 한다. 심장박동에 의한 오차 2~3[mmHg]와 눈물량에 의한 오차 2~3[mmHg]를 고려해야 한다.

최근에 녹내장 발병률이 높아지면서 조기진단을 목적으로 일반 신체검사에서도 안압 측정기가 사용되고 있으며 시장 규모도 증가하고 있다. 안압 측정기에는 접촉식과 비접촉식이 있고 측정시간과 감염의 우려를 고려했을 때 비접촉식 안압측정기가 제품경쟁력에서 우세하나 기술적 구조와 작동 방식이 복잡하며 위치제어시스템과 같이 3차원 영상 인식 기능이 필요하여 기술력 있는 기업만이 생산 가능하다. 국내에서도 기술력 향상을 통해 안과용 의료기기 생산 능력을 보유할 필요가 있다(그림 10-24).

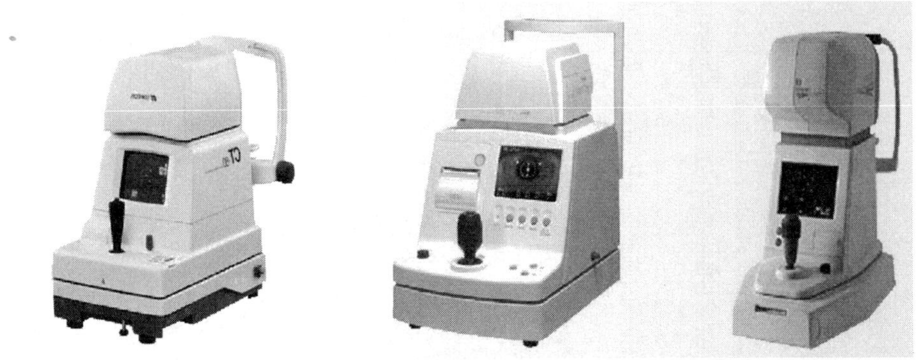

그림 10-24 • 안압측정기

(2) 기술분석

① 영상 처리기술이 있다.

㉠ feature recognition이다.

㉡ parametric feature analysis이다.

㉢ 영상 고속 촬영 및 처리기술이다.

② air puffer 제어기술이 있다.

㉠ air puffing기술이다.

㉡ 피스톤과 실린더 운동의 반복성과 내구성이다.

③ 광 설계기술이 있다.

㉠ 안구와 측정 장비 간의 정렬 시스템 구축기술이다.

㉡ 고해상 고배율 광학계 설계기술이다.

제 11 장

의공학 기술

01 나노기술
02 뇌과학의 발전과 인간혁명
03 바이오센서
04 생명체와 바이오칩
05 휴대폰과 의공학 발달
06 DNA칩
07 생체재료
08 생체자기 기술
09 세포치료제
10 타액, 눈물로 혈당측정

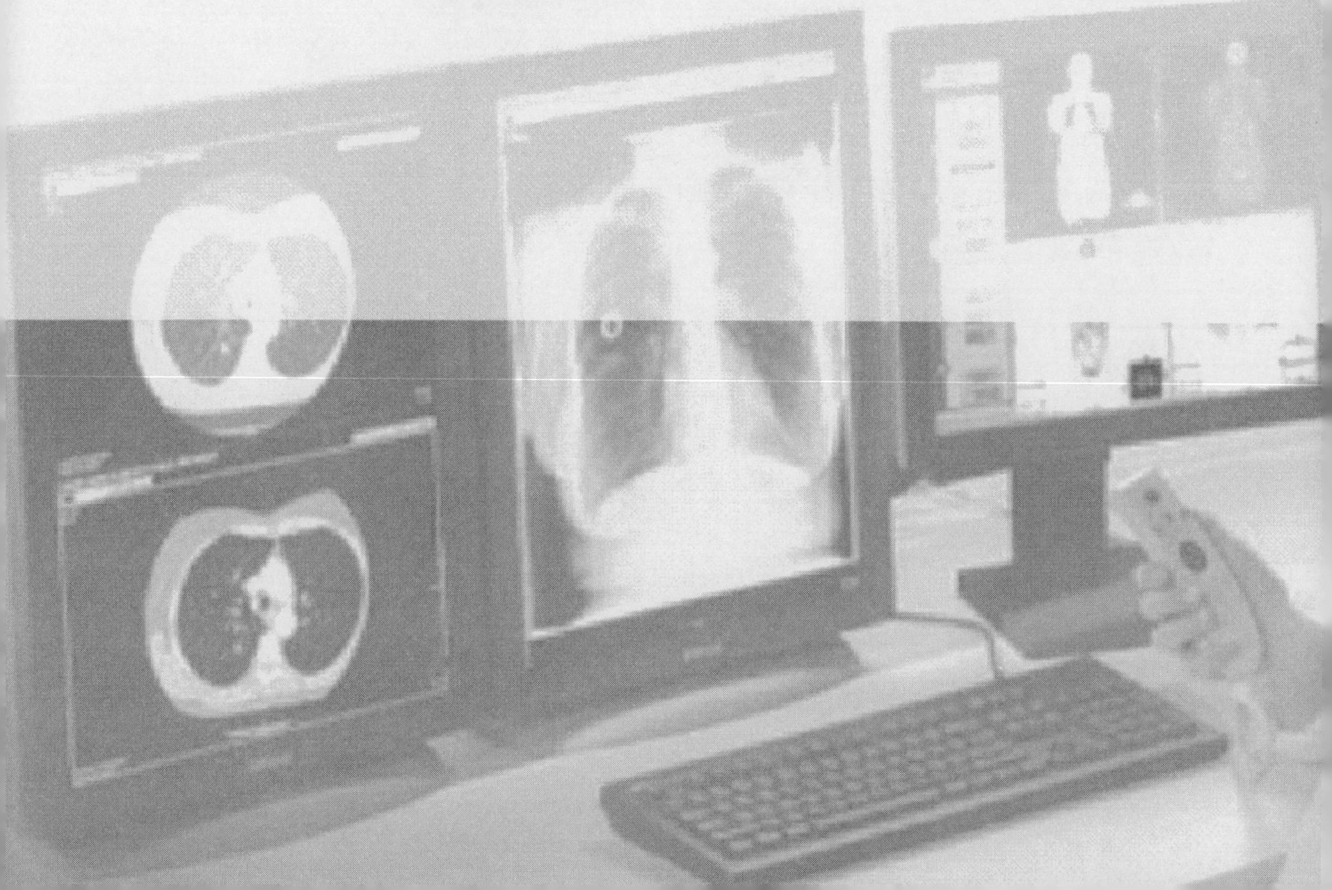

01 나노기술

나노기술(nano technology)은 한마디로 '나노미터([nm], 10^{-9}[m]) 크기의 물질(나노 물질)들이 갖는 독특한 성질과 현상을 찾아내고 미세한 성질을 갖는 나노 물질을 정렬시키고 조합하여 매우 유용한 성질의 소재, 장치(device) 그리고 시스템을 생산하는 과학과 기술'을 통칭한다. 1[nm]는 일반적으로 원자 3~4개 크기의 물질을 원자 또는 분자 단위로 조작하는 만큼 이전의 기술로는 불가능했던 일들이 가능해진다고 할 수 있다(그림 11-1).

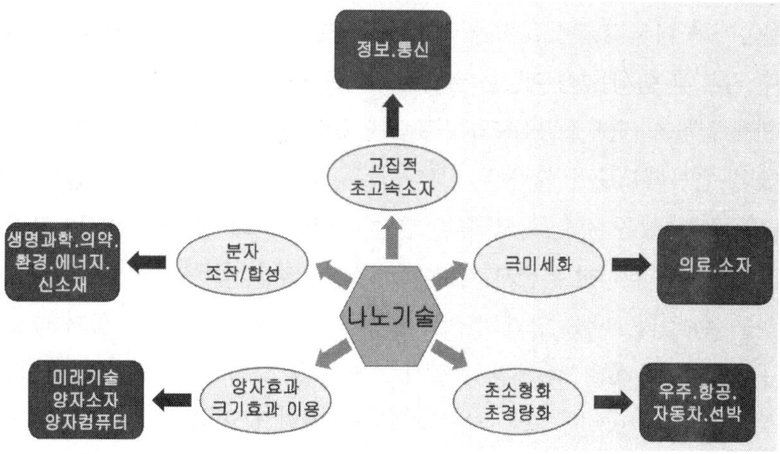

그림 11-1 • 나노산업과 다른 산업과의 관계

① 최근에는 나노기술과 바이오기술의 접목을 시도하고 있는데 이와 같은 나노기술과 생명공학기술의 융합 분야를 나노바이오공학(nanobio technology, bionano technology) 분야라 한다. 초소형 반도체 개발 등 무생물을 다루는 나노기술과 생명체를 다루는 바이오기술이 만날 수 있는 이유는 연구대상의 크기가 일치한다는데 있다. 나노기술의 길이 단위인 1[nm]는 머리카락 굵기의 10만분의 1 정도로 고성능 전자현미경을 동원해야 간신히 볼 수 있는 크기이다.

② 바이오기술의 궁극적 연구 대상인 DNA, RNA, 단백질 등의 크기도 2~10[nm]에 그치고 있다. 따라서 바이오기술이 생명체의 근본 구성단위인 DNA나 RNA 수준에서 연구를 진행하려면 나노기술의 도입이 불가피한 것이다.

③ 나노바이오공학의 연구 분야는 크게 두 가지로 접근할 수 있다.

㉠ 생물학적 바이오 시스템에 나노 스케일의 도구를 이용하는 분야이다.

ⓛ 새로운 나노 스케일의 제품을 개발하는 데 있어 생물학적 바이오 시스템을 이용하는 분야이다.

④ 나노바이오공학 분야를 관점에 따라 '나노바이오(nanobio-)' 또는 '바이오나노(bionano-)'가 있다. 어느 경우나 생물학적 연구를 위해 공학적 해법과 도구를 도입하고, 새로운 공학적 목표를 위해 생물학적 지식을 적용한다는 공통점이 있다.

㊞ 새로운 기능을 갖는 생체분자, 바이오센서, 세포 및 생체분자의 이미징 기술(Emorging Technology), 약물전달 및 치료용 소자, 재료, 입자 등 그 응용 분야는 다양하다. 이러한 나노바이오공학은 생명공학과 나노기술의 발전에도 상호 보완적인 관계에 있다.

⑤ 나노기술을 생체의학에 이용하려는 연구의 사례로 혈관 속을 돌아다니며 외과적 수술을 하거나 유전정보를 갖고 있는 DNA를 변형시키는 작업이 가능하다.

⑥ 의료 분야에서 나노기술은 로봇을 이용한 수술뿐 아니라 특정 단백질 합성에 필요한 나노 입자, 감염 후 항체 형성 과정을 알려줄 바이오센서, 나노 탐침을 이용한 암과 심장병 진단, 순환계 질환에 대한 조기경보와 치료체계 구축 등을 단계적으로 실현시켜 줄 것이다.

⑦ 나노기술을 접목함으로써 혈관 두께보다 작은 50[nm] 이하의 미세한 입자를 응용한 약물을 전달할 수도 있을 것으로 보인다. 뿐만 아니라 암과 알츠하이머 등 불치의 병을 극복하는 전략으로 부상한 유전자 치료에도 나노기술을 접목시킴으로써 가공할 만한 효과를 얻을 수 있다. 나노 입자는 핵산을 특정 세포로 전달할 수 있기 때문에 세포 내 특정 구획(세포질 혹은 핵)에만 전달하는 역할을 하게 될 것으로 예상되고 유전치료에 새로운 전기를 마련할 수 있을 것으로 전망되고 있다.

⑧ 실현 가능성에 대해서는 과학자들 사이에서도 논쟁이 계속되고 있지만, 초소형 로봇의 필수부속품인 나노 동력장치와 프로펠러는 이미 성공적으로 만들어져 있어 초소형 로봇 개발은 상당한 진전이 이루어졌다. 또한 인공관절, 인공팔 등 인공장기 개발에도 적용되고 있어 인공장기를 저렴하게 제작하여 낡은 장기를 대체하는 의료기술이 발달하여 인류는 수명을 획기적으로 늘릴 수 있게 될 뿐만 아니라 무병장수의 천복을 누리게 될 것이 가능해질 것이다.

02 뇌과학의 발전과 인간혁명

1. 두뇌 정보의 처리와 인류복지

인류의 복지증진은 과학기술 발전으로 향상되어 왔다. 18세기경 L. 폴과 J. 와이어트가 방적기 발명으로 인하여 시작된 산업혁명은 자급자족에 의존하던 생활방식에서 저렴한 가격과 좋은 품질의 공산품을 사용하는 형태에 이르기까지 인류의 생활 방식을 크게 바꾸어 놓았다. 이것으로 인하여 대량생산이 가능해졌고 인간의 노동력을 크게 줄일 수 있었다.

① 산업혁명은 증기기관의 발명으로 많은 양의 일을 기계사용으로 빠른 시간 내에 처리함으로써 인간의 물리적 능력을 뛰어넘었다.

② 20세기 후반의 **컴퓨터 혁명**은 **인간의 저장능력, 계산능력의 극복**에 기반을 두고 있다. [그림 11-2]는 산업혁명의 기초가 되었던 방적기이다.

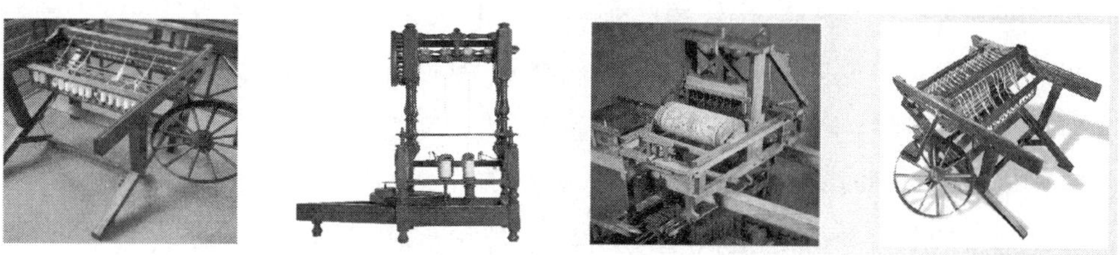

그림 11-2 ∘ 최초의 자동방적기 제니방적기

③ 인간사회의 **금융, 과학, 경영, 교육** 등 모든 부분에 컴퓨터가 적용되고 있으며, 하루라도 컴퓨터가 없이는 생활이 안될 정도로 많은 부분을 차지하고 있다. 컴퓨터의 사용빈도가 높아짐으로써 많은 발전을 하였으나 그것에 따른 문제점이 나타나기 시작했다.

④ 컴퓨터를 사용하기 위해서는 컴퓨터가 이해할 수 있는 낮은 수준의 언어(기계어), 즉 컴퓨터 언어가 필요한데, 이 기계어는 하드웨어에 대한 정확한 이해가 필요하며 에러 발생률이 높고 프로그램 작성이 어려운 특성을 가졌기 때문에 컴퓨터 전문지식과 많은 프로그램 개발을 위한 노력이 필요하였다. 이것을 '**제1차 컴퓨터 위기**'라고 하며, 1980년 일본에서는 이를 극복하기 위한 방안으로 '**제5세대 컴퓨터**' 연구를 시작하였다. 이로써 프로그램은 매우 쉬워졌으나, 1990년에 이르러 중요한 것은 **프로그램이 아니라 프로그램의 기반이 되는 알고리즘**이라는 사실을 알게 되었다.

⑤ 인간의 **귀에 해당하는 음성인식, 눈에 해당하는 영상인식**, 스스로 생각하고 판단하는 뇌

의 기능인지 및 추론, 팔다리를 움직이는 행동기능이 어떻게 가능한지조차 모르고 있었던 것이 '제2차 컴퓨터 위기'라고 한다. 이러한 것은 인간의 일을 기계가 대신하기 위해서 반드시 필요한 기능이다.

⑥ 오늘날 진행되고 있는 '제3의 혁명'은 인간의 저장 · 연산능력 · 물리적 능력을 극복하기보다는 기계에 의한 인간의 지적 능력을 대신함으로써 자유롭고자 하는 데 그 목적이 있다.

㉮ 인간만이 할 수 있는 음성인식, 영상인식, 추론 등의 일부를 기계에게 의존하고 인간은 보다 창조적인 일에 집중할 수 있도록 하는 것이다.

⑦ 앞으로는 인간기능 시스템이 인공시각, 청각 및 촉각장치 등으로부터 인식되는 정보를 처리하여 판단하고 추론하여 행동하고, 말하고, 복잡한 작업을 수행할 것이다.

㉠ 집에서는 인공가정부가 식사를 준비한다.

㉡ 인공가정교사가 아이들을 가르친다.

㉢ 인공간호사가 노인과 병자를 돌본다.

㉣ 인공비서가 운전하는 차를 타고 출 · 퇴근을 같이 한다.

㉤ 인공기계의 도움으로 일을 처리하는 사회가 된다.

㉥ 인간기능 시스템의 발전으로 남는 시간을 보다 창조적이고 인간다운 생활을 위해 활용하는 것이 뇌 과학도가 보는 앞으로의 미래상이다.

⑧ 컴퓨터 또는 기계에 지능을 부여하는 방법을 크게 두 종류로 나눌 수 있다.

㉠ 인간의 생물학적인 두뇌작용을 모방하여 적응학습을 거쳐 스스로 지능을 축적해 가는 신경회로망 기법이 있다.

㉡ 지능을 법칙으로 표현하여 논리구조로 프로그램하는 인공지능 기법이 있다. 언어를 배우는 과정의 예로는 문법이라는 법칙에 의해 배우는 인공지능 기법에 비해 신경회로망 기법은 반복해서 문장을 듣고 보게 함으로써 언어를 배우게 된다.

㉮ 'NET Talk(네트 토크)'라는 신경회로망은 어린이가 말을 배우는 것과 유사한 과정을 거쳐 책을 읽도록 학습되었다.

⑨ 신경회로망은 인공지능에 비해 비교적 단순한 학습법칙을 정의함으로써 주위환경으로부터 스스로 지식을 축적하는 것인데 비해, 인공지능은 실행하고자 하는 지능에 따라 구체적인 법칙을 추출해 내야 하는 어려움이 있다. 실제생활에서 나타날 모든 상황을 고려하기는 매우 어려운데, 법칙에 의한 경우에서는 예상할 수 없는 상황에 적절한 대치를 할 수 없으나, 뇌 정보처리 메커니즘의 모방을 통한 신경회로망의 경우에는 스스로 배워가면서 미지의 상황에도 적절하게 대처할 수 있다.

(1) 뇌과학의 범위

뇌과학(brain science)의 연구목표는 인간 뇌의 정보처리 능력을 이해하고 이를 사용하여 인공지능형 기계를 구현하는 데 있다. 즉 인간의 뇌 기능을 후각, 촉각, 미각, 시각, 청각의 5감각으로부터 정보를 입수하여 추론하고 판단하여 행동하는 것으로 보고 5감각 중 정보량이 많은 시각과 청각 모듈, 판단추론 모듈, 행동 모듈의 4가지 모듈로 나누어 구성할 수 있다. 물론 각 모듈 사이의 경계가 분명하지는 않으며 [그림 11-3]과 같이 구성하였다.

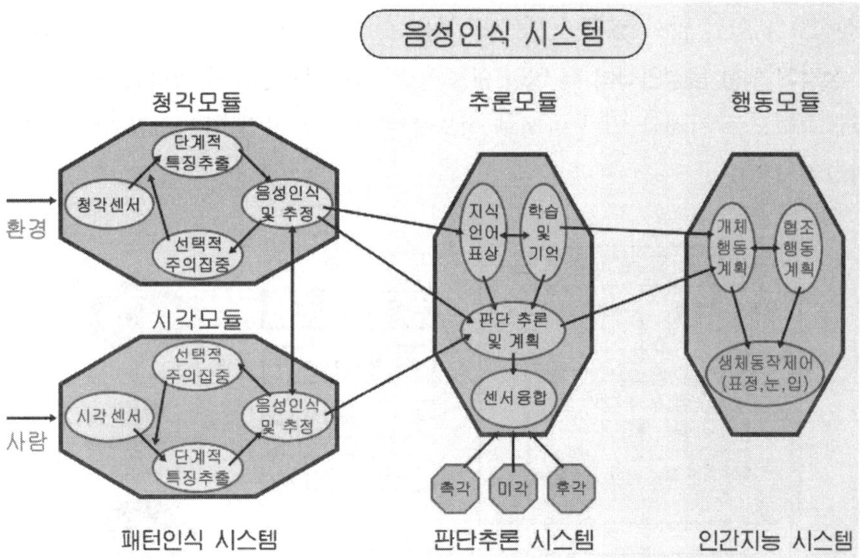

그림 11-3 ■ 뇌과학 연구의 분야

① 공자는 "예가 아니면 보지 말고(非禮勿視 : 비예물시), 예가 아니면 듣지 말며(非禮勿聽 : 비예물청), 예가 아니면 말하지 말고(非禮勿言 : 비예물언), 예가 아니면 움직이지 마라(非禮勿動 : 비예물동)"고 하였다. 이것은 뇌의 기능이 위의 4가지로 구성됨을 반어적으로 설명한 것이다. 그림은 공자의 4가지 뇌 기능은 '추론'이 '말'로 바뀐 것 외에는 같다.

② 인간의 말은 겉으로 표현되는 현상이지만 내면에서의 추론과정을 거친 결과물로 생각할 수 있다. 인간과 같은 청각·시각 행동 및 추론 기능을 갖는 지능형 기계를 개발하여 단순한 인간기능을 수행하게 함으로써, 인간 모두가 창의적이고 인간다운 기능에 몰두할 수 있게 하는 것이 뇌 과학연구의 중요한 목표이다.

③ 인간의 시각은 가장 많은 정보를 얻는 부분으로 정지영상 및 활동영상으로부터 특정한 규칙을 추출하여 인식하고, 필요한 경우에는 패턴 추적까지 수행하게 된다. 기존의 패턴 인식 체제는 패턴의 방향, 위치, 크기, 조명 등에 민감하여 현재에서는 응용이 제한되어

있으나 인간은 이를 매우 잘 수행하므로, 뇌 정보처리 메커니즘을 사용한 신경회로망의 중요 연구 분야가 되고 있다.

④ 인쇄체 문자인식은 이미 널리 상용화되었고, 필기체 인식도 PDA 등 특수기기에서 사용되고 있다. 하지만 복잡한 배경 아래에서 작은 목표물을 인식하고 추적하는 연구는 아직 실험실에서만 연구하고 있는 실정이다.

⑤ 인간에게 청각은 시각 다음으로 제2의 정보체제로서 입력장치에 의한(키보드, 마우스 등) 정보입력보다 효율적으로 사용할 수 있는 좋은 대안이 되고 있다. 시각이 차지하는 영상정보가 훨씬 많이 있지만 인간이 얻을 수 있는 영상정보는 극히 제한되어 있으므로 청각에 의한 음성인식이 더 많이 활용되고 있다. 즉 인간이 말하고 듣는 것은 같은 정보에 속하므로 기계와 인간이 서로 정보를 주고받는 가장 자연스런 방식이 되는 것이다(그림 11-4).

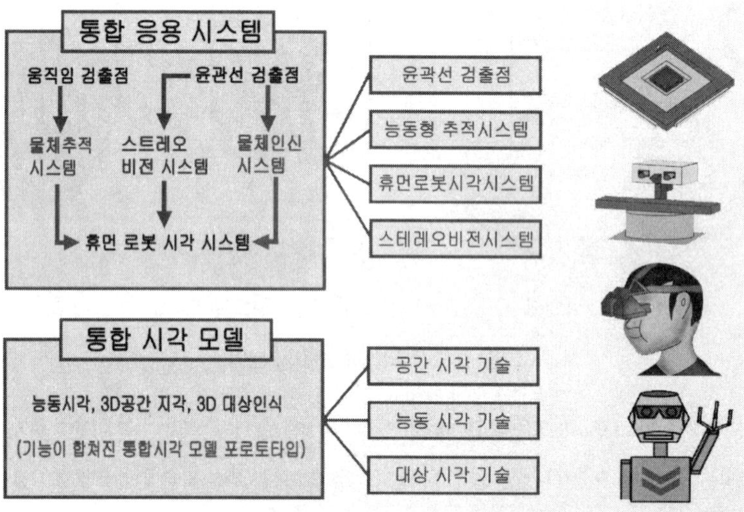

그림 11-4 • 시각정보를 통한 응용 시스템

⑥ 사람에 따라 상황에 따라 많은 변화성이 갖는 음성은 이러한 변화를 해결할 수 있는 일반화 특성이 매우 중요하다. 조용한 환경에서 단어별로 떨어뜨려 말하는 단독 단어의 인식은 사용되고 있으며 제한된 문제 영역에서의 연속 음성인식은 상용화를 위한 연구단계에 머물러 있다. 그러나 생활 속에서의 잡음처럼 무제한 연속 음성인식은 아직 실험실을 떠나지 못하고 있는 현실이다.

⑦ 뇌 정보처리 메커니즘에 기반을 두고 있는 청각 모델을 통한 특징 추출, 일반화 성능이 앞선 신경회로망 모델, 다중채널을 사용한 잡음 제거기술 등은 음성인식의 실용화의 기술을 앞당길 것이다.

㉠ 시청각 시스템으로부터 입력되는 정보는 뇌에서 최종 신호처리되는데, 추론과 판단 기능으로 볼 수 있다. [그림 11-5]는 시각을 통하여 얻을 수 있는 정보를 처리하는 과정이다.

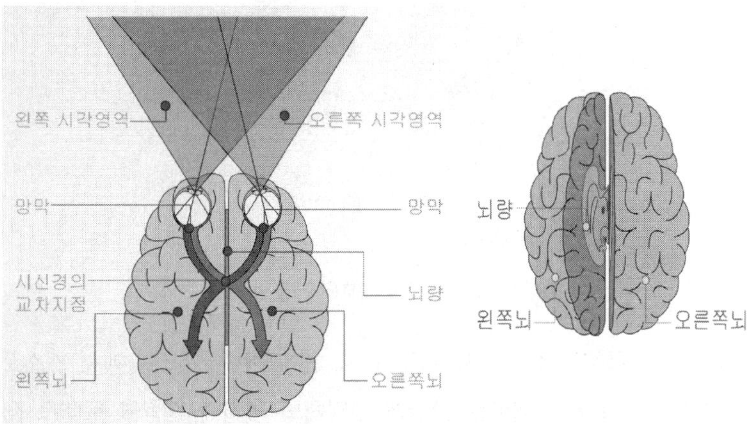

그림 11-5 • 시각정보 처리과정

㉡ 학습된 정보로부터 새로운 정보를 예측하는 기능은 추론으로 볼 수 있으며 신경회로망의 일반화 기능이 이에 해당한다.

⑧ 현재까지의 기능은 주로 이미 배운 자료에 의한 판단수준을 크게 벗어나지 못하고 있으나, 인지과학의 발달과 함께 사람의 창조성, 감정, 사고 등의 메커니즘이 밝혀지면 인간과 비슷한 기능을 하는 인공두뇌의 기능이 실현될 수 있을 것으로 생각된다. 추론과 판단을 거친 뇌는 입과 팔다리를 움직이는 제어기능을 수행한다.

⑨ 제어대상인 몸은 성장에 따라 시스템 특성이 변하므로, 시스템에 대한 특징을 모르고도 학습에 의해 제어가 이루어져야 한다. 인간의 몸과 같은 복잡한 로봇의 제어영역 등에서는 뇌 과학에 기반을 두고 있어 신경회로망이 매우 유리하다.

⑩ 의료 분야에서는 환자의 상태를 검진하여 병의 유무 및 종류를 판단하는 진단 보조 시스템이 시도되고 있으며, 근전위, 심전도, 뇌파 등의 시간함수 신호와, 자기공명단층촬영이나, X-선 등의 영상신호에 대한 신경회로망의 인식기능을 이용하고 있다. 또한 신경회로망은 이자율, 환율, 주가와 같은 경제자료와, 날씨와 같은 기상자료 예측에도 널리 사용된다.

(2) 신경회로망의 특징

인간 두뇌의 신호처리 메커니즘을 인용한 신경회로망은 다음과 같은 중요한 특징을 가지고 있다(그림 11-6).

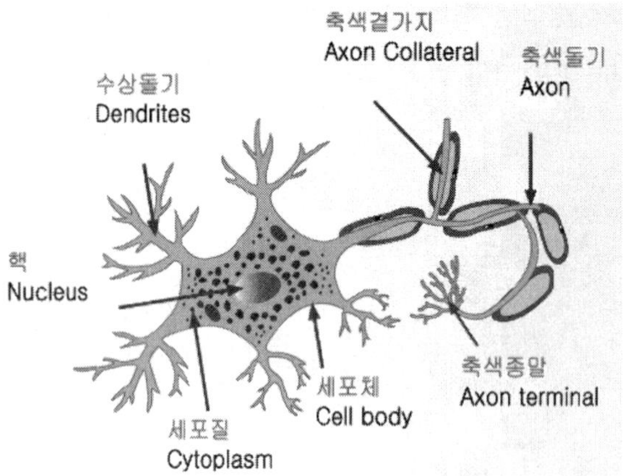

그림 11-6 • 단위 뇌세포의 개괄적 구조

① 적응학습을 중요한 특징으로 한 신경회로망, 즉 반복되는 일상생활에서 스스로 배움으로써 자신의 능력을 발전시키며, 새로운 환경에 부딪쳐도 과거의 경험을 토대로 적절히 대처해 나간다. 이것은 어린아이의 성장과 비교될 수 있다.

② 기억된 정보가 이곳저곳 위치에 분산 저장된다. 즉 기존의 컴퓨터 기억장치는 물리적으로 한 위치에 한 정보가 저장된다.

㉠ 물리적 위치에 이상이 생기면 저장된 정보가 사라지게 된다.

㉡ 인간의 뇌에 저장되는 정보는 1개의 정보가 뇌의 비교적 넓은 부분에 나누어 기록되므로, 한 부분이 손상되더라도 기억된 정보를 읽을 수 있다. 인간의 뇌세포가 죽어가도 생활에 지장이 없는 중요한 이유가 여기에 있는 것이다(그림 11-7).

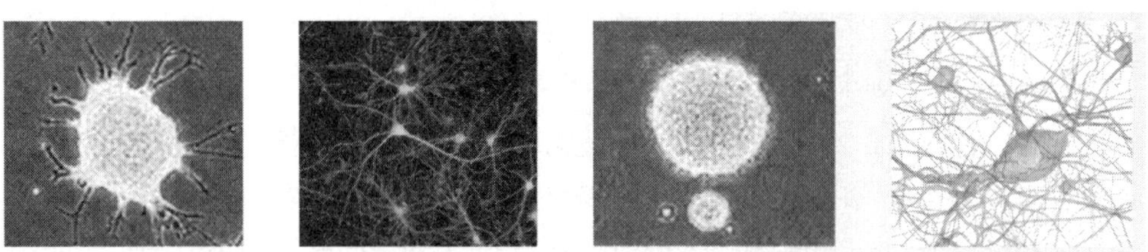

그림 11-7 • 뇌세포

③ [그림 11-7]처럼 비교적 간단하며, 저속도의 신경세포가 병렬처리를 함으로써 매우 복잡한 일을 실시간 처리할 수 있다.

㉠ 인간의 뇌 속에는 100억 개 이상의 총 신경 연결 시냅스(synapse)가 있다.

㉡ 인간의 두뇌는 100억 개가 넘는 뇌세포들로 이루어진다.

㉢ 각 시냅스들은 약 1,000~10,000개의 다른 뇌세포와 연결되어 있다.

㉣ 이들 시냅스가 0.01초에 한 번씩 곱셈을 하여 인간의 뇌는 1초당 약 1경 번의 곱셈을

하는 것에 해당된다.

ⓜ 이전의 컴퓨터가 초당 억 단위의 곱셈을 하고 대규모 병렬 컴퓨터가 1조 번의 곱셈을 목표로 하고 있는 것을 생각하면 인공두뇌의 실현을 위한 전용 칩의 필요성이 더욱 중요하다.

(3) 인공두뇌의 미래

두뇌연구의 최종적인 목적은 인간의 뇌 기능을 수행하는 인공두뇌를 개발하는 것이다. [그림 11-8]에서 보면 인간과 같은 레벨의 인공두뇌를 개발하는 것은 불가능할 것이다. 그러나 인간에 상당히 못 미치는 기능이 제한된 활동 영역에서는 인간에게 큰 도움이 될 수 있다. 물론, 인간수준에 가까울수록 효과는 더욱 높다.

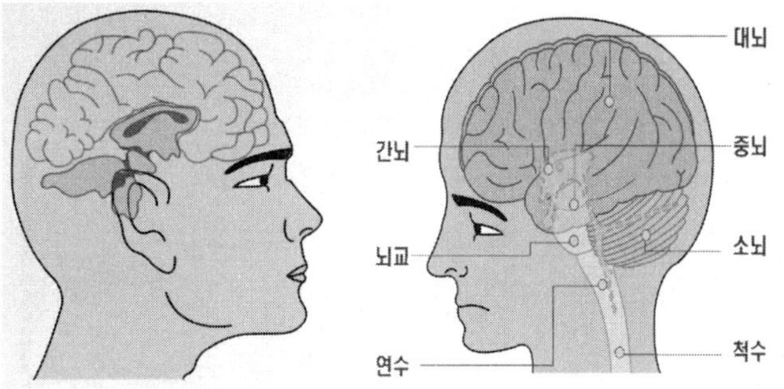

그림 11-8 ◦ 인간의 뇌구조

① 인공두뇌 : 시청각에 포함되는 인공시각 패턴 인식과 음성인식 기능과 제어 · 추론 기능이 중심을 이룬다. 즉 인공두뇌는 신경회로망 연구를 종합한 종착점이 되는 것이다. 음성합성 연구도 기능과 기술이 많이 발전되고 종합의료의 발전을 가져왔다.

② 인류는 산업사회가 시작된 이래 두 번의 혁명기를 맞았다. 지난 18세기 증기기관과 방적기계의 발명을 계기로 촉발된 산업혁명, 이것은 인간의 육체적 한계를 극복하는 첫 번째 기계혁명을 가져왔다. 두 번째는 20세기 중반 이후 인간의 계산과 기억능력을 대신하는 컴퓨터의 출현에 의한 정보기술 혁명이다. 새로운 밀레니엄을 맞이하게 된 인류는 이제 세 번째, 인공두뇌(artificial brain) 연구에 사활을 걸고 있다.

③ 정보기술 혁명기에 컴퓨터는 인류에게 좀 더 나은 삶을 제공했으나, 아직 인간과 친밀하게 일할 수 있을 만큼 지적이지 못하다. 현재의 컴퓨터는 인간이 프로그래밍한 것만을 수행하고 매번 사람이 명령하고 입력해야만 행동할 수 있기 때문이다.

④ 인간을 닮은 컴퓨터를 만들기 위한 인류의 제3의 혁명에 대한 꿈은 바로 여기서부터 출발했다. 인간의 전유물이었던 자율성과 창조성에 도전하는 생물체에 버금가는 인공두뇌

를 만들자는 것이다. 인공두뇌 연구에 대해 인문, 종교계는 신의 영역에 도전하는 것이라 말을 하지만 과학기술계는 '인류의 끝없는 탐구정신으로 마지막 남은 미지의 세계에 대한 도전'으로 생각하며 강한 의욕을 보이고 있다.

03 바이오센서

생체물질만이 갖는 분자 간의 선택적인 반응성을 이용하여 다양한 생리활성 물질의 농도를 신속하게 정량할 수 있는 센서이다. 이를 응용한 것이 혈액 내의 당의 양을 측정하는 당 센서이다(그림 11-9).

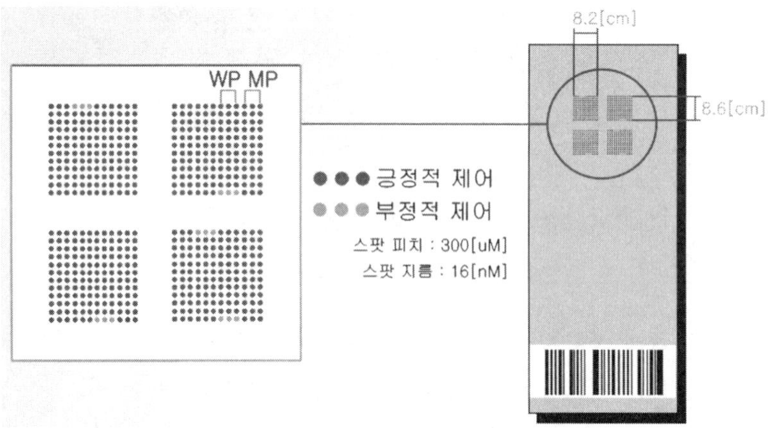

그림 11-9 • 바이오칩의 개념도

① 바이오칩 개념이 가장 먼저 실용화된 것이 바이오센서이다.

② 생명체 내에는 수백, 수천만 가지의 유기분자들이 서로 긴밀히 관련되어 작용하면서 여러 가지 생화학적 반응에 의해 정보전달, 변환 및 에너지가 이루어지고 있다.

③ 우리 몸 안에서 일어나는 현상을 이해하고, 활용하기 위해서는 생체반응을 정성적(quality) 또는 정량적(quantity)으로 측정해야 하는데 이러한 경우 바이오센서를 이용하면 된다.

④ 다른 센서와 달리 전기적 신호 변환기에 생체물질로 이루어진 생체분자 인식부위가 결합되어 있다.

⑤ 바이오센서의 메커니즘은 효소 등을 막 모양으로 고정시켜 이에 전극을 붙여 그 반응을 컴퓨터가 판독하도록 되어 있다(그림 11-10).

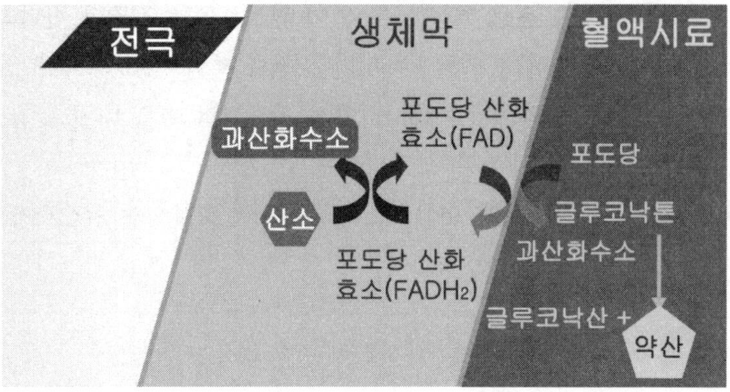

그림 11-10 • 혈당측정기로 활용되는 바이오센서의 구성

⑥ 생체분자가 갖는 분자인식 기능에 착안해서 여기에 신호변환장치를 결합시켜 제작되며 최근 전극, 반도체, 광바이어스, 압전소자 등의 신호변환장치로 이용되고 있으며 면역 센서에 있어서도 바이오센서와 마찬가지로 신호변환장치가 이용될 수 있다.

⑦ 생체막 내에 있는 산소가 소비되면서 과산화수소를 생성하게 되는데, 전극과 적절하게 결합시키게 되면 산소의 소비나 과산화수소의 생성 유무를 측정할 수 있고, 그 결과로 포도당 농도에 비례한 전기적 신호를 측정할 수 있게 된다.

⑧ 당뇨병환자의 경우 인슐린 주사를 맞아서 혈당치를 기준 이하로 떨어뜨려야 하는데, 이때 필요한 것이 혈당 센서, 포도당 바이오센서이다.

㉠ 포도당 산화효소는 포도당만을 선택적으로 식별해 반응하는 능력이 있다.

㉡ 이 효소를 고분자와 함께 생체막으로 만들어 주면 생체막은 포도당을 흡수하여 포도당 산화효소의 산화환원 반응이 일어난다.

⑨ 생체물질만이 갖는 고도의 분자인식 기능을 활용한 예는 여러 가지가 있다.

㉠ 식중독을 일으키는 세균으로 식품이 감염되었는지는 이들 세균에 특이적으로 결합하는 항체나 DNA를 이용하여 알 수 있다.

㉡ 생체분자만으로는 전기적 신호를 유발할 수 없기 때문에 바이오센서를 만들기 위해서는 반드시 적절한 신호변환기를 조합하여야만 한다.

㉢ 바이오센서는 측정 방식에 따라 광학적, 전기화학적, 열적, 마지막으로 압전 바이오센서로 구분된다.

㉣ 광학적 방법이 가장 많이 사용되고 있다. 즉 빛의 파장을 바꾸어가며 극소량의 생체물질을 측정할 수 있기 때문이다.

㉸ 항체와 항원을 결합시킬 때 먼저 항원에 형광물질을 표시하여 놓으면 레이저 광선을 조사할 때 항체와 결합된 항원의 양에 비례하는 형광신호를 측정할 수 있다.

⑩ 통신 모듈과 포토다이오드가 장착된 반도체칩 위에 미생물을 배양시키면 빛의 세기와 위

치, 정화기능 여부, 오염도 등을 측정할 수 있어 환경오염 측정뿐만 아니라 군사용(화학전 : 화생방)으로도 유용하게 쓰일 수 있는 오염도 측정 센서가 된다.

㉠ 사용되는 미생물은 오염물질을 대사하면서 청록색의 빛을 내거나 감소시키는 특성이 있다.

㉡ 반딧불이 빛을 내는 것과 같은 현상으로 미생물 내에 빛을 내는 유전자가 존재하기 때문이다.

04 생명체와 바이오칩

바이오칩은 생물의 효소, 단백질, 항체, DNA(Deoxyribo Nucleic Aid), 미생물, 동식물 세포 및 기관 그리고 신경세포 같은 생체유기물과 반도체 같은 무기물을 조합하여 기존의 반도체 칩 형태로 만든 혼성소자(hybrid device)이다.

1. 바이오칩의 기술

보건의료 및 관련 산업에 지대한 영향력을 줄 뿐만 아니라 궁극적으로는 전자기술의 물리적 한계를 분자수준에서 극복할 수 있는 새로운 형태의 바이오칩 및 생물전자 소자의 개발로 이어질 전망이다.

① 현재까지 연구하여 개발된 바이오칩은 반도체칩처럼 컴퓨터에 장착하여 직접 사용할 수는 없다.

② 생명공학 및 의료 분야 등에서는 바이오칩 운용기술이 아주 빠르게 퍼지고 있다.

2. 바이오칩의 종류

DNA칩, 단백질 칩 등 많은 종류의 바이오칩이 있다. 생체물질에 따라 바이오센서(bio sensor), 세포 칩(cell chip), 뉴런 칩(neuron chip), 생체 삽입용 칩, 랩온어칩(lap-on-a-chip) 등으로 종류를 나눌 수 있다. 그러나 일반적으로 크게 나누어 마이크로 어레이(micro-array)형과 마이크로 플루딕스(micro fluidics)형으로 구분한다(그림 11-11).

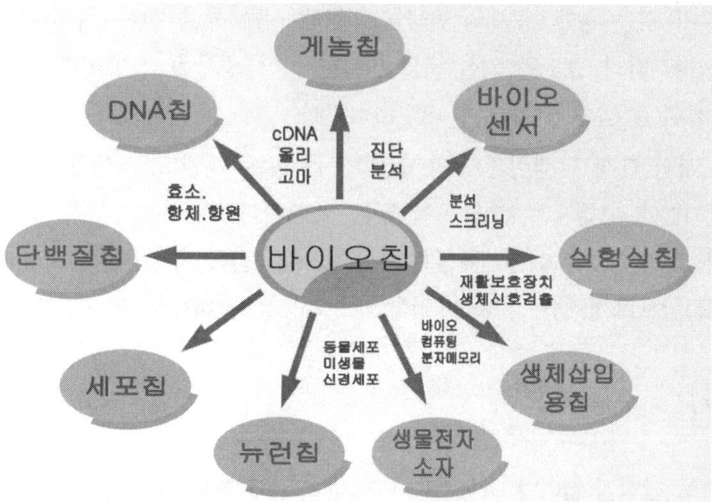

그림 11-11 • 생체물질에 따른 전자소자(바이오칩) 종류

① 마이크로 어레이(micro-array)는 수천 혹은 수만 개 이상의 DNA나 단백질 등을 일정 간격으로 배열, 분석대상 물질을 처리해 그 결합 양상과 내용들을 분석하는 단백질 칩, 바이오칩, DNA칩이 대표적이다.

㉠ 단백질 칩은 대부분 생병(生病)현상이 단백질에서 일어나기 때문에 활용가치가 높다.

㉡ 효소, 항체, 수용체 등과 같은 필요한 단백질의 확보가 힘들고 변성되고 깨지기 쉬운 단백질의 특성 때문에 상용화는 DNA칩에 비해 뒤져 있다.

㉢ DNA칩은 특성 유전자(질병과 관련된)의 존재유무 확인, 단백질 칩은 항체·항원 반응 검사 등에 주로 이용된다.

② 마이크로 플루딕스 칩(micro fluidics chip)은 랩온어칩(lap-on-a-chip)이라고 하기도 하며 미량의 분석대상 물질을 흘려보내면서 칩에 집적된 각종 생물분자 혹은 센서와 반응하는 양상을 분석하는 것으로 최근 분석물질의 분리, 합성, 정량분석이 가능한 칩도 개발 중이다.

③ 그러나 학술적인 분류보다는 실제 상업적으로 응용되는 정도와 용도 차이에 따라 현재 상용화에 주류를 이루는 DNA칩과 랩온어칩, 단백질 칩 등 3종류로 구분할 수 있다.

3. 단백질 칩

① 현재 상용화 연구를 위한 초기 단계에 있다.

② DNA칩(protein chip)이 DNA 결합성질을 이용해 연구목적으로 하는 현상을 관찰하는

데 비해 이 칩은 항원, 항체의 반응을 이용해 진단 등을 하는 칩이다.

③ 결합 방식에 따라 효소와 기질 등을 이용한 칩이 생산될 전망이다.

④ 단백질 칩도 DNA칩과 구조가 비슷하다.

㉠ DNA 대신 특정 단백질과 반응할 수 있는 항체, 리간드, 리셉터, 탄수화물, 핵산 등이 유리 기판에 고밀도로 부착되어 있는 형태이다.

㉡ 단백질 간의 상호결합 관계를 질량분석기나 형광등을 사용하여 신속하게 대량으로 분석 및 측정함으로써 생체 분자의 역할이나 기능을 밝혀내는 연구를 할 수 있다.

4. 랩온어칩

① 일반적으로 단백질 칩이나 DNA칩이 반도체 소자에 물체 등을 삽입하기 위해 분리, 증폭, 정제 등 실험실습 과정을 사전에 거쳐야 되나 랩온어칩(lap-on-a-chip)은 반도체 소자 위에 이 모든 과정을 진행한다.

② 미세기기 제작기술과 함께 소자 위에서 실험물질을 미세화시켜 흘리는 기술인 마이크로 플루딕스(미세유체역학) 기술이 요구된다. 아직은 본격적인 상용화 단계는 아니며 상품화 초기 형태의 제품은 일부 출시되어 있다.

5. 바이오칩의 전망

바이오칩은 분석수단뿐만 아니라 신약개발용, 생리활성 물질 스크리닝, 진단 등의 용도로 많이 사용되고 있으며, 점점 그 구조와 기능이 복잡해지고 있다.

㉮ 실험실 칩은 시료의 분석과정 및 모든 처리가 똑같은 칩 상에서 전부 이루어지도록 설계되었다.

① 바이오칩 제작에서 생체물질을 소형 집적화시키고, 다량의 시료를 처리할 수 있도록 MEMS(Micro Electro Mechanical System) 기술이 응용되어 접목되고 있다.

② 실험실 칩은 시약과 생체시료의 양을 줄이고, 많은 시료를 한 번에 처리해서 전체적인 분석비용을 낮게 할 수 있는 이점이 있다.

반도체와 신경세포를 조합시킨 인공망막, 인공수족과 말초신경부위와의 조절 기능을 수행할 수 있는 생체이식용 칩 등 인체 내 이식이 가능한 칩에 대한 연구가 활발히 진행되고 있다.

① 21세기의 사회와 문화는 눈부시게 발전된 정보통신기술과 생명공학이 서로 융합되는 복지사회가 실현될 것으로 예상되고 있다.

② 디지털 개념과 DNA가 결합된 새로운 개념이 예측되고 있다.

③ 바이오칩 기술은 보건의료 및 관련 산업에 엄청난 영향력을 줄 것이다.

④ 전자기술의 물리적 한계를 분자수준에서 뛰어넘을 수 있는 새로운 형태의 생물소자 및 바이오칩의 연구와 개발로 이어질 전망이다.

05 휴대폰과 의공학 발달

당뇨병으로 고생하는 환자들은 최근 건강관리를 위해 휴대폰을 구입했다. "전자파로 인해 건강을 해롭게 하는 휴대폰으로 무슨 건강관리냐"며 의아해하는 사람들도 있겠지만 요즘 기성세대는 건강관리의 중요 도구로 휴대폰을 사용하고 있다.

① 헬스케어(health care) 당뇨폰과 같은 휴대폰은 혈당측정 관리기능은 물론 운동관리, 식이요법, 투약관리 등 주치의 서비스까지 가능하다.

㉠ 환자가 병원에 가지 않고도 휴대폰 하나로 자신의 건강을 수시로 체크, 파악할 수 있다.

㉡ 혈당측정기와 만보계[calm]를 배터리 팩에 내장해 언제 어디서나 간편하게 자신의 혈액을 채취, 혈당을 측정하고, 무선 데이터베이스(DB)를 이용해 효과적인 혈당 데이터 분석 및 관리가 가능하다.

② 혈당측정 기능은 배터리 팩에 장착된 테스트 막대로 혈액을 채취하면 각종 혈액정보가 휴대폰에서 자동 인식되고 온라인 데이터베이스(DB)로 전송되며, 측정된 자료를 바탕으로 한 개인맞춤 서비스가 다시 피드백(feedback)되는 사용자 중심 서비스를 기본으로 제공한다.

③ 당뇨핸드폰은 정보만 입력하고 결과를 보여주는 단순 정보제공 차원이 아닌 실질적인 모바일 헬스케어 서비스의 출발점'이며 '고령화 사회 진입, 웰빙(well-being) 추구 등 헬스케어에 대한 사회적인 관심이 고조되고 있는 상황에서 이 같은 웰빙 개념이 도입된 휴대폰이 많이 시판될 것이다(그림 11-12).

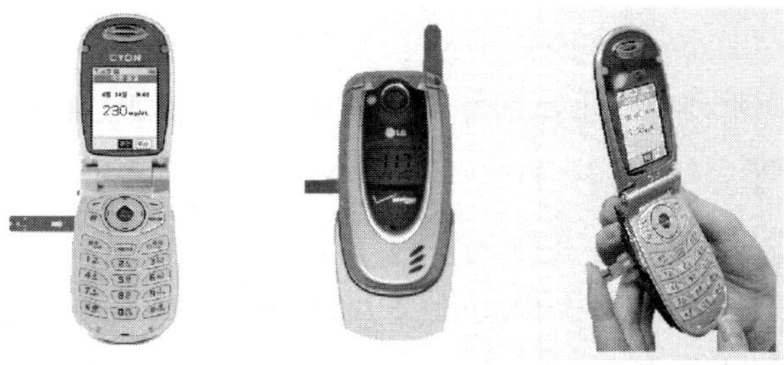

그림 11-12 • 당뇨핸드폰

④ 최근 휴대전화 단말기의 기술발전이 급속도로 빨라지면서 혈당은 물론 체온, 걸음 횟수까지 측정할 수 있는 삶의 질 향상을 위한 '웰빙핸드폰(well- being phone)'은 통신보다는 건강 부문에 초점이 맞추어지면서 정보통신기기가 아닌 '의료기기'로 공식 분류되는 단말기마저 등장하는 등 '휴대전화의 무한 진화'의 한 단면을 보여주고 있다.

㉠ 휴대전화 단말기업계의 제품 차별화 전략과 삶의 질을 추구하는 최근의 생활상의 변화와 맞물려 건강으로 인한 웰빙 바람이 휴대폰 개발로 연결될 것이다.

㉡ 실제 당뇨핸드폰에 이어 체지방률을 검사할 수 있는 다이어트폰, 맥박 체크 센서를 통해 스트레스 정도를 사용자에게 알려주고 휴식을 취하라고 지시하는 스트레스폰도 나와 있다.

㉢ 다이어트핸드폰은 체지방 분석기를 탑재해 혈액을 채취하면 측정자의 체지방 지수를 표시해 자신에게 적합한 체지방을 유지할 수 있도록 도와준다.

㉣ 체온측정이 가능한 '헬스케어 핸드폰'도 나왔다. 이러한 '헬스케어핸드폰'은 체온감지 센서가 장착되어 있어 사용자의 체온변화를 일목요연하게 측정할 수 있다.

㉤ 만보계가 장착된 300만 화소 카메라핸드폰도 있다. 이 만보계 카메라핸드폰의 원리는 사용자의 걸음 횟수를 측정해 주는 일반 만보계 센서를 휴대전화 단말기에 내장한 것으로 적당한 운동량 확보에 큰 도움이 될 것이다.

⑤ 인류가 지난 수천 년간 세균을 없애는 데 사용한 '은(銀)'이 나노기술과 만나 이젠 일반 가전제품뿐만 아니라 핸드폰에도 대거 사용되기 시작했다. 특히 최근 웰빙 바람이 거세게 불고 있는 데다 은나노를 휴대폰에 코팅하기 위한 추가비용도 생각처럼 크지 않아 앞으로 '은(銀)나노폰'이 대세가 될 것으로 예상된다.

㉠ 세균번식을 원천적으로 방지하고 살균 및 항균 기능을 가미한 '은(銀)나노 코팅' 휴대폰이 나왔다.

㉡ 1000만 화소 CCD(Charge Coupled Devices : 전자결합소자) 방식의 180[°] 회전 가능한 카메라핸드폰이 내장되어 있고, 최대 메모리가 128[GB]인 반자동 슬라이드폰이다. 항상 손에 쥐고 다녀야 하는 휴대폰은 다른 어떤 가전제품보다 깨끗해야 하기 때문에 비용이 얼마 소요되지 않는 은나노기술을 적용하고 있다.

⑥ 수출되고 있는 CD[mA] 자바(JAVA)폰은 처음으로 은나노 항균기능을 적용했고, 국내에도 진동 스피커 채용의 소형 메가픽셀 슬라이드폰에 은나노를 이용한 항균기능을 적용하고 있다. 소형 슬라이드 카메라폰의 경우에는 아예 처음부터 은나노 항균기능을 적용하고 있다.

⑦ 휴대전화로 웰빙 관련 콘텐츠를 이용하는 모바일 웰빙에 대한 관심이 높아지면서 웰빙과 관련된 다양한 서비스를 선보이고 있다.

㉠ 모기 퇴치기, 졸음탈출, 변비클리닉 등 웰빙 기능성 콘텐츠로 발전해 왔다.

㉡ '웰빙 컬러링' 서비스를 통해 다이어트, 금연, 스트레스 해소, 피로회복, 집중력 향상, 숙면 등에 도움을 주는 치료용 음원 7가지를 음악과 함께 제공하고 있다.

㉢ 음식 종합정보를 제공하는 '모바일 푸드 서비스'도 실시하고 있다. 일일 · 주간 · 월간으로 건강식단을 제공하고 인기스타가 직접 선정한 조리법을 영상으로 보여준다.

㉣ 키와 체중을 입력하면 비만 정도와 운동량에 따른 칼로리[cal]량을 계산해 주는 다이어트 도우미 서비스도 제공한다.

⑧ 다채로운 웰빙 서비스로 '얼짱 프로젝트', '소화불량 도우미', '모바일 눈피로 회복기', '손가락 진동자극기', '숙취 해소기'뿐 아니라 멀티 팩 최면천국에서는 다이어트, 금연, 집중도 향상, 스트레스 및 불면 해소 등과 심리치료에 도움을 주는 휴대전화 최면술 서비스가 제공되며, 또 '자연의 벨소리'에서는 각종 새소리와 매미, 귀뚜라미, 맹꽁이 등 150여 종의 벨소리를 들을 수도 있다.

⑨ 여성 전용 '뷰티마법사' 서비스는 헬스 · 뷰티 · 피부 치료(therapy) 등 총 3개의 카테고리로 구성돼 스트레스를 줄이고 숙면을 유도해 다이어트나 변비, 여드름 등 여성들의 만성적인 고민을 덜어주기도 한다.

휴대폰의 다양한 서비스들은 정신없이 바쁘고 스트레스가 많은 현대인들이 손쉽게 이용할 수 있어 건강관리에 큰 도움이 될 것으로 기대된다.

06 DNA칩

인간의 유전자(유전형질의 결정에 작용하는 세포 내의 구조단위)는 약 3~4만 개로 추정하고 있다. 지금까지 약 30억 염기쌍에 달하는 인간 유전자 정보의 일정한 순서를 밝혀내고, 그 유전자 상호 간의 기능을 밝혀내려는 연구가 현재 진행 중이다.

① 각종 질병, 질환의 진단, 처방과 새로운 약품에 필요한 필수적인 정보를 얻을 수 있다. 이때 꼭 필요한 것이 바로 DNA칩이다.

② 가장 간단한 형태는 가로, 세로 1[cm] 내외의 유리기판에 유전자 조각을 종류, 형태별로 수천 개씩 맞추어 놓은 형태이다. 이러한 이유로 DNA칩은 DNA 마이크로 어레이(micro Array)라고도 한다(그림 11-13).

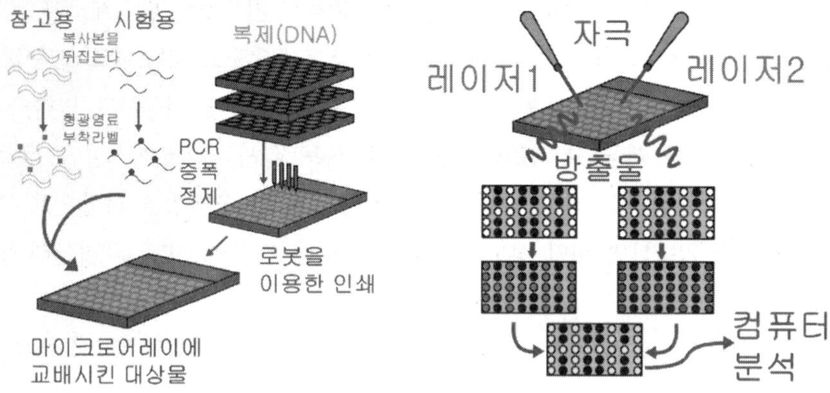

(a) (b)

그림 11-13 • DNA 분석과정

③ DNA 분자는 **디옥시리보오스**라는 당과 염기와 인산으로 이루어진 **뉴클레오티드**라고 하는 단위가 길게 연결된 이중 나선구조를 하고 있다. DNA를 **구성**하는 **염기**는 **아데닌**(A), **시토신**(C), **티민**(T), **구아닌**(G)이라 하는 4종류로 되어 있는데, 2개의 사슬은 동일 염기 배열을 가지는 것이 아니라 아데닌(A)는 티민(T)와 구아닌(G)은 시토신(C)과 결합하는 성질이 있다. 따라서 'TACGAAGC'라는 DNA 조각을 실리콘이나 유리 등의 기판에 붙여 놓게 되면, 혈액 등 시료 중에 짝을 이룰 수 있는 나머지 조각, 즉 'ATGCTTCG'의 배열로 이루어진 DNA 조각만이 결합하게 된다. 이것을 **상보적 결합**(hybridization)이라 한다.

④ **DNA 칩의 측정원리는 염기서열을 알고 있는 DNA 조각을 기판에 미리 장착시켜 놓고, 시료 중에 함유된 DNA와 상보적 결합이 일어나는가를 관찰하는 것**이다. 가장 많이 사용되는 방법은 **형광 측정법**이다.

㉠ 염기서열을 알고 있는 DNA 조각 수백 종이 부착되어 있는 DNA칩 위에 정상 조직에서 추출한 DNA 시료와 환자의 조직에서 추출한 DNA 시료를 반응시켜 관찰해 보자.

㉡ **정상시료는 붉은색을 발하는 형광물질**을 붙여 놓으면 DNA칩 표면은 [그림 11-13](b)와 같이 2가지 파장의 레이저를 가했을 때 **초록색과 붉은색, 중간색인 노란색**으로 빛나게 된다.

㉢ **익스프레션 프로파일링 칩**(expression profiling chip)은 DNA칩의 일종으로 반도체 소자 위에 유전자를 접속, RNA의 패턴을 분석한다. 현재 상용화된 DNA칩 중 50~60[%]를 차지하고 있으며 유전자의 **발현현상을 관찰**해 유전자 연구에 주로 쓰이고 있다.

㉣ **지노타이핑 칩**(genotyping chip)은 **올리고뉴클레오티드 칩**(oligonucleotide chip)이

라고 하며, 염기의 차이를 주로 관찰할 수 있는 칩이다. DNA칩 중 30[%] 정도를 차지하고 있으며 이 칩은 유전자의 차이를 관찰해 진단용으로 사용되고 있다.

ⓜ 게놈칩(genom chip)은 반도체 소자 위에 염색체 조각 등을 접속해 염색체의 패턴을 관찰할 수 있다. 연구 및 진단용으로 사용된다.

07 생체재료

의료용 재료의 특성과 성질은 각각의 용도에 따라 넓은 범위를 갖고 있다. 식물로부터 추출한 모든 생물학적 재료를 생체재료라 한다. 의료용 생체재료는 살아 있는 인체, 다시 말해 생체와 직접 접촉하는 물질이라는 점이다. 동물의 조직과 같은 살아 있는 조직 또는 기관의 기능을 대신하는 모든 생물학적 재료를 의공학의 생체재료로 정의할 수 있다. 생체재료의 응용분야는 크게 인공장기(artificial organs), 약물전달체계(drug delivery system), 외과용 임플란트(surgical implants) 및 치과용 소재로 분류할 수 있다.

1. 생체재료의 역사

① 고대 이집트의 피라미드에서 미이라의 의치가 발견되었다.

② 초기 금속 생체재료 : 주로 청동기(bronze)와 구리(copper)를 사용하였다.

㉠ 초기 금속 생체재료의 용도 : 부러진 뼈를 재조립하여 지지해주는 역할로 사용되었다.

㉡ 초기 금속 생체재료의 단점 : 부식 등에 대한 지식이 없어 인체 내에서는 오랜 시간 치료효과를 발휘할 수 없었고 부작용이 초래하는 경우가 많았다.

③ 인체 내부에서 경조직과 연조직을 대체할 수 있는 생체재료의 본격적인 개발은 과학이 발전된 19세기 중반 이후부터이다.

④ 생체조직과 유사하며 부작용이 작은 최초의 이식재료는 코끼리 상아이다.

⑤ 19세기 이후 수많은 과학자와 의사에 의해 다양한 생체재료의 소재가 개발되었으며, 안전하고 효율적인 소재 개발의 속도는 최근에 급속도로 빨라졌다.

2. 생체재료의 분류 및 평가

(1) 의료용 생체재료의 분류

의료용 생체재료는 〈표 11-1〉과 같이 분류할 수 있으며, 예전에는 천연재료를 사용하였으나 기술의 발달을 통해 인공재료의 활용이 급속도로 늘어나고 있다.

표 11-1 ◦ 생체재료의 분류

생체재료		
천연재료	인공재료	
	유기재료*	무기재료
천연고분자재료(교원섬유 등)	합성 고분자재료	금속 재료
인공배양 세포(환자의 골세포)		세라믹 재료
인공보존 조직(연골, 각막)		
복합재료		

용 도		기 능
사용부위 사용기간 필요기능	용도+기능=생체재료	생체적합성 생체기능 기계적 물성

생체재료				
인공장기		인공조직		치료용 제품
체내장기	체외장기	경조직	연조직	봉합사 콘택트렌즈 치과재료 정형외과재료 수집 및 주입기구 1회용품
인공심장 인공혈관 인공신장판막	인공신장 인공심폐기	인공뼈 인공치아 인공관절	인공피부 인공관 인공유방 인공수정체 인공각막	

3. 의료용품의 분류

의료용품의 분류(medical device classification)는 비접촉 의료기구(non-contact device), 표면접촉 의료기기(surface-contacting device), 체외에서 체내로 삽입하는 의료기기(externally communicating device), 체내 이식형 의료기기(implant devices)로 분류한다.

* 유기재료 : 생명을 가지고 생활기능이나 생활력을 갖추고 있어야 한다.

(1) 비접촉 의료기구

비접촉 의료용구(non-contact device)는 X-선 필름, 요분석기, 화학분석기, PACS(의료영상저장 전송 시스템) 등의 환자의 신체에 직접 혹은 간접적으로 접촉하지 않는 의료기기 등이다.

(2) 표면접촉 의료기기

1) 점막과 접촉하는 의료기기

콘택트렌즈, 요도 카테터, 결장경, 위내시경, 기관 튜브, 기관지경, 치과 보철물, 치과교정기구 및 자궁 내 피임장치, 질 내벽 및 내부장기 관련 의료기기 등이다.

2) 파열된 표면과 외상 표면

파열된 표면과 외상 표면(breached or compromised surface)은 손상되거나 파열된 표면과 접촉하는 의료기기(궤양, 육아조직의 드레싱 혹은 치료기구, 화상 등) 등이다.

3) 피 부

손상되지 않은 피부(skin)에만 접촉하는 의료기기(심전도용 전극, 청진기, 보조기, 의지, 체온계 등) 등이다.

(3) 체외에서 체내로 삽입하는 의료기기

체외에서 체내로 삽입하는 의료기기(externally communicating device)는 인체에 접촉하는 의료기기이다.

1) 조직, 뼈 및 상아질과 접촉

복강경, 관절경, 치과용 보철물 및 피부 스테플, 치과용 충전재료 등이다.

2) 혈액과 간접적으로 접촉

혈관의 한 지점에서 접촉하여 혈관계 입구의 도관 역할을 하는 의료기기(짧은 시간 혈액에 주입되는 주사기, 수액 시스템 및 수혈 시스템) 등이다.

3) 순환혈액과 접촉

순환하는 혈액과 접촉(circulating blood)하는 의료기기(혈관 내 카테터, 산소공급기, 체외 산소공급 튜브 및 부속품, 임시적 인공심장 박동기 전극, 투석기 튜브 및 부속품 등) 등이다.

(4) 체내이식형 의료기기

1) 뼈와 접촉하는 의료기기

뼈(bone) **부위에 상용되는 인공관절**, bone cement, 골접합제, 정형외과용 핀, 플레이트, 대체 조인트, 뼈 보철기, 치과용 임플란트에 사용하는 의료기기 등이다.

2) 생체조직과 접촉하는 의료기기

생체조직과 접촉하는 의료기기(tissue and tissue fluid)는 **생체 내 조직에 삽입되는** 심장박동기, 근육신경 센서 및 자극기, 약물 의료기기, 인공유방 내 이식물질, 인공후두, 골막하의 이식물질, 결찰클립 등이다.

3) 혈액과 접촉하는 의료기기

인공심장 박동기전극, 인공동정맥관, 심장 밸브, 혈관이식, 약물 전달 카테터 및 심실보조기구, 인공심장판막 등이다.

4. 생체재료의 조건

생체재료 적합성의 요건은 〈표 11-2〉와 같이 분류한다.

① 생체 내에서 **생리학적으로 생체재료가 적합하고 양호**해야 한다.

② 대체된 인체부위의 기능을 수행하는 데 있어서 무리가 없어야 한다.

③ **기계적 물성***이 우수하고 동시에 **체내에서 물성의 저하**가 있어서는 안된다.

　㉠ **의료용 재료** : 생체 사용부위에 따른 필요기능 및 사용시간에 따라 요구되는 특성이 다르며 크게 **인공장기, 인공조직** 및 **치료용 제품**으로 분류된다.

　㉡ **생체재료의 적합성** : 생체조직 또는 혈액과 접촉하여 조직 및 혈액을 괴사시키거나 혈액을 응고시키지 않아야 하는 **조직적합성** 및 **항응혈성**이다. 따라서 인체 내에 환경의 자극을 주지 않으며 부작용을 일으키지 않으면서 그 기능을 발휘하여야 한다. 실제로 재료와 생체의 상호작용은 매우 복잡하다.

---

* 기계적 물성 : 물질이 가지고 있는 성질(물질의 전기적 · 자기적 · 광학적 · 역학적 · 열적 성질 따위를 통틀어 이르는 말)이다.

표 11-2 ■ 생체재료의 조건

<table>
<tr><th colspan="3">생체적합성(biostability)</th></tr>
<tr><td rowspan="6">생체친화성
(biostability)</td><td rowspan="5">기계적 성질
(mechanical)</td><td>강도(intensity)</td></tr>
<tr><td>마모(wear)</td></tr>
<tr><td>탄성(elasticity)</td></tr>
<tr><td>취성*(脆性)</td></tr>
<tr><td>내구성**/비열화***(non-deterioration)</td></tr>
<tr><td>계면생체친화성
(interfacial)</td><td>Ⅰ. 능동적 조직 결합형(bioactive) : 생체조직과 화학적으로 결합하여 기능적으로 일체화하는 성질이다.
Ⅱ. 수동적 비이물형(bioinert) : 재료와 주위조직이 직접 결합하지는 않지만 면역반응을 일으키지 않으면서 안정적으로 기능을 유지한다.</td></tr>
<tr><td rowspan="4">생체안전성
(biocompatibility)</td><td rowspan="4"></td><td>발열반응</td></tr>
<tr><td>세포위해성/비독성</td></tr>
<tr><td>항원성(antigen)</td></tr>
<tr><td>발암성(carsinogen)</td></tr>
</table>

㉮ 혈액이 응고되는 과정 등은 아직 완전히 규명되지 않았다. 또한 재료표면의 구조(화학적 조성, 형태 및 평활도)에 따르는 혈액적합성과 조직적합성의 상관관계는 끝없는 연구에도 아직 풀리지 않고 있는 것이 의공학의 어려움이라 하겠다. 그러나 근래의 기술발전으로 인한 혈액적합성과 조직적합성에 관련된 연구의 축적으로 사용용도에 따라 재료를 새롭게 설계, 개발되는 경향이 활발히 연구되어지고 있다.

5. 조직적합성 재료

치료를 목적으로 인간의 몸에 삽입되는 소재를 바이오 재료(bio material)라고 한다. 바이오 재료는 인체라는 특수한 환경에서 사용되는 소재이므로 아무리 뛰어난 성능을 가진 소재라 하더라도 인체에 삽입시 부작용을 일으키는 소재라면 사용할 수 없으므로 소재에 대한 일반적인 지식뿐만 아니라 인간의 신체에 대해서 정확히 인식하는 것이 무엇보다 중요하다. 〈표 11-3〉과 같이 인체에 적용하는 부위 및 용도에 따라 생체를 자극하지 않거나 또는 친화력이 우수한 바이오 재료로 생체흡수성 재료, 생체활성 재료, 생체불활성 재료로 나눌 수 있다.

* 취성 : 물체가 외력(外力)을 받았을 때 소성변형(塑性變形)을 거의보이지 않고 파괴되는 성질이다.

** 내구성 : 변형변질이 되지 않고 오래 견디는 성질이다.

*** 비열화 : 내열재(높은 열에 견딘다)이다.

표 11-3 ◦ 조직적합성 재료의 종류와 성격

재 료	종 류	성 격
생체흡수성 재료	콜라겐, 폴리글라이콜라이드, 폴리락타이드, 트라이칼슘, 포스테이트	생체 내에서 분해되어 흡수되는 재료이다.
생체활성 재료	바이오글라스, 하이드록시아 파타이트, 콜라겐	생체조직과 우수한 결합작용으로 세포부착성장이 우수한 재료이다.
생체불활성 재료	실리콘, 테프론, 세라믹	인체에 자극 및 독성을 일으키지 않는 재료이다.

6. 생체재료의 독성 평가

(1) In vivo법(생체 내 시험)

1) 자극성시험

눈, 점막, 피부 등을 의료기기 혹은 용축액과 접촉한다.

2) 근육 내 이식시험

이식재료에 대한 근육조직의 생물학적 반응을 분석하는 데 이용되며, 동일한 의료용 재료의 표면처리상태에 따른 생물학적 반응의 비교와 의료기기 재료의 변형이나 여러 가지 처리에 따른 영향을 평가하는 데 이용된다.

3) 피하반응시험

피하조직에 접촉시켜 부하조직을 관찰한다.

4) 발암시험

발암시험(carcinogenicity)은 실험동물을 이용하여 종양의 유발 가능성을 검색함으로써 인간의 발암성 위해도를 예측하기 위해 실시하는 시험이다. 발암시험은 인간의 수명에 상당한 기간 동안 적용되는 의약품, 구조활성의 상관관계에 있어서 유전독성 또는 발암성이 의심되는 의약품, 반복투여 독성시험에서 전암병변이 관찰된 의약품 등에는 반드시 적용되어야 하는 중요한 시험 항목이다.

(2) In virto법(체외실험)

1) 용혈시험

용혈시ㅊ험(hemolysis assay)은 혈액과 접촉하는 의료기기의 재료 중에는 혈구세포의 파괴를 초래하는 물질이 방출될 수도 있어서 적혈구가 파괴되는지의 여부를 의료기기와의 직접 접촉 또는 용출액과의 접촉을 통해 시험한다.

2) 조직배양

조직배양(tissue culture)은 세포를 배양하면서 의료기기와 직접 혹은 용출액과 간접적으로 접촉시켜 세포의 성장에 영향을 주는지의 여부를 판단한다.

direct contact → agar diffusion〈한천(우뭇가사리류) 확산〉 → membrane filter〈얇은 막 제거 확산〉 → Reduced cell adhesion〈세포유착축소〉 → reduce cell proliferation〈세포확산축소〉 → altered cellular morphology〈세포로 된 형태학변형〉 → cell death〈세포소멸 등을 측정〉

7. 인공장기

인공장기는 장기의 기능을 대용시킬 목적으로 만들어진 장치로서 체내에 들어가면 큰 변화가 일어나는데 혈전을 만들지 않는 한 혈전성을 지녀야 하고 재료로는 합성고분자 플라스틱, 금속세라믹 등이 사용된다.

(1) 인공심장

1) 인공심장 사용목적

심장의 기능이 저하되거나 악화된 심장 대신 생체 내에서 기계적으로 인공심장을 장치하여 혈액의 전신순환을 영구적으로 보조 또는 대행하도록 만든 심장이다(그림 11-14).

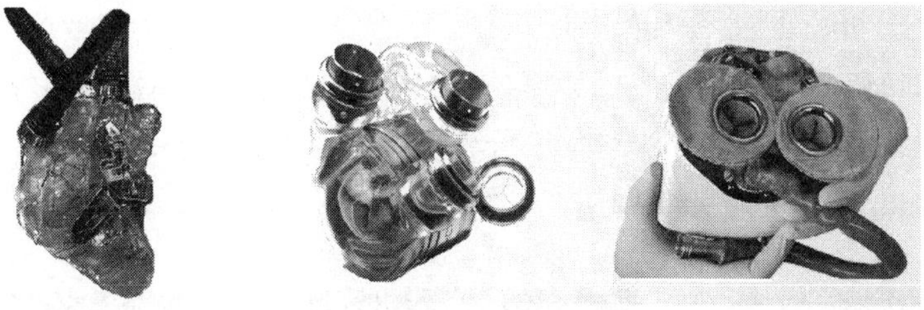

그림 11-14 ◦ 인공심장

2) 인공심장의 기본구조

① 구동기구 : 에너지원*과 전달기구

② 혈액기구 : 혈액형 검사시 혈액의 응집반응을 검사한다.

* 에너지원 : 유체전기를 이용하지만 생물학적 · 화학적 에너지에 대한 연구가 검토되어야 한다.

③ 제어기구 : 심박수, 심박출량, 유량파형, 심실압력파형, 혈액가스분압, 체온조절 등이 필요하다.

3) 인공심장 펌프의 구성

심실 판막 및 생체부와의 결합부로 구성된다.

4) 인공심장의 단점

좌심실보조심장에 비하여 혈액의 과류나 정체, 혈전현상이 생기기 쉽다.

5) 인공심장의 재료

폴리우레탄, 실리콘, 합성고분자재료 등이다.

6) 좌심실 보조심장

① 심실은 1개관상 또는 U자 모양, 완전인공심장은 2개의 심실이 혈류가 들어오고 나가는 통로가 공급받는 환자의 심방 및 대혈관에 대응하도록 주머니 모양으로 만들어졌다.

① 특징

㉠ 우심실 부전과 출혈경향이 있으며, 사용하는 것이 늦다.

㉡ 폐혈관저항이 일어나고 기능부전이 되며 좌실심 첨 연결관이 된다.

(2) 인공고막

① 인공고막에 큰 천공이 있어 귀가 잘 들리지 않는 경우에 사용한다.

② 인공고막을 사용할 때 주의할 점

㉠ 내이나 청신경의 이상으로 난청이나 귀고름이 나오는 경우에는 효과가 없다.

㉡ 인공고막을 사용하면 귀에 이상이 발생할 수 있으므로 처음 30분 사용 후에 차차 시간을 늘려야 한다.

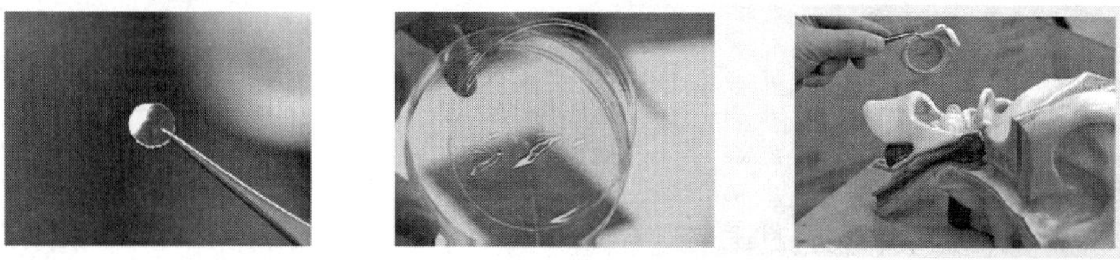

그림 11-15 • 인공고막

(3) 인공항문

대변을 지속적으로 또는 편안히 배출하기 위하여 인공적으로 만든 인공항문은 배출구로서 결장암 또는 직장암 등으로 근치 수술이 불가능하거나 직장암의 근치 수술로 직장 항문 등을 크게 절제했을 경우에 대용으로 사용한다.

(4) 인공혈액

인공적으로 반인공적 물질을 사용하여 인간의 혈액이 지닌 기능을 대용하기 위해 만들어진 물질로 혈액은 혈구성분과 혈장성분으로 구분되는데 혈구성분의 이물질 등의 탐식기능을 가진 백혈구와 지혈기능을 가진 혈소판 그리고 혈구성분의 대부분을 차지하며 조직 및 장기에 산소를 운반공급하여 탄산가스(이산화탄소)를 반출하는 적혈구로 나뉜다. 혈액 수혈자와 혈액 수급자가 수혈이 같지 않는 경우 인공혈액 보존이 어려우며, B형 간염, 매독, AIDS가 걸리기 쉬운 단점이 있다.

8. 바이오세라믹스 복합재료

복합재료(composite material)는 2가지 이상의 재료를 결합하여 물리적, 화학적으로 각 재료의 장점을 살리고 단점을 보완함으로써 공학적으로 유효한 기능의 요구를 만족시키는 재료이다. 크게 보면 자연계에 존재하는 재료, 즉 대나무나 목재 또는 생체재료 등의 대부분이 복합재료라 할 수 있다.

① 바이오세라믹스 응용으로 경조직 대용 복합재료의 개발이 이루어지고 있다. 일반적으로 기계적 강도가 약한 의료용 고분자재료 또는 생체활성 또는 충격에 약한 세라믹스의 물성을 높이기 위하여 fiber(섬유) 또는 세라믹 분말을 결합하여 사용하고 있다(표 11-4).

표 11-4 ◦ 바이오세라믹스를 이용한 경조직 대용 복합재료들의 응용 분야 및 목적

응용분야	Matrix	Filter	목 적
골접착제	PMMA	Glass ceramics : HA Carbon fibers	• 기계적 강도가 증가한다. • 생체활성이 향상된다. • 강도증가 및 피로파괴를 방지한다.
하중지지대	Bioceramics	ZrO_2, Carbon fibers	강도와 파괴인성이 향상된다.
골수복재	PE, TiO_2, Al_2O_3	TCP, HA, CaO	강도 및 생체활성이 향상된다.
치아접착제	PMMA, Epoxy	Carbon fibers Glass fibers	강도증가 및 수축률 감소한다.
인공치아	HA, Bioglass	Ti & Carbon fibers	강도가 증가된다.
인공관절	UHMWPE, SiC	Carbon fibers	마모저항 및 강도가 향상된다.

㉮ 골 접착제의 경우 뼈 속에 매식하면서 뼈와 매식체를 직접 접착시키기 위하여 체내에서 많은 분자가 결합하여 중합을 시킬 경우 단분자(monomer)의 증발이 원인이 되어 많은 미세한 기공들이 형성되게 된다. 장기간 사용시 이러한 미세한 기공들은 접착제의 파손 또는 분리의 원인이 되기도 한다.

② 골 접착제의 강도를 높이고 크립 특성을 낮추기 위해 PMMA내에 탄소섬유, 유리 등을 충전재로 쓰기도 하며, 골과 골접착제의 결합력을 높이기 위하여 생체활성 수산화아파타이트 분말을 첨가하여 사용하기도 한다.

㉠ 인공관절의 마찰면에 많이 사용되고 있는 초고밀도 폴리에틸렌의 물성과 마모저항을 높이거나 골수복재의 기계적인 강도를 높일 수 있는 복합재료 개발에 관한 연구가 활발히 진행되고 있다.

㉡ 바이오세라믹스 복합재료들을 인체 내에 사용할 경우 기계적 강도를 향상시키고 특히 뼈와 탄성계수가 큰 차이를 가짐으로써 일어나는 응력을 막아 주는 현상에 의하여 발생하는 골 흡수를 방지할 수 있어 현재 많은 연구가 활발히 진행되고 있다.

9. 의료용 합성고분자

의료용 합성고분자(synthetic polymers)는 무수히 많은 단위분자가 서로 화학적 결합으로 형성되는 유기물질로서 결합하고 있는 분자의 수가 증가할수록 고체화되는 특성을 가지고 있다.

(1) 의료용 고분자의 종류와 응용 분야

1) 폴리에스터

폴리에틸렌 터프탈레이트(PolyEthylene Terphthlate : PET)이다 에스테르기(基)가 연결기가 된 고분자의 총칭이다. 흔히 다크론(dacron)이라 하는 대표적인 합성섬유로서 오디오, 비디오, 테이프용 필름과 콜라병, 음료수병, 기름병 등 우리생활 전반에 쓰이고 있으며 인공혈관과 같은 의료용으로도 폴리에스터를 편직 또는 제작한 것이며, Teflon에 비해 생체적합성이 나쁘기 때문에 대구경에만 사용된다(그림 11-16).

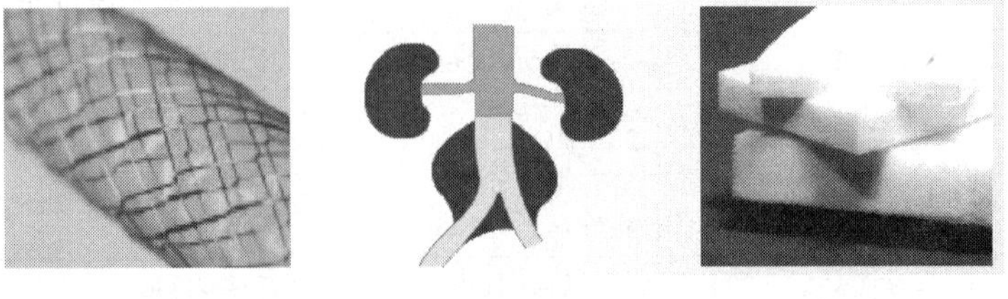

그림 11-16 • 다크론으로 피복한 혈관이식용 및 합성섬유

2) 테플론

$-(-CF_2-CF_2-)n-$의 화학구조를 가지며 테플론(polytetrafluoroethylene : PTFE)은 뒤퐁(Dupont)사의 상품명이며 불소계 합성수지로서 열적, 화학적으로 가장 뛰어나고 안정하여 화학기구, 반응기, 내부 코팅재료로 많이 사용된다. 그러나 테프론도 직경 4[mm] 이하의 혈관에서는 혈전에 의하여 막히므로 사용할 수 없으므로 인공혈관에는 테플론 필름을 특수 조건에서 잡아당기어 다공성 재질로 가공한 연신 테플론을 사용한다.

에틸렌의 수소가 불소로 치환된 구조이며 수소에 비하여 더 큰 원자이므로 주사슬의 탄소를 완전히 가려주어 생체단백질 등이 흡착하지 못하는 특징이 있다. 불소는 다른 원자와의 상호인력이 작으므로 인조혈관으로 사용시 단백질 흡착을 억제하며 혈액응고를 방지하기 때문에 인조혈관의 재료로 쓰인다(그림 11-17).

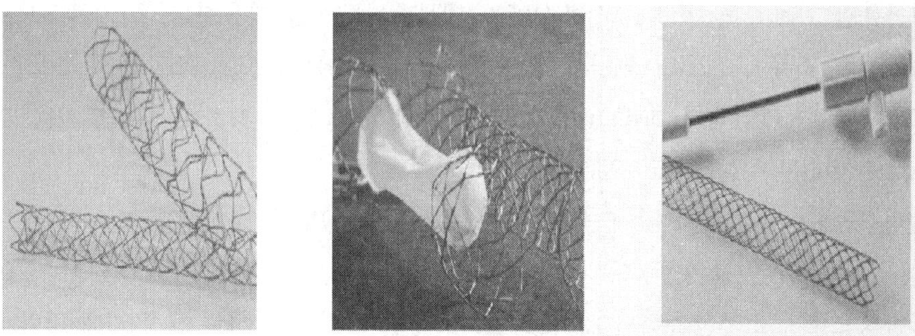

그림 11-17 • 테프론막으로 도포된 스텐트

3) 실리콘

무기계고분자로 $-(-si-o-)-$ 구조를 가지므로 탄소화합물인 생체 단백질 등의 흡착이 적어서 생체적합성이 우수한 재료이다. 열적, 화학적으로 가장 안정한 상태의 규소계 합성고무이다. 분자량이 높은 고무는 강도가 약해 대개 실리카를 충전시켜 강도를 높여야 하는 단점이 있는 반면 생체에 안정성이 우수하여 수두증 치료를 위하여 shunt를 만들 때의 튜브로 사용되었다. 이외에도 물성이 생체 연조직과 비슷하므로 인공귀 · 인공코, 인공성기, 인공유방, 인공피부 등 정형 · 성형외과에서도 쓰인다. 강도가 다소 약한 것이 흠이며 보통 실리카를 충전시켜 강도를 높인다(그림 11-18).

① 중합도가 아주 작으며 실리콘(silicone) 오일, 중합도가 크며 실리콘 네진이 되고, 중합도가 크면서 가교결합을 시키면 실리콘 고무(ekastomer)가된다. 실리콘 고무가 주로 의료용으로 쓰인다. 조직합성이 좋아서 인공유방, tissue espander, 약물전달장치 등으로 사용되었다.

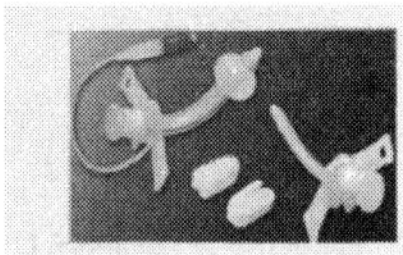

(a) 기관조루술관

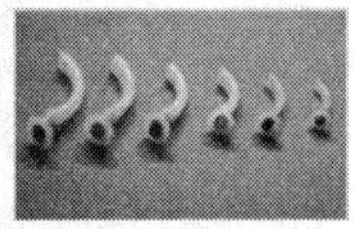

(b) PVC공기관

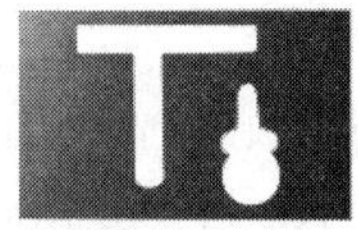

(c) 기관용T-튜브

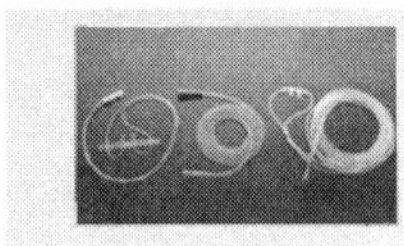

(a) 음식물섭취를 위한 루관과십이지장루관

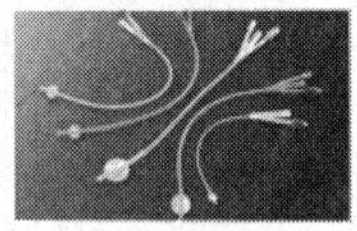

(b) 요도에 삽입하는 오줌배출관

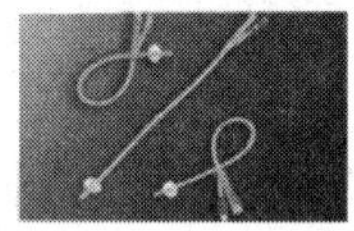

(c) 콩팥창냄술 기구관

그림 11-18 • 실리콘으로 만들어진 의료용구들

② 인공유방, tissue espander, 사용시에는 내부에 saline을 함유한다. 실리콘막으로 약물을 싼 후 피부에 심으면 약물이 실리콘막을 통과하는 속도를 조절하여 약물전달장치로 이용된다(피임제 : norplant), 기체투과성이 가장 큰 분자로 **인공 심폐기용 고분자막으로도 실리콘이** 상용되고 있다.

③ 젤리 형태는 분자량이 작아 인공유방으로 사용되었다가 발암성 등의 이유로 중지된 바 있고 오일은 고온용 특수 윤활유로도 쓰인다.

④ 일반적으로 규소화합물로서 분자골격을 실록산 결합으로 하고 Si **원자에** 알릴(allyl : $CH_2=CHCH_7-$), **알킬**(alkyl : R, C_nH_{2n+1}) 또는 그 유도기가 결합한 사슬을 가진 반**무기 · 반유기적 구조체**로 형성되어 있다.

⑤ 규소구리합금 위에 유기염화물을 300[°C] 정도에서 보내어 각종 R_2SiCl_2, R_3SiCl_3, **클로르실란 유도체** R_3SiCl 등(R은 탄화수소기, 흔히 메틸기)을 만들어서 가수분해, 유기실록산을 얻은 후에 **산염기 촉매로 가열 중합**하여 만든 사슬형 고분자이다. 우수한 **내열성, 전기절연성, 발수성, 불휘발성, 내열화성의 특성**이 있다. 특히 실리콘 고무(silicone rubber)는 **비이물형 생체친화성**과 더불어 뛰어난 점탄성으로 **의료용 재료로 널리 사용되**며 중합도와 구조를 비교하면 〈표 11-6〉과 같다.

표 11-6 • 의료용 고분자 중압도 · 구조 비교

중합도의 비교		구조의 비교	
작은 것	silicon gel	cross linking 구조	silicone rubber
비교적 큰 것	MW300,000~60,000	network 구조	silicone resin

4) 폴리우레탄

우레탄결합(–NHCOO–)을 분자골격으로 갖는 고분자이며 일상에서 다양하게 사용되는 합성수지로서 원료 및 조성이 다양하여 부드러운 스펀지에서부터 롤러스케이트 바퀴, 구두 밑창, 인조가죽, 스키 등으로 이용되고 있다. 합성고무 중 가장 탄성이 좋고 질기며 혈액 및 신체에 대한 집합성이 우수하여 의료용으로 사용이 증가하고 있다. 인공판막, 인공혈관, 인공심장 등에 사용되고 있다.

5) 폴리비닐 크로라이드 PVC

폴리염화비닐이라 하는 범용 합성수지의 하나로서, 싸고 강도가 크며 특히 가소제와 잘 혼합된다. 부드러운 필름으로부터 딱딱한 파이프, 시트, 튜브, 혈액백(수혈용 주머니)으로 가공된다.

① 대표적인 가소제로는 디옥틸프탈레이트(DOP)가 있으며 연산 PVC(polyvinyl chloride) 제품을 사용하였을 경우에 신체속으로 녹아 나오므로 그 유해성 여부가 끊임없이 제기되고 있다. 하지만 유해하다는 증거로 밝혀진 사례가 없다.

② 혈액 및 용액의 Bag, Surgical packing, IV sets, 투석장치, 카테터 bottle, 커넥터, Cannulae 등 의학적으로 적용된다(그림 11-19).

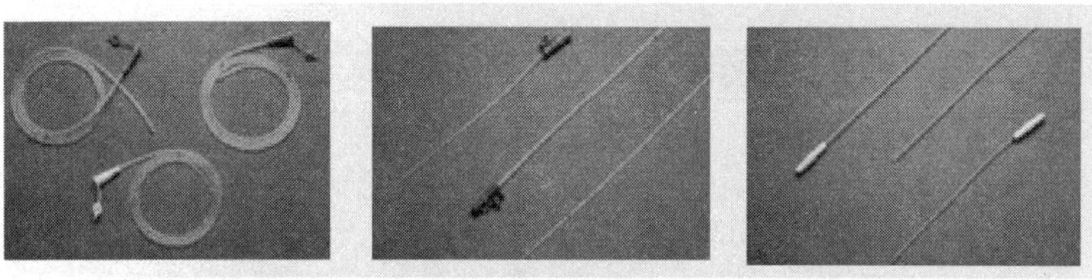

그림 11–19 ◦ PVC 관(위 · 십이지장관, 급식관, 산소관)

6) 탄 소

의료용 코팅 재료로 사용되며 특수조건에서 열분해하여 코팅시킨 것으로 혈액적합성이 매우 뛰어나다.

7) 고 무

천연고무는 고무나무에서 나온 액체 라텍스를 굳혀서 만든 것으로 성질이 비슷한 합성고무인 SBR과 함께 콘돔, 장갑, 카테터 등의 재료로 사용된다. 셀룰로오스를 구리 암모니아 용액에 녹인 후 섬유를 뽑는 것과 같은 습식방사로 만든 것을 재생 셀룰로오스라 하는데 상품명인 큐프로판(cuprophan)이라고 한다. 이는 셀로판은 같은 재질을 필름으로 뽑은 것이다. 합성고무의 종류로는 **폴리크롤로프렌**(네오프렌), **폴리소프렌**, SBR(스티렌/부타디엔 공중합체), **부틸러버**(이소부틸렌/이소프렌 공중합체) 등이 있다(그림 11-20).

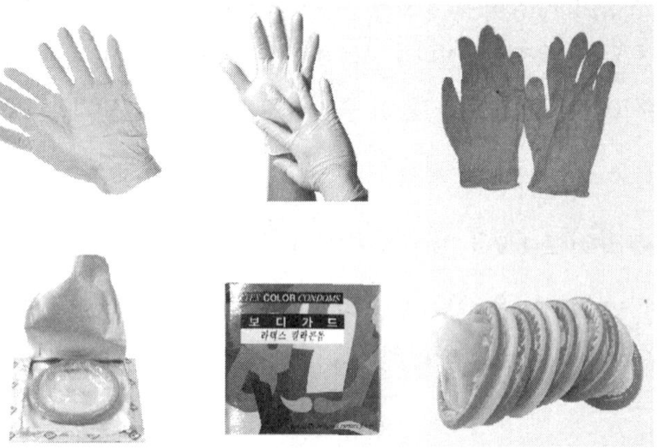

그림 11-20 • 라텍스로 만들어진 수술용 장갑과 콘돔

8) 초산 세룰로오스

셀룰로오스(cellulose)를 초산(acetate)과 반응시켜 만든 합성섬유로서 가열 방사할 수 있는 장점이 있다. **인공신장용 투석막**으로 사용된다(그림 11-21).

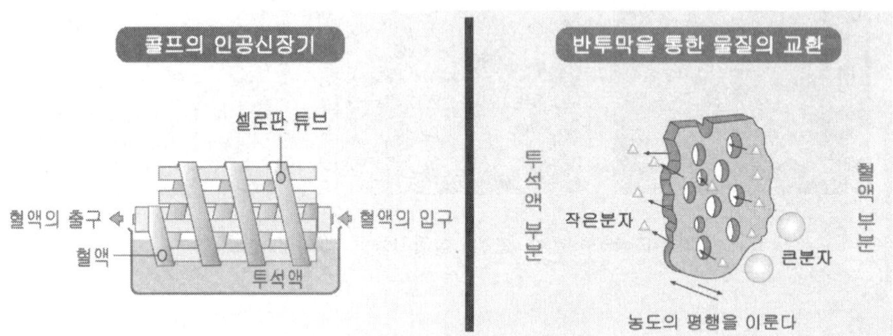

그림 11-21 • 인공신장용 투석막

9) 폴리아크릴로니트릴

흔히 아크릴이라 하는 합성섬유로서 부드러운 재질을 가지고 있어 **스웨터와 같은 의류용**으로 많이 사용되고 있다.

10) 폴리프로필렌

대표적인 범용 합성수지이라 하는 PP(polypropylene)는 담배포장 필름, 포장 필름, 생활 가구뿐 아니라 자동차 내장재 등 산업용으로도 다양하게 쓰이고 있다.

① 폴리설폰은 금속과 비슷한 강도를 가지며 우수한 내열성으로 엔지니어링 플라스틱 신소재 중 하나이다.

② 폴리프로필렌은 단단한 열가소성 물질이고 대단히 안정적인 분자구조를 가진다. 다소 거칠지만 냄새가 잘 나지 않으며 높은 충격력을 가지고 있다.

③ 가장 가벼운 열가소성 물질 중 하나이며, 모양은 진공 형태의 기계나 간단한 수작업으로 매우 편리하게 만들어진다. 실질적으로 폴리프로필렌은 열가소성 플라스틱의 가장 대표적인 형태이다.

④ 폴리프로필렌은 지글러계 촉매를 이용해 중합 과정중 단위체의 위치 조정하여 비대칭 반복단위로부터 연쇄구조를 만들어내게 한다.

⑤ 일회용주사기, 혈액 oxygenator membrane, 봉합사, nonwovenm fabric, 인공혈관 등 의학적으로 적용된다.

11) EVAL

기체투과성이 매우 작은 가스 차단성 신소재로서 에틸렌/비닐알코올 공중합체 소재이다.

12) 폴리메털메타 아크릴레이드 & 메틸메타크릴레이트

원래의 이름은 폴리메틸메타 아크릴레이트(Poly Methyl Methacrylate : PMMA)로 옥외에서 안정성이 좋고 투명하여 아크릴 간판, 조명용으로 쓰이는 투명한 합성수지이다.

① 중합개시제인 과산화물이 섞여 있는 분말 형태의 폴리메틸 메타크릴레이트와 투명한 액상의 메틸메타크릴레이트(MMA)와 혼합하면 밀가루 반죽과 같은 가소성의 dough를 형성하고 dough를 몰드에 채운다. 상온에서 쉽게 중합반응이 일어나므로 치과용 임시치아, 치아 접착제, 골 접착제, 하드 콘택트렌즈 등으로 사용된다.

② PMMA(Poly Methyl Methacrylate) 분말에 촉매가 섞여 있어 혼합하면 열이 발생하면서 MMA의 중합반응이 일어나며 실온에서 맑고 투명한 용액이다.

③ 라디칼중합에 의해서 얻어지고 액상단위체나 막대기, 피막 모양의 완전중합체로 만들어지게 된다. 측쇄에 큰 원자단이 있어 완전 비결정질 상태이고 비교적 높은 인장강도와 연질화 온도(125[℃])를 가지며, 다른 고분자에 비하여 무른 성질을 나타낸다.

④ 혈액 펌프 및 reservoirs, 혈액투석 멤브레인, 뼈접착제 implantable ocular lens 등 의학적으로 적용된다(그림 11-22).

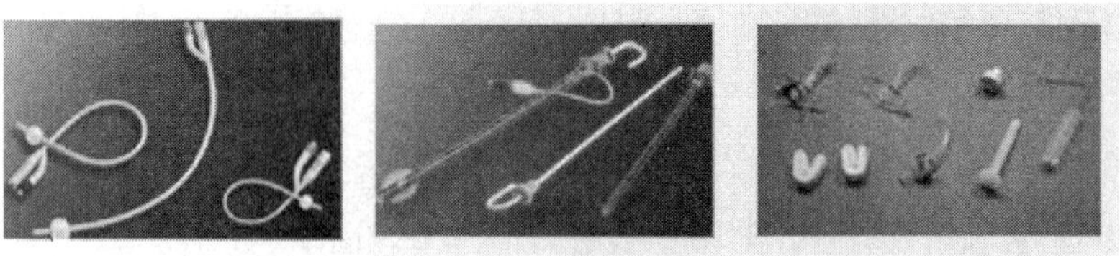

그림 11-22 • 실리콘 의료용구

13) 폴리비닐 알코올

PVA(Poly Vinyl Alcohol)는 물에 녹는 고분자로 폴리비닐 알코올의 성질을 가지며, 조성에 따라 차이를 보이지만 특성은 변하지 않는 고분자이다. 의료용 소재로는 물에 녹지 않는 고강도 섬유소재를 사용한다. 가장 광범위하게 사용되는 필름형태의 폴리비닐 알코올 시트와 백이 있다.

14) 콜라겐

콜라겐(collagen)은 소의 심낭, 돼지 심장판막은 글루타르알데히드로 처리하여 수술용 패치 조직 및 심장판막으로 이용된다. 기계 심장판막보다 생체에 가까운 장점이 있으나 하얗게 가루가 뿌려진 것과 같은 석회화현상이 생기므로 내구성이 떨어진다.

15) 폴리액티에이시스

PGA보다 PLA(Polylacticacid)는 더 딱딱하고 분해하는데 시간이 더 오래 걸린다. 따라서 2개의 공중합체(copoiymer)인 PGLA를 만들어 조성을 변화시키면 물성을 조절할 수 있다. 흡수형골고정판, 약물전달용 기재 등에 사용된다.

16) 폴리액티에이시스

PGA(Polyglycolicacid)은 흡수형(수술용)봉합사, 생분해성 고분자이다.

17) 폴리에틸렌

폴리에틸렌(Polyethylene : PE)은 $-(CH_2-CH_2)-$으로 표시되는데 n은 에틸렌 단위분자가 n개 결합한 것을 의미한다.

① 에틸렌은 이중결합을 가지고 있어서 자유기(free radical)에 의하여 이중결합이 열리고, 인접 단위분자와 결합하는 방식으로 사용이 길어져서 생긴 고분자이다.

② 폴리에틸렌은 우수한 입체적 안정성을 지니며 단단함과 유연성을 가지며 매우 우수한 전기적 저항과 한냉에 대해 저항하고 무게가 가볍고 무독성이다. 심장격벽, 탈장수술용 패치에 사용된다.

㉠ 저밀도 폴리에틸렌은 고기압(100~300(MPa))에 에틸렌 가스를 페록사이드 촉매하여 반응시켜 중합하게 만든다.

㉡ 고밀도 폴리에틸렌은 저기압에 지글러(ziegler) 촉매를 사용하여 만들어지며 저밀도 폴리에틸렌과 다르게 가지를 포함하지 않는다. 그러하기 때문에 체인이 서로 조밀하게 이루게 모여 있어 밀도와 결정화도를 높여주게 된다.

③ 약제용 병, nowoven fabric, 카테터, pouch, flexible용기, orthopedic implants 등 의학적으로 적용된다.

18) 폴리스틸렌

PS(Polystylene)은 세포배양용기, tissue culture 플라스크, roller bottle, filterwares 등 의학적으로 적용된다.

10. 혈액적합성 고분자 개발

의료용 고분자는 사용하는 생체부위와 사용기간에 따라 혈액적합성이 다르게 요구된다. 수 시간에서 수일간 사용되는 인공심폐기, 정맥 카테터, 인공신장과 장기간 이식되는 인공심장, 심장판막, 인공혈관을 각각 적당한 예로 들 수 있다. 현재 단기간 혈전생성을 지연, 억제하는 몇몇 제품이 성공적으로 개발되고 있으나, 장기간 사용제품으로, 특히 구경 3[mm] 이하의 미세혈관의 개발은 아직도 그 성과에 미치지 못하여 계속 연구중이다.

(1) 혈관세포의 배양 부착

혈관내피세포를 인공적으로 배양하여 재료표면에 부착시킨다면 가장 이상적인 세포의 배양이다. 따라서 효과적인 기질 고분자로서 이온성 고분자, 분해성 고분자 등에 관하여 또는 세포배양조건 등에 관하여 많은 연구가 활발하게 이루어지고 있으나, 아직 소규모적인 실험실적 성공으로서 그것을 깨지 못하고 있다. 특히 근래에 간세포를 배양한 소위 티슈 엔지니어링(tissue engineering : 조직공학)으로 인공간, 인공피부 등이 크게 성공하고 있으므로 앞으로도 이 분야는 더 많은 연구가 활발히 진행될 것이다.

(2) 헤파린 등 약리활성물질 응용

체내에서 생산되는 음이온성 다당류인 헤파린은 항혈전제로서 인공신장처리 및 심장수술 등 임상에서 많이 사용되고 있다. 헤파린은 설폰산기를 다량 함유하고 있는 구조로서 이 설폰산기가 프로트롬빈과 결합하여 트로빈의 기능을 억제하여 피브린 생성을 막는 기능을 한다.

또한 프로스타글라딘과 아스피린도 혈소판 응집을 저해하는 기능을 나타내고 이 외에도 몇 가지 항혈전약제들이 같은 기능을 갖고 있다. 한편 유로키나아제는 생성된 혈전을 용해하는 기능을 가지고 있다. 헤파린 등 유사한 기능을 갖는 약제를 고분자 표면에 고정하거나 약물방출 시스템 또는 단순히 코팅으로 서서히 방출하는 연구가 많이 수행되어 왔고 실제 헤파린이 고정된 카테터와 헤파린 서방성 카테터, 스텐트(stent), 인공심폐장기 등이 연구의 성과로 상품화된 바 있다.

(3) 물리화학적 개질연구

재료화학적 구조에 따르는 혈액적합성과 상관관계에 대하여 혈액응고 기구가 분명하지 않아도 다수의견이 있으나, 대체로 다음과 같은 방향으로 화학적 및 물리적 연구의 방향을 잡을 수 있다. 이러한 연구에 사용되는 고분자는 〈표 11-7〉과 같이 각각의 용도에 따라 사용되며 이들은 소수성 및 친화성에 관하여 서로 상반되는 성격을 갖는다.

표 11-7 ◦ 심혈관계에 사용되는 고분자

재 료	용 도	모 양
연신 테플론	인공혈관 및 동정맥 shunt	관형
폴리에스터	인공혈관	편직, 제작
폴리우레탄	심장박동기 lead	코팅
	카테터	튜브
	인공심장, 인공보조심장	사출성형품
실리콘	인공심폐기	시트
	체외순환기 부품, 카테터	튜브
고무(latax)	혈관확장 카테터	풍선
탄소	심장판막디스크	코팅
초산 셀룰로오스	혈액투석기, 혈액여과기, 혈장분리기	중공사
재생 셀룰로오스	혈액투석기, 혈액여과기	중공사
폴리아크릴로니트릴	혈액여과기	중공사
폴리프로필렌	인공심폐기, 혈장분리기	중공사
폴리설폰	혈액투석기, 혈액여과기, 혈장분리기	중공사
PMMA	혈액투석기, 혈액여과기, 혈장분리기	중공사
PVA	혈장분리기	중공사
EVAL	혈액투석기	중공사
콜라겐(동물조직)	인공심장조직판막	판막, 심낭
연질 PVC	카테터, 체외순환기부품	튜브

11. 생체분해성 고분자

생체조직 내에서 분해, 흡수되는 고분자재료를 생체흡수성 고분자재료라 한다. 인공이식재료, 흡수성 봉합사, 방출조절성 의약 등에 사용한다.

(1) 분해 메커니즘

① 물성상실 : 공유결합의 계속적 절단으로 분자량이 감소하고 물성이 상실된다.
② 물성상실 및 용해 : 생체조직에 의한 흡수로 물질이 완전히 제거된다.
③ 장력상실 : 고분자 주쇄 절단되는 현상으로 비가역적인 강도의 상실이다.
④ 수화 : 수분흡수로 강도가 감소한다.

(2) 콜라겐

콜라겐(collagen)은 최초의 장사(catgut)로 수술봉합사로 이용되었다. 생체 내에서 30~70일 사이에 흡수되며, 인장강도를 약 2주간 유지시킨다. 효소로 인한 단백질 오염 및 분해, 초기 팽윤성 과대로 강도유지기간이 짧은 단점이 있다.

(3) 히알루로닉 에이시드

히알루로닉 에이시드(hyaluronic acid)는 생체분해성 용액으로 닭벼슬에서 분리되는 고점도 용액이다. 인공수정체(IPL) 시술시에 충진액으로도 이용한다.

(4) PHB

미생물계의 구성물인 PHB(poly β-hydroxybutyric acid)는 [그림 11-23]과 같은 분자구조를 가지며 수십만에서 수백만에 달하는 분자량을 갖는다. 170[°C]의 융점에서 결정성 지방족 폴리에스터로 열가소성, 기계적 물성을 비슷하게 갖는 폴리프로필렌이 유사하다.

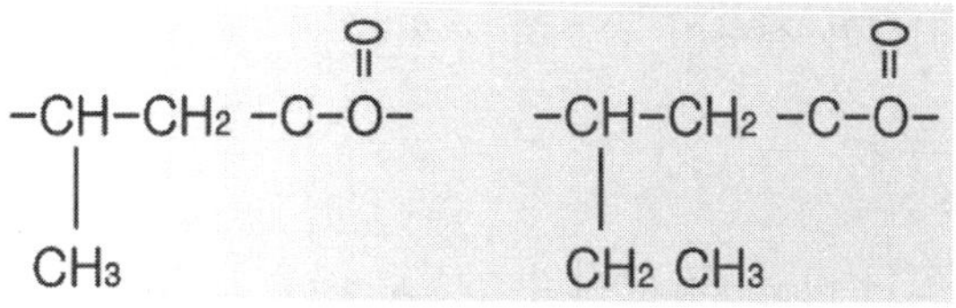

그림 11-23 ◦ PHP 분자구조

(5) 폴리락타이드와 폴리글라이콜라이드

폴리락타이드(Polylactide : PL)와 폴리글라이콜라이드(Polyglycolide : PG)의 분자구조는 [그림 11-24]와 같고, 〈표 11-8〉과 같은 물리적인 차이점을 가지고 있어 각각의 특징이 있다.

1) 폴리락타이드(PL)

D(−), L(−), 메소(meso) 형태의 광학이성질체 폴리락타이드는 PLL, PLD는 고결정성, PDLL은 저융점 무정형의 특징을 갖고 있다.

PG의 분해는 PL과 유사한 단순 가수분해이나 PG보다 분해속도가 훨씬 떨어진다. 생체분해성 뼈접합제, 방출 조절성 약물 운반체, 섬유로의 활용을 활발히 추진하고 있다. L-PL/D-PL stereo−complex fiber는 고강도 섬유이다.

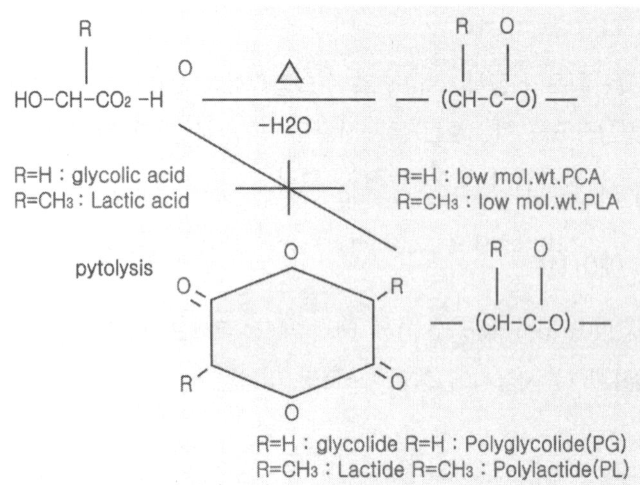

그림 11-24 • PG와 PL의 분자구조

2) 폴리글라이콜라이드(PG)

폴리글라이콜라이드는 결정성이 우수하고 용매 용해도가 매우 낮은 물질이다. 인장강도가 4~6주 후에 상실되면서 서서히 질량이 감소하게 된다.

3) PGL 공중합체

PG는 분해속도가 빠르나 PL은 그 반대의 성질로 매우 느리다. 그래서 PG와 PL의 공중합체로 분해되는 속도를 조절할 수 있다.

표 11-8 • PG와 PL의 물리적 성질

구 분	PL	PG
Tm[℃] : 녹는점	185	225
Tg[℃] : 유리천이온도	57	36
용해도	$CHCl_3$ 등 용해	불용성
결정성	낮음	높음
생체분해속도(강도)	수개월	4주

(6) 폴리카프로락톤

폴리카프로락톤(Polycaprolactone : PCL)은 [그림 11-25]와 같은 구조를 가지며 융점 63[°C], Tg-60[°C]의 부분성 결정성 폴리에스터로 1단계의 단순 가수분해와 2단계의 분해에서 효소가 작용한다. 자연분해성 고분자이다.

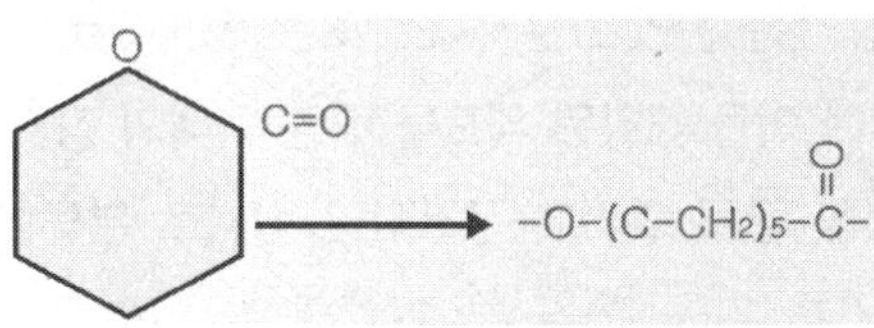

그림 11-25 • 폴리카프로락틴

(7) 새로운 생체흡수성 고분자

1) Maxon

Maxon은 [그림 11-26]과 같은 구조를 가지며 TMC(Trimethylene Carbonate)와 PG의 블록 공중합체로서, Monofilament 봉합사로 사용하며 PG보다 유연하다.

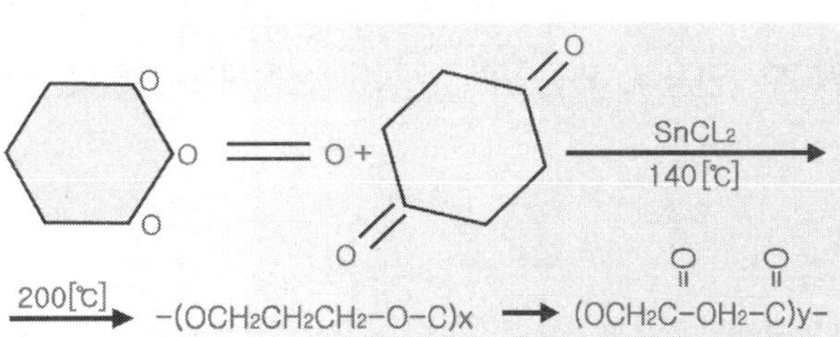

그림 11-26 • Maxon의 분자구조

2) PDS

모노필라멘트(monofilament) 봉합사로 사용하며, PDS는 [그림 11-27]과 같은 구조를 가지며 PG보다 유연하다. 6주 정도의 강도유지기간을 가지며, 흡수되는 데에는 1년 정도가 소요된다.

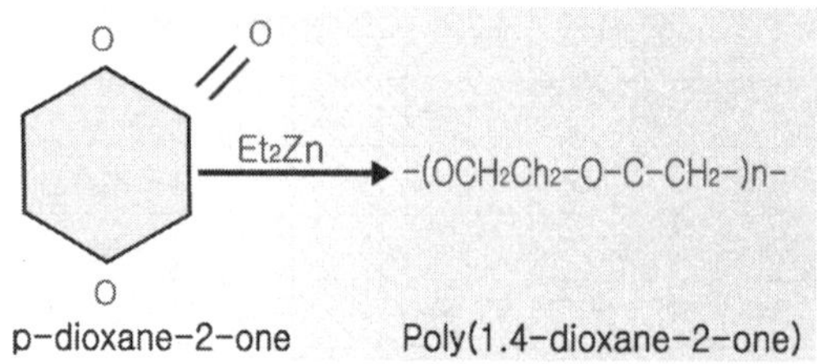

그림 11-27 • PDS의 분자구조

3) 모노크릴

모노크릴(monocryl)은 유연한 모노필라멘트(mono filament) 봉합사로 PG보다 흡수속도가 빠르다.

(8) 하이브리드 인공장기와 조직공학 기술

하이브리드(hybrid) 인공장기는 천연 고분자재료 또는 합성재료에 특정 기능을 발휘하는 조직과 세포를 직접적으로 배양하여 이들 배양된 세포들이 인체 내의 장기기능을 대신하는 것이며 하이브리드 인공반응기, 내분비성 장치 그리고 구조적인 장치로 분류할 수 있다.

① 하이브리드 인공반응기는 인공 간을 들 수 있으며 이는 간세포를 유지, 성장할 수 있는 형태로 만들어 간세포가 수행할 수 있는 피의 정화작용, 해독작용 등을 수행하는 인공장치이다.

② 내분비성 장치는 세포를 반투과성 고분자물질로 이들을 보호하여 그 기능을 발휘하게 하는 것으로서 인공췌장*으로 랑게르한스섬** 세포를 배양한 것이다.

③ 구조적 장치로는 인공 물렁뼈를 들 수 있으며 물렁뼈 세포를 채취하여 분해성 고분자에 함께 배양하여 이들의 성장과 함께 분해성 고분자는 자연스럽게 인체 내에 흡수됨과 동시에 이들의 물렁뼈 세포는 몸속에 남아서 그들의 기능을 수행할 수 있게 된다. 이와 같은 것으로 인공피부, 인공뼈, 인공혈관, 손상된 신경세포의 회복 등에 이용할 수 있다.

12. 생체 고분자

천연조직의 기본구조로는 기저물질, 섬유성 구조망과 세포가 있으며 이들의 기능은 〈표 11-9〉와 같다.

---

* 인공췌장 : 당뇨병 환자에게 자동적으로 인슐린(linsulin)을 투여하는 장치이다.

** 랑게르한스섬 : 몸안에서 인슐린(linsulin)을 분배하는 곳으로 알려진 조직이다.

표 11-9 ◦ 생체 고분자 구조

구 조	기 능
기저물질(ground substance)	adhesion, lubrication, load absorption
섬유성 구조망(interwining fibrous network)	structural, component
세포(cells)	기본이 되는 단위

(1) 생체 고분자의 종류와 특성

① 생체재료는 기본적인 생체의 구조와 같은 기능을 가진 단백질로 대표 되는데 천연적인 재료와 인공적으로 합성된 재료를 사용하게 되는데 생체의 기본단위인 세포의 구조와 기능에 대해 기초 지식이 필요하다. 세포는 세포자체가 합성과 분해라는 두 가지 기능을 가지고 있으며, 생체재료 분야는 주로 합성기능을 사용한다.

㉠ 합성기능 : 세포분열, 세포분화기능활성, 미분화세포로부터 분화과정 등의 관계에 있다.

㉡ 분해기능 : 세포분열 기능저하 내지 소실, 생체 고분자분해의 활성화와 항진, 천연생체 고분자 합성기능 저하, 세포노화 등이다.

② 생체재료는 인공으로 합성된 재료뿐만 아니라 단백질처럼 생체에서 만들어진 재료가 포함되며, 고분자공학의 발달로 천연단백질 이상의 인공단백질의 설계와 합성도 가능하게 되었다. 천연조직의 기본구조로는 기저 물질, 섬유성 구조망과 세포가 있다.

③ 천연재료의 특징

㉠ 체액과 지속적인 접촉을 한다.

㉡ 생장능(viability)이다.

㉢ 복합체로 존재한다.

④ 세포의 합성기능을 유발하는 요인에는 증식인자(growth factor)와 세포외기질물(Extracellular matrix substance : ECM)이 있다.

㉠ 중식인자는 단백질로 구성되어 있으며 인슐린, EGP, PDGF(Platelet-Derived Growth Factor) 등이 있으며, 세포성장을 활성화시키는 인자내 활성 peptide에 대한 연구 중에 있다.

㉡ 활성 peptide를 인공적으로 생체재료의 표면에서 기능화만 된다면 주위세포를 능동적으로 생체재료에 부착할 수 있을 것이다.

⑤ 고등동물세포가 분열증식이나 분화기능을 할 때에는 ECM(외기물질)을 배경으로 하는 기질간의 접촉이 먼저 이루어진 후에 일어난다.

㉠ 단백질의 ECM(외기물질)으로는 collagen, fibronectin, vitronectin, chondronectin, laminin 등이 있으며 이 중에서도 생체재료로 가장 많이 사용하는 것은 collagen과 fibronectin이다.

㉡ fibronectin은 여러 가지 기능이 있으나, 특히 생체재료학적인 면에서 관심을 갖는 것은 세포접착을 유도하는 arginine-glycine-asparic-acid로 구성된 RGD 구조물이 포함되어 있기 때문이다. 이 RGD를 생체재료의 표면과 접촉성 향상을 위해 연구가 진행 중이다.

(2) 교원질

교원질(collagen)은 동물조직의 기본단위로서 조직의 형태를 유지하는 구조체이다. 세포분열은 세포외기질을 근본으로 기질 간의 접촉이 이루어진 후에 발생하므로 인공적으로 세포의 분화기능을 촉진하고 분해기능을 억제하면 세포의 성장과 증식이 유리하다.

열변성체인 gelatin이나 견고한 cross-link 유도체(chemical irradiation)에서도 세포접착능력을 유지하므로 세포배양기질, 인조혈관, 인조피부, 인공골 등 거의 모든 조직공학에 기본물질로 사용한다.

(3) 다당질

생체재료로는 다당질 가운데 chitin이 가장 관심을 갖는다. cellulose를 구성하고 있는 d-glucose의 C-2 자리에 있는 수산기를 acetamide기로 치환한 것을 chitin이라 한다.

1) chitin의 특징

① 세균의 세포막구성 성분 중의 하나이다.
② 생체 내에서 급성독성이나 발열반응이 없는 것이 chitin이다.
③ 용혈시험에서 매우 안정된 반응을 보이는 등 생체친화성이 높다.
④ 사람의 소화기 내에서는 거의 분해되지 않고 동물의 체내에서는 소화된다.
⑤ 다당질은 물이나 열에 의해 녹지 않는다.
⑥ amide기에 있는 두 가지 종류의 수소결합에 의해 매우 강한 결정 구조를 형성한다.

2) chitin의 종류

분자고리의 배열상태에 따라 α형과 β형으로 구분된다.

① α형(역평행고리배열) : 새우의 껍질이나 바닷게(두꺼운 껍질이 있는 바다생물)에 많이 함유되어 있으며 안정성과 결정성이 높으므로, 바닷게에서 추출한 chitin으로 섬유성창상 피복제를 제조한다.

② β형 : 오징어 껍질은 결정도가 낮고 소화성이 높으며, 수분을 흡수시키면 팽창하는 성질을 가지고 있으므로 **오징어에서 추출한 chitin을 생체 내 소화성이 좋아, 고직포로 만들면 기체나 용질 등을 선택적으로 투과시키는 특성**을 가지고 있어 생체재료로 사용하기 위해 연구 중이다.

08 생체자기 기술

생물은 생명을 유지하기 위하여 세포막을 통해 칼륨, 칼슘 등의 이온들을 끊임없이 교환한다. 전자들의 이동은 전류를 만들고 이 전류는 주위에 자기장을 형성한다. 이렇게 생명체가 생명활동을 해서 만들어지는 신호를 **생체자기**(biomagnetism)라고 한다. 생체자기 신호는 그 크기가 작아 측정이 쉽지 않다. 생체자기 측정은 **초전도양자간섭장치**(Superconducting QUantum Interference Device : SQUID)가 발명되어 본격적으로 연구가 시작되었다.

1. 뇌자도

1924년 독일의 Hans Berger가 뇌의 신경세포의 전기활동에서 발생되는 전기신호를 측정하여 **뇌전도**(Electroencephalography : EEG)라고 명명하였다. 자기 신호는 그 후 40여 년이 지나고 측정되기 시작하였다. 그 후 다수의 SQUID 센서를 사용해, 뇌 전체의 자장분포를 1회의 측정으로 알 수 있는 **헬멧형 뇌자도 측정시스템**이 개발되었다.

① 뇌의 전기적 활동은 크게 **자발적 활동**(spontaneous activity)과 **외부의 자극에 의한 반응**(evoked response)으로 구분된다. 발생되는 자장 신호의 공간적 분포를 분석하면 활동부위의 시간적, 공간적 정보를 알 수 있다. 측정과정이 비침습적, 비접촉으로 이루어진다는 부분에서 다른 뇌영상 진단장비와 다른 특징을 가진다. 뇌자도를 이용한 진단분야로서는 **간질**, **뇌일혈**, **알츠하이머병** 등을 들 수 있다.

② 청각 신호에 의해 발생하는 **청각유발자장**(Auditory Evoked Field : AEF)은 좌 · 우 어느 쪽 귀를 자극해도 양쪽에 반응이 나타나고 이에 따라 2개의 전류쌍극자형 자장분포가 형성된다. 좌 · 우의 신호원은 대뇌피질의 외측틈새인 **실비우스 열**(sylvian fissure)의 아랫면인 양쪽 측두엽 윗면의 뒤쪽 부분에 나타난다.

③ 한 쪽 측두엽이 장해를 가져도 일반적으로 청력이상이 검출되지 않으나, AEF를 측정

하면 환부 측 반구의 반응에는 지연시간 연장, 진폭감소, 파형이상 등의 변화가 나타난다. 뇌자도를 이용하면 전류원의 위치가 자극신호의 주파수에 따라 달라지는 것을 알 수 있다.

④ 임상적으로 간질의 영역을 찾고 뇌수술 전 수술부위가 감각, 언어, 기억 등에 어떻게 대응되는지 밝혀내서 뇌자도를 이용하여 수술(surgery) 후의 뇌기능 손실을 최소화할 수 있다.

⑤ 일반적으로 수술 전, 뇌기능 검사결과에서는 위험이 수반되는 침습적 방법을 쓸 수밖에 없는데 뇌자도를 이용한 뇌기능 검사결과는 침습적 방법과 상당히 일치하고 있다.

⑥ 뇌자도는 측정과정이 단순하며 환자(patient)에게 전혀 무해하다는 장점을 가지고 있는데 비해서 장비의 가격이 비싼 단점으로 뇌자도의 우수성을 증명할 임상결과가 충분치 못하였다.

⑦ 최근 뇌자도 장치의 수요가 예전보다 늘어 장비의 가격도 내려가고 있으므로 병원에서 보편적인 뇌기능 검사장비로 활용될 것이다.

2. 나노자성체를 이용한 SQUID 암세포 검출기술

나노자성체의 검출에 SQUID를 이용하면 sub-pico gram(1조분의 1) 수준의 극미량의 검출이 가능하므로 암 발생의 초기 단계에서 검출(detection)이 가능하다는 큰 장점을 가지고 있다.

① 항원-항체반응을 이용한 면역검사법 또는 암세포에 target 된 나노자성체를 스캐닝(scanning)하는 방법으로 위치와 크기를 검출하는 것이 일반적인 SQUID 암세포 검진기술의 원리이다.

② 최근 미국과 영국의 과학자들이 고온초전도 SQUID를 이용한 새로운 암(cancer) 검진기술을 개발했다. 유방암 환자에 있어서는 겨드랑이 림프절의 전이 여부를 필수적으로 확인한다. 이로써 환자의 예후를 예측하고, 항암치료 여부를 결정할 수 있으며 전이된 림프절 절제를 통해 암을 제거하여 재발 및 전이를 방지할 수 있다. 그러나 불필요한 림프절 절제술로 인해 20[%]~30[%]의 환자들이 팔의 감각이상 및 운동 장애 등 어려움을 겪으므로 정확한 진단이 매우 중요하다.

③ 현재 주로 사용되고 있는 방법은 핵의학검사방법인데, 수술 전에 동위원소 약제를 주사로 투입하고 수술 중에 약제를 머금은 림프절을 찾아내는 기구를 이용해서 감시림프절을 절제하고 조직을 병리검사실로 보내어 암세포 유무 결과를 현미경으로 검사하는 방법이다. 이 방법은 정확도는 비교적 높지만(90[%] 이상) 방사성물질을 사용하며,

수술 중에 조직검사를 병행해 나가야 하는 단점이 있다.

④ SQUID를 이용한 새로운 림프절 진단 기술은, 나노자성체 약제를 투여하고 손으로 휴대가 가능한 프루브(probe)를 이용하여 환자의 일상생활 또는 수술 중에 암세포의 분포 여부를 확인할 수 있다.

⑤ Probe 부분은 두 개의 코일로 이루어져 있는데, 하나는 자장을 발생하는 코일로 검출대상인 나노자성체를 자화시키고 이에 따라 나노자성체가 반응하는 자기신호를 다른 코일(coil)로 검출한다. 즉, 이 코일에는 패러데이 법칙에 따라 pV 수준의 극히 작은 전압신호가 유도되며 이것을 **액체질소**(liquid nitrogen) 용기 속에서 작동하고 있는 **고온초전도** SQUID가 처리한다. 현재로써는 pV 수준의 전압신호를 증폭할 수 있는 반도체소자기술이 불가능하며, SQUID만이 유일한 수단이다.

⑥ 현재 유방암 곽청술에 사용되고 있는 암세포 검출기술은 환자나 의사 모두 방사성물질에 노출되고, 방사성약제 투여 후 한나절 정도 기다려야 하는 불편함이 뒤따른다. SQUID 암세포 검출기술의 경우, 무독성인 나노자성체약제를 투여하고 10~15분 후에는 곧바로 진단이 가능하다.

3. 심자도

심장에서 나오는 자기장을 측정하는 장치를 **심자도**(Magneto Cardio Graphy : MCG)라 한다. 주변의 잡음(noise)들이 많이 존재하고 있어 심장의 신호를 깨끗하게 측정하는 일은 쉽지 않다.

① 외부 잡음들을 최소화시키기 위해 심자도를 **자기 차폐실**(shielding room) 내부에서 측정한다. 그러나 자기 차폐실을 사용하지 않아야 비싼 MCG 장비의 가격을 낮출 수 있고, **응급실**(emergency room)과 같이 응급환자가 있는 곳에 이동식으로 설치할 수 있다. 하지만 우수한 신호대 잡음비가 가장 중요한 요소라는 관점에서는 차폐실을 사용하지 않는 MCG 장비는 더 많은 기술 장벽을 넘어야 하는 기술 이므로 차폐실을 최소화하는 방법으로 진화될 가능성이 높다.

② MCG의 장점

㉠ 측정 시간이 빠르다.

㉡ 인체에 무해하다.

㉢ 높은 공간 및 시간 해상도가 있다.

㉣ 3차원 재구성 및 국지화가 용이함 등이다.

③ 최근에 많은 연구를 통하여 심자도가 **부정맥**(arrhythmia), 심근경색, 허혈, 태아 심장이

상 등에 우수하다. 더욱이 재생 세포나 약물을 투입하여 죽은 심장 근육 조직을 복원, 치료하는 과정에 자성을 띤 나노(nano) 입자를 활용하는 방안이 연구되고 있는데, 이러한 측정에 있어 MCG와 같이 SQUID를 이용한 측정기술이 중요한 수단이 될 것이다.

④ 심자도에 대한 첫 논문은 1963년도에 처음 발표되었으나 의료진단 장비로서의 활용은 비교적 늦은 속도로 이루어지고 있다. 그러나 최근 허혈 등 일부 심장병의 진단에 있어 기존의 진단장비에 비해 **민감도**(sensitivity)와 **특이도**(specificity)가 우수한 연구결과들이 발표되고 있으며 그 중요성이 부각되고 있다.

⑤ 선진국형의 질병은 암보다는 심혈관 계통에서 발생되는 질병이 우세하다. 심자도, 뇌자도와 같이 신체의 저하된 '기능을 측정하는 장비'가 MRI, CT 등 '해부학적인 정보'만을 주는 장비보다 더 필요한 시점이 된 것이다.

⑥ 질병의 조기 진단의 중요성이 매우 강조되고 있으며, 질병의 초기 진행과정에서 해부학적인 변화는 그리 크지 않기 때문에 기능의 작은 변화가 시작되는 생체 전기나 생체 자기 신호의 측정을 통하여 조기 진단을 수행해야 한다.

09 세포치료제

세포치료제는 사용하는 세포의 종류와 분화 정도에 의해 **체세포치료제**와 **줄기세포치료제**로 나눌 수 있다. **줄기세포**(stem cell)치료제는 **성체줄기세포치료제**와 **배아줄기세포치료제** 그리고 최근 연구되고 있는 **유도만능줄기세포치료제**로 나눌 수 있다. **체세포치료제**는 체세포를 이용하는 치료로 **핵심면역세포**인 수지상세포가 주로 쓰인다. **성체줄기세포**는 장기와 기관에서 발견되는 세포로, 조직과 세포가 손상되었을 때 근육, 뼈, 지방, 신경 등의 세포로 분화되어 손상된 부위를 복구시킬 수 있는 세포다. **성체줄기세포**는 전 세계 줄기세포치료제 시장의 99[%]를 차지하고 있을 정도로 산업화가 상당히 진척되어 있는 분야이다.

1. 줄기세포

배아줄기세포(embryonic stem cell)는 수정된 이후 얻어진 배아의 초기 발생 단계 중 하나인 배반포에 존재하는 **내부세포괴**(inner cell mass)에서 추출한 줄기세포 이다. 이는 적절한 자극을 통해 신체 내 210여 개의 장기를 구성하는 조직으로 분화할 수 있는 무한한 잠재력을 가지고 있으나, 생명윤리 문제와 더불어 분화 조절의 어려움, 기형종과 같은 암세포화, 변이 발생과 같은 단점이 있어 임상시험에 적용에 많은 어려움이 있다(표 11-10).

표 11-10 • 줄기세포의 종류

종 류	방식 및 장단점	
배아줄기세포	방식	정자 와 난자의 인공수정을 통한 배아로부터 줄기세포를 추출한다.
	장점	분화 능력이 뛰어 나고 연구용 배아 획득이 용이하다.
	단점	배아 파괴 및 면역 거부 반응을 한다.
성체줄기세포	방식	분화가 끝난 조직 속에 섞인 극소량의 줄기세포를 분리해 사용한다.
	장점	배아를 사용할 필요 없고 일부 연구는 이미 실용화되었다.
	단점	분화 능력이 상대적으로 제한적이다.
역분화줄기세포	방식	분화가 끝난 조직에 유전자와 단백질 등을 삽입하여 역분화를 유도한다.
	장점	배아를 사용할 필요가 없다.
	단점	유전자 사용의 안전성 확보 및 역분화 매커니즘이 불분명하다.

① 최근 줄기세포를 추출하는 방법에 있어서 이미 분화가 끝난 세포들을 인위적으로 **역분화**(dedifferentiation)시켜 **만능분화능**(pluripotent)을 가지도록 유도된 **역분화 줄기세포**(Induced pluripotent stem cell)가 많은 관심을 받고 있다.

② 일본 교토대학의 야마나카 신야교수가 배세포에서 활성화되는 4개의 유전자를 **레트로바이러스**(Retrovirus)에 삽입하고 그것을 **마우스**(mouse)의 피부세포에 넣어 iPS 세포를 만드는데 성공하였다.

③ 역분화줄기세포 개발에 대해 많은 전문가들은 향후 획기적인 줄기세포치료제가 될 것으로 기대하고 있으나 몇몇 전문가들은 HIV와 같은 구조를 가진 **레트로바이러스**(retrovirus)를 사람에게 사용하는 것에 대해 조심스러운 입장을 취하고 있다.

④ 현재 역분화줄기세포는 바이러스를 이용해 유전자(gene)를 변형시켜 만들기 때문에 안전성에 대한 우려가 있고, 아직 초기 단계의 연구개발 과정 중임을 고려할 때 배아줄기세포치료제의 대체품으로 역분화 줄기세포를 **치료제**(medicine)로 상업화하기까지는 많은 시간과 노력이 들 것으로 생각된다.

2. 암 백신(cancer vaccine)

세포치료제는 환자에게 직접 **세포**(cell)를 주입하여 손상된 세포의 기능이나 조직을 회복시킬 수 있으므로 인체 내 독성(toxicity)이 상대적으로 낮다.

① 신약개발이 Long Term-High Risk의 대표적인 산업군인 것에 비해 암 치료를 위한 암

백신은 **환자 몸 안의 세포를 이용하여 면역체계**(immune system)를 강화시키는 치료법으로 안전성이 확보되기 때문에 신약개발에 비해 상대적으로 개발 중 실패위험이 낮다는 장점을 가지고 있다.

② **수지상세포**를 이용한 항암치료법은 기존 화학요법제인 항암제가 가졌던 독성문제를 해결하고, 다양한 종류의 암 특이 항원에 대한 세포반응을 유발할 수 있어 암세포에 특이적 이다. 따라서 전이된 암 세포까지 치료할 수 있을 것으로 전망하고 있다. 이러한 암 백신 시장은 미래 바이오의약품 시장에서 점차 그 규모가 확대될 것으로 기대되고 있다. 암 백신의 가장 큰 장점은 표적화된 안전한 치료제라는 것이다.

③ **임상 시험**(clinical test)에서 치료제 삽입 부위의 미세한 상처와 가벼운 감기 증상과 같은 **부작용**(side effect)이 보고될 뿐 발열, 오한과 같은 일반적인 면역반응에 의한 부작용은 보고되지 않고 있다.

④ 항암제, 방사선 조사와 같은 전통적인 암 치료법과 암 백신을 동시에 치료하는 것은 적합하지 않은 것으로 인식되어 왔으나 몇몇 임상자료는 전통적인 치료법과 암 백신의 동반 치료는 **시너지**(synergy) 효과를 내는 것으로 밝혀졌다. 그러나 암 백신의 장점에도 불구하고 암 백신을 본격적으로 산업화하는데 있어서 많은 난관이 있는 것으로 분석되고 있다.

⑤ 임상시험 단계에 있었던 암 백신 중 일부가 초기 임상시험 단계에서는 성공적인 결과를 얻었으나 최근 실시된 임상 3상에서 실패한 뒤 임상을 포기하는 사례가 발생하고 있다. 이렇게 암 백신 개발이 순조롭지 않은데 질병의 원인과 작용기전의 이해 부족으로 부적절하게 설계된 임상시험이 그 원인이라는 분석이 제기되고 있다.

⑥ 개인 맞춤형 암 백신의 경우 작용 기작이 복잡하고 많은 비용이 소요되며 효능을 입증하기까지 오랜 시간이 필요하기 때문에 암 백신 개발이 산업화의 결실을 맺기 위해서는 면역 반응에 대한 충분한 이해와 연구가 선행되어야 할 것이다.

⑦ 암의 종류와 진행 정도에 따라 암 백신의 효과도 다르게 보이는 경향이 있는데 진행 속도가 빠른 흑색종이나 췌장암 치료에 적용되는 암 백신의 효능은 제대로 입증되지 않은 반면 상대적으로 진행 속도가 느린 **전립선암**(prostate cancer)에 대해서는 효능을 보이는 경우가 많다.

⑧ 면역성을 어느 정도 가지고 있는 초기 단계의 환자에게 적용해야 암 백신의 효과가 있는 것으로 나타났다. 이처럼 암 백신으로 치료 가능한 집단의 선별은 암 백신산업의 성공 여부를 결정짓는 중요한 요소라고 할 수 있다.

⑨ 암 백신을 개발하고 있는 기업들에게 있어서 또 하나의 큰 과제는 미국 FDA와 유럽 EMEA 등 허가기관이 암 백신에 대한 제품 승인과 임상시험 절차에 대한 특화된 가이

드라인(guide line)을 제시하고 있지 않다는 것이다.

⑩ 암 백신은 기존 항암제와는 다른 특성을 지니고 있는 복잡한 바이오의약품이라고 할 수 있는데 최근 개발되고 있는 암 백신이 기존 항암제의 임상시험 절차를 따르고 있어 이로 인하여 암 백신의 임상시험이 중단되고 결국 실패하는 사례가 많았다. 따라서 암 백신의 경우에는 그에 적합한 가이드라인 제정이 반드시 필요하다고 전문가들은 조언하고 있다.

10 타액, 눈물로 혈당측정

미국 퍼듀 대학 나노기술센터 연구팀이 개발한 이 바이오센서는 타액, 눈물 등에 담겨 있는 포도당을 0.3[μM]까지 감지해 낼 수 있다. 이러한 민감도는 다른 전기화학 바이오센서를 훨씬 능가하는 것이다.

① 바이오센서는 그래핀으로 만들어진 나노시트층, 백금나노분자, 포도당산화효소인 글루코스옥시다제 등 3부분으로 구성되어 있다. 나노시트 하나 하나는 몇 겹의 그래핀으로 이루어져 있다. 이 나노시트와 백금나노분자가 결합하면 전극이 형성된다. 이어 포도당산화효소가 백금나노분자에 달라붙으면 이 효소가 포도당을 과산화수소로 전환시키면서 전극에 신호를 발생시킨다.

② 바이오센서는 포도당과 센서에 간섭을 유발할 수 있는 다른 물질들(요산, 아스코르빈산, 아세트아미노펜)을 구분하는 기능이 있다. 바이오센서는 특별히 혈당측정을 위해 만들어진 것이지만 기술 자체는 다른 질환들과 관련이 있는 화학물질을 감지해 내는 데도 사용될 수 있다는 것이 연구팀의 설명이다.

③ 바이오센서에서 포도당산화효소를 글루타메이트 옥시다제로 바꾸면 파킨슨병과 알츠하이머 치매와 관련된 신경전달 물질 글루타메이트를 측정할 수 있고 에탄올 옥시다제로 바꾸면 혈중 알코올 농도를 측정할 수 있다.

제 12 장

해외 전자의료기기 기술동향

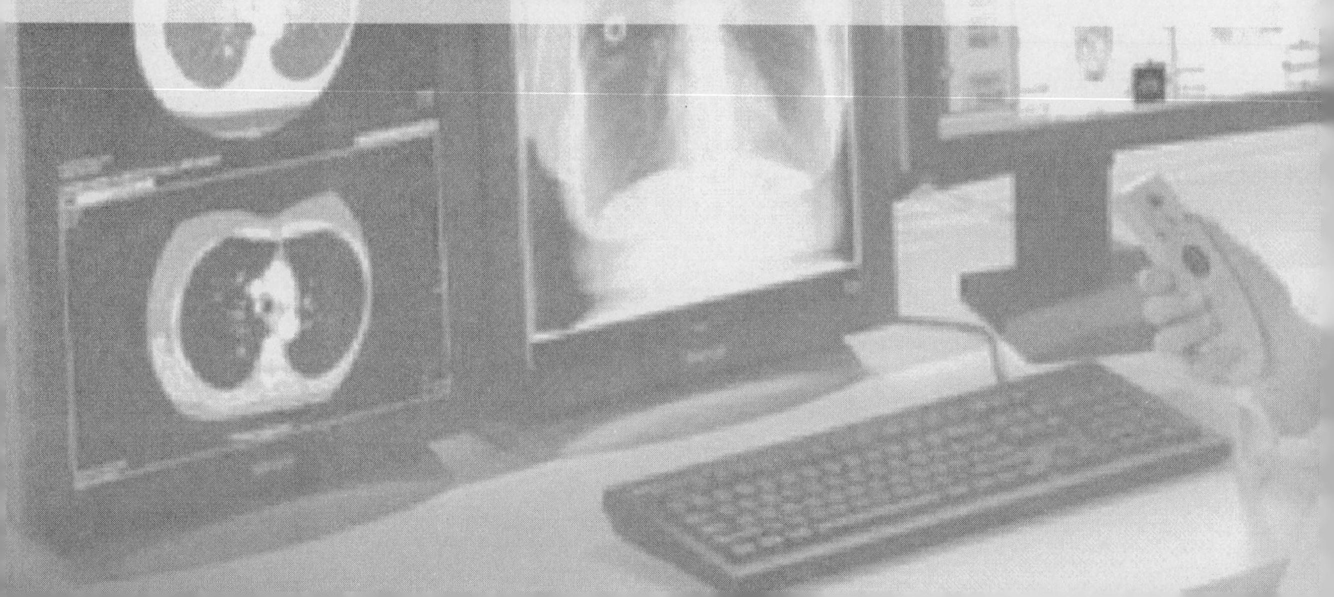

01 21세기 블루오션형 두뇌산업과 인공두뇌

21세기 블루오션으로 두뇌산업이 떠오르고 있다. 그중에서도 인공두뇌, 뇌영상장치 등으로 대표되는 뇌정보처리 기술은 뇌공학의 주요 연구대상이다. 1990년대 이후 뇌과학이 급격하게 발전한 데는 IT 기반의 뇌영상장치가 기여한 바가 크다.

① **뇌영상장치는 사람의 뇌신호를 측정하는 장치**다. 사람의 뇌에서도 전기신호가 발생하는데, 이 신호는 전기화학적 특성을 지닌다.

② 뇌신호 측정에는 인간의 두뇌 외부에서 측정된 신호로부터 두뇌 내부의 신경신호를 3차원으로 계산하는 뇌영상 기법이 활용된다.

③ 최근 이 뇌영상장치의 개발로 뇌과학의 획기적 발전을 이뤘다. 이 뇌영상장치는 뇌기능 연구뿐 아니라 뇌질환의 조기진단을 가능케 하는 기술로 **인공두뇌**와 더불어 21세기 **블루오션형 두뇌산업**으로 기대를 모으고 있다.

④ 이 기술은 초고해상도 **자기공명영상 촬영기**(MRI)와 자체 개발한 촬영 장치를 이용, 그동안 볼 수 없었던 뇌 속 뇌간 부위의 미세신경 다발과 뇌 시상 부위의 미세 혈관까지 선명하게 볼 수 있다.

1. 인간의 뇌기능을 모방한 인공두뇌

뇌영상장치 와 더불어 뇌정보처리 기술의 대표주자로 꼽는 것은 인공두뇌 이다. **인공두뇌는 지금의 로봇처럼 프로그램 된 대로 지시에 따라 임무를 수행하는 것이 아니라, 스스로 판단하고 배우는 학습 능력을 지녀야** 한다. 따라서 사람처럼 생각하는 인공지능은 뇌의 기능을 이해해야만 개발할 수 있다.

① 인공두뇌를 개발하려면 먼저 뇌 기능을 과학적으로 이해하고 이를 수학 모델로 바꾸고, 공학적 시스템으로 구현하는 과정을 거친다.

㉮ 음원의 방향에 따라 두 귀에 도달하는 음파에 차이가 생기는 현상을 이해하고 모델링해 음원 탐지 기능을 구현하는 과정이다.

② 사람은 같은 조건에서도 서로 다르게 반응하고 자신의 행동에 따라 기분이 바뀐다. 기분이 나쁘면 사소한 일에도 신경이 곤두섰다가도 기분 좋은 일이 생기면 금세 풀린다. 이런 인간의 감성이나 자아를 인간 내부의 상태를 모델링해 구현하는 기계자아 연구도 활발하다.

③ 두뇌 기능의 세부 메커니즘을 밝히는 연구에는 뇌파(EEG) 기능성 자기공명장치(fMRI) 등 뇌 영상장치가 활용된다.

④ 일본이나 미국과 같은 선진국에서는 국가 차원의 초대규모 뇌연구 프로젝트를 가동하고 있다.

⑤ 우리나라에서도 지난 1998년부터 10년 계획으로 3천763억 원을 투자해 '뇌 연구 촉진 시행계획'을 추진, 두뇌의 이해와 인공두뇌 개발에 본격 착수했다.

2. 인공두뇌를 가진 업무 도우미 개발

국내 대표적인 뇌신경정보학 연구개발센터인 한국과학기술원 뇌과학연구센터는 뇌의 매커니즘을 규명하는 인지과학과 공학을 접목, 국내 뇌과학 연구에 앞장서고 있다.

① 연구센터에서는 뇌정보처리 기술에 기반을 둔 인간기능 핵심 소자 및 시스템 개발을 목표로 연구활동을 전개해 왔으며, 사람이 보고, 듣고, 생각하고, 행동하는 대표적인 4가지 기능을 모방해서 인간의 두뇌를 닮은 지능형 로봇을 개발하는 것이 최종 목표다.

② 뇌과학연구센터에서는 현재 뇌 정보 처리에 기반한 인공두뇌 및 인공비서 기본 모형을 개발하고 있으며, 인간 시청각계의 모델링에 기반한 시청각 기술도 개발하고 있다.

③ 뇌정보 처리에 기반한 인지행동 기술 개발 및 차세대 뇌기능 측정 및 분석 시스템 등을 개발하고 있다. 인공비서 업무 도우미는 인간처럼 두 눈과 입, 귀를 가진 일종의 인공두뇌로 눈은 시각칩을 입은 스피커를 귀는 마이크를 이용하여 인간의 음성을 2만 단어까지 인식하며 특허 검색은 물론 간단한 일정 관리도 할 수 있다.

④ 지금은 이용자와 보다 자연스런 대화를 통해 의사를 소통하고, 학습 능력을 갖출 수 있을 정도의 수준으로 기능을 발전시키고 있으며, 판단 및 추론 기능이 인간의 두뇌와 80[%] 가량 일치하면서, 실질적으로 사람이 수행하는 비서 업무 시간을 50[%] 이상 절약할 수 있도록 기능을 업그레이드 시키는 작업이 진행 중이다.

3. 업무 도우미-얼크니 주니어(Ulkni Jr.)

뇌과학연구센터가 개발 중인 인공지능 로봇으로, 팔 다리는 없지만 인간처럼 눈과 입, 귀가 있고, 2만 단어의 음성, 50명의 얼굴을 인식할 수 있다. 특허검색과 일정관리 등을 수행하는 일종의 업무 도우미 로봇이다.

① 얼크니 주니어는 사람 행동과 말투에 따라 얼굴 표정으로 감정을 표현한다. 평상시 표정, 기쁜 표정, 화난 표정, 우울한 표정, 골똘히 생각하는 표정, 눈치 보는 표정 등 6개 표

정이 가능하다.

② 상대방의 말이나 몸짓을 보고, 종합적으로 인식한 뒤 그에 상응하는 표정을 짓는다.

③ 미래의 인간 사회는 인간 고유의 기능 중 비교적 단순한 업무는 업무 도우미와 같은 인간 기능 시스템에 맡기고 사람은 예술이나 과학 기술 등 보다 창조적인 일에 매진하게 되는 것이 뇌과학 연구자들의 최종 목표다.

02 피부암을 겨냥한 결합 라만-OCT

광대역 광원을 이용해 생물 조직의 단층을 촬영하는 영상 기술인 **광학결맞음단층촬영법**(Optical Coherence Tomography : OCT)은 생체조직에 대해 깊이 수 [mm]까지도 현미경적인 미세조직 관찰이 가능하다. 이 기술은 특히 안과에서 많이 이용되고 있는데, 최근에도 OCT 진단을 통해 **당뇨**와 **녹내장**의 연관성이 제시되기도 했다(그림 12-1).

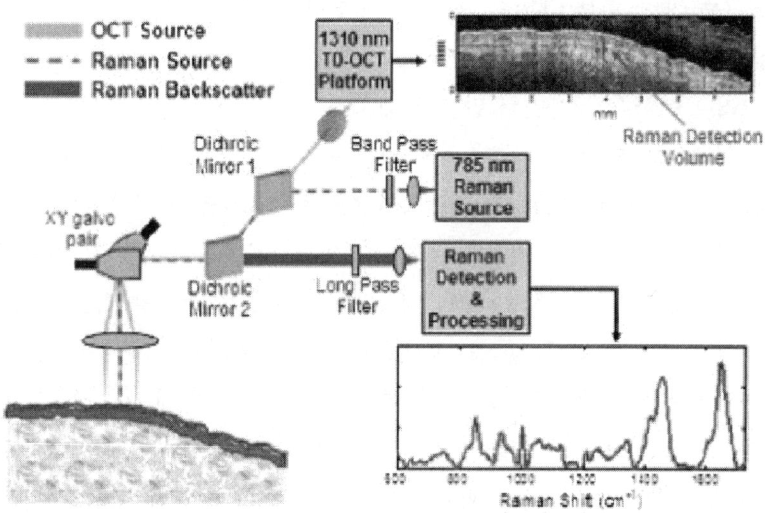

그림 12-1 • 광학결맞음단층촬영법

① 보스턴대 팀은 양자 얽힘을 이용하여 축방향 해상도를 이전에 비해 5배까지 향상시킨 바 있으며, 미국 공동연구팀은 2차원 스캐닝 반사경과 OCT를 결합하여 인체 내부에서 각종 조직의 영상촬영을 수행할 수 있는 MEMS 기반 OCT 내시경을 개발함으로써, OCT의 적용 분야를 넓히는 계기를 마련하였다.

② 시료에 조사된 광자가 분석대상 분자와의 상호작용을 통해 분자 종류에 따라 다양하게 에너지를 뺏기는 점을 이용하는 라만 분광법(raman spectroscopy)은 확산성 산란 시료(혼탁 매질)의 깊은 층에 있는 화학 성분을 확인하는데 유망하며, 이러한 특성들을 통해 위험물 탐지, 의료, 생물, 화학, 환경 등의 분야에서 다양한 물질들을 구분하는데 유용하게 이용될 수 있으며, 골관절염 진단, 생체 내 종양의 효과적 탐지 등 의료분야로의 적용도 활발하게 이루어지고 있다.

③ 최근에는 안전한 저출력 적외선 레이저를 나노입자와 결합해서 사용함으로써 종양의 위치를 밝혀내는 기술이 개발되기도 했다.

④ 미국 반더빌트대(Vanderbilt University)의 아니타 마하데반-얀센(Anita Mahadevan-Jansen)과 네덜란드 트벤테대(University of Twente)의 톤 반 레우벤(Ton van Leeuwen)이 이끄는 연구팀이 라만 분광법(RS)과 OCT 기술을 결합한 영상 시스템을 발표했다. 이러한 구성을 통해 각 기술은 다른 기술의 한계를 보상할 수 있으며 피부암과 같은 상피암의 광학적 검출과 진단에 도움이 될 수 있다. "스토크 RS와 OCT가 동일 장비에 결합된 것은 이번이 처음이다. 우리는 두 기술의 샘플링 광학계를 통합하여 각 방식의 성능이 서로 독립적이면서 손상되지 않는 장비를 만들었다"라고 반더빌트대 연구원 체탄 파틸(Chetan Patil)은 말했다.

⑤ RS의 장점은 질병의 생화학적 특징들을 비할 데 없이 큰 특이성으로 검출하는 능력에 있다. 그러나 불행히도 라만 산란은 본래 약하기 때문에, 획득시간이 몇 초나 되며 측정 위치 선택에는 시각적 유도가 주된 역할을 한다. 이와는 반대로 OCT는 질병의 특징들을 높은 공간 감도로 검출하고 대면적의 조직을 고속으로 조사할 수 있다.

⑥ OCT에서 영상대조비의 주 원천은 조직의 후방산란이며, 후방산란은 그렇게 큰 특이성을 제공하지 못한다. 따라서 OCT의 임상 응용분야들은 OCT로 검출하는 구조적 불규칙성에 대한 생화학적 특성 을 보여주는 기술로부터 이득을 볼 수 있다. "결합 RS-OCT 장치는 완벽한 조직 분석을 위한 다중방식 도구이다. 이 장치는 OCT로 질병의 미세구조 특징들에 대해 넓은 영역의 조직을 영상화하고 조사할 수 있으며, 그런 뒤에는 RS를 이용하여 높은 생화학적 특이성으로 이 영역의 스펙트럼을 선택적으로 획득할 수 있다"라고 파틸은 설명했다.

⑦ OCT 시스템은 중심파장이 1310 [nm]인 반도체 광증폭기 광원을 사용하지만, 라만 광원은 785[nm] 다이오드 레이저이다. 맞춤형 이색 거울은 785 [nm]와 광대역 1310[nm]를 반사하지만, 비교적 평탄한 통과대역으로 800～950 [nm] 신호들은 투과시킨다.

⑧ "RS와 OCT 간의 전환은 순간적이다. 라만 레이저와 OCT 레이저는 모두 시료를 동시에

비춘다. OCT 모드로 동작할 때는 시료 경로에 있는 스캐닝 거울이 활성화되어 2D OCT 영상을 만든다. OCT가 조사 영역을 겨냥하면, 스캐닝 거울이 멈추고 라만 획득이 시작된다. 라만 획득이 완료되면, 거울은 재작동하며, 라이브 OCT 영상이 재시작된다"라고 파틸은 말했다.

⑨ 연구팀의 첫 번째 목표는 피부암이다. "궁극적으로, 결합 방식은 순전히 그 형태학적 외관을 이용하여 특징들의 특성을 규정하는 것이 어려운 임의의 조직에 유익할 것이라고 우리는 생각한다"고 파틸은 말했다.

03 초음파 영상을 이용한 파킨스 질병의 조기진단

파킨스병은 퇴행성 신경질환의 일종으로 근육의 강직, 진전증, 몸동작이 느려지는 운동완서 등의 증상을 보인다. 이 질병은 뇌의 흑질 부위에 도파민이라는 신경전달 물질을 생성하는 세포가 죽어 없어짐으로 인해 발생하는데, 특히나 파킨스병은 서서히 진행되므로 초기에는 병에 걸렸는지 조차 모르고 지내게 된다. 대략 20[%] 정도의 도파민 생성 세포가 남았을 때 증상이 나타나기 때문에 본인이 증상을 자각했을 때는 병이 상당히 진행된 이후이다. 최근의 많은 연구에도 불구하고, 그 원인과 그 치료법에 대해서는 아직까지도 밝혀진 것이 많지 않다.

① 최근에 The Lancet neurology에 발표된 연구에 의하면, 경두개 초음파 검사는 파킨스 질병에 대해 조기 감별진단을 제공할 수 있다고 한다. 이 연구를 수행한 독일의 Alexandra Gaenslen 박사와 그 연구팀은 비침습성 이면서도 저렴한 경두개 초음파 검사는 파킨스 질병 치료를 위해 초기부터 사용되어야 한다고 게재된 논문에서 결론을 내렸다.

② 기존의 경두개 초음파 검사법은 뇌의 흑질의 echogenecity의 증가를 통해 특발성의 파킨스 질병과 비정형 파킨스 신드롬를 구별하는 데 사용되어왔다. 그러므로 기존의 검사법은 이미 상당히 진행된 상태에서 임상 진단 결과에 의존하는 것이었다. 하지만 이번에 제안된 경두개 초음파 검사법은 파킨스 병에 대해 조기진단을 가능케 해준다.

③ Gaenslen 박사와 그의 연구팀은 뚜렷하지 않은 파킨스 질병의 증상을 보이는 60명의 환자를 검사했다. 먼저, 모든 환자들에 대해 기준 경두개 초음파 검사를 실시하고 1년 동안 환자들의 임상 진단의 결과를 관찰하였다.

④ 임상 검사를 통해 진단하기 어려운 환자들에 대해서는 뇌신경계 양전자방출단층촬영

(Raclopride PET) 검사나 SPECT(당일광자방출단층촬영) 검사를 추가로 실시했다. 이 실험에서는 39명의 환자들이 특발성의 파킨스 질병을 가지고 있는 것으로 진단되었다.

⑤ 연구자들에게는 실험이 끝나기 전까지는 검사법들과 진단에 대한 정보를 제공하지 않았다. 기준 경두개 초음파 검사법은 최종 임상 결과에 대해 90.7[%]의 민감성과 82.4[%]의 특이성을 가지는 것으로 나타났고, 동시에 92.2[%]의 양성 예측치와 88.3[%]의 분류 정확성을 보여 주었다.

⑥ 결론적으로, 경두개 초음파 검사법은 임상의들이 초기의 파킨스 신드롬을 진단할 때 이용되어야 한다. 특히 이 검사법은 비 침습성이고, 저렴하며 이용하기도 간단하다는 장점을 가지고 있다.

04 몸의 열과 빛에 의해 자가발전하는 무선 뇌파계 시스템

유비쿼터스 세상이 도래함에 따라, 지능화된 각종 소형 전기전자 정보통신 기기들이 개발되고 있고 이들 기기들은 스포츠, 의료, 방범, 사무 등 광범위한 범위에서 사용되고 있다. 이러한 첨단기기들은 궁극적으로 파워를 얻어야 작동된다는 공통점을 갖고 있다.

① 최근에는 외부로부터 에너지원을 얻는 자가발전형 제품들이 많이 개발되고 있다. 이러한 추세를 반영하듯, 최근 자가발전형 뇌파계 개발 소식은 지속적으로 발전하는 이 분야의 동향과 전망을 보여주고 있다.

② Holst 센터가 가입되어 있는 대학 간 미소전자공학센터는 뇌의 손상 후 뇌파를 모니터링하기 위해 사용되는 새로운 뇌파계(EEG : Electroencephalography) 시스템을 개발하였다.

③ EEG시스템은 무선의 2-chennel 시스템으로, 몸의 열과 상시적인 빛을 활용한 하이브리드 전력 공급에 의해 베터리가 필요 없는 시스템이다. 이 하이브리드 전력 공급원은 사람의 몸에서 발산되는 열을 이용한 열전기 발전체와 실리콘 광전지를 결합한 것이다.

④ 전체적인 시스템은 입을 수도 있고 헤드폰과 같이 생긴 장치에 결합해서 사용할 수도 있는 것이다. 이 시스템은 평균적으로 실내에서는 1[mW] 이상 제공할 수 있으며, 이 정도의 용량은 원하는 작업량에 필요한 전원의 충분한 양이다.

⑤ 일반적으로 몸의 열을 이용한 열전기 발전체는 주위 온도가 몸의 온도범위 내에 있을 경우 생성되는 전력이 저하되는 것을 보여준다.

⑥ 특별히 실외에서는 하이브리드 시스템의 광전지가 이러한 에너지 저하를 상쇄시켜주고, 연속적인 전력 발생을 보장해준다. 더욱이 광전지는 라디에이터로서의 역할을 하기 때문에 열전기 발전체의 효율성을 높여준다.

⑦ 기존의 Holst 센터에서 개발한 뇌파계와 비교했을 때, 하이브리드 시스템은 크기와 무게를 줄였다. 기존의 시스템은 이마에 위치한 열전기발전체에 의해서만 발전되었다.

⑧ 새롭게 개발된 하이브리드 시스템은 완전 자가 운영, 유지관리의 불필요 그리고 허용할만한 머리에서의 낮은 열 흐름 등의 장점으로, 향후 환자의 독립성을 증대시켜주고 삶의 질을 향상시켜줄 것이다.

⑨ 시스템의 주요 기능은 양 뇌의 불균형을 감지하거나, 뇌의 외상을 검사하고, 뇌의 활동을 모니터링하는 것이다.

⑩ 추후 연구과제는 미세공작기를 이용하여 생산비용을 절감하는 것뿐만 아니라 몸 곳곳에 적용될 수 있는 여러 시스템 요소의 전력소비를 보다 절감시키는 것이다. 여기에 적용된 열전기 발전체는 소규모의 상용 **서모파일**(thermopile)로 만들어진 6개의 열전기 부품으로 구성되어 있다.

⑪ 머리의 왼쪽과 오른쪽에 각각 두 개의 방열기는 외관 면적 4×8[㎠]의 고효율 규소 광전지로 만들어졌다. 더욱이, 열전도 빗 형태의 구조는 열전기 발전체 위에 사람의 머리카락에 의해 발생되는, 서모파일과 피부 사이에서의 열 장벽을 제거하는데 적용된다.

05 화상진단에 도움을 줄 레이저 도플러 기술

네덜란드 트벤테대(University of Twente) 과학자들이 개발한 새로운 초고속레이저 기반 기술을 이용하여 화상의 **관류**(perfusion) 상태를 신속히 판단할 수 있다(그림 12-2).

① 레이저와 초고속 카메라로 만든 관류 영상을 이용하면, 의사들은 화상부위에 수술이 필요한지를 판단할 수 있을 것이다.

② 생물물리공학 팀의 빈델트 스텐베르겐(Wiendelt Steenbergen) 박사의 지휘로 개발된 이 새로운 측정 장치는 흐로닝겐(Groningen)에 위치한 마르티니 병원(Martini Ziekenhuis)에서 성공적으로 시험되었다.

③ 시스템은 화상부위의 관류 상태 차이를 측정할 수 있음이 시험으로 확인되었다. 환자와 의료진은 시스템의 빠른 속도와 영상 품질에 긍정적이다.

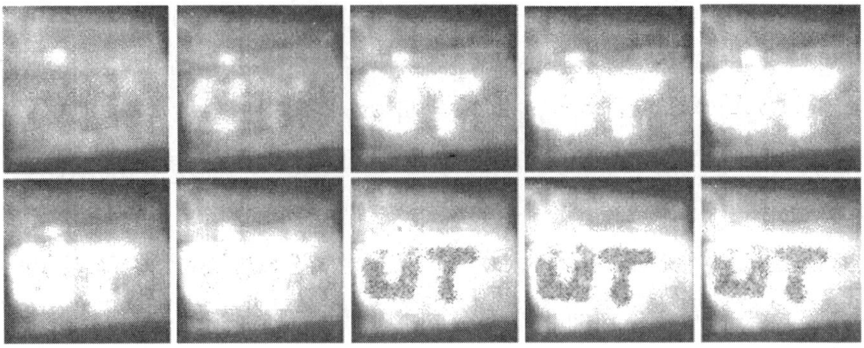

그림 12-2 ▪ 손등의 초고속 레이저 관류영상

④ 관류가 우수한 화상부위는 자체적으로 치유될 가능성이 높아 수술이 필요없다. 많은 경우에 눈으로 검사하는 것은 수술 필요성을 판단하기에 충분치 않다. 이런 방식은 불필요한 수술로 이끌거나, 한편으론 수술이 최선의 선택인 상황에서 원치 않는 지연을 초래하기도 한다. 현재의 관류측정법들과 비교하면, 이번 신기술은 훨씬 빠르다.

⑤ 스캐닝 기술들은 수 평방 [cm]의 피부를 조사하는 데 몇 분 정도가 걸리며, 그 동안 환자는 움직이면 안된다. 이에 비해 이번 기술은 10×10[cm] 전체 표면을 수분의 1초만에 영상화할 수 있을 것이다. 이렇게 높은 속도에 도달하기 위해, 전체 표면은 넓은 레이저 빔을 이용하여 한 번에 비춰진다. 1초에 27,000번 찍을 수 있는 고속 카메라가 조직의 영상을 찍는다. 움직이는 적혈구에 의해 레이저 빛이 산란될 때마다, 이러한 산란은 화소의 세기로 나타난다. 즉, 도플러 효과로 인해 색 변화가 나타나는 것이다. 이렇게 만들어 관류 영상을 만들 수 있다.

⑥ 빈델트 스틴베르겐은 화상부위 관류 판단이라는 이러한 유망한 응용분야 외에 다른 응용도 예상하고 있다.

㊐ 피부 투약의 흡수도 평가나, 알레르기 반응 검사가 그렇다. 이 신기술은 당뇨병환자의 미세순환 문제를 평가하는 데에도 현재의 방법들에 대하여 매력적이며 신속한 대안이 될 수 있을 것이다.

⑦ 최근 영국에서는 악성 흑색종 피부암과 화상 등의 진단에 이용될 목적으로 피부의 선명한 3D 영상을 제공하는 **광도측정스테레오**(photometric stereo) 기반 장치가 개발되고 있다. 이러한 상세한 피부 영상을 제공하는 기술과 이번에 개발된 관류 영상 기술이 결합된다면, 의사들의 진단은 더욱 정확해질 것이다.

⑧ 현재 관류영상용 레이저도플러 장비 분야의 시장 주도권을 쥐고 있는 스웨덴의 페리메드(Perimed AB)가 이 신기술에 관심을 보였다. 이 스웨덴 회사는 이번 기술의 특허권 획득을 위해 네덜란드기술재단 STW와 계약을 맺었다. STW는 스틴베르겐의 연구에 자금을 조달했다.

06 흐릿한 X-선 영상을 선명하게 만드는 소프트웨어

여러 개의 흐릿한 영상을 결합시켜 선명한 영상을 만드는 소프트웨어 덕분에 보다 안전한 X-선 촬영이나 자동으로 사진을 선명하게 만드는 디지털 카메라가 가능해질 것이다. 이 소프트웨어는 다수의 저해상도 영상들을 이용하여 하나의 고해상도 영상을 만드는데, '슈퍼해상도'라는 기술이다(그림 12-3).

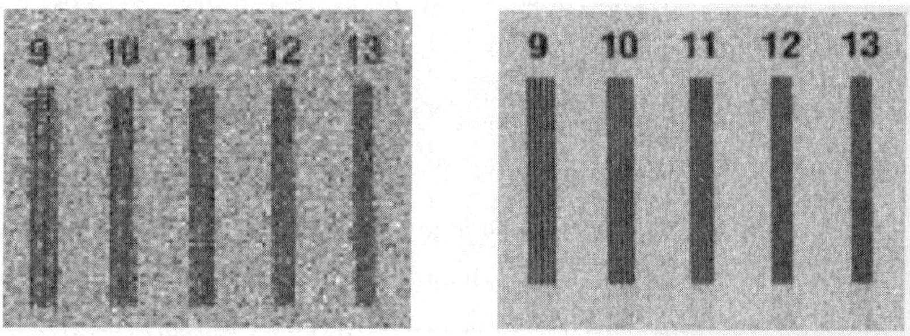

(a) 흐릿한 사진 (b) 15개로 만든 초선명 X-선 영상

그림 12-3 ◦ 흐릿한 사진과 15개로 만든 초선명 X-선 영상

① 법의학 과학자들과 천문학자들은 이미 슈퍼해상도를 이용하여 흐릿해진 보안영상과 천문영상들로부터 선명한 영상을 만들고 있다. 이제 미국 연구진이 방사선 조사가 적으면서도 쓸모있는 X-선 영상을 만드는데 이 방식을 도입했다.

② 영국 연구진은 이 기술의 알고리즘을 향상시켰는데, 이로써 초분해능의 소비자 카메라가 가능해질 것이다. 더 나은 품질의 X-선 영상을 얻는 가장 손쉬운 방법은 복사량을 크게 하는 것이지만, 이것은 환자에게 위험을 안겨준다.

③ 미국 듀크대(Duke University) 의료센터, UC산타크루즈(University of California Santa Cruz) 및 실리콘 벨리 기반의 과학자들로 이루어진 연구진이 이에 대한 보다 안전한 해결책을 찾아냈다. 이들은 저조사량의 X-선 복사로 15장의 영상을 찍은 뒤, 초 분해 기술을 적용하여 원 영상보다 4배나 더 해상도가 높은 하나의 영상으로 만들었다. 동일한 품질을 영상을 만들기 위해서는, 보통 15번의 저해상도 노출을 합친 조사량보다 3배나 더 많은 X-선 복사를 비추어야 한다.

④ 모조 가슴에 대한 시험으로 기판 내에 심어진 세미한 형상들의 해상도가 크게 향상되었음이 확인되었으며, 동일한 양의 복사로 찍을 때 일반적으로 가능한 것보다 더 선명한 사진이 만들어졌다.

⑤ **슈퍼해상도에는 매번 카메라를 약간 이동시켜 여러 개의 저해상도 영상들을 찍는 것이 필요하다. 이렇게 찍은 개별 영상들은 미묘한 차이가 있다. 그러고 나면 한 번에 두 개씩 영상들을 비교하여 자동적으로 정렬**한다.

⑥ 각각의 저품질 영상에서 동일한 형상들이 서로 다르게 흐릿해지는 방식을 분석하면, **흐림 효과**(blurring effect)를 수학적으로 되돌려 고해상도 영상을 만드는 것이 가능하다. "실제로는 대부분의 정렬 알고리즘들은 충분히 정확하지 않거나 계산이 너무 힘들다. 그 때문에 아직 디지털 카메라에는 광범위하게 이용되지 못했다"고 듀크대 연구팀원인 시나 파르시우(Sina Farsiu)는 말한다.

⑦ 파르시우와 동료들은 고해상도화에 관련된 2가지 주요 단계를 한 번에 수행하는 더 효과적인 알고리즘을 고안했다. 한 번에 두 영상을 비교하는 대신, 모든 저해상도 프레임을 한 번에 비교하여 최종 영상을 만든다. 그 결과는 더욱 정확하며 심지어는 큰 X-선 영상조차도 무리한 계산없이 처리할 수 있다.

⑧ 영국 임페리얼컬리지런던(Imperial College London)의 피에르 리우기 드라코티(Pier Liugi Dragotti)와 로익 바불라즈(Loic Baboulaz)도 같은 문제를 연구하고 있다. 이들의 접근방식은 특정 카메라의 렌즈가 감지기로 영상을 투영시키는 방식을 모델링하는 것이다. 이것은 사진에 있는 형상들을 확인하는데 도움이 되며, 따라서 형상들은 더욱 정확하게 배치될 수 있다. "**카메라의 하드웨어적 한계를 극복하여 원 장면에 관한 핵심 정보들을 복구하는 것이 가능하다**"고 드라고티는 말한다.

㉮ 마치 흐릿하지 않았던 것처럼 영상의 가장자리를 분해하는 것이 가능해진다고 그는 말한다. 이 결과는 비디오에 나타나 있다.

⑨ 기술을 이용하기 위해서는 먼저 특정 카메라의 렌즈를 분석해야 하지만, 이것은 몇 가지 조정영상으로 가능하다. 드라고티와 바불라즈는 조정 과정을 생략하는 방법에 관해서도 연구하고 있다. "이런 방식은 매우 빠를 수 있다. 궁극적으로, 우리가 소비자 장치에서 슈퍼해상도를 이용하려 한다면, 그 속도를 크게 높여야 한다"고 파르시우는 말한다.

⑩ X-선은 물질 연구에 대단히 유용한 도구이며, 의료진단 등의 목적으로도 널리 사용되고 있지만 인체에 해롭다는 단점이 있다. 이에 따라 최근에는 **광음향단층촬영**, **초음파광학단층촬영**과 같은 **비침습 의료영상 기술**들이 개발되고 있지만 실용화에는 아직 많은 시간이 걸릴 것이다.

⑪ 이번에 개발된 기술은 X-선의 침습성이라는 하드웨어적 제한을 줄여주는 기술로 활용될 수 있으며, 가격 등의 문제로 역시 광학 해상도가 제한되는 디지털 카메라와 같은 소비자 광학제품들의 하드웨어적 한계를 일부 극복하는 방편으로 활용될 수 있을 것이다.

07 더욱 세밀해지는 X-선 영상

실리콘 필터 한 세트로 병원과 공항 검색대에서 만들어지는 X-선 영상의 품질을 극적으로 향상시킬 수 있다. 이 기술은 부서진 뼈의 더욱 상세한 사진을 제공하며, 공항 보안스캐너로 플라스틱 폭발물과 무해물질을 구별하는데도 도움이 될 것이다.

① X-선 영상은 보통 인체 조직을 포함한 여러 가지 물질들의 X-선 복사 흡수 방식을 드러낸다. 많이 흡수되는 영역은 흰색이며 적게 흡수되는 부분은 까맣다. 그러나 중간정도의 복사흡수력이 있는 부분에 의해 생기는 흐릿함 때문에 더 상세한 묘사는 되지 않는다.

② 스위스 폴셰러연구소(Paul Scherrer Institute)의 프란츠 페이퍼(Franz Pfeiffer)가 이끄는 연구팀이 추가비용이 거의 들지 않으면서 훨씬 더 깨끗한 사진을 만드는 방법을 생각해 냈다.

③ 연구팀에는 덴마크의 닐스보어연구소(Niels Bohr Institute) 연구자들도 참여했다. 이 팀은 **암시야 현미경법**(dark-field microscopy)이라는 기술을 사용했는데, 이 기술은 보통 생물학자들이 광학 현미경으로 세포를 더 깨끗하게 관찰하기 위해 사용한다.

④ 암시야 현미경법은 **산란광만을 이용함으로써 영상의 명암대비를 향상**시킨다. 페이퍼와 동료들은 같은 원리가 X-선 영상에도 적용될 수 있다는 것을 입증했다(그림 12-4). 이 기술은 물체를 통과하는 보통의 X-선은 무시하는 대신, 물체에서 산란되는 X-선만을 수집한다. 연구팀은 이것을 가능하게 하는 실리콘 필터 한 세트를 개발했다.

⑤ 물체를 직접 관통하는 X-선은 무시될 수 있고, 산란으로 인해 아주 작은 각도로 구부러지는 X-선은 수집될 수 있다. 이 과정에는 4개의 독립된 영상을 찍는 것이 필요하다.

⑥ 각 영상은 필터 3개를 아주 약간씩 다르게 배열해서 찍는다. 그러면 소프트웨어로 각 사진들을 비교하여 최종적인 **고명암 대비 사진**을 만든다. 비록 이 과정에서 전체적으로는 환자가 더 많은 복사량에 노출되지만, 어떤 경우에는 이것도 정당화될 수 있다고 페이퍼는 말한다.

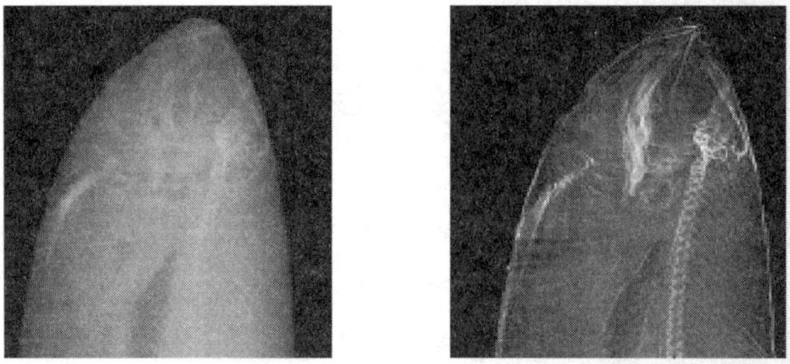

(a) 물고기의 흡수 X-선 영상　　　　(b) 산란 X-선 영상

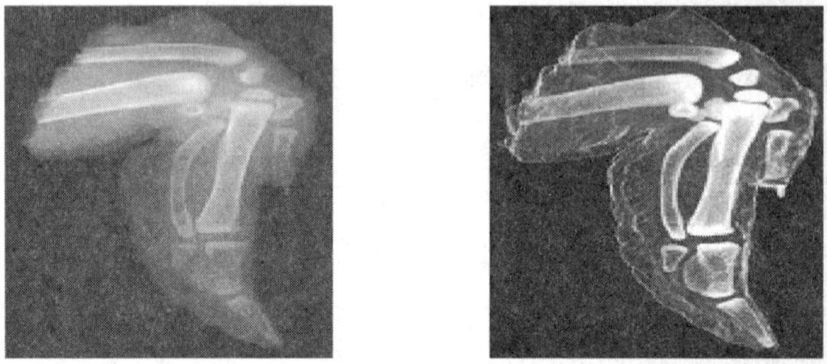

(a) 닭 날개의 전통적인 X-선 영상　　　　(b) 새 방법으로 만든 영상

그림 12-4 ◦ 암시야 현미경법으로 만든 영상

⑦ 최종 영상은 보통은 볼 수 없는 물리적 세부사항을 드러낸다.

㉩ 연조직과 뼈는 X-선을 산란하는 능력이 크게 차이나기 때문에, 의사가 골절 후 생긴 작은 뼈 조각이나 연골조직을 찾는데 암시야 기술이 도움을 줄 수 있다. 물고기와 닭 날개를 X-선으로 조사한 결과는 어느 정도로 상세하게 드러나는지를 보여준다.

⑧ 기술을 다른 방법으로는 동일하게 보이는 물질들도 구별하는 것이 가능하다. 이것은 보안검색에 유용할 것이다.

㉩ 어떤 종류의 치즈는 플라스틱 폭발물과 비슷하게 X-선을 흡수하지만, 산란은 서로 다르다(그림 12-5).

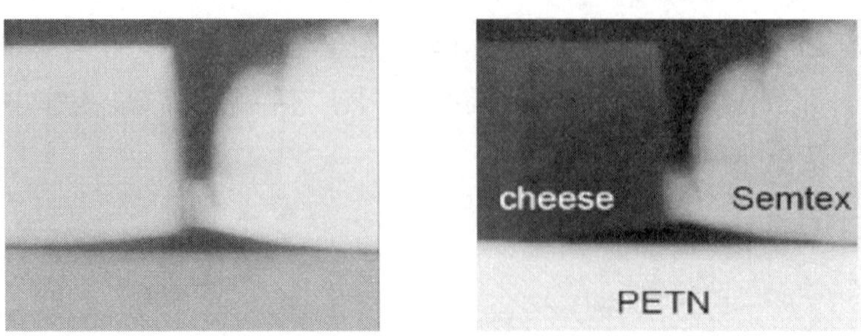

그림 12-5 ◦ 플라스틱 폭발물 셈텍스(Semtex)와 치즈의 산란 차이를 보여주는 영상

⑨ 새 방법을 이용하면 식별이 쉽다. 최근에는 플라스틱 무기도 검출할 수 있는 [THz]파를 이용한 보안 검색장치도 개발되고 있지만, 기존 X-선 장비를 약간 변경하는 것이 더욱 저렴할 것이다.

⑩ 작년 말에도 이번 기술과 유사하게 여러 장의 영상으로 하나의 고품질 X-선 영상을 얻는 기술이 미국 연구팀에 의해 개발되었다.

⑪ 저조사량의 X-선 복사로 15장의 저해상도 영상을 찍은 뒤, 초분해능 기술을 적용하여 원 영상보다 4배나 더 해상도가 높은 영상을 만드는 방식이었다.

08 복강경 시술에서 난해한 심장수술까지 만능

공상과학 영화를 좋아한다면 1966년 제작된 SF 영화, '마이크로결사대(원제 : Fantastic Voyage)'를 본 적이 있을 것이다. 심각한 뇌 손상으로 혼수상태에 빠진 한 과학자의 목숨을 살리기 위해 마이크로 단위로 축소된 잠수정을 탄 의료팀이 혈액을 통해 체내에 투입되고, 이런 저런 고생 끝에 마침내 뇌에 도달하여 성공적으로 치료를 마치고 빠져 나온다는, 흥미는 있지만 당시로는 아주 황당한 내용이었다.

물론 50년이 지난 지금도 인간을 그렇게 축소시킬 수 있는 가능성은 없다. 그러나 소형 잠수정을 체내에 투입하여 치료한다는 개념은 미니로봇, 더 나아가서는 마이크로로봇의 개발과 함께 머지않아 현실화될 것으로 보인다.

① 질병의 진단이나 치료, 또는 수술을 돕기 위해 신체 내부에서 수술의의 시야를 확장시켜 주고 조직 채취나 약물 전달 등의 기능을 수행하는 미니로봇들은 수술시의 절개 부위를 최소화하여 환자의 고통을 줄이고 회복을 가속화시킬 수 있어 미래의 의료 수술에 새로운 장을 열게 될 전망이다.

② 소형 의료 로봇이 우선적으로 적용될 분야는 소화기관 관련 질병의 진단과 치료이다. 네브라스카 대학(University of Nebraska) 의대, 일반 외과의 드미트리 올레이니코프 교수팀은 복강경 수술처럼 복부에 작은 구멍을 내거나 입을 통해 삽입할 수 있는 길이 85[mm], 지름 15[mm]의 원통형을 개발하고 있다.

③ 모터, 렌즈, 카메라 칩, 회로판 등을 갖춘 알루미늄 외장의 이 로봇은 조이스틱을 통해 의료진이 외부에서 조종하는 대로 움직이면서 여러 각도에서 환부의 모습을 확대하여 보여 준다. 이 로봇에 아주 작은 클램프나 칼을 부착하면 내부 출혈을 막거나 간 조직

을 채취하고 전립선이나 담낭을 제거하는 임무도 가능해진다. 실제로 올레이니코프 팀은 돼지의 입을 통해 로봇을 투입하여 담낭을 관찰하고 간 조직을 채취하는 실험에 성공했다.

④ 일본 리츠메이칸 대학과 시가 대학의 연구진이 공동 개발한 로봇도 이와 비슷한 기능을 수행한다. 길이 20[mm], 지름 10[mm]의 크기에 마치 바퀴벌레처럼 생긴 이 로봇은 카메라와 집게가 달려 있고, 환자의 복부에 작은 구멍을 내어 체내로 투입된다.

⑤ 체내에서는 외부의 컴퓨터와 케이블로 연결되어 의료진이 조종하는 대로 움직이며, 식도나 내장의 암을 진단하고 암세포를 제거하는 임무를 맡는다. 특히 기존의 방법으로 발견하기 힘든 암의 탐지에는 이러한 로봇이 중요한 역할을 하게 될 것으로 보인다.

⑥ 로봇을 수술에 이용하는 방법은 기존의 복강경 시술로는 힘든 복잡한 수술에서 환부를 세밀하게 관찰하게 함으로써 정확한 시술을 가능하게 하고, 환자의 고통을 줄이면서 상처의 치유를 도울 수 있을 뿐 아니라 전신 마취 대신 진정제만으로도 시술될 수 있기 때문에 부작용이 적고 안전하다는 장점이 있다.

1. 심장수술에는 하트랜더

심장수술에도 미니로봇이 투입될 예정이다. 최근 카네기 멜론 대학의 카메론 리비에르 교수팀이 개발한 하트랜더(HeartLander)는 위험도가 높은 일부 심장수술을 보다 안전하게 시술하도록 돕는다. 너비 8[mm], 길이 10[mm] 크기의 몸통 두 개가 진공튜브로 연결된 형태의 하트랜더는 외부의 조종에 따라 마치 송충이처럼 심장 표면에 붙어 움직이면서 원하는 장소에 약물을 전달하거나 심장박동기의 전극 또는 부정맥의 탐침을 부착하는 기능을 수행한다.

① 의료진은 X-레이 영상이나 자기탐지기로 그 움직임을 추적할 수 있다. 기존의 심장 수술이 큰 상처를 남기는 것과는 달리, 하트랜더는 흉곽 밑에 작은 구멍을 내어 투입되므로 흉터를 거의 남기지 않는다.

② 심장 박동에 영향을 받지 않으면서 심장 표면의 어떤 장소로도 이동이 가능하기 때문에 다른 심장 수술처럼 심장을 정지시키고 폐를 건드릴 필요도 없다.

③ 전신마취 없이 당일 퇴원이 가능하고 비용이 훨씬 적게 드는 심장 수술이 가능하다.

2. 미세하고 복잡한 수술에 이용

로봇들이 피부 절개를 통해 복강이나 흉곽을 투입된다면, 신체의 체액을 통해 일반 수술로는 도달하기 힘든 부위로 움직일 수 있는(1마이크론 : 1/1000[mm]) 단위의 마이크로로봇도 개발되고 있다.

① 이 분야에서 기술적으로 가장 큰 장애는 마이크로로봇이 혈액이나 척수액 등의 체액 내에서 움직일 수 있도록 추진력을 제공하는 마이크로 모터를 개발해 내는 것이다.

② 카네기 멜론 대학 기계공학과의 메틴 시티 교수는 이의 보완책으로 살아 있는 박테리아를 로봇의 몸체에 부착하여 박테리아의 섬모 운동을 통해 추진력을 얻을 수 있는 마이크로로봇을 제안한다.

③ 메틴 시티 교수는 이 박테리아에 두 종류의 다른 화학 물질을 각각 첨가하여 멈추거나 움직이게 할 수 있어서 로봇을 조종하게 된다고 한다. 그러나 호주 모나쉬 대학 마이크로/나노 물리학 연구소의 제임스 프랜드 교수팀은 이보다 더 야심찬 계획을 갖고 있다. 기계적인 압력을 가하면 전하가 생기는 압전효과를 이용한 압전모터(piezoelectric motor)와 케블라 섬유로 만든 섬모를 갖춘 250마이크론의 마이크로로봇을 개발한다는 것이다.

④ 로봇은 주사기를 통해 체내에 주입되고, 외부에서 리모컨을 통해 원하는 장소로 움직여 주어진 임무를 수행하게 되며 주입된 장소로 되돌아와 주사기로 추출된다.

⑤ 마이크로로봇은 환부로의 접근이 어려워 복잡하고 위험도가 매우 높은 수술에서 핵심적인 역할을 수행할 수 있다.

㉠ 손상된 뇌동맥을 치료하기 위해서는 압축 접합제를 실은 마이크로로봇을 혈액에 주사하고 뇌동맥으로 이동시킨 후, 손상된 부분에 접합제를 방출하여 바로 접합되게 할 수 있는 것이다.

⑥ 마이크로로봇은 2009년도에 개발이 완료 되었다. 그의 성공으로, 인간의 몸 안에 투입되어 어려운 수술을 해 냈던 '마이크로결사대'의 임무는 앞으로 마이크로로봇들이 담당하게 될 것이다.

09 호흡분석으로 질병을 진단하는 레이저 광

조만간 레이저를 이용하여 호흡에 섞인 분자를 검출하는 광학 분광법의 도움을 받아 천식이나 암과 같은 질병을 진단할 수 있을 것이다. 공동강화 직접 광학 주파수 OFC 분광법 이라는 기술을 더욱 민감하고 더 큰 스펙트럼 대역폭으로 향상시켰다고 미국 연구진이 주장했다.

① 채혈이나 소변 등을 통한 시료 채취 및 분석에 비해, 호흡 분석은 간편하고 통증이 없다는 점에서 매력적이다. 궤양과 낭성섬유증 등의 임상 분야에 가능성을 보여 왔던 호흡 분석은 당뇨 진단을 위한 혈당측정에도 가능성이 있을 것으로 기대되고 있으며, 대

장균 박테리아와 결핵을 진단할 수 있는 **휴대용 호흡 분석**기도 개발되었다.

② 기존의 호흡 분석 방식은 호흡 시료의 농축이 필요해 절차가 까다롭고 시간이 걸리지만, **광학 분광법 방식은 절차가 간단하기 때문에 즉석 호흡 분석이 가능**한 장점이 있으며, 협대역 레이저 광원을 이용하여 사람의 호흡에서 메틸아민의 양을 측정하는 장치가 스위스에서 고안되기도 했다.

③ OFC 기술을 이용하면, 더 다양한 분자들을 검출할 수 있다. "현재의 시스템으로도 우리는 10억분의 1 정도의 감도로 수십 개의 분자들을 검출할 수 있다"라고 JILA 연구원 마이클 쏘페(Michael Thorpe)는 말했다. "앞으로 5~10년 내로 검출능력이 중적외선 영역으로 더욱 확장될 것이며 스펙트럼 대역폭이 증가되어 수천 개의 분자들을 동시에 검출할 수 있을 것이다"라고 그는 말했다.

④ OFC 기술은 모드 잠금 레이저를 이용하여 넓은 스펙트럼 범위를 만든다. "**단일 주파수 레이저 시스템과는 달리, 주파수 빗은 수많은 여러 가지 분자들을 동시에 검출**할 수 있다. 더군다나, 개별 분자들을 구별하는데 더 우수하여 더욱 신속하게 검출하며 비교적 저렴하기 때문에 질량분광계보다 뛰어나다"라고 쏘페는 말했다.

⑤ 주파수 빗을 이용한다는 생각이 새로운 것은 아니지만, 이용자 친화적인 모드 잠금 **펨토초 광섬유 레이저**를 이용할 수 있게 된 덕분에 최근 확대되고 있다. "이 레이저는 현재 사용자의 조정 없이도 연속으로 동작이 가능한 견고한 주파수 빗을 발생시키는데 사용될 수 있다"고 쏘페는 말했다.

⑥ 쏘페 팀은 100 [fs] 펄스들을 발생하며 1.5~1.7[μm] 사이의 스펙트럼으로 동작하는 모드잠금 **이터븀첨가 광섬유 레이저**를 사용한다. 이 펄스들을 광학 향상 공동 속으로 결합시키고 VIPA(virtually imaged phased array) 검출기를 이용함으로써, 800 [MHz]라는 높은 스펙트럼 분해능이 달성된다. "이렇게 **독특한 광학 부품 조합으로 넓은 스펙트럼 영역, 높은 감도, 높은 분해능이 제공되어, 복잡한 가스 시료들을 분석**한다"라고 쏘페는 설명했다.

⑦ 레이저 광 펄스는 광학 공동 속으로 발사되며, 공동에는 호흡 시료가 들어있다. 레이저 빔은 공동 내에서 앞뒤로 반사되어 전체 부피의 시료를 조사할 수 있다. 이것은 광-분자 상호작용 시간을 증가시키고, 그 결과 감도가 증가된다.

⑧ JILA 팀은 공동 속으로 들어간 빛과 나온 빛을 비교함으로써, 어떤 주파수의 빛이 얼마나 흡수되었는지를 알 수 있었다. "공동으로부터 전송된 빛은 2차원 패턴으로 분산되며 VIPA 분광계에 의해 카메라로 비춰진다. 기록된 스펙트럼과 미리 알고 있는 분자 스펙트럼들을 컴퓨터 데이터베이스와 소프트웨어 통해 비교하여 가스 시료 속에 포함된 개별 분자들의 양을 결정한다"고 쏘페는 설명했다.

⑨ 호흡 분석을 통한 질병진단 외에도, 이 방식은 대기의 온실가스 감시, 기후연구를 위

한 빙핵 시료 분석, 그리고 반도체 제조에 사용되는 가스 속의 불순물 검출과 같은 분야에도 유용할 것이다.

⑩ 향후 2년 내로 임상시험이 수행될 것으로 연구팀은 기대하고 있으며, 새로운 레이저 시스템, 새로운 형태의 광학 공동 및 전송된 빛을 검출할 새로운 방법을 연구할 계획이다. "가능성을 충분히 활용하기 위해서는, 이 장치의 스펙트럼 대역폭과 검출 가능한 분자들의 수가 10배 정도까지 증가되어야 한다. 차세대 시스템이 곧 나올 것으로 확신한다"고 쏘페는 말했다.

⑪ 수백 혹은 수천 개의 서로 다른 주파수 성분으로 이루어져 있는 OFC는 차세대 광학 원자시계와 같이 높은 정밀도의 파장 측정이 필요한 계측 분야에 널리 사용되고 있다.

⑫ 최근 독일 연구팀은 75[μm] 직경의 유리 마이크로환상체를 이용하여 100[GHz] 이상의 반복률과 10^{-17} 이상의 정밀도를 가진 주파수 빗을 발생시키기도 했다.

⑬ 연구에서 쏘페 연구팀은 모드잠금 **펨토초 광섬유** 레이저를 사용했지만, 이와 같은 초소형 주파수 빗 발생기와 결합된다면 **휴대용 호흡 분석**기로도 제작될 수 있을 것이다.

10 종양 내부를 3D로 보여주는 레이저 스캐너

종양 내에 있는 기형 혈관을 한층 더 세밀하게 3D로 보여주는 초음파 스캐너 덕분에 의사들은 수술 중에 암조직과 건강한 조직의 경계를 더 쉽게 판단할 수 있을 것이다.

이 스캐너는 **광음향 단층촬영**이라는 새로운 **비침습 영상기술**을 이용한다. 이 기술은 레이저 빛으로 세포를 튕겨서 세포가 초음파를 방출하도록 하고, 이 초음파를 검출하여 3D 영상을 만든다(그림 12-6).

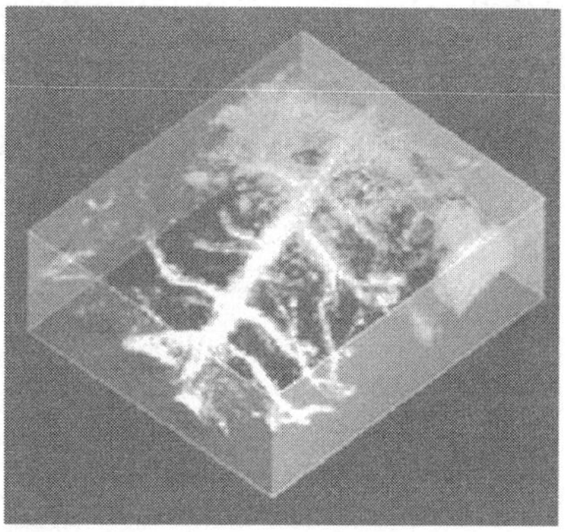

그림 12-6 ▪ 레이저 스캐너로 촬영한 사진

① 기존의 초음파 스캐너들은 고주파수 음파를 인체에 조준하여 영상을 얻는다. 음파는 조직 밀도가 바뀌는 곳, 예컨대 근육과 뼈의 경계와 같은 곳에서 반사되며, 그 결과로 생긴 '반향'이 그림을 만드는데 이용된다. 이와 같은 스캐너들은 태아검사와 같은 명암대비가 높은 실험대상의 영상 획득에는 우수하지만, 종양 내부에 대해서는 저명암대비의 영상만 제공한다. 그것은 혈관의 밀도가 주변 조직의 밀도와 비슷하기 때문이다.

② 영국 UCL(University College London)의 폴 비어드(Paul Beard)와 동료들이 그 해결책을 제공하는 **고분해능의 광음향 단층촬영 스캐너**를 개발했다. 이 스캐너는 **해롭지 않은 매우 짧은 근적외선 레이저 빛 펄스를 종양에 발사한다. 빛이 조직에 흡수됨에 따라 세포들이 가열되어 아주 약간 팽창하는데, 그러면 이로 인해 감지기에 검출될 수 있는 초음파가 발생된다.**

③ 초음파의 세기는 그 조직이 근적외선 복사광을 얼마나 잘 흡수하는지에 달려있는데, 혈색소는 이 파장을 매우 잘 흡수하기 때문에 고명암대비의 혈관 영상을 만들어지는 것이다. "이 기술은 확장성이 매우 좋다. 우리 스캐너는 짧은 거리의 고분해능 영상을 제공하는데 가장 적합하지만, 가슴 속 수 [cm]에 있는 종양을 영상화하는데도 이용될 수 있다"고 비어드는 말했다. 반사된 초음파를 고분해능 3D 영상으로 바꾸기 위해, 연구팀은 새로운 초음파 감지기도 만들어야 했다.

④ 감지기는 2개의 반사층 사이에 샌드위치로 끼어있는 얇은 폴리머층으로 구성된다. 바깥층들은 오직 특정한 파장의 빛만 반사하며 환자의 조직을 투과하는데 사용되는 레이저 빛은 3층을 모두 투과한다.

⑤ 적외선을 이용하여 발생된 음향신호는 폴리머 층에서 검출된다. "이 연구는 발전적이며 보다 정밀한 정량적 측정에 중요하다"고 미국 워싱턴대(Washington University)의 의료영상 전문가 하오 장(Hao Zhang)은 말한다.

⑥ 장은 두 가지 문제를 지적한다. 이 기술은 비록 레이저가 모든 반사면을 조사하지만, 지금은 영상을 획득하는데 비교적 긴 시간이 걸린다. 또한 감지기가 편평하기 때문에 신체의 곡면 부위 영상을 얻기 어렵다. 그렇지만 이런 분해능으로 혈관을 영상화하는 능력은 매우 매력적이라고 영국 캠브리지대(University of Cambridge)의 생리학자 제레미 스켑퍼(Jeremy Skepper)는 말한다. "이 기술은 다른 해결책들보다 돈이 적게 들고 휴대성이 더 좋다. 우리가 이미 갖고 있는 기술에 대해 강력한 추가 도구가 된다"라고 그는 말한다.

⑦ 스켑퍼는 또한 앞으로 레이저다이오드 기술의 발전으로 이 장치의 휴대성이 더욱 높아질 것이라고 말한다.

⑧ **광학영상법과 초음파 영상법**을 결합한 **광음향 영상기술**은 비침습성, 저렴함, 휴대성, 우

수한 명암대조비, 우수한 공간분해능을 두루 갖추고 있기에 차세대 고분해능 의료영상 기술로 많은 관심을 받고 있다.

⑨ 최근에는 영상의 명암대비를 더욱 높이기 위해 이 기술에 금나노입자를 이용한 방식들도 연구되고 있다. 네덜란드 연구팀이 광음향 영상 기술을 이용하여 유방암을 검출하고 치료하는 연구를 시작했으며, 미국 미시건대 팀과 독일 프라운호퍼 생의학기술 연구소 팀은 각각 전립선암 진단에 효과가 있는 것으로 보고하였다.

⑩ 현재의 기술은 근본적으로 빛을 비추어 조사하는 방식이므로 신체의 영상화 깊이에 제한이 있다는 점에서, 앞으로 더 많은 발전의 여지는 있다. 하지만, 현재의 영상화 깊이로도 다른 기술들을 보완할 수 있다는 점에서 많은 활용성이 기대된다.

11 피부암의 새로운 진단기구

악성 흑색종은 피부암 중에서 가장 치명적인 형태이고 영국에서 가장 급속도로 퍼지는 암이다. 흑색종 환자를 치료하는 가장 효과적인 방법은 흑색종의 조기 발견과 이를 적절하게 제거하는 것이다.

그러나 불행히도 임상적 진단의 정확성이 낮아서 결과적으로 진행된 단계가 될 때까지 암이 발견되지 않은 상태로 남아 있는 경우가 많다. 상당한 가짜 음성 진단의 경우들은 중요하고 불필요한 수술 과정으로 이어진다(그림 12-7).

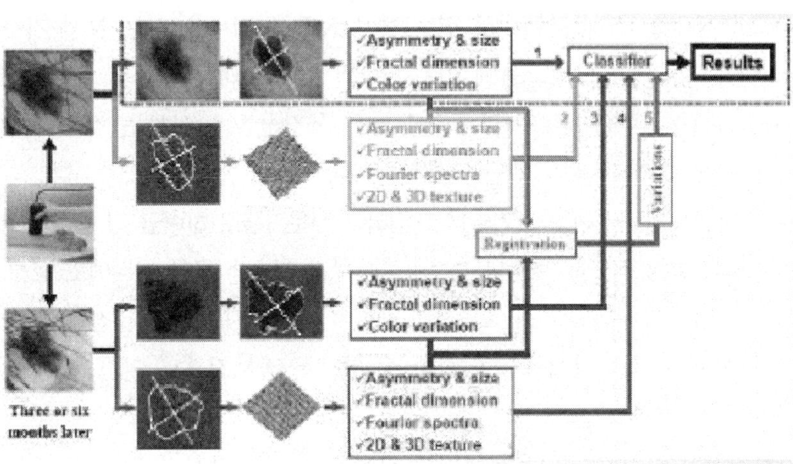

그림 12-7 • 기술의 시스템 절차

① 영국의 West 대학(University of the West of England : UWE)의 공학자들은 의사들이 악성 흑색종과 화상 정도와 같은 다른 피부 조건들을 진단할 수 있도록 피부 분석 기구 개발에 착수하고 있다.

② 최근 650,000파운드 상당의 후원이 소위 '사진 피부(PhotoDerm)' 프로젝트를 기금을 마련하기 위해 DTI 기술 프로그램을 통해 UWE의 Frenchay Hospital and Astron Clinica로 구성된 협회에 수여되었다.

③ 피부암 발병률은 증가해 왔으며 1930년대 이후 영국에서만 매년 진단 받은 사람이 6,000명이고 1,600명이 죽어가는 것을 보여주고 있다(그림 12-8).

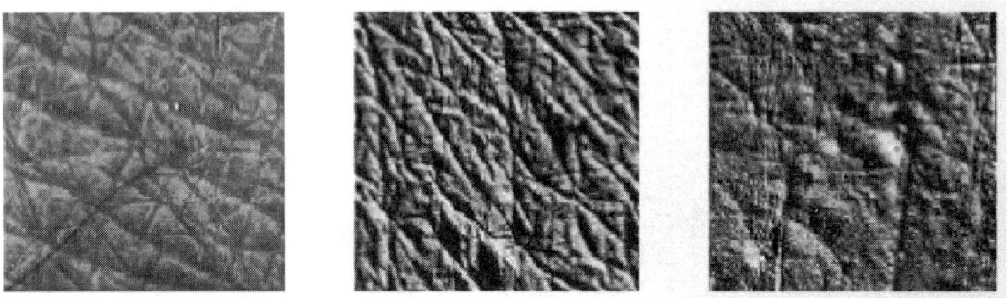

그림 12-8 • 각각 정상 피부, 점과 흑색종의 구별된 모습

④ 주요 건강 보호 개업의사들이 직면한 문제들 중 하나는 대부분이 피부암에 대한 정확한 진단이 가능한 전문가가 없다는 것이고, 따라서 대부분의 환자들은 병원에 있는 전문가 병동으로 보내진다. 보내진 대부분의 사람들에게서 악성이라는 진단이 나오기까지는 많은 시간이 걸리기 때문에 피부암 진단은 전문가들이 진단에 상당한 시간을 소비하고 많은 비용이 드는 과정이 필요하게 된다.

⑤ UWE의 Melvyn Smith 박사에 따르면 그들은 새로운 저비용 피부 분석 기구를 만들기 위해 Astron Clinica와 브리스톨에 있는 Frenchay 병원 전무가들과 협력하고 있다. 그들은 육안으로 명백하지 않은 피부 겉모양의 특징들을 명시하는 것을 목적으로 하고 있다. 이는 비전문가가 조기 진단을 내리는 것을 더 수월하게 할 것이다.

⑥ 피부 분석 기구는 3차원 이미지 기술을 도입하여 전문가들로 하여금 더 선명한 화상 깊이를 관찰하게 하고 화상 정도를 측정할 수 있도록 하기 때문에 화상 부위에도 또한 유용하다.

⑦ 컴퓨터 보조의 진단(Computer Aided Design : CAD) 시스템은 복잡한 의학적 이미지들을 분석하고 복잡한 형태들을 인식할 수 있도록 잠재적으로 인간의 눈의 용량을 강화할 수 있다.

⑧ 단지 2차원적인 이미지만 사용되던 전통적인 CAD 시스템보다 뛰어나기 때문에 이 연구는 광도 측정 스테레오(Photometric Stereo : PS) 의 장점을 취할 수 있다. PS가 추측

되는 손상들의 반사율 이미지와 3D 이미지를 공급하기 때문에 진단의 정확성을 상당히 증진시킬 수 있다.

⑨ PS에 기초한 흑색종 자동 진단은 같은 각도에서 다른 조건의 조명을 통해서 촬영된 이미지를 포괄적 매끄러움 기술에 의거한 과정이나 **이전의 이미지 분할**(prior image segmentation) 없이 3D 모양을 결정하는 기술이다.

⑩ 보통 **알베도**(달, 행성이 반사하는 태양 광선의 율) 이미지와 돌출 지도를 회복하기 위해 알려진 조명 조건과 함께 3개의 이미지가 요구된다.

⑪ 피부과 의사들은 ABCD(Asymmetry, Border, Color and Dimension, 비대칭, 경계, 색깔과 차원) 규칙을 흑색종을 진단하기 위해 사용한다.

12 약물투여를 자동 조절하는 사이버네틱스 시스템

미 정부는 의료정보의 전자화 등을 진행해나가기 위한 계획인 '**건강 정보기술 계획**(health information technology plan)'을 발표하고, 미국 산업계는 it를 이용하여 생산성을 높이는데 성공했지만, 현실을 직시 해보면 의료분야에서는 IT가 그다지 많은 공헌을 하고 있지 않다. 그간 의료기술은 비약적으로 향상되어 왔지만, 아직 환자의 의료정보 등은 대부분 손으로 직접 작성되고 있다(그림 12-9).

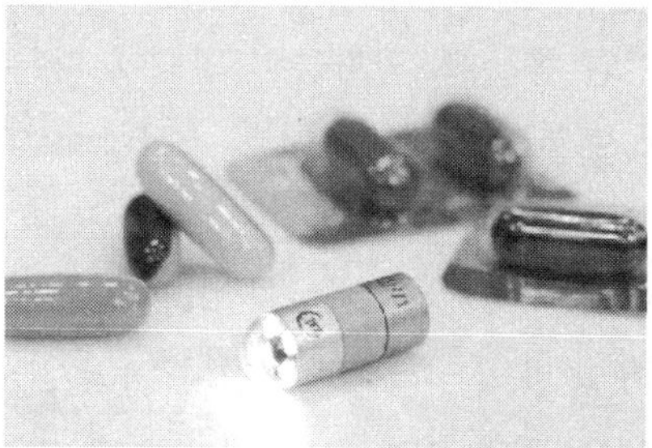

그림 12-9 • 캡슐형 내시경

① 의료 기술은 21세기에 맞는 발전을 했지만, 의료기록에 관해서는 19세기와 달라진 게 없다고 지적한 미국 부시 대통령의 발언과 함께, 향후 의료기술의 향상과 더불어 의료정보의 전자화를 추진하는 것이 꼭 필요하다는 트렌드가 형성되고 있다.

② 이스라엘에서 정보기술을 활용한 혁신적인 의료기기가 개발되었는데, 기존에 개발된

필캠(PillCam : 등록상표)과 같은 삼키는 캡슐형 내시경은 삼켜진 후에 개인용 컴퓨터와 직접 연결되어 바로 이미지를 전송할 수 있고, 자체적으로 검사를 수행하여 그 결과를 즉시 전송할 수 있으며, 필요에 따라 원하는 곳에 정지하여 상세한 이미지를 제공하여 절개나 내시경의 고통 없이 위와 장에 대한 암 검사를 손쉽게 시행할 수 있어 암의 조기 진단을 가능케 한다. 그러나 기존의 캡슐형 내시경은 대부분 신체 내부에서 영상을 촬영하는 정도에 그쳤으며, 치료 능력은 없었다.

③ 최근 미국과 일본 등에서는 이러한 한계를 극복하고 어떤 경우 수술할 필요 없이 신체 내부에서 치료를 수행할 능력을 가지는 소형 치료 로봇들이 개발되고 있는데, 이러한 흐름과 함께 환자의 입안에 부착되어 작용할 수 있는 다음의 기술을 주목할 필요가 있다.

㉠ 환자들의 치아에 부착하는 사이버네틱스 기술을 활용하여 환자들이 언제 약을 먹어야 하는지에 대한 정보들을 제공하는 기술이 개발되었다고 관련 연구기관의 연구자가 말하고 있다.

㉡ 유럽연합이 자금을 지원하여 수행한 intellidrug는 본 연구의 프로젝트로 치아에 부착되는 사이버네틱 오랄 도구를 개발하였다.

㉢ 이스라엘 텔아비브의 한 관계자는 본 장치는 알약 섭취와 같은 고통을 유발하는 다양한 방법 대신에 유용하게 활용되고, 환자 치료방식에 일대 혁신이 기대된다고 한다.

㉣ 환자의 치아에 부착되는 본 사이버네틱스 도구를 통하여 환자들은 마치 간호원이 옆에서 보살펴 주는 것처럼 언제 약을 먹어야 하고, 언제 무슨 행위를 하여야 하는지에 대하여 자동적으로 수행하는 보조장치를 갖게 된다.

㉤ 사이버네틱스 도구에 프로그램화된 소프트웨어는 사용자가 원하는 시간에 언제든지 자신들이 원하는 약물물질을 제공한다.

④ 의사들은 환자들의 나이와 몸무게, 환자들의 병력에 따른 정보들을 원격으로 조절할 수도 있기도 하고, 이를 프로그램화된 형태로 조절할 수 있는 형태로 본 장치를 사용할 수도 있다.

㉠ 본 장치는 환자의 입에 부착되어, 치아나 임플란트의 형태로 고정된다.

㉡ 약물을 관리할 시간이 되면, 본 장치의 패널이 열리게 되고, 환자의 입 뒷면에 프로그램화된 1회분의 약이 투여된다.

㉢ 본 약물은 침과 혼합되어 혈관으로 바로 흐르게 되어 약의 쓴맛의 고통으로부터 환자들을 보호할 수도 있다. 그렇지만 본 장치에는 여러 가지 불편한 점이 함께 존재하고 있는데, 입안에 부착되는 외부장치로 인하여 환자가 병원균에 노출될 수도 있고, 특정 약물의 경우에는 본 제품과 호환성이 보장되지 않을 수도 있다.

⑤ 본 장치는 이러한 부작용을 방지하기 위하여 처음에는 캡슐처방 혹은 주사처방과 병행

하여 실시되면서, 천천히 본 의료장치를 입안에 부착하고, 이러한 의료장치의 의존도를 높여가게 된다. 이러한 병행 시스템인 소위 **슬로우 방출**(Slow-release) 시스템은 환자들의 고통을 줄여줄 수 있는 매우 효과적인 방법이라고 관계자는 전했다.

⑥ 본 기술을 개발한 이스라엘 연구진은 향후 3개월에 걸쳐, 유럽지역의 과학자들과 함께 임상실험을 진행할 예정이며, 향후 3년 내에 상용화된 제품을 시장에 출시할 것으로 기대하고 있다.

㉠ 본 장치의 테스트는 임상실험 이전에 돼지를 대상으로 먼저 진행되었는데, 그 결과는 성공적인 것으로 알려지고 있다.

㉡ 본 장치를 통하여 투여되는 약물의 다양한 단계가 혈액과 상호작용하면서 성공적으로 분배되었다.

㉢ 본 장치에서 해결하여야 할 또 하나의 문제점은 환자들이 자신의 입에 부착된 본 전자제품을 자신도 모르게 삼킬 수도 있으므로 이를 막기 위해 다양한 보호장치가 현재 개발되고 있고, 실수로 삼키더라도 환자에게는 전혀 해가 되지 않는 형태로 제품개발이 이루어질 것이다.

⑦ 현재 차세대 의료기기 실용화 기술 개발화 평가지침 마련을 위한 논의가 되고 있는데, 이러한 기술과 같은 다양한 기술의 상용화가 기대된다.

13 MRI 검사 환자를 감시할 새로운 광학감지기

유럽 연구팀이 건강관리를 위한 직물 내재형 **광섬유감지**(Optical Fiber Sensing Embedded in Textiles for Healthcare : OFSETH) 프로젝트로 개발한 새로운 광학 감지기 덕분에, 어린이나 마취가 필요한 환자들에게 자기공명검사가 더욱 안전해질 전망이다(그림 12-10).

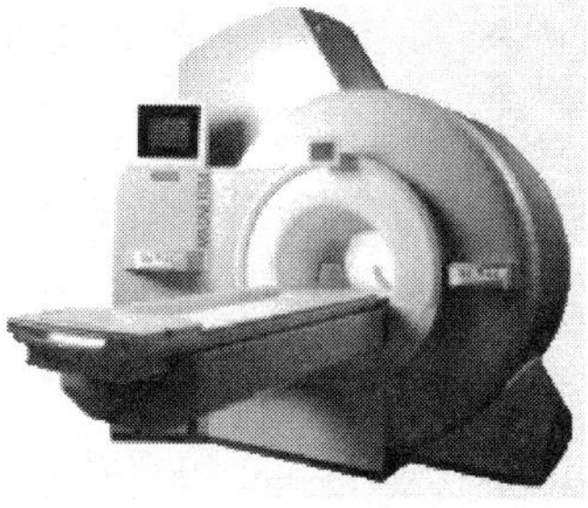

그림 12-10 ◦ MRI

① 자기공명영상법(MRI)는 인체의 상세한 내부영상을 얻는 강력한 비침습적 수단이다. X-선과는 달리 MRI는 이온화 방사선을 사용하지 않고 강력한 자기장으로 인체 내부를 조사한다. MRI는 진단과 치료에 필수적인 보조기구로 자리를 잡았다. 그러나 어떤 사람들에게는 MRI 경험이 엉망이 될 수 있다.

② 환자는 MRI 기계의 터널 내부에서 1시간이나 그 이상 동안 움직이지 않고 누워 있어야 한다. 특히 어린이에게는 무서운 경험이 될 수 있으며 그 해결책은 진정제나 마취제로 어린이를 진정시키는 것이다. "MRI 검사를 위한 마취에는 다른 외과수술용 마취와 동일한 약이 사용된다. 비록 마취된 대부분의 시간 동안 자연적인 호흡은 유지될 수 있을지라도, 마취약이나 상기도 폐쇄에 의한 손상의 위험은 항상 존재한다."라고 프랑스 릴대(Universitaire de Lille) 지역의료센터(Centre Hospitalier Regional)의 매튜 장(Mathieu Jeanne)은 말한다.

③ 마취사가 환자와 함께 있을 수 없으므로, 근처에 있는 통제실에서 원격으로 감시하는 것이 필수적이다. 그러나 자기장은 전자장비와 간섭할 수 있으며, 이것은 환자가 검사를 받는 동안에 전통적인 전자 감지기를 사용할 수 없다. 강력한 자기장에 의해 금속 부품에 유도되는 전류에 의한 화상의 위험도 존재한다.

④ ICT Results 사이트에 실린 기사에는 EU가 투자한 이 OFSETH 프로젝트가 광학 감지기와 광섬유를 이용한 해결책을 찾고 있다고 설명되어 있다. 금속 부품이 없는 광학 감지기는 빛 펄스의 형태로 정보를 전송하며 자기장의 영향을 받지 않는다.

⑤ OFSETH 프로젝트는 광학 감시 시스템이 통합된 착용형 직물을 개발하고 있다.

⑥ 협력기관들은 호흡, 심장 박동속도 및 혈액 산소 수준을 감시할 1~5세 사이의 어린이에게 적합한 시스템에 관한 연구에 집중하고 있다. "광섬유의 광유도 특성은 주변 환경에 따라 바뀔 수 있다. 광섬유에 적용되는 제약사항들을 측정하거나 광섬유에 전송되는 신호 특성의 변화를 분석함으로써, 많은 변수들을 측정하는 것이 가능하다."라고 이번 프로젝트에 참여하고 있는 벨기에 몬스(Mons) 기반의 독립연구센터 멀티텔(Multitel)의 프랑스와즈 나르보노(Francois Narbonneau)는 설명한다.

⑦ 연구진은 호흡을 감시하기 위해서 가슴이나 복부 둘레에 위치한 탄력붕대 속에 플라스틱 광섬유를 누벼 넣었다. 이 붕대는 환자가 호흡하는 동안 늘어나고 수축하며 2가지 종류의 감지기가 광섬유의 변형을 감지하여 호흡속도를 감시한다.

⑧ 연구팀은 혈액 속에 얼마나 많은 산소가 존재하는지를 측정하기 위해 빨간빛과 적외선의 흡수량을 비교하는 비침습 혈액산소 감지기도 설계했다. 이 감지기는 골무에 꼭 맞으며 피부에서 반사된 빛을 검출한다. 이 감지기는 맥박도 측정한다. 비록 다른 비전자적인 장치들도 생명유지에 필요한 기능들을 측정하는데 사용될 수 있지만, 그러

한 장치들은 부담스럽고 비싸다.

⑨ 광학 기술이 MRI 감시용으로 이미 쓰이고 있지만, 환자들은 병원의 여러 장소를 옮겨 다니면서 2~3 가지의 서로 다른 시스템으로 바꿔 검사해야 한다.

⑩ OFSETH로 개발된 이 시스템은 환자가 입고 있는 의복 속에 감지기들을 통합시켜 그러한 변화의 필요성을 제거한다. 플라스틱 광섬유는 직물 속에 누벼질 수 있기 때문에 그러한 분야에 특히 적합하다. "가장 큰 혁신은 의료분야를 위해 제조 과정에서 직물 속에 내장된 **광섬유 감지기를 사용**하는 것이다.

⑪ 핵심적인 아이디어는 환자가 병원에 도착할 때부터 떠날 때까지 감시 시스템을 바꾸거나 끊지 않고서 환자를 감시할 수 있는 의복을 제공하는 것이다."라고 나르보노는 말한다. 모든 하드웨어 부품들은 이미 준비되어 있으며 다음 연구는 시작품 의복에 부품들을 통합한 뒤 임상시험에 시험하는 것이다.

⑫ 10개 협력기관들은 건강관리, 광학 감지 및 직물 기술에 관한 자신들의 전문기술을 제공하여 이 프로젝트를 실현시켰다. 이 과정에서 배운 교훈은 훨씬 더 넓은 범위의 분야로 응용될 수 있다.

㉄ 이미 연구팀은 유아들의 돌발적인 '요람사'를 막기 위해 집에서 사용할 수 있는 유아복을 만드는데 똑같은 감지기를 사용할 계획이다.

⑬ OFSETH는 EU의 6차 연구프레임워크의 후원을 받는 '고성능' 직물을 개발하기 위한 클러스터 프로젝트인 SFIT의 일부이다.

14 유방암 조기진단을 위한 분자유방조영술

고밀도 유방 조직에 숨겨진 암을 '밝히는' 방법을 연구자들이 찾아냈다. **분자유방조영술**(Molecular Breast Imaging : MBI)과 **유방뢴트겐조영법**을 비교하는 최대규모의 연구를 진행하고 있는 메이요병원(Mayo Clinic) 연구진이 유방 X-선사진에 고밀도 유방 패턴이 나타나는 여성과 유방암 발생위험이 높은 여성들에 대해서 MBI가 암을 3배나 더 잘 검출할 수 있다는 것을 입증했다. 유방 X-선사진은 현재 유방암 검사의 표준이다(그림 12-11).

유방 밀도가 높은 여성에 대한 병원 검사에서 45세 여성에 대해 수행된 일반 유방 X-선[그림 12-11](a)와 [그림 12-11](b). 유방 X-선 사진은 음성으로 해석되었지만, MBI 영상에서는 암 생성이 화살표로 표시되었다.

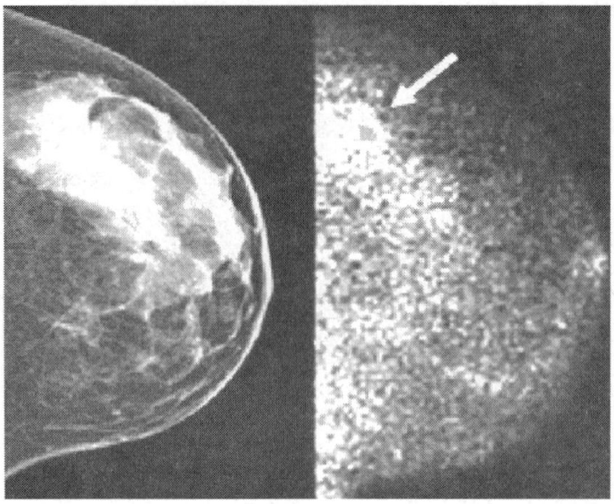

(a) 유방 X-선 사진 (b) 분자유방조영술 사진

그림 12-11

① MBI는 이 질병의 발병 위험성이 보통인 여성들에 대한 유방 X-선 사진을 대체하지는 않을 것이다. 그러나 이 기술은 위험성이 높은 여성들에 대해서는 보조도구가 될 수 있으며, 자기공명영상법(MRI)보다 더 저렴하게 이용될 수 있을 것이다.

② MBI를 사용할 때는 유방조직에 흡수되는 방사능 약품이 환자들에게 주입된다. 약품은 건강한 조직과 유방암 종양을 구별할 수 있는 특수카메라로 추적되는데, 이것이 가능한 것은 암세포가 이 방사능 약품을 건강한 세포보다 더 많이 흡수하기 때문이다.

③ 메이요병원은 6년 동안 MBI 기술을 시험해왔다고 밝혔다. "연구결과로 볼 때 MBI는 밀도가 높은 유방조직을 가진 여성이나 유방암 위험이 높은 여성에 대해 중요한 검사도구가 될 수 있을 것이다. 우리 연구의 타당성을 더 인정받기 위해서는 더 많은 시험이 필요하지만, MBI가 유방뢴트겐조영술 선별검사에서는 쉽게 보이지 않는 암을 검출할 수 있다는 것을 발견한 것은 고무적이다. 다음 단계에는 MBI를 MRI와 같은 다른 선별검사법과 비교할 것이다."라고 메이요병원 방사선과의 연구 동료인 캐리 흐루스카(Carrie B. Hruska)는 말했다.

④ 연구진은 고밀도 유방 및 가족력, 악성 유전자 혹은 다른 이유들로 인한 높은 암 위험성이라는 두 가지 기준에 부합되는 940명의 여성들에 대해 두 방법을 모두 시험했다.

㉠ 연구비용은 수잔코멘치료재단및 이번 연구에 쓰인 조영제를 만든 브리스톨마이어스 스퀴브(Bristol-Myers Squibb)가 지원했다.

㉡ 12명의 환자에게서 총 13개의 종양이 검출되었다. 이 중 8개는 MBI만으로, 1개는 유방 뢴트겐 조영술만으로, 2개는 두 기술 모두 검출했으며, 2개는 어느 기술도 검출하지 못했다.

㉢ 소환율, 즉 후속 검사가 필요한 여성의 수는 MBI가 7.7[%], 유방 뢴트겐 조영술은 9.4[%]였다.

㉣ MBI로 검사한 36번의 생체조직검사 중에서 27.8[%]가 암에 양성이었으며, 유방 뢴트겐 조영술로 수행한 17번의 생체조직검사 중 17.6[%]가 암에 양성이었다.

15 원격진단에 사용될 그림자 영상기술

조만간 혈액 시료를 뽑아내고 그 정보의 상세한 분석을 위해 병원까지 이동전화를 통해 무선으로 보내는 것이 가능해질 것이다(그림 12-12).

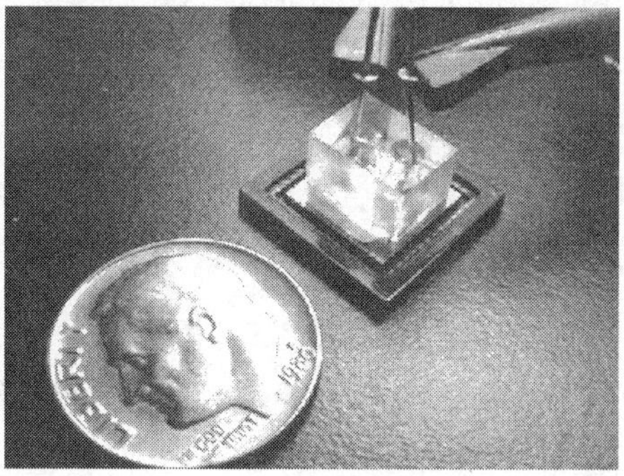

그림 12-12 • 아이팟 크기의 포켓형 CCD 현미경

① UCLA(University of California, Los Angeles) 연구진이 전 세계의 건강을 증진시키기 위한 노력으로 렌즈가 없는 고성능 영상 기술을 발전시켰다. 이 기술은 휴대용 의료진단 장치로 나아가기 위한 중요한 단계가 될 것으로 전망된다. 이런 형태의 원격의료는 개발도상국과 의료시설이 부족한 지역에 이상적이다.

② 흔히 의료서비스를 찾는 사람들과 그것을 제공할 수 있는 시설 간의 거리가 주요한 장애가 되고 있다. 이것이 바로 UCLA 연구진이 본질적으로 병원을 환자에게 데려오는 해결책에 관한 연구를 해온 이유이다.

③ 한 가지 해법은 의료진단 장치들을 이동전화와 같이 이미 널리 쓰이고 있는 물건과 꼭 맞을 정도로 충분히 작게 만드는 것이다.

④ UCLA 연구진은 장래에 의료진단에 사용하기 위한 렌즈가 없는 새로운 고성능 영상기술을 발전시켰다. 이 기술은 전세계, 특히 아프리카와 같이 자원이 부족한 환경에서

질병 감시 능력을 향상시킬 수 있을 것이다.

⑤ 이번 연구는 LUCAS, 즉 그림자 영상에 기초한 무렌즈 초광시야 세포 감시 배열 플랫폼 (Lensless Ultra-wide-field Cell monitoring Array platform based on Shadow imaging) 이라는 기술의 진보에 대해 설명하고 있다.

⑥ UCLA 연구진이 개발하여 2007년 영국왕립화학회(Royal Society of Chemistry)의 논문지인 'Lab Chip'에 처음 발표된 LUCAS 기술은 균질 세포 용액 속에 있는 표적 세포 유형을 빠르고 정확히 집계하기 위한 무렌즈 방식을 입증하였다.

㉠ 영상화 과정에서 렌즈를 제거함으로써 LUCAS는 궁극적으로 보통의 무선 이동전화 속에 통합될 수 있는 정도로 까지 축소될 수 있다.

㉡ 시료는 일회용 마이크로유체 칩을 이용하여 특수 설비된 전화 속으로 들어갈 수 있었다. "이 온칩 영상 플랫폼의 영향력은 상당하다. 특히 HIV나 말라리아 감시와 같이 전세계적인 건강 문제와 관련된 의료진단 분야에 큰 영향을 줄 것이다."라고 UCLA 헨리사무엘리 공대(Henry Samueli School of Engineering and Applied Science) 전기공학과 조교수이자 캘리포니아나노시스템연구소(CNSI) 연구원인 아이도건 오즈칸(Aydogan Ozcan)은 말했다.

⑦ LUCAS는 시료의 전체 용적 내에 있는 각 세포의 그림자가 1초 미만에 검출되는 영상 방식이다.

㉠ 획득된 그림자 영상은 맞춤 개발된 '판정 알고리즘'을 이용하여 디지털 방식으로 처리됨으로써 시료 용적 내에 있는 세포 및 박테리아의 3D 위치를 확인하고 각 미세입자의 유형을 분류하는 것이 모두 가능하다.

㉡ 적혈구, 섬유아세포 및 간세포와 같은 다양한 세포 유형들이나 박테리아와 같은 그 밖의 다른 미세입자들은 모두 독특하게 상이한 패턴들을 나타내므로 판정 알고리즘을 이용하여 신속히 확인될 수 있다.

⑧ 새로운 연구는 협대역 단파장 조명을 이용하면 세포 그림자 영상의 검출을 크게 향상시킬 수 있다는 것을 입증한다. 게다가, 혼합된 세포 용액 속에서 표적 세포 유형을 자동으로 확인하고 집계할 수 있도록 파장을 변화시켜 기록된 세포 특징의 2차원 패턴을 조절할 수 있다. "이것은 혼합 혹은 이종 세포 용액의 자동 무렌즈 집계 및 특성조사를 칩 위에서 최초로 시연한 것이며 원격의료 분야에 큰 가능성이 있다."라고 오즈칸은 말했다.

⑨ 다른 개선점은 2개의 서로 다른 파장을 결합하여 그림자 영상의 품질을 더욱 향상시킨 혼성 영상 방식이다. 이 새로운 세포 분류 방식은 '다색 LUCAS'라고 한다. 연구팀의 설명처럼, 적응형 디지털 필터링을 이용하면 영상품질이 더욱 개선될 수도 있다.

㉠ 성능향상의 결과로 영상화될 수 있는 시료 용액의 용적이 0.1[ml] 미만에서 5[ml]로 증가되었다. “이번 성과는 발전된 의료서비스를 지구의 모든 곳으로 전해주기 위한 탐구에 있어서 중대한 발전이다.

㉡ 의료진단 분야에 있어서는 전세계의 건강을 위해 새로운 발전을 달성하고자 하는 CNSI의 진취적인 기상이 이번 성과로 인해 계속 이어질 것이다.”라고 CNSI의 임시 소장이자 UCLA 데이빗 게펀(David Geffen) 의대의 수석 연구 부학장인 레오나르드 롬(Leonard H. Rome)은 말했다.

⑩ 오즈칸은 이번 연구로 2008 오가와재단연구상(Okawa Foundation Research Award)과 생의학공학회 연례학회의 탁월한 논문(Outstanding Paper)상을 수상할 예정이다.

16 체내삽입식 펄스 발생장치의 초소형 전지의 개발현황

인체 내에 삽입이 가능한 세계최소의 전지가 개발되었다. 이 전지는 손상을 받은 신경이나 근육에 미약한 전기적 펄스를 보내어 자극하는 초소형 디바이스 『BION』(Bionic Neuron)의 전원으로서 사용될 가능성이 보인다. 이 전지는 직경 2.9[mm], 길이 13[mm]로 연필 끝 정도의 사이즈인데 이 작은 전원을 사용하면 BION을 소형으로 유지할 수 있다. 원통형의 BION 디바이스는 전지를 넣은 상태에서도 표준적인 단3전지의 35분의 1정도밖에 되지 않는다.

① 사이즈가 작기 때문에 의사가 환자의 체내에 이것을 삽입한 동안, 외과적 장치도 최소한으로 하여 수술에 의한 상처나 감염의 위험을 줄일 수 있게 된다. 이 전지는 작은 외형과는 다르게 뛰어난 성능을 가지고 있다. 미국의 Quallion社가 개발한 이 전지는 충전하면 최장 10년 간 사용이 가능하다.

② 미국의 아르곤 국립연구소(Argonne National Laboratory)와 공동으로 전지 개발에 참가한 Quallion社의 연구팀에 따르면 이러한 우수한 내구성과 성능의 원인이 사용하고 있는 화합물질에 있다.

③ 연구진은 이 전지를 위해서 어떤 종류의 **폴리시록산 폴리머**를 개발했는데 이것은 폴리머 전해질로서는 지금까지 가장 전도율이 높은 것이라고 한다. 게다가 **충전은 외부 전계(電界)에 의해서 무선으로 이루어지는데 결국, 삽입 후, 전지가 소모되어도 지금까지처럼 수술로 꺼내어 다시 교환을 필요가 없다**는 것이다. 그래서 뇌졸중이나 절박성요실금 환

자, 파킨슨병과 같은 신경질환자 등에게 적절한 의료기기의 전원으로서 이 전지가 주목받고 있다.

④ 전기펄스는 이미 물리요법의 일환으로서 근육을 자극하는데 사용되고 있지만 현행 방법에는 다음과 같은 결함이 있다.

㉠ 가장 일반적인 것은 전기자극장치를 피부 표면에 닿게 하여 사용하는 방법인데, 이는 전기 충격으로 고통이 수반되는데다가 펄스가 근육의 정상적인 부위까지 손상시킬 우려가 있다. 자극장치를 체내에 삽입하는 방법이 있지만 현재 사용되고 있는 전원은 대형이고 비교적 수명이 짧은 전지들이다. 게다가 충전은 불가능하다. 그 때문에 삽입식 기기는 심장용의 페이스메이커 등, 매우 한정된 경우에만 사용되어 왔다.

㉡ 현재 사용되고 있는 전지의 수명 역시 3년에서 5년 사이라고 한다. 그래서 어쩔 수 없이 사용될 경우에도 시술하는 의사 입장에서는 매우 우려되는 부분일 수밖에 없으며 이를 교체할 경우, 환자에게는 수술이 초래할 여러 위험부담이 커진다는 단점이 있다.

㉢ BION은 지극히 소형인데다가, 자극하고자 하는 근육 가까이 삽입이 가능하다. 그래서 뇌가 신경을 통해 보내는 경우와 같은 자극을 근육에 보낸다.

⑤ 제랄드 로브 박사에 따르면 자극장치 측에 일련의 복잡한 제어 파라미터가 필요해질 경우, 도저히 삽입기기 내에서는 처리할 수 없으며, 체외에 제어시스템을 설치해야한다면 전원도 외부에 장치할 수 있게 된다. 그렇게 되면 삽입기기는 더 작아도 된다는 것이다.

⑥ 로브 박사가 개발한 장치에서는 자계(磁界)를 발생시키는 체외의 송신코일이 전력을 공급한다. 그러나 자극장치를 작동시키기 위해서는 결국 코일 가까이에 있어야 하기 때문에 어떤 환자에게도 위험이 따른다. 앞으로 전지로 작동되는 BION이 효과적이라고 실증되면 이 장치는 다양한 치료에 이용할 수 있다.

㉠ 파킨슨병에 의해 발생되는 근육의 떨림을 제어할 수 있으며 뇌졸중 환자의 근육에 자극을 주어 위축을 방지할 수 있다.

㉡ 자극의 빈도는 삽입 전에 프로그램 해놓을 수도 있지만 삽입 후에 환자에 따라 필요한 만큼 줄이거나 늘려야 한다고 의사가 판단되면 미국의 Advanced Bionics社가 개발한 전지관리시스템을 통해 원격으로 재 프로그램이 가능하다. 또한 이 전지관리시스템은 충전의 지시도 해 준다.

㉢ 전지에서 문제가 되는 것은 가격인데 전지 1개 당 400달러나 된다. 하지만 가격은 대량생산을 통해 인하가 가능할 것으로 예상되며 이번에 개발된 이 전지는 미국의 FDA로부터 긍정적인 반응이 예상된다.

17 혈당 센서를 이용한 암진단 키트의 개발

일본의 독립행정법인 신에너지 산업기술종합개발기구(NEDO)는 산업기술연구조성사업(예산규모 : 약 50억 엔, 한화 약 680억 원)의 일환으로 도쿄농공대학교의 이께부쿠로 (池袋一典) 부교수의 연구팀은 **혈당치를 측정하는 센서를 암 진단용 센서로 변환시킬 수 있는 신규** DNA 어댑터의 개발에 성공하였다고 보도를 통하여 발표했다(그림 12-13).

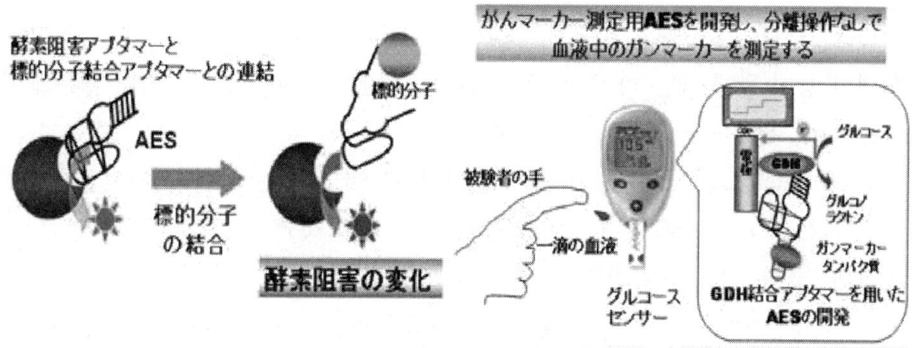

그림 12-13 • 암 진단 키트

① 본 연구는 당뇨병의 자기 진단용으로 사용되는 일회용 포도당 센서의 칩에 연구팀에 의해 새롭게 개발된 AES(Adaptor-Enzyme Subunit)를 결합시킴으로써 한번 사용하는 데 약 150엔(한화 약 2천원) 정도의 저렴한 비용으로 1차적으로 암을 진단할 수 있도록 개발한 것이다.

② 일본인의 약 3명 중 한 명의 비율로 일생 동안에 한번은 겪는다고 알려져 있으며 치료가 어렵다고 인식되고 있는 대표적인 질병인 암의 조기 발견 및 조기 치료의 가능성이 비약적으로 향상될 수 있는 계기가 될 것으로 전망된다.

③ 당뇨병 환자의 혈당치를 측정하는 혈당측정용 바이오 센서의 작용 기작은 일반적으로 포도당을 gluconolactone으로 변환시키는 glucose dehydrogenase(GDH)라는 효소를 사용하여 혈액 중에 포도당이 존재할 경우 gluconolactone으로 변환시키는 화학반응을 촉매하여 이때 발생하는 전자의 이동을 측정함으로써 혈당치를 수치화시키는 것이다. 이와 같은 원리를 응용한 위 연구팀은 초기 조건으로써 혈액 중에 다량의 포도당이 포함되도록 설정하였다.

④ 연구팀이 개발한 AES에는 암에 대한 유전자 마커와 특이적으로 결합하는 물질과

GDH의 활성을 억제할 수 있는 물질을 상호 연결시킨 구조를 가지며(그림 12-13), 만약 혈액 중에 표적 분자인 암의 마커가 존재할 경우 이에 특이적으로 결합하여 결합 부위의 구조가 변하게 된다. 이에 따라서 마커 결합 부위와 함께 연결된 GDH의 활성을 저해하던 부위의 구조 변화가 유도되며, 이미 활성이 저해되었던 GDH가 다시 활성화될 수 있다.

⑤ 암의 마커의 존재 유무에 따라서 GDH의 활성이 증가하는 양상을 보이며 이로써 혈액 중의 암이나 질병의 마커에 대한 존재를 감지할 수 있게 된다. 위 기술은 이미 일상생활에서 널리 사용되고 있는 포도당 센서를 암을 비롯한 측정하고자 하는 다양한 표적 분자 검출용 센서로 변환시킬 수 있도록 한 것이다.

⑥ 포도당 센서의 경우 개인 사용자들 사이의 혈액 성분비와 농도의 차이 및 질병에 의한 혈액의 상태 등에 대한 다양한 연구 결과에 기반하여 상품화되어 있기 때문에 우수한 안전성 및 신뢰도가 확보된 상태이다.

⑦ 새롭게 개발된 기술은 종래의 암 진단법 등과 비교했을 때 단시간에 결과의 판단이 가능하다는 점 및 비용의 절감과 더불어 혈당 검사 등과 같이 개인이 직접 검사를 실시하여 암 등의 질병을 판별할 수 있다는 최대의 장점을 가지고 있다.

⑧ 아직 실용화 단계에 이르지는 못했지만 현재의 리터당 나노 몰 농도의 감도를 피코 몰 농도(1조 분의 1)의 단위로 감도를 상승시킬 수 있다면, 극미량의 혈액을 이용한 다양한 질병의 진단이 가능하게 되어 예방의학과 더불어 질병의 조기 치료에 매우 유용할 것으로 보이며, 나아가서 사회적, 산업적인 파급효과가 매우 클 것으로 예상된다.

18 새로운 내시경 시스템 개발

일본의 올림푸스 메디칼시스템은 환자에게 부담이 적은 내시경 치료에 기여하기 위해서 연성내시경(軟性視鏡)을 이용한 복강경 수술인 'NOTES(Natural Orifice Transluminal Endoscopic Surgery)' 등의 새로운 저침습치료(低侵襲治療)를 실현한 '멀티 태스크 내시경 시스템'을 개발했다고 발표했다(그림 12-14).

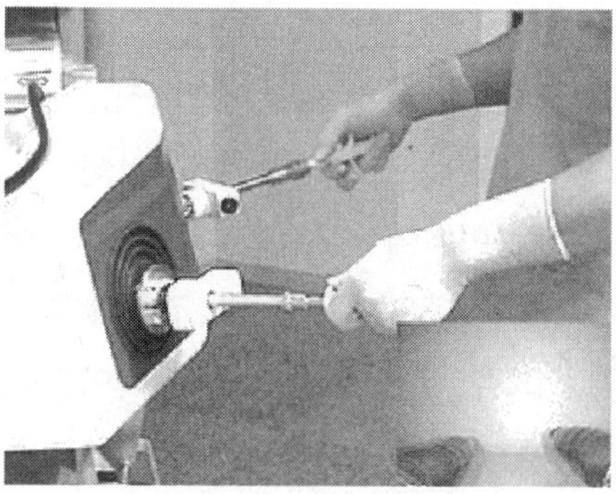

그림 12-14 • 멀티 태스크 내시경 시스템

① 콘셉트 모델인 위 시스템은 체강 내부의 관찰 및 처치가 가능하도록 연성내시경과 그 말단 부분에 2개의 암(arm)이 연결되어 있어 두 손으로 조작하도록 되어 있다. 따라서 2개의 암은 상·하, 좌·우로 이동이 가능하며 암에 결합된 전용 처치(處置)장치를 회전, 전진 및 후퇴, 말단부위의 개폐 등을 자유롭게 조작할 수 있다. 또한, 다양한 전용 처치장치를 바꿔줌으로써 보다 복잡한 작업도 가능하다는 설명이다. 앞으로 현장의 의사들과 더불어 기초적인 연구를 통해서 새로운 수술법에 적용할 수 있도록 기기의 개량을 추진함으로써 실용화로 연결시킬 계획이라고 한다.

② 복강경수술의 'NOTES'는 위장과 대장, 자궁, 복강 등의 장기를 통해 연성내시경을 복강 내부에 접근시키는 외과 및 내과의 경계영역에 있는 내시경 치료법으로 현재 환자의 부담을 경감시키는 수술로서 세계적으로 주목을 받고 있으며, 기초적인 연구가 활발하게 이루어지고 있다고 한다.

③ 올림푸스 사는 개발한 콘셉트 모델을 요코하마시 서구에 위치한 Pacifico Yokohama에서 열리는 '제11회 세계 내시경외과학회(WCES)'에 전시하여 의료 관계자에게 공개하고 있다.

19 만능세포

1. 난자 대신 피부세포이용(대량배양법, 만능세포은행 추진)

그동안 배아 줄기세포는 난자를 쓰는 게 문제였다. 구하기도 어렵고 생명윤리 문제까지 겹쳤다. 최근 일본과 미국에서 난자 대신 피부세포를 쓰는 실험이 잇따라 성공해 과학계를 흥분시킨 것도 이 때문이다.

① 일본 교토대는 30대 백인 여성의 얼굴 피부세포에서, 미국 위스콘신대는 아기 피부세포에서 각각 줄기세포를 배양하는 데 성공했다. 타인의 수정란이 아닌 환자 자신의 유전자 세포를 쓰는 것이라 이식에 거부 반응이 없어 더욱 안성맞춤이다.

② 모든 세포는 분열 증식하면서 자라는 동안 각 조직의 특성을 갖게 되는 이른바 분화 과정을 거친다. 생물의 세포나 조직이 각각에게 주어진 일을 수행하기 위해 형태나 기능이 변해 가는 것이다. 이를테면 수정란이라는 세포는 뼈, 심장, 피부 등 다양한 조직세포로 분화한다.

③ **줄기세포**는 적절한 조건만 갖춰 주면 생체를 구성하는 모든 조직으로 분화할 수 있다고 해서 **만능세포**라 한다.

④ 황우석 박사가 만들려고 했던 바로 그 세포이다. 다만 난자를 이용하지 않았고 윤리 논란이 없는 피부세포를 이용했기 때문에 자연만능세포와 구별해 **인공만능세포**(iPS)라고 한다.

2. 성인 얼굴, 신생아 피부세포 등에 적용

미국의 저명한 과학 잡지인 〈Cell〉에 발표되었고, 같은 날 미국의 위스콘신 대학의 연구팀도 〈Science〉지에 비슷한 결과를 발표하였다(그림 12-15).

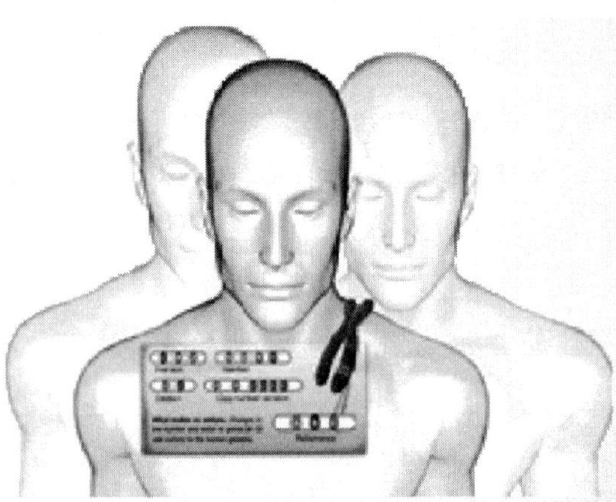

그림 12-15 ▪ 성인얼굴에 적용

① 야마나카 교수팀은 쥐의 피부세포에 네 개의 특정유전자를 도입하여 전 세계에서 처음으로 iPS 세포를 제작한 바 있는데, 이번에는 대상을 사람으로 바꿔서 성인의 얼굴로부터 **피부 섬유아세포**(dermal fibroblast)와 관절의 활액세포들을 분리한 후, 마우스

의 경우와 같은 네 개의 **전사 인자**(transcription factors) Oct3/4, Sox2, Klf4, 그리고 c-myc들을 레트로바이러스를 이용한 유전자 전달법을 통해 세포에 도입하였다.

② 연구팀은 사람과 원숭이의 줄기세포를 배양할 때 사용하는 증식 인자들을 사용하거나, 혹은 쥐보다 장시간 배양을 하는 등의 여러 가지 실험법의 변형을 통해 사람의 iPS 세포의 제작에 성공하였다.

③ iPS 세포들은 유전자 분석 및 세포 표면 마커들의 검토를 통해서 일반적인 미분화 줄기세포들과 매우 유사한 유전자 패턴을 보임을 확인하였다. 또한, 이번에 제작된 사람 iPS 세포는 매우 높은 **텔로머라아제**(telomerase) 활성이 유지되고 있으며, 분열속도도 일반적인 줄기세포들과 동등한 것을 확인하였다.

④ 다른 조직세포로의 분화 실험 결과에서도 직접적으로 이들 iPS 세포들이 **신경세포**나 **심근세포**, 또는 **연골** 등으로 분화되는 것을 확인하였다.

⑤ 야마나카 교수는 "아직 재생의학의 실현까지는 좀 더 시간이 걸리겠지만, 이번에 제작에 성공한 iPS 세포들을 보다 효율적으로 분화시키거나 안전성을 높이는 등의 연구를 통해 머지않아 임상 적용이 가능할 것으로 기대한다."라고 말했다.

⑥ 미국의 위스콘신 대학의 연구팀은 야마나카 교수팀이 사용한 네 개의 유전자 중 c-myc을 제외한 두 개의 유전자(OCT4와 SOX2)들 이외에도 NANOG와 LIN8 등의 유전자를 복합적으로 신생아의 피부세포에 도입하여 iPS 세포의 제작에 성공하였다.

3. 5년간 70억 엔 지원

일본과 미국의 연구팀이 각기 사람의 피부세포로부터 장기와 조직세포로 성장하는 능력을 지닌 만능세포를 만드는 데 성공함에 따라 양국이 정부 차원에서 이 기법의 실용화를 위한 연구 지원에 나서는 등 주도권 경쟁이 치열해질 것으로 전망된다(그림 12-16).

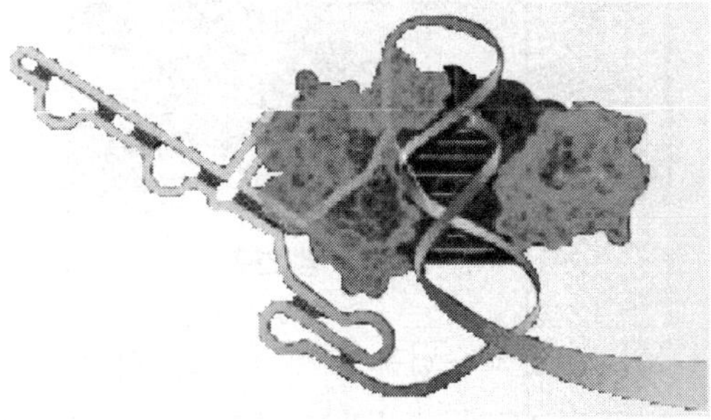

그림 12-16 ■ 줄기세포 연구

① 일본 교토대 연구진의 만능세포 배양 소식에 일본 정부는 이를 이용한 재생의료 실용화 연구를 총력 지원하는 이른바 'ALL JAPAN' 체제를 구축할 방침이라고 요미우리 신문이 보도했다. 비슷한 시기에 위스콘신 대학의 연구팀이 만능세포 배양에 성공한 미국에서도 조지 부시 대통령이 지원 방침을 밝히고 나섰다고 이 신문은 전했다.

② 일본 문부과학성은 앞으로 5년간 70억 엔을 투입해 사람 만능세포 등의 대량배양법을 개발하고, 원숭이 등 동물을 사용한 재생의료 연구를 추진하며, 연구용 사람 만능세포 은행을 설립할 방침이다.

③ 만능세포를 사용한 재생의료의 실용화를 맡을 연구기관을 올해 안에 공모하고, 전문가 평가위원회를 신설할 계획이라고도 밝혔다.

④ 내각에서도 재생의료의 임상시험을 조기에 할 수 있도록 안전기준을 정비하는 등 국내에서 연구를 가속할 수 있도록 지원할 태세이며, 나아가 총리가 의장을 맡은 종합과학기술회의를 중심으로 문부과학성 및 후생노동성 등도 조속히 협의 체제를 만들 계획이라고 밝혔다.

4. 암세포사용 위험성이 전혀 없는 배양법이 관건

야마나카 교수팀은 11월 30일 전자판 네이처 바이오테크놀로지에 위의 네 개 유전자 중 암 관련 유전자인 c-myc을 제외한 세 개의 유전자만을 도입한 사람 iPS 세포를 제작 배양한 후속 연구 성과를 보고하여 임상 응용에 대한 가능성을 크게 하였다(그림 12-17).

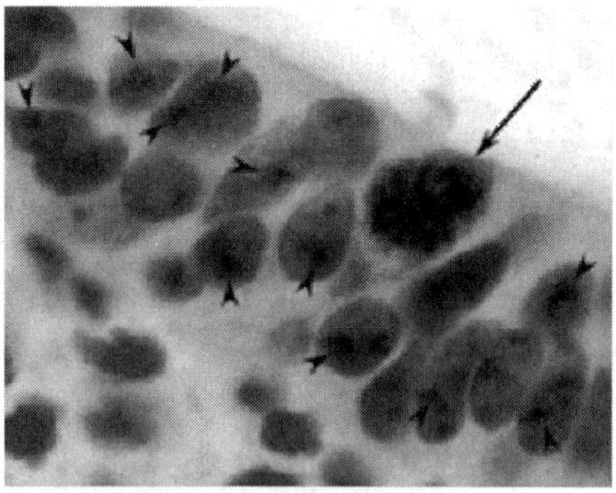

그림 12-17 • 암 연구

① 교토대 연구소 야마나카 신야 교수팀은 세계 최초로 사람의 만능세포 배양에 성공했다고 밝힌 바 있다. 그러나 그동안은 암과 관련된 유전자를 포함해 모두 네 가지 유전자를 피부세포에 주입한 뒤 배양하는 방식이었다. 특히 이 방식으로 배양한 만능세포를 실험용 쥐에 주입, 100일간 관찰한 결과 37마리 가운데 6마리에서 암이 발생했다.

② 이번에 암 관련 유전자를 제외한 세 가지 유전자만을 주입해 배양한 만능세포의 경우 26마리의 실험용 쥐 가운데 단 한 마리에서도 암이 발생하지 않았다.

③ 야마나카 교수팀은 동일한 방법을 이용해 사람의 만능세포를 배양하는 데도 성공한 것으로 알려졌다.

④ 새 만능세포 배양 방법을 사용할 경우 종전에 비해서는 암 발생 위험이 상당히 낮아지지만 야마나카 교수는 "피부 세포에 유전자를 주입할 때 바이러스를 사용하는 만큼 암이 발생할 가능성이 완전히 사라진 것으로는 볼 수 없다. 장기간의 추적 실험이 필요하다"고 말했다. 이 연구 내용은 미국 과학지 네이처 바이오테크놀로지 인터넷판에도 게재되었다.

⑤ 인간의 피부 세포에서 여러 가지 장기, 조직 세포가 되는 능력을 갖고 있는 만능세포는 수정란을 파괴해 만드는 배아줄기세포(ES)와는 달리 윤리적 비판의 소지가 적은 것으로 알려졌다. 다만 암 관련 유전자를 주입하는 데 따른 안전성에 문제가 있어 이를 극복하는 것이 과제로 지적돼 왔다.

⑥ 교토대 연구소의 이번 새 배양 방법 개발로 만능세포 연구에 탄력이 붙을 것으로 일본 언론은 전망했다.

20 심장마비 위험을 밝혀 줄 수 있는 동맥 하이라이터

MRI 스캔을 통하여 어떤 사람이 심장마비 위험이 있는지를 판단할 수 있을 것으로 보인다. 이는 심장마비 위험이 있는 사람들로 하여금 사전에 의사를 찾아 조치를 취할 수 있게 해 준다는 점에서 중요한 진전이라고 할 수 있다.

① 심방마비의 원인들은 항체 세포들의 플라크와 관상동맥 안에 쌓인 콜레스테롤이다. 만일 플라크가 파괴되면 한 개의 덩어리가 형성되고 이것이 피의 흐름을 막아서 마비 상태의 위험을 일으킨다.

② 플라크의 벽을 체크하기 위하여 카메라를 관상동맥 안으로 보낼 수 있지만 이러한 탐사침이 오히려 플라크를 터뜨릴 수 있는 위험성이 있다.

③ MRI 스캔은 이런 위험성 없이 인체 내부를 들여다볼 수 있게 해주지만, 관상동맥의 벽을 직접적으로 보여줄 수 있기에 충분한 이미지의 해상도를 가지고 있지 못하다. 그러나 이 문제를 해결하는 방법을 개발하였다.

④ 가돌리늄 킬레이트는 이미 MRI 스캔에서 혈류를 밝게 보여주는 물질로 사용되고 있다.
⑤ 사람들의 관상동맥의 이미지를 통하여 플라크가 있을 가능성을 보여줄 수 있는 위험한 정도의 두께를 체크하여 심장마비의 위험성이 있음을 알려주도록 할 예정이다.
⑥ MRI 스캔에서 밝고 두꺼운 지역이 발견된다면 플라크가 진전되고 있음을 의미한다고 로빈슨씨가 밝혔다.
⑦ 플라크를 가진 환자의 경우에는 콜레스테롤을 낮추는 약제인 혈액 희석제를 투입하여 플라크가 파열되더라도 엉킨 덩어리의 형성을 막거나 관상동맥 벽을 지지해줄 부목을 이용하여 플라크가 터지는 것을 막도록 조치를 취할 수 있다.
⑧ 가돌리늄 킬레이트는 궁극적으로 관상동맥 벽에서 제거되어 신장을 통하여 정화된다.

21 휴대용 라디오전자파 유방암검진기

영국 맨체스터 대학의 Zhipeng Wu교수는 라디오 전자파 기술을 이용한 휴대용 유방암검진기를 발명하였는데 컴퓨터 프로그램을 활용하면 유방암 종양을 악성 또는 양성을 분류할 수 있다고 한다.

① 라디오 주파수 또는 마이크로웨이브 기술을 이용하여 유방암을 검진하는 방법은 이미 미국, 캐나다 및 영국에서 시도되어 왔지만 영상을 획득하려면 수분이 걸리고 또한 병원 또는 특수한 장소에서 영상을 획득해야만 했었다.
② Wu교수는 라디오 주파수 스캐너 기술을 이용하여 실시간으로 환자의 유방 영상을 얻을 수 있을 뿐만 아니라 종양 유무도 간단하게 판별할 수 있다고 한다. 이 방법은 기존에 제시된 방법보다 빠른 시간 내에 영상을 얻을 수 있을 뿐만 아니라 최소침습적 방법으로 유방암을 검사할 수 있기 때문에 외과수술에도 적용이 가능하게 되어서 환자의 진료 대기시간을 많이 단축시킬 수 있고 또한 기존의 방사선유방촬영기를 대치할 가능성도 보인다.
③ 라디오 주파수 유방촬영기는 가정에서 여성 자신의 유방 건강을 확인하기 위해서도 편리하게 사용할 수도 있다. 특허를 받은 이 새로운 의료기기는 컴퓨터 단층촬영기술을 이용하며 현재 휴대폰에서 사용하는 같은 주파수 대역을 사용하지만 휴대폰의 소모전력의 일부만으로도 기기의 가동이 가능하다. 따라서 이 새로운 의료기기는 비용이 저렴하고 인체에도 안전하여 작은 상자에 넣어 휴대가 가능하기 때문에 일반 가정에서도 쉽게 사용할 수 있다.

④ 현재 유방암 검진을 위해서 널리 사용되고 있는 방법으로 방사선유방촬영기를 사용하는 경우 검진 정확도는 60[%] 정도로 낮으며, 전체 유방암 환자 중에서 20[%]는 50세 이하의 여성들이다. 유방암을 정확히 진단하는 일은 매우 중요한 사안인데 특히 조기 진단 및 치료를 통하여 수천 명의 환자들의 생명을 구할 수 있다.

⑤ 기존의 방사선 유방촬영기는 조직의 밀도차이에 초점을 맞추지만, 라디오 주파수 유방암 검진기는 정상 유방 조직과 비정상 조직 사이의 유전체 전도율의 차이에 주안점을 둔다.

⑥ Wu교수는 라디오 주파수 유방암 검진기에 환자의 유방을 고정시키면 바로 컴퓨터 화면에 영상을 얻도록 장치를 고안하였는데 종양 또는 비정상조직이 있으면 라디오 주파수에 대한 조직의 명암도 반응 차이로 인하여 붉은 색으로 표현된다.

⑦ 악성 종양 조직의 경우 조직 투과율 및 전도율이 상대적으로 높기 때문에 정상조직과는 다른 색깔로 표현된다. 이 기기를 사용하면 1초에 30장의 영상을 얻을 수 있기 때문에 현재로써는 세상에서 가장 빠르게 유방암을 검진할 수 있는 능력을 가지고 있다.

⑧ Wu교수는 "이 기기는 휴대도 가능하며 실시간으로 영상을 얻을 수 있다. 따라서 실시간으로 영상을 얻을 수 있으면 검사 과정에서 종양 부위를 놓칠 가능성이 낮아진다. 다른 유방암 검진기는 피부와 기기 사이의 저항을 일치시키기 위해서 액체 또는 젤 형태의 물질이 필요하지만 우리가 발명한 시스템으로 이런 물질이 필요 없으며 여성이 브래지어를 착용한 상태에서도 촬영이 가능하다. 앞으로 후속 연구를 수행해야 되겠지만 우리가 발명한 기기는 새로운 유방암 검진으로 활용될 가능성이 높다. 그리고 선진국 및 개발도상 국가들에서 이 기기를 사용하면 수많은 여성들이 혜택을 입을 것이다. 전 세계적으로 여성의 평생 동안 유방암 발병 위험성은 9명의 여성마다 1명의 비율로 발생한다는 사실을 유념해야 한다."고 주장하였다.

제13 장

의료정보

01 의료정보학의 개념 및 컴퓨터 개론
02 용어 및 분류 체계
03 의료정보학의 데이터베이스
04 컴퓨터를 이용한 의학교육
05 의료용 전문가 시스템
06 의료정보 시스템
07 의원급 종합정보 시스템
08 자료보안 및 보호
09 원격의료

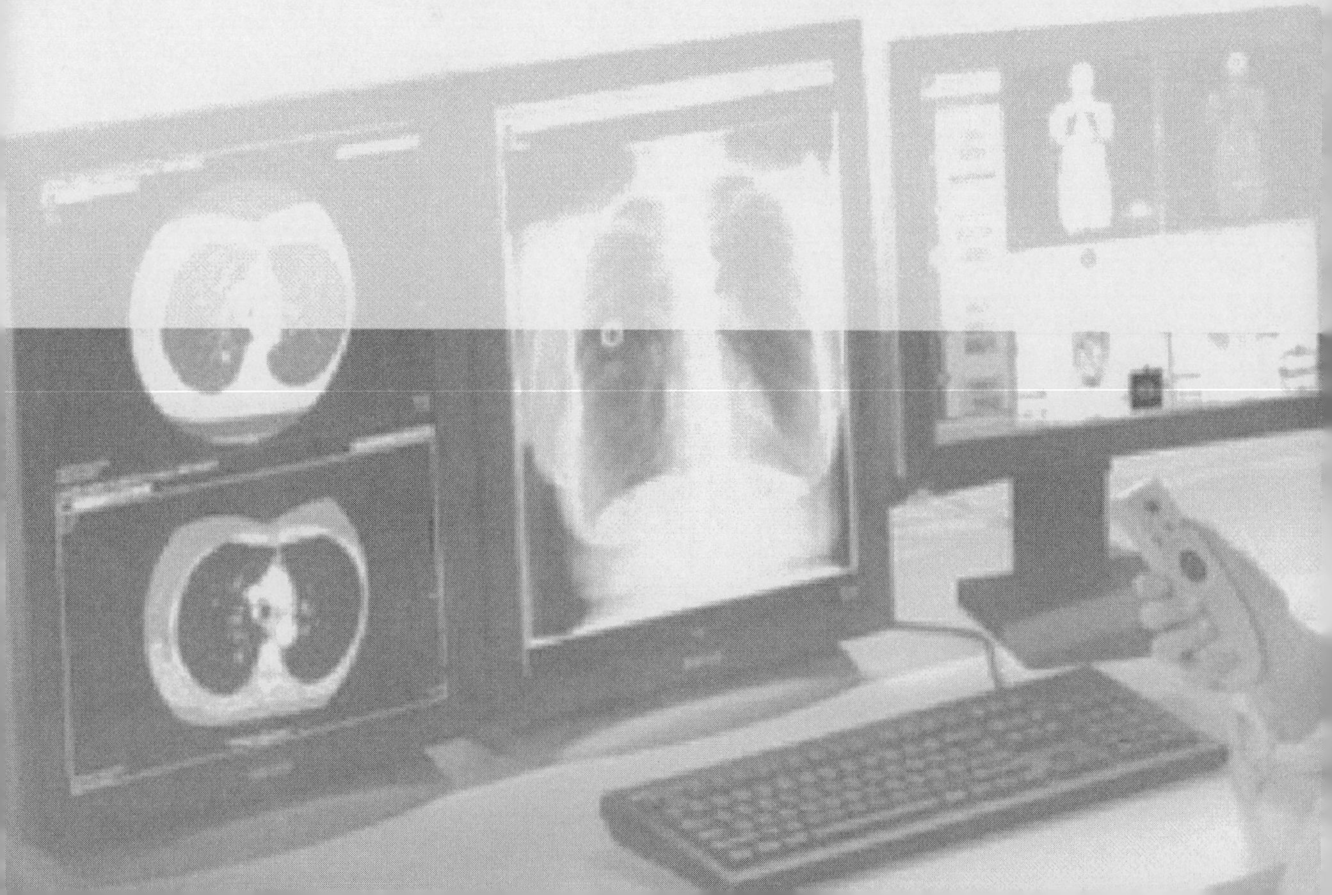

01 의료정보학의 개념 및 컴퓨터 개론

의료정보학은 의료에 정보기술을 접목시킴으로써 의학교육, 의학연구, 환자의 진료, 의료경영에 필요한 각종 의료정보를 효율적으로 시스템을 개발하고 체계화하여 관리하고 평가하는 것 이며 이를 응용하는 방법에는 컴퓨터와 통신기술을 실제 임상에 어떻게 쓰이는가이다.

의료정보학의 범위는 의료와 공학인 정보기술을 접목함으로써 기술적 방법을 인식한 후 컴퓨터 모델과 공식을 사용하여 실험을 거쳐 결과를 부여하는 컴퓨터 처리시스템을 구축한 후 과학적 측면과 평가하는 기술적 측면이 있다. 따라서 의료정보학, 인지과학, 정보과학 및 컴퓨터 과학, 교육심리학 등이 포함된 복합적인 학문이라 할 수 있다.

1. 의료정보학의 목표(미국의료정보협회 권고)

미국의료정보협회(America Medical Informatics Association : AMIA)는 의료관리에 있어서 발생될 수 있는 여러 가지 형태의 문제점을 의료정보학의 관점에서 파악하고 분석하여 그 문제점을 해결할 수 있는 능력을 키우기 위해 최소한 7개 분야가 목표에 포함되어야 한다고 권고하였고, 〈표 13-1〉과 같은 목표를 제시하고 있다.

표 13-1 ◉ 의료정보학의 목〈표

분 야	내 용
컴퓨터 조작 방법	일반 개인용 컴퓨터의 조작방법 및 각종 소프트웨어 사용 및 활용법을 습득한다.
통 신	다른 유관기관 혹은 정보원을 접근하기 위한 전자통신망의 이용 방법을 습득한다.
정보의 검색과 관리	전산화된 정보 데이터베이스로부터 정보를 검색하고 관리할 수 있는 능력 배양을 습득한다.
컴퓨터 보조학습 (Computer Aided Learning)	평생교육을 위한 컴퓨터 보조학습장치를 선택하고 활용하는 방안을 제시한다.
환자관리와 의사결정	환자관리를 위하여 데이터베이스와 통계 프로그램을 사용하는 방법을 습득하고 의사결정에 도움을 줄 수 있도록 한다.
의료사무관리	병원사무관리에 컴퓨터를 활용하는 방안을 강구한다.
병원정보 시스템 (Hospital Information System : HIS)	병원업무의 전산화에 대한 이해와 환자진료에 정보 시스템 활용방안을 제시한다.

2. 의료정보의 종류 및 형태

의료정보는 의료인을 위한 의학정보이지만 현재의 의료정보는 소비자뿐만 아니라 의료 전반에 관한 정보이다. 〈표 13-2〉는 의료정보를 종류 및 형태로 나누어 나타낸 것이다.

표 13-2 ◦ 의료정보의 종류 및 형태

의료정보의 종류	의료정보의 형태
임상정보	의무기록(차트, 슬립), 각종 병리검사(Lab) 결과(혈액검사, 조직검사, 가검물검사 등), 생체신호[심전도(Electrocardiography : ECG), 뇌전도(Electroencephalography : EEG), 근전도(electromyograph : EMG), 위전도(Electrogastrogram : EGG), 전기 안구법 (Electrooculography : EOG), SPO_2, 혈류량, 호흡 등], 의학영상 [X-선, MRI(Magnetic Resonance Image), CT(Computerized Tomography), 초음파, PET(Position Emission Tomography), G선 영상, 도플러 혈관촬영, DR(Digital Radiography) 등이다.
병원관리	병원경영정보, 의약품 관리, 의료기기 관리
보건복지 및 의료통계	출생률, 사망률, 전염병 발생률, 의료보험, 질병통제, 의약품 및 의료기 데이터베이스, 임상실험관리 데이터베이스
보건의료망	Telemedicine, Medi-net, Medline
컴퓨터 보조교육	CAL(Computer Aided Learning) : 컴퓨터를 이용한 의학교육, CBT(Computer-based Testing)

3. 의료정보학의 역사

의료정보학 용어는 1960년대 말 유럽에서 사용되기 시작하였고 기타지역으로 전파되었다. 미국에서 의료 환경에 컴퓨터를 도입하기 시작하여 발전의 가속화를 가져왔으며 1990년대 인터넷의 사용으로 사용자 중심 시스템으로 성장하였다. 또한, 21세기에 들어와서는 인터넷의 급격한 발전으로 원격/재택진료, 멀티미디어 환경을 이용한 전자의무기록(Electronic Medical Record : EMR)이 사용되고 있다. 의료정보화의 발전단계는 [그림 13-1]과 같다.

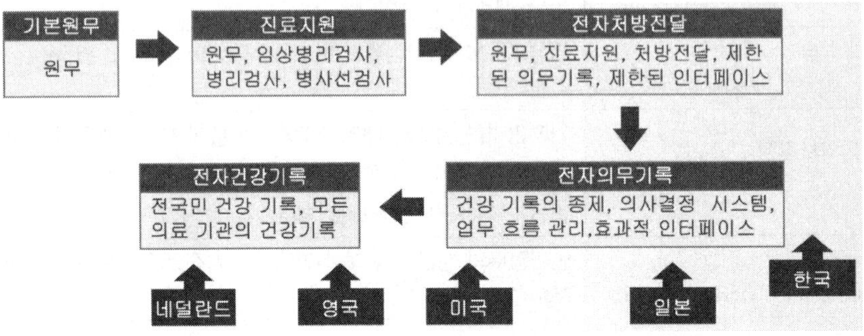

그림 13-1 ◦ 의료정보화의 발전 단계

(1) 전자의무기록

전자의무기록(Electronic Medical Record : EMR)은 병원에서 사용되는 종이문서를 없애고 모든 데이터를 전산매체에 저장하는 방식이다. 현재까지 널리 사용되고 있는 종이의무기록은 오랫동안 모아지면 언젠가는 관리 및 보관상에 한계가 오기 때문에 의무기록 차트를 영구보존하는 대부분의 병원에서는 진료 후 일정 기간이 지난 비활용 의무기록을 과거에는 마이크로필름에, 최근에는 광디스크, 콤팩트디스크 등에 수록하여 관리하고 있다. 이들을 전산과 연계시키고 네트워크를 연결하면 이미지로만 구성된 전자의무기록이 보관 및 검색 목적으로 제한적으로 활용될 수 있는 초기 단계의 전자의무기록으로 구성된다.

(2) 전자의무기록의 개념

국내에서는 1990년대 들어 신설된 병원들을 주축으로, 전 병원을 네트워크 환경으로 구축하고 전산 시스템도 원무 및 보험청구 중심에서 한 단계 발전하여 **처방전달시스템**(Order Communication System : OCS)을 도입하는 형태로 병원전산환경이 발전하였다.

① 환자의 임상진료에 관련된 모든 정보의 보관소
② 임상의사의 기억을 보조하는 정보저장소
③ 의학적 의사결정과정의 직접적 도구
④ 역학연구 및 임상연구 수행의 핵심적 기반
⑤ 의사소통의 중요한 매개체

(3) 처방전달시스템

처방전달시스템(Order Communication System : OCS)은 처방의 원활한 전달을 위해 구성된 시스템으로서 진료의사의 처방이 신속, 정확하게 필요한 부서로 전달되어 처리, 수행된다. 또한 이 시스템은 환자의 등록에서 진료, 수납까지 병원 내의 모든 데이터를 관리 전달하는 것은 물론 병원의 모든 행정을 효율적으로 관리할 수 있도록 하는 통합 의료정보 시스템이다. 이러한 OCS의 구축으로 기대할 수 있는 효과는 다음과 같다.

① **환자 서비스 개선** : 진료정보의 활용, 정확한 전달체계를 통한 진료의 질적 향상이 있다.
② **진료생산성 향상** : 외래 대기시간 단축으로 외래환자가 증가한다.
③ **수익의 증가** : 의료물품의 철저한 관리로 손실이 최소화된다.
④ **경영효율화** : 효율적 재료관리로 진료재료 비율이 감소한다.
⑤ **의사결정 지원** : 병원 내 활동의 변화추이 분석으로 미래예측이 가능하다.

(4) 모바일 의료정보(POC 시스템)

모바일 의료정보(Point Of Care : POC) 시스템은 의사 및 간호사 등 의료 인력들이 PDA를 휴대하고 다니면서 병실 및 응급실, 중환자실, 임상검사실 등 진료현장에서 실시간으로 진료 처방이나 검사결과, 투약처치기록 등 임상정보를 입력하고 조회하는 시스템이다.

병원에서는 PDA를 이용해 시간과 장소의 제약 없이 진료현장에서 실시간 임상정보 처리에 의한 정확하고, 신속한 진료수행을 가능하게 함으로써 의료 서비스의 질적 향상을 실현하고, 의료업무의 많은 부분을 차지하고 있는 **차트 작성**(paper work)과 잡무를 줄여서 의료관련 업무 효율 향상에도 기여하게 될 것이다.

(5) 전자건강기록시스템

전자건강기록시스템(Electronic Health Record : EHR)은 병원의 **전자의무기록**(EMR)을 네트워크로 연결해 의료기관들이 표준화된 환자의 진료정보를 공유할 수 있도록 하는 첨단 의료정보화 시스템이다.

02 용어 및 분류 체계

1. 필요성

일반적으로 환자진료기록의 자료는 **차트화 된 문서로 작성, 보관되어 왔고 대부분 문자나 검사 결과의 수치로 작성되어 차트화로 보관되어** 왔다. 환자진료의 기록은 **치료, 예방, 진단, 검사, 수술 등 환자 관리**에 쓰였으나 다른 전공의의 손으로 쓴 의무기록 차트를 이용하여 병력을 재구성하려면 많은 어려움이 따랐다. 그 이유는 **의학용어가 쓰는 사람의 주관에 따라 부정확하게 쓰이거나 약어와 라전어로 모호하게 쓰일 수 있기 때문**이다.

약어와 라전어로 모호하게 쓰인 차트는 의료인의 의사소통에 크게 지장이 되지는 않지만 의학 연구와 진료와 처방에 컴퓨터를 사용하는 데 커다란 장애요인으로 작용한다. 그러므로 **역학, 임상연구, 의학적 의사결정, 문헌정리, 공중보건 등에 필요한 정보를 수집하고 연구하는 데 많은 문제점을** 가지고 있다. **약어와 라전어로 모호하게 쓰인 문제점을 해결하기 위해 필요한 것이 모호성을 제거하고 코딩 시스템의 도입 및 어휘를 표준화하는 분류가 필요하다.**

2. 코드의 분류

개념의 순차적인 체계, 분류방법의 설계이다.

① **어휘록**(thesaurus) : **특수 용어 및 개념을 모은 목록**이다.

② **명명법**(nomenclature) : **의학개념에 따른 코드 체계, 표준화되고 공통된 의학용어 사용**을 위해 1933년 **표준 질병 분류명명법**(Standard Classified Nomenclature of Diseases)은 **의학용어 데이터베이스 구축을 시작**으로, 1965년 **병리학체계적 명명법**(Systematic Nomenclature of Pathology : SNOP)이 출판되었으며, 이후 진단 및 **진료목적상 또는 관리목적상 객관적 기준에 따라 여러 가지의 표준화된 분류체계**가 이루어지고 있다.

③ **코드**(code) : **문자나 숫자를 이용하여** 대상 표현(숫자, 문자, 계층구조, 조합코드 등) 한다.

㉠ **숫자코드**(number codes) : 연속으로 만들 수 있다. 새로운 항목에는 다음의 새로운 숫자가 부여된다. 장점은 **새로운 코드의 생성이 용이하며 숫자를 무작위로 발급하여 환자의 특정 정보**를 숨기는 데 쓰일 수 있다.

㉡ **연상코드**(mnemonic codes) : 문자코드는 관련된 하나 이상의 문자를 통하여 그 항목이 연상되기 쉽게 만들어진다. **연상코드는 사용자가 그 코드를** 기억하기 쉽게 해준다. 하지만 많은 양의 분류에서는 코드가 길어지거나 그 항목의 의미와는 어긋난 코드가 생성될 수 있다. 따라서 **연상코드는 제한된 범위 내의 항목에서만 사용된다.**

㉣ 이비인후과(Department of Ear, Nose and Throat)는 ENT로, 심장내과(Cardiology)는 CAR로, 산부인과(Department of Ostetrics and Gynecology)는 OB-GY으로 표기한 코드가 연상 또는 기억코드들이다.

㉢ **계층구조코드**(hierarchical code) : 이미 나와 있는 간단한 코드를 하나 이상의 문자를 더하여 새로운 좀 더 자세한 코드를 만드는 것이다. 따라서 **계층구조코드는 본질적으로 그 항목의 상위 코드나 그 항목과 관련이 있는 코드에 대한 정보를 내포할 수 있다.** 환자 기록은 계층구조코드를 통하여 하위 층에서 상당한 데이터의 확장이나 변경이 있더라도 그 상위 층에서는 데이터를 쉽게 얻을 수 있다.

㉣ **조합코드**(combination codes) : **치료과정의 행위, 기구, 목적 그리고 해부학적 부위를 순서로 배열하여 이용한 의료행위 분류**를 들 수 있다. 해부학적 부위가 100곳이고, 20가지의 치료행위가 있고, 10가지의 다른 도구가 있고, 5가지의 치료목적이 있는 분류체계는 10만개의 가능한 코드를 만들 수 있다. 이렇게 **숫자를 줄일 수 있는 방법이 바로 조합코드**이다.

㉣ 4가지의 부분을 쓴 행위전용(2자리), 장비(2자리), 목적(1자리), 해부학적 부위(1자리)로 구성된 6자리 조합코드로 쓴다면 코드화하는 사람은 135개의 코드만 구분하면 되며, 그 코드로 10만개의 조합코드를 만들 수 있다.

㉤ **병렬코드**(juxtaposition codes) : **세그먼트**(segment)**가 합성된 코드**이다. ICPC에서 진단코드는 알파벳 문자 하나로 된 코드에 두 자리 숫자를 결합하여 만든다.

㉠ 문자 D로 시작되는 코드는 소화관(Digestive organ)과 관련되며, N으로 시작되는 코드는 신경계(Nervous system) 질환임을 의미한다.

④ ICPC에서는 독립적인 특성 2가지가 동시에 코드화되며 각 특성마다 코드 내에서 고유의 위치가 정해진다. 의학자료를 코딩함으로써 얻을 수 있는 장점은 데이터의 양적인 감소, 의사결정지원 시스템(전문가 시스템)과의 연계가 쉬워지며 어휘의 표준화와 데이터 접근성의 향상, 의학 통계 및 연구가 쉬워진다. 또 비용절감의 효과를 얻을 수 있다.

⑤ 의학자료를 컴퓨터에 저장해야 하는 이유를 보면 자료는 정보로부터 관찰이나 측정을 통해서 얻어지는 사실로서 정리되지 않은 데이터이다. 어떠한 자료를 효율적으로 사용하기 위해서는 정보로의 변환이 필요하다. 의학자료 역시 다음과 같은 이유로 컴퓨터에 저장해야 한다.

㉠ 효율적인 환자관리와 역학조사를 포함한 의학연구, 의료의 질적인 관리를 하기 위해(동일한 치료결과 기대, 의사소통 관리, 통찰력 증대, 타 의료기관과 자료 분석 비교) 필요하며, 병원 계획 수립 및 경영자료 제공을 하기 위해 많은 도움을 기대할 수 있다.

㉡ 자료 전산화의 구성요소는 환자의 치료에 관련된 자료를 관리하는 시스템인 임상정보 시스템과 환자 개인의 인적사항과 진료비 등의 관련 정보를 저장 관리하는 원무정보 시스템, 일정한 기간이 지난 환자의 진료정보를 별도로 보관하는 자료보관 시스템으로 구성될 수 있다.

3. 의학자료를 코딩함으로써 얻을 수 있는 이득

코딩은 정보를 데이터 처리장치가 받아들일 수 있는 기호로 변환시키는 것으로 자료를 효율적으로 분류할 수 있다. 다음은 의학자료 코딩의 장점을 나타낸 것이다.

① 데이터가 양적으로 감소한다.

② 의사결정지원 시스템(전문가 시스템)과의 연계가 쉬워진다.

③ 어휘의 표준화가 되며, 데이터 접근성의 향상된다.

④ 의학통계 및 연구가 쉬워지며, 비용절감의 효과가 있다.

4. 의학자료를 컴퓨터에 저장해야 하는 이유

자료는 정보의 자원으로서 관찰이나 측정을 통해서 인지된 사실로서 정리되지 않은 데이터이다. 어떠한 자료를 효율적으로 사용하기 위해서는 정보로의 탈바꿈이 필요하다. 의료자료 역시 다음과 같은 이유로 컴퓨터에 저장해야 한다.

① 효율적인 환자관리를 위해서이다.

② 역학조사를 포함한 의학연구를 위해서이다.
③ 의료의 질적인 관리를 위해서이다(동일한 치료결과 기대, 의사소통 관리, 통찰력 증대, 타 의료기관과 자료분석 비교한다).
④ 병원계획 수립 및 경영자료 제공을 위해서이다.

5. 자료전산화의 구성요소

자료전산화의 구성요소는 임상정보 시스템, 원무정보 시스템, 자료보관 시스템이 있으며 각각의 세부적인 내용은 〈표 13-3〉과 같다.

표 13-3 ● 자료전산화의 구성요소

자료전산화 구성요소	자료전산화 구성요소 설명
임상정보 시스템	환자치료 자료를 관리하는 시스템이다.
원무정보 시스템	환자의 인적사항, 진료비 등의 정보를 관리하는 시스템이다.
자료보관 시스템	일정 기간이 지난 환자의 진료정보를 별도로 보관하는 시스템이다.

6. 의료정보학용어 및 분류체계방법

의학자료 분류는 대상을 종류에 따라 나누는 방법으로 공통성에 따라 세분화하여 더 이상 나눌 수 없는 개체의 하나까지 차례로 나누어 단계를 확고히 함으로써 체계화하는 것이다. 자료 분류의 대표적인 예는 〈표 13-4〉와 같다.

표 13-4 ● 자료분류방법

의학자료 분류방법	의학자료 분류방법의 설명
DRG(Diagnosis-Related Group)	입원환자를 분류한다.
ICD(International Classification of Disease)	병분류용, 진단용어의 코드화를 목적으로 WHO에서 관리한다.
UMLS(Unified Medical Language System)	문헌, 환자기록 등을 통합적으로 검색한다.
SNOP(Systematized Nomenclature of Pathology)	병리학을 검색한다.
SNOMED(Systematized Nomenclature of Medicine)	각종 병리학에 필요한 항목들을 분류한다.
MESH(Medical Subject Headings)	국제적인 의학문헌을 색인한다.
ICPM(International Classification of Procedures in Medicine)	• 예방, 진단, 검사, 수술, 기타 치료과정에 대한 내용이다. • 독일, 네덜란드에서는 의료보험 청구나 관리에 필수적인 요소이다.

RCC(Read Clinical Classification)	• 1980년 영국 의사 James Read에 의해 만들어 졌다. • 전자의무기록(EMR)을 위하여 만들어 졌다. • 환자기록을 표현하기 위한 거의 모든 용어를 포함한다. • 거의 모든 표준 분류와 교차확인 가능하다.
ATC(Anatomic Therapeutic Chemical Code)	• 약제의 체계적이고 계층 구조적으로 분류한다. • 약제이용연구의 WHO 표준이다.
CPT(Current Procedural Terminology)	치료비에 의거한 진단과 치료 과정을 정의(미국에서 많이 사용)한다.
ICPC(International Classification of Primary Care)	외래, 입원, 수술 등 임상적인 상황을 코드화하는 데 사용한다.
의료정보화에서 표준 용어집 사용	• 시스템의 목적/용도(진단용/의료보험 청구용/연구용)에 따라 선택한다. • 전산환경에 얼마나 적합한가(DB화, 전문가 시스템 활용, 통계)?

(1) 국제질병분류

국제질병분류(International Classification of Disease : ICD)는 환자기록을 추출해내기 위한 원형적인 코드 체계이다. 초판은 1900년에 나왔으며, 약 10년마다 개정안이 나오고 세계보건기구(World Health Organization : WHO)를 관리하고 있다. 하지만 많은 의무기록들은 아직도 ICD-9나 ICD-9-CM을 기초로 하고 있다.

ICD는 3자리 코드의 핵심분류로 구성되어 있는데, 이는 세계보건기구에게 사망통계를 보고하는 데 필요한 통계의 최소 요구사항이다. 선택자리인 마지막 4번째 자리는 좀 더 자세한 단계를 가진다. 남은 모든 단계에서 0에서 7까지는 상세 설명으로 쓰이고 숫자 8은 그 밖의 여러 가지 사례에 대비하여 두었고, 숫자 9는 특정화하지 않은 코드화에 사용한다.

ICD는 진단용어의 코드화를 목적으로 만들어졌지만 ICD-9나 ICD-10은 다른 의학용어외에 다른 목적을 위한 확장성을 가지고 있다.

㉠ ICD-9에서 "V"로 시작하는 코드를 가지고 있는데 이는 어떤 사람의 방문이유나 건강상태를 표시하기 위함이다. "E"로 시작하는 코드들은 사망요인이 외부라는 것을 의미한다. "M"으로 시작하는 코드들은 신생물의 형태학에 대한 명명법에서 종양형태를 의미한다.

ICD-9와 ICD-10의 질병코드는 장(chapter)으로 그룹화되어 있다. ICD-9에서는 감염과 기생충 질환은 3자리 숫자 코드인 001부터 139로 코드화되어 있다. ICD-10에서는 문자 A 또는 B로 시작되는 코드로 확장되어 숫자가 다시 매겨졌다. 결핵은 ICD-9에서 010부터 018을 사용했지만, ICD-10에서는 A16, A19를 사용한다. 4자릿수와 선택사항으로 5자릿수를 사용하면 보다 복잡한 사항을 코드화할 수 있다.

(2) 체계화된 의학 및 수의학용 명명법

체계화된 의학 및 수의학용 명명법(Systematized Nomenclature of Human and Veterinary Medicine : SNOMED)은 질병의 여러 가지 특성을 코드화할 수 있다. 체계화된 의학 및 수의학용 명명법은 1975년에 출판되어 1979년에 개정되었다. 최신판은 SNOMED International이라고 하였으며 다축체계를 가진다. SNOMED II는 7가지의 축을 갖는 코드체계였고, SNOMED International은 11가지의 축을 가지고 있다.

체계화된 의학 및 수의학용 명명법 의 진단은 국소해부학 코드, 형태학 코드, 살아있는 유기체 코드, 기능코드로 구성될 수 있다. 이러한 4개의 코드가 조합될 수 있도록 진단을 적절하게 정의하면, 전용 진단코드가 정의된다.

(3) 현대행위용어

미국에서 의료보험 청구 및 상환에 사용되고 있는 다른 코드체계가 현대행위용어(Current Procedural Terminology : CPT) 코드이다. 이 시스템은 치료비에 의거한 진단과 치료과정을 정의하는 코드이다.

(4) 국제의료행위분류

국제의료행위분류(International Classification of Procedures in Medicine : ICPM)는 세계보건기구가 1976년에 처음 시험용으로 발간한 분류법이다. 이것은 진단, 임상병리 실험, 검사, 예방, 수술, 기타 치료과정에 대한 내용으로 구성되었다. 처음에는, 수년간에 걸쳐서 사용자들로부터 의견을 수렴한 후 이것을 방사선학이나 제약에 관한 내용에 추가하려고 했다. 그러나 이것은 반영되지 않았지만 국제의료행위분류는 수많은 다른 의료절차의 분류법에 새로운 방향을 제시하는 계기가 되었다. ICD-9-CM의 과정 부분은 모두 이것을 바탕으로 만들어졌다. 독일과 네덜란드에서는 ICPM의 확장코드가 병원의 의료보험 청구나 관리하는 데 꼭 필요한 요소가 되었다.

(5) Read식 임상분류

Read식 임상분류(Read Clinical Classification : RCC) 또는 Read 코드는 1980년대 초 영국 의사인 James Read에 의하여 만들어졌으며, 1990년 영국 국가 보건의료서비스(Britsh National Health Service : NHS)에 처음 채택되었다. Read식 임상분류(Read Clinical Classification : RCC)는 나중에는 임상용어 프로젝트에 의하여 더욱 확장되었다.

특히 Read식 임상분류는 전자의무기록을 위하여 만들어졌다. 이것은 환자기록을 차트에 기록하는 모든 용어들을 포함하려는 목적을 가졌으며 모든 특성의 환자관리에 대하여 각각의 내용으로 구성했다. 각각의 코드는 임상개념과 임상관련을 의미하며 또한 여러 가지의 동의어, 두문자어, 원명, 그리고 약어 등으로 연결되어서 자연어를 이용할 수 있다. 모든 개념들은 계층 구조로 정리되어 있는데, 새로운 계층은 좀 더 복잡한 개념을 나타낼 수 있다. Read식 임상분류는 5자리와 문자 숫자 코드를 쓰는데, 이는 6억 5천만 이상의 코드를 나타낼 수 있다. Read식 임상분류는 거의 모든 표준분류(ICD-9, ICD-9-CM, CPT-4, Diagnosis Related Groups)와 서로 교차 확인을 할 수 있다.

(6) 해부치료 화학적 코드

해부치료 화학적 코드(Anatomic Therapeutic Chemical Code : ATC)는 약품을 체계적이고 계층적 구조로 분류하기 위하여 만들어졌다. 1970년대 초반 노르웨이 의학센터에서 이미 존재하는 유럽의약품시장조사협회(European Pharmaceutical Market Research Association)의 3계층의 해부학 및 치료 분류체계를 확장하고 2개의 화학물 수준의 계층을 더 만들었다. 나중에 세계보건기구의 약품활용연구단체 세계보건기구에서는 복합제제나 피부병 조제약제 및 국소조제 약제는 포함할 수 없다는 것이며, 어떤 코딩체계도 모든 사용자의 요구를 만족시켜 주지는 못하는 단점이 있으며, 다음과 같은 장점이 있다.

① 약품의 정보를 확인하는데 제조물질, 투여경로, 용량 등을 포함한다.

② 치료학적 뿐만 아니라 다른 분류법에서 찾아볼 수 없는 화학적 특성을 제시한다.

③ 약제이용 연구에 관한 국제적인 세계보건기구 표준이다.

④ 어떤 나라의 약제 데이터베이스에서는 각각의 약제마다 해부치료 화학적 코드를 가지고 있다. 이것으로 다른 약품정보 시스템이 대체 약제를 선택할 수 있고 의사결정지원 시스템을 통하여 약제반응과 이중처방, 용량 조절도 할 수 있게 정보를 제공해 주기도 한다.

(7) 의학논문 주제어

의학논문 주제어(Medical Subject Headings : MeSH) 분류는 미국의 국립의학도서관(National Library of Medicine : NLM)에서 발간된 분류이다. 이것은 세계적인 의학 문헌을 색인하는 데 쓰인다. 의학논문 주제어 안의 계층구조에서 개념들은 작거나 넓은 개념을 포함할 수 있다.

㉮ 폐렴은 호흡기 감염이나 허파질환으로 나타날 수 있다. 의학논문 주제어는 미국의 국립의학도서관에 의하여 통일의학용어 시스템을 발전시키는 근본이 되고 있다.

(8) 통일의학용어 시스템

통일의학용어 시스템(The Unified Medical Language System : UMLS) 프로젝트는 Maryland의 Bethesda에 있는 미국의 국립의학도서관에 의해 수행되었다. 통일의학용어 시스템은 문헌 데이터베이스, 의무기록관리 시스템, 지식기반 등 다양한 서로 다른 정보의 원천에서 얻은 정보를 사용자의 편의를 돕기 위해 개념적으로 연관 지으려는 시도로써 만들어졌다. 이런 여러 가지 정보의 출처에 따라 한 가지 개념도 다양한 방식으로 표현될 수 있으므로 주어진 질의에 대해서 어느 것이 적절한 정보를 담고 있는지 판단하는 것이 대단히 중요하다.

① 어휘록 총목록(metathesaurus)에는 250,000개의 개념과 540,000개 이상의 서로 다른 용어가 포함되어 있다. 여기에는 의학논문 주제어에서 온 용어(273,000개), 체계화된 의학 및 수의학용 명명법(Systematized Nomenclature of Human and Veterinary Medicine : SNOMED) 107,000개), ICD-9-CM(International Classification of Disease 35,000개), DSM-IV (Diagnostic and Statistical Manual of Mental Disorders, 4th Edition), CPT 4분류(Current Procedural Technology)에 더하여 COSTAR(Computer Stored Ambulatory Record)와 같은 일부의 의무기록 전산화 프로그램과 PDQ(Personality Disorder Questionnaire), DXPLAN(disease explain), QMR(Optical Mark Recognition) 같은 지식베이스에서 사용되는 개념을 추가하였다.

② 의미론적 그물망(semantic network)은 특정 의미론적 범주들 간의 관계에 대한 정보를 담고 있다.

㉮ "바이러스"는 "질병이나 증상"을 일으킬 수 있다. Informations source map은 데이터베이스의 내용, 사용되는 어휘, 포괄하는 범위, 접근가능성 등에 대한 정보를 담고 있다.

전문가용 사전은 자연어처리 시스템(Natural Language Processing system : NLP)이 필요로 하는 언어학적 정보(즉 구문론, 형태론, 문자소론 등의 정보)를 가지고 있다. 여기에는 의학용어와 일반 영어단어도 포함되어 있다.

(9) 국제일차진료분류

일차진료의와 가정의, 국립대학, 학술원, 학술협회 세계기구(World Organization of National Colleges, Academies, and Academic Association of General Practitioners/Family Physicians : WONCA)는 외래방문, 입원, 수술 등의 이상적 상황을 코드화하는 데 사용하기 위하여 1987년에 국제일차진료분류(International Classification of Primary Care : ICPC)를 제공하였다.

① 체계화된 의학 및 수의학용 명명법(Systematized Nomenclature of Human and Veterinary Medicine : SNOMED)처럼 조정하는 과정이 있으나 국제일차진료분류에는

용어들이 내부체계에서 어떻게 서로 연결되는지 제정되어 있다.

② 국제일차진료분류 시스템의 세부사항은 ICD-9보다 떨어진다. 이것은 진단에만 쓰이는 것이 아니고 검사나 치료의 코드화에 이용된다. 거의 모든 정보 시스템에서는 검사결과가 바로 코드화하여 숫자로 입력이 되기 때문에 손으로 코딩하는 것은 필요 없다. 제약모듈에서도 데이터와 약 코드가 자동으로 생성되어 저장된다.

③ 국제일차의료상의 보건의료 문제 분류(ICHPPC-2-Defined : International Classification of Health Care Problems in Primary Care)나 IC-Process-PC와 같은 코드의 국제일차진료분류는 최초의 WONCA 분류체계와 호환이 된다.

④ 국제일차진료분류는 2축의 시스템이다. 첫 번째 축은 기관계를 위한 축으로 문자로 되어 있으며 두 번째 축은 2자리 숫자로 구성 요소를 의미한다. 국제일차진료분류 시스템에서는 폐렴진단은 R81로 코드화되어 있다. 여기서 R은 호흡계(Respiratory track)를 의미하며 81은 진단구성 요소를 의미한다. 국제일차진료분류 는 SOAP원리를 코드화하는 데 쓰인다(S는 증상 같은 주관적인 정보, O는 이학적 검사나 검사결과 같은 객관적인 정보, A는 일차적인 진단, P는 치료나 투약 같은 것을 의미한다).

⑤ 국제일차진료분류위원회는 국제일차진료분류로부터 ICD-9나 ICD-10으로 변환 또는 역변환을 제시하였다. 여러 가지 기준이 국제일차진료분류의 여러 가지 진단에서 ICHPPC-2-Defined를 중심으로 정의되었다.

03 의료정보학의 데이터베이스

1. 데이터베이스 관리 시스템

상호 연관성이 있는 데이터의 집합과 컴퓨터 안의 데이터에 접근하여 필요한 데이터를 검색하거나 추가 및 변경하는 프로그램들의 집합으로 이루어져 있다. 데이터의 집합을 데이터베이스라 하며, 어느 특정 조직체(병원, 의료기기 제조업체)에 관련된 여러 정보들을 공유할 수 있도록 통합, 저장된 정보망이라고 정의할 수 있고 데이터베이스 관리 시스템(Data Base Management System : DBMS)이라고 하며, 데이터베이스의 목적은 필요한 정보를 검색하거나 저장하는 데 있어 보다 편리하고 효율적으로 운영, 관리할 수 있도록 해주는 컴퓨터 중심의 관리정보 시스템이다.

2. 데이터베이스 관리 시스템의 필수기능

(1) 정의기능

응용 프로그램과 데이터베이스가 서로 인터페이스할 수 있는 수단을 제공한다.

① 하나의 저장 형태로 여러 사용자의 관점을 만족시키기 위해 데이터를 조직하는 기능이다.

② 정의기능(definition facility)의 요건 : 데이터 모델의 기술, 물리적 저장에 관한 명세, 물리적/논리적 사상 명세 등이 있다.

(2) 조작기능

사용자와 데이터베이스 사이의 인터페이스를 위한 수단을 제공한다.

① 체계적 처리(검색, 갱신, 삽입, 삭제)를 위한 데이터 접근 지원 능력이다.

② 조작기능(manipulation facility)의 요건은 사용이 쉽고 자연스러운 도구이며 연산의 완전한 명세가 가능해야 하고 효율적인 접근이 이루어져야 한다.

(3) 제어기능

공용목적으로 관리되는 데이터베이스의 내용에 대해 항상 정확성과 안전성을 유지해야 한다.

① 데이터의 정확성과 보안성을 유지하는 기능이다.

② 제어기능(control facility)의 요건 : 무결성(integrity) 유지, 보안 및 권한 검사, 병행수행 제어(concurrency control)이다.

3. 데이터베이스 관리 시스템의 발전배경

(1) 자료처리 시스템의 제한

논리적 파일 구조와 물리적 파일 구조간의 일 대 일(1 : 1) 사상을 요구한다.

① 물리적 데이터 구조에 대한 접근 방법을 프로그래머가 응용 프로그램에 구현하여야 한다.

② 데이터 파일의 공용이 거의 불가능함 : 데이터처리 시스템의 문제점은 데이터의 종속성과 중복성에서 야기된다.

③ 데이터 종속성(data dependency)

㉠ 응용 프로그램과 데이터 상호 간의 상호 의존관계가 있다.

㉡ 데이터의 구성 방법이나 접근 방법의 변경시 이에 관련된 응용 프로그램도 같이 변경된다.

④ 데이터 중복성(data redundancy) : 한 시스템 내에 같은 내용의 데이터가 중복되어 저장, 관리되는 것이다.

⑤ 데이터 중복성 문제점으로 일관성, 보안성, 경제성 등이 있다(표 13-5).

표 13-5 ◦ 데이터 중복성 문제점

내부적 일관성	데이터 간의 불일치로 데이터베이스가 모순성을 포함한다.
보안성	똑같은 수준의 보안을 유지하기가 현실적으로 어렵다.
경제성	데이터의 중복으로 추가적인 저장비용이 발생한다.
무결성	데이터의 정확성을 유지하기가 어렵다.

4. 데이터베이스의 기본개념 및 용어

데이터베이스는 어느 한 조직의 여러 응용 시스템들이 공유할 수 있도록 통합, 저장된 운영 데이터의 집합이다.

(1) 정보환경

데이터와 정보 : 데이터는 관찰이나 측정을 통해서 수집된 사실들이며 정보는 의사결정을 할 수 있게 하는 데이터의 유효한 해석이나 상호간의 관계를 정의한다. 따라서 데이터는 정보와 같은 의미로 해석될 수 없으며 데이터를 어떤 조건에 의해 처리한 결과를 정보라고 표현한다.

① 정보 시스템(information system) : 정보 시스템은 데이터를 수집, 조직, 저장하고 정보를 추출, 분배하는 수단을 제공한다.

② 자료처리 시스템(Data Processing System : DPS) : 일괄처리 시스템은 원시 데이터(raw data)의 수집과 데이터를 분류 정리하여 파일(file)에 수록하며 시스템 위주의 처리방법으로서 높은 시스템 성능과 낮은 처리비용을 제공한다.

③ 온라인처리 시스템 : 실시간(real time) 처리 방법을 의미하며 사용자 위주의 처리방법으로서 낮은 시스템 성능과 높은 처리비용을 제공한다. 통신을 위한 제어기가 필요하고 시스템의 유지, 보수 및 회복을 위한 오버헤드가 증가한다.

(2) 데이터베이스 개념

1963년 6월 미국 제1차 SDC(System Development Corporation) 심포지움에서 '컴퓨터 중심의 데이터베이스 개발과 관리(Development and management of a computer-centered data base)'라는 제목에서 처음 사용되었고 1965년 9월 제2차 SDC(System Development corporation) 심포지움에서 '컴퓨터 중심의 데이터베이스 시스템'이란 제목에서 데이터베이스

시스템이란 용어가 처음 사용되었다.

1) 데이터베이스

'한 조직의 여러 응용 시스템들이 공용(shared)되기 위해 통합(integrated), 저장(stored)된 운영(operational) 데이터의 집합'으로 정의한다(표 13-6).

표 13-6 ▪ 운영 데이터의 집합

통합된 데이터 (integrated data)	최소의 중복(minimal redundancy), 통제된 중복 (controlled redundancy)이다.
저장된 데이터 (stored data)	컴퓨터가 접근 가능한 저장매체에 저장된 데이터를 의미하며 자기테이프, 디스크 등이다.
운영 데이터 (operational data)	한 조직의 고유 기능을 수행하기 위해 필요한 데이터이다.
공유 데이터 (shared data)	한 조직의 여러 응용 프로그램이 공동으로 소유, 유지, 이용하는 데이터이다.

2) 데이터베이스의 특성

실시간 접근성, 계속적인 변화, 동시 공유 등이 있다(표 13-7).

표 13-7 ▪ 데이터베이스의 특성

실시간 접근성(real-time accessibilities)	질의에 대한 실시간 처리 및 응답이다.
계속적인 변화(continuous evolution)	갱신, 삽입, 삭제를 위한 동적 특성이다.
동시공유(concurrent sharing)	여러 사용자가 동시에 사용한다.
내용에 의한 참조(content reference)	위치나 주소가 아닌 값에 따라 참조한다.

3) 데이터베이스의 논리적 구성요소

① 개체(entity) : 표현하려는 유·무형 정보의 객체로서 정보의 단위를 나타낸다. 하나 이상의 속성으로 구성되며 데이터의 가장 작은 논리적 단위이다.

② 관계

㉠ 속성관계(attribute relationship) : 개체 내(intra-entity) 관계이다.

㉡ 개체관계(entity relationship) : 개체 간(inter-entity) 관계이다. 기본용어는 〈표 13-8〉과 같다.

표 13-8 ▪ 데이터베이스의 기본개념 및 용어

데이터베이스의 용어	데이터베이스의 기본 개념
개체(entity)	정보의 최소단위이다(예 환자).
속성관계(attribute)	개체를 표현하기 위한 특성이다(예 이름, 나이, 성별 등).
개체관계(relationship)	개체와 개체 사이의 특정 연관성이다(예 환자와 의사).
기타 용어	테이블(table), 레코드(record), 필드(field) 등이다.

4) 데이터베이스의 구조

데이터베이스의 논리적 구조(logical organization)는 다음과 같다.

① 사용자의 관점에서 본 데이터의 개념적 구조이다.

② 데이터의 논리적 배치이며, 논리적 레코드이고, 물리적 레코드이다.

③ 물리적 구조(physical organization)이다.

④ 저장관점에서 본 데이터의 물리적 배치이며, 저장장치에 저장된 데이터의 실제구조로서 인덱스, 포인터 체인, 오버플로우 등이다.

5. 데이터베이스의 조건 및 장점

데이터베이스는 모든 데이터를 보편적으로 처리하여 공통적으로 이용 가능한 형태로 통합해 여러 명의 이용자가 의료를 목적으로 이용할 수 있도록 하는 것이다. <표 13-9>의 조건 및 장점이다.

표 13-9 ▪ 데이터베이스의 조건 및 장점

데이터베이스가 갖추어야 할 조건	• 정보의 효율적인 저장 관리를 위하여 기능 및 정보의 조작을 위한 다양한 기능을 포함해야 한다. • 방대한 양의 정보를 관리할 수 있도록 설계되어야 한다. • 저장된 정보에 대한 안전성을 보장해야 한다.
데이터베이스의 장점	• 데이터를 공유하며, 보안성을 높일 수 있다. • 표준화가 가능하고 전체 데이터 요구의 파악 조정이 가능하다. • 데이터의 정확성과 일관성이 유지된다. • 데이터의 중복을 피할 수 있다.
데이터베이스의 단점	• 백업 및 회복이 어렵고, 시스템의 취약성이 있다. • 운영비의 오버헤드가 일어나며 자료처리 방법이 복잡하다.

6. 데이터베이스 시스템

(1) 데이터 독립성과 3단계 데이터베이스

데이터베이스 관리 시스템의 궁극적인 목적은 데이터 독립성을 제공하는 것이다.

① 데이터베이스는 정보를 추가하고 삭제함으로써 시간에 따라 변경된다. 어떤 순간에 데이터베이스에 저장된 정보의 모임을 데이터베이스의 사례(instance)라 하고, 데이터베이스의 전체적인 설계를 데이터베이스의 스키마(schema)라 한다. 스키마는 데이터베이스를 구성하는 개체, 속성, 관계와 데이터의 조작 또는 이들 데이터 값이 갖는 제약 조건에 관한 정의를 의미하며 자주 변경되지 않는다.

② 데이터베이스 시스템에는 여러 개의 스키마가 존재하는데 최하위 단계에 물리적 스키마(physical schema)가 존재하며, 중간 단계에 논리적 스키마(logical schema)가 존재하고 최상위 단계에 서브 스키마(sub schema)가 존재한다. 일반적으로, 데이터베이스 시스템은 하나의 물리적 스키마를 가지며 물리적 저장장치의 입장에서 본 전체 데이터베이스의 명세를 의미하며 내부 스키마라고 한다.

③ 하나의 논리적 스키마는 데이터베이스의 모든 데이터 객체들을 기술할 뿐 아니라 데이터베이스 접근 권한, 보안정책, 무결성 규칙에 관한 명세를 포함하며 개념 스키마(conceptual schema)라 한다. 여러 개의 서브 스키마는 데이터베이스의 여러 사용자나 응용 프로그래머가 접근하는 데이터베이스의 정의를 기술한 것으로 외부 스키마(external schema)라고도 한다. [그림 13-2]는 각 단계 간의 사상이다.

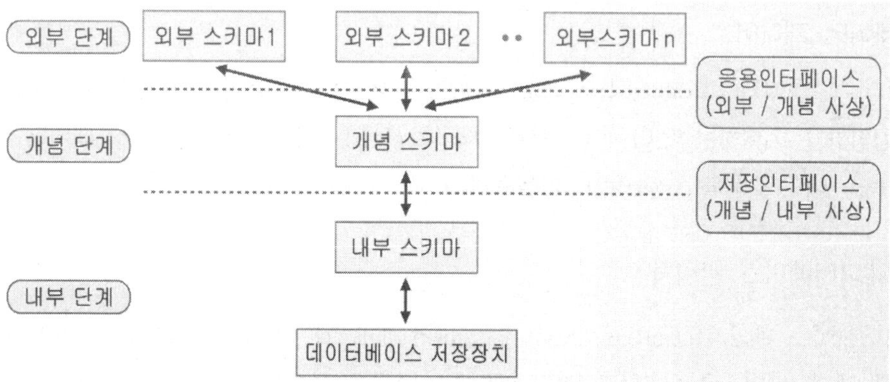

그림 13-2 • 각 단계간의 사상

(2) 데이터 언어

1) 데이터 정의어

데이터베이스의 정의(Data Definition Language : DDL) 및 수정을 목적으로 사용하는 언어로서 논리적 데이터 구조 정의, 물리적 데이터 구조 정의, 논리적 데이터 구조와 물리적 데이터 구조 간의 사상(mapping)을 정의하며, 컴파일러가 컴파일 후 데이터 사전에 정의하는 요소로 구성되어 있다.

2) 데이터 조작어

데이터 조작어(Data Manipulation Language : DML)는 데이터 처리를 위해서 응용 프로그램과 데이터베이스 관리 시스템 사이의 인터페이스를 제공하며, 데이터 처리를 위한 연산의 집합으로 데이터의 검색, 삽입, 삭제, 변경 등을 제공한다.

① 데이터 조작어는 절차적(procedural) 데이터 조작어와 비절차적(non-procedural) 데이터 조작어로 구분된다.

② 절차적 데이터 조작어는 무슨(what) 데이터를 원하며, 어떻게(how) 접근하는지를 명세하는 고급 데이터 언어로서 한 번에 하나의 레코드만 처리하고 응용 프로그램 속에 삽입(embedded)되어 사용되므로 데이터 조작어 예비 컴파일러가 필요하다.

③ 비절차적 데이터 조작어는 무슨 데이터를 원하는지만 명세하는 고급 데이터 언어이며 한 번에 여러 개의 레코드를 검색하고 처리할 수 있다.

④ 비절차적 데이터 조작어에서 어떻게 접근하는지에 대한 명세는 데이터베이스 관리 시스템으로 처리한다.

3) 데이터 제어어

데이터 제어어(Data Control Language : DCL)는 데이터베이스를 공용하기 위한 데이터 제어를 정의하고 기술하는 언어이다. 관리 도구로서 데이터 보안(security), 데이터 무결성(integrity), 데이터 회복(recovery), 병행수행(concurrency)이 있다.

(3) 데이터베이스 관리자

데이터베이스 관리자(DataBase Administration : DBA)는 데이터 정의어와 데이터 제어어를 이용하여 데이터베이스를 정의하고 데이터베이스 시스템의 전반적인 관리 및 운용에 대한 책임을 지는 사람 또는 집단이다.

표 13-10 ◦ 데이터베이스 관리자

데이터베이스 설계와 운영	• 권한부여와 유효성 검사를 위한 보안정책을 수립한다. • 저장구조와 접근방법을 선정하며, 백업과 회복 절차를 수립한다. • 데이터베이스의 구성요소를 결정하며, 스키마로 정의한다. • 성능 향상과 새로운 요구에 대응하여 재구성한다. • 데이터베이스의 무결성을 유지하며, 데이터 사전의 유지 관리한다.
시스템 감시 및 성능 분석	• 시스템의 자원 이용도, 병목현상, 장비 및 시스템의 성능을 감시한다. • 사용자 요구의 변화, 데이터 사용 추세, 각종 통계 등을 종합하여 분석한다.
행정 및 불평 해결	• 데이터의 표현과 시스템의 문서화에 있어서 표준을 설정한다. • 사용자의 요구 및 불평을 해결한다.

7. 데이터 모델

(1) 데이터베이스 설계

데이터베이스는 현실세계의 일부를 추상화(abstraction)하여 표현한다. 현실세계를 데이터베이스로 표현하기 위해서 데이터베이스 설계라고 하는 3가지 단계를 거친다. 먼저 현실세계를 정보 모델링을 통해 개념적으로 표현하는 개념적 설계(conceptual design), 개념세계를 데이터 모델링을 통해 논리적으로 표현하는 논리적 설계 (logical design) 및 구현을 위한 데이터 구조화를 하는 물리적 설계 (physical design)를 거치게 된다.

데이터 모델(data model)은 추상적으로 표현된 구조(structure)와 이 구조에서 허용될 수 있는 연산(operation), 이 구조와 연산에서의 제약조건(constraint)을 기술하는 것이다.

(2) 데이터베이스 관계

현실세계를 표현하기 위해 가장 중요한 추상적 개념은 개체(entity)와 관계 (relationship)이다. 개체는 실세계에 존재하는 객체이며 단독으로 존재하고 다른 것과 구분되는 객체이며, 관계는 여러 개체들 간의 연관성을 말한다.

(3) 객체 기반 논리적 모델

객체 기반 논리적 모델은 데이터를 논리적 단계와 뷰 단계에서 기술하는데 사용되며 매우 융통성 있게 데이터를 구조화할 수 있고 데이터의 제약조건을 명확하게 정의할 수 있다.

1) 개체 - 관계 모델(E-R Model)

개체 - 관계 모델(Entity-Relationship Model)의 기본적인 객체를 나타내는 개체(entity)들과 객체들 간의 관계(relationship)로 구성된다. 같은 형태의 개체들의 집합을 개체집합(entity set)이라 하며, 같은 형태의 관계들의 집합을 관계집합(relationship set)이라 한다.

2) 객체 - 지향 모델(O-O 모델)

객체 - 지향 모델(Object-Oriented-Model)은 객체는 객체 내의 사례변수에 저장된 값들을 포함한다. 또 객체는 객체를 조작하는 코드부를 포함한다. 이들 코드부를 메소드(method)라 한다. 동일한 형의 값과 동일한 메소드를 포함하는 객체들은 클래스라는 집단을 이룬다.

① 클래스는 객체에 대한 타입 정의(type definition)로서 나타낼 수 있다. 한 객체에서 다른 객체에 있는 데이터를 엑세스할 수 있는 유일한 방법은 다른 객체의 메소드를 호출하는 것뿐이다. 이것을 객체에 대한 메시지 전달이라 한다.

② 개체 - 관계 모델(Entity-Relationship Model : E-R 모델)과의 차이점은 똑같은 값을 가지는 두 개의 객체가 구분 가능하다. 각 객체 사이의 구분은 다른 객체 식별자를 부여하며 물리적 단계에서 유지된다.

(4) 레코드 기반 논리적 모델

데이터베이스 전체의 논리적 구조를 지정하고 구현시 상위 단계의 기술을 제공하는 데 사용된다. 레코드 기반 논리적 모델을 데이터베이스가 몇 개의 타입으로 이루어진 고정 형식의 레코드로 구성된다.

표 13-11 ● 레코드 기반 논리적 모델

계층 모델 (Hierarchical Model)	데이터 상호간의 관계가 각각 레코드와 링크로서 표현되고 레코드들이 트리형태로 구성된다.
네트워크 모델 (Network Model)	네트워크 모델의 데이터는 레코드들의 모임으로 표현되고 데이터 간의 관계는 링크(link)로서 표현되는데 링크는 포인터(pointer)로 생각할 수 있다. 데이터베이스 내의 레코드들은 임의의 그래프들의 모임으로 구성된다.
관계형 모델 (Relational Model)	테이블을 사용하여 데이터와 데이터들 간의 관계를 나타내며 각 테이블은 유일한 이름을 가진 여러 개의 열(column)로 구성된다. 관계형 모델은 상업적 데이터 처리 어플리케이션에 있어 주요한 데이터 모델이다.

8. 데이터베이스 설계단계

(1) 데이터베이스 설계환경

데이터베이스의 생명주기(life cycle)는 크게 요구조건 분석, 설계, 구현, 운영, 감시 및 개선 단계로 나누어 볼 수 있다. 데이터베이스 생명주기는 [그림 13-3]과 같다.

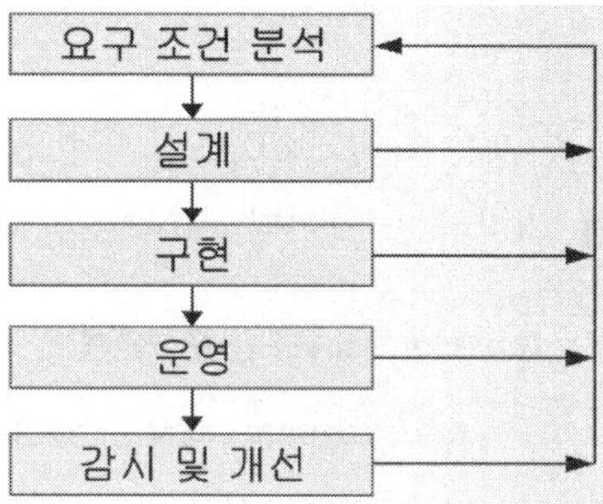

그림 13-3 ◦ 데이터베이스 생명주기

(2) 데이터베이스 설계단계

데이터베이스 설계는 사용자의 요구조건에서부터 데이터베이스 구조를 도출해내는 과정을 의미한다. 데이터베이스의 설계 작업은 두 종류로 구분되며, 일반적으로 설계는 병행적으로 진행된다.

① 데이터 중심(data-driven) 데이터베이스 설계 : 데이터베이스의 내용과 구조를 설계한다.

② 처리 중심(processing-driven) 데이터베이스 설계 : 데이터의 처리와 응용(트랜잭션)을 설계한다.

데이터베이스 설계시 고려사항은 회복, 보안, 효율성, 무결성, 일관성, 데이터베이스 확장 등은 [그림 13-4]와 같다.

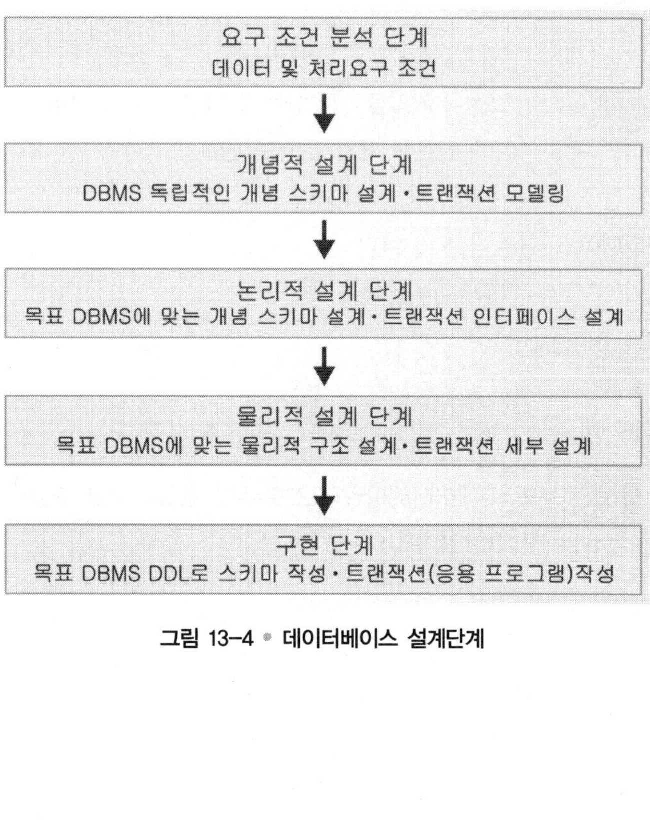

그림 13-4 ◦ 데이터베이스 설계단계

(3) 요구조건 분석단계

데이터베이스 설계의 첫 번째 단계는 데이터베이스에 대한 잠재적 사용자를 식별하고 사용자가 원하는 데이터베이스의 용도를 파악하는 것이다. 요구조건의 내용은 〈표 13-12〉와 같다.

표 13-12 ◦ 요구조건 분석단계

정적 정보 구조	개체, 애트리뷰트, 관계성, 제약조건 등이다.
동적 데이터베이스 처리 요구조건	트랜잭션 유형, 실행 빈도 등이다.
범기관적 제약조건	경영목표, 정책, 규정 등이다.

(4) 개념적 설계단계

요구조건 분석이 끝나면 개념적 설계가 시작되는데 이 단계에서는 두 가지 활동, 즉 개념 스키마 모델링과 트랜잭션 모델링을 병행적으로 수행한다(표 13-13).

표 13-13 ◦ 개념적 설계단계

개념 스키마 모델링	데이터의 조직과 표현을 중심으로 한 데이터 중심 설계를 한다.
트랜잭션 모델링	응용을 위한 데이터 처리에 주안점을 둔 처리 중심 설계를 한다.

(5) 논리적 설계단계

논리적 설계는 앞 단계의 개념적 설계에서 만들어진 정보구조로부터 지정된 목표 데이터베이스 관리 시스템이 처리할 수 있는 스키마를 생성하는 것이다. 이 스키마는 요구조건 명세를 만족해야 할 뿐만 아니라 무결성이나 일관성 제약 조건도 만족하여야만 된다. 이 논리적 설계는 세 단계의 세부 과정을 거쳐 수행된다.

① 트랜잭션 인터페이스 설계하는 것이다.

② 논리적 데이터 모델로 변환하는 것이다.

③ 스키마의 평가 및 정제하는 것이다.

(6) 물리적 설계단계

논리적 설계로 생성된 논리적 데이터베이스 구조로부터 효율적이고 구현 가능한 물리적 데이터베이스 구조를 설계하는 것이다(표 13-14).

표 13-14 ◦ 물리적 설계단계

물리적 설계	• 접근 경로를 설계하는 것이다. • 레코드 집중의 분석 및 설계하는 것이다. • 저장 레코드 양식으로 설계하는 것이다.
물리적 설계의 옵션 선택 시 고려 사항	• 트랙잭션 처리도(throughput)를 고려하여야 한다. • 저장 공간의 효율화를 고려하여야 한다. • 응답시간을 고려하여야 한다.

(7) 데이터베이스 구현단계

① 목표 데이터베이스 관리 시스템의 데이터베이스의 정의어로 기술된 명령문이 데이터베이스 스키마와 데이터베이스 파일을 생성하기 위해 컴파일 되고 실행된다. 이때 데이터베이스에는 데이터가 적재된다. 만일 데이터를 어떤 기존 데이터 파일로부터 변환시켜야 된다면 변환루틴을 이용해서 이 새로운 데이터베이스에 적재시킬 수 있다.

② 데이터베이스 트랜잭션은 이 시점에서 응용 프로그래머에 의해 구현된다.

③ 데이터베이스 설계 과정 요약(입출력 중심)을 한다.

9. 관계 데이터베이스의 정규화

(1) 데이터의 논리적 표현

① 관계 스킴(relational scheme)의 설계

㉠ 현실세계를 정확하게 표현하기 위해서 어떤 릴레이션들이 필요하고, 또 그 릴레이션들은 어떤 애트리뷰트*들로 구성해야 하는가를 결정하는 것이 관계 스킴의 설계방법이다.

㉡ 애트리뷰트, 엔티티, 관계성을 파악한다.

㉢ 관련된 애트리뷰트들을 릴레이션으로 묶는다.

ⓐ 데이터 종속성 : 애트리뷰트들 간의 관계성이 있다.

ⓑ 효율적인 데이터 조작과 데이터의 중복성을 방지한다.

㉣ 변칙적 성질의 예방 : 릴레이션 조작에 문제를 일으키는 이상현상이 발생한다.

㉤ 이상(anomaly) : 삭제나 삽입, 갱신에서 이상이 생길 수 있다(표 13-15).

* 애트리뷰트(attribute) : 실세계에 존재하는 유형 · 무형의 정보가 모인 것을 애트리뷰트 라고 하며, 연관된 애트리뷰트가 모인 것을 엔티티라 하는데, 구체적으로 인간이 생각하는 개념 또는 의미 있는 하나의 정보단위이다.

표 13-15 ∘ 이상의 종류와 해설

이상의 종류	이상의 해설
삭제 이상 (deletion anomaly)	연쇄 삭제(triggered deletion)에 의해 유지해야 될 정보까지 삭제되는 정보의 손실(loss of information)이다.
삽입 이상 (insertion anomaly)	원하지 않는 정보도 함께 삽입해야만 하는 현상이다.
갱신 이상 (update anomaly)	중복 데이터의 일부 갱신으로 정보의 모순성(inconsistency)이 발생한다.

㉥ 이상의 원인 : 여러 가지 종류의 사실들을 하나의 릴레이션으로 표현하려 하기 때문이다. 따라서 애트리뷰트들 간의 종속 관계를 분석해서 여러 개의 릴레이션으로 분해(decomposition)해 이상을 해결하는데, 이 과정을 정규화(normalization)라고 한다.

10. 병원에서 데이터베이스를 활용

데이터베이스를 통해 관리할 경우 많은 장점이 있으므로 병원에서 이루어지는 진료를 통해 얻어지는 각종 데이터는 데이터베이스를 통해 정리하는데, 다음은 병원에서 데이터베이스를 활용한 예이다.

① 환자의 신상을 명세 관리한다.
② 환자의 투약, 처치에 관련된 정보를 관리한다.
③ 병원 회계 관련 정보를 관리한다.
④ 환자의 입·퇴원 관리 및 외래환자검진 내역을 관리한다.
⑤ 환자의 검사결과, 의학영상(X-선, CT, MRI, 초음파 등)을 관리한다.
⑥ 의약품 및 의료기기를 관리한다.

11. 의료용 데이터베이스의 종류

(1) 병원용 데이터베이스

일상 업무를 목적으로 환자의 데이터를 중심으로 저장하는 것으로 데이터는 실시간으로 계속 바뀌고 간단한 검색을 할 수 있고 처리 형태를 일정하게 설계할 수 있지만 출력된 데이터의 처리가 복잡하다. 다음은 병원용 데이터베이스의 특징이다.

① 환자 데이터를 중심으로 하고 있으며 3차원의 구조를 갖는다.
② 데이터가 계속 변화하므로 발생한 모든 데이터를 모두 저장해야 한다.

③ 검색되는 조건이 단순하며 여러 가지 조건에서 신속하게 필요한 데이터에 접근 가능하여야 한다.

④ 검색보다 데이터의 처리가 더 큰 비중을 차지하며 비밀보장의 관점에서 데이터 보호가 필요하다.

(2) 임상연구용 데이터베이스

임상연구를 목적으로 진료에는 직접 사용하지 않는 병력을 저장한 것으로 검색이 매우 복잡하고 연구대상이 무엇이 될지 모르기 때문에 다항목이 될 수 있다. 다음은 임상연구용 데이터베이스의 특징을 설명한 것이다.

① 구조가 복잡하고 다양하며 3차원의 구조를 가지고 있다.

② 처리 형태를 예측할 수 있지만 키(key)가 될 항목이 무엇이 될지는 확실하지 않다.

③ 데이터 처리를 일일이 할 필요가 없이 데이터를 여러 개의 서브 테이블(sub table)로 만들어서 처리한다.

(3) 의학정보용 데이터베이스

정보 서비스를 목적으로 실시간으로 검색을 할 수 있다.

04 컴퓨터를 이용한 의학교육

현대는 과학의 시대이다. 의학교육은 1910년 Flexner Report에서 강의 및 기초의학 실습으로 이루어지는 기초의학교육, 임상강의 및 대형 병원의 병실 중심 실습으로 이루어지는 임상의학으로 나누는 모델에 따라 진행되었다. 이후 의학 지식과 기술의 성장과 발전으로 의학은 과목 전문화와 임상과목 세분화라는 과정을 겪었다.

의료를 공부하는 대학생들의 교육에서도 나타나 의학도들은 전문과목의 단편화(fragmentaion) 및 기계화, 즉 고도의 기술이나 기계에 의존하는 의료를 배우게 되었고, 임상담당의 세분화 교육을 받고 사회로 배출된 의사는 인간적이고 전인적인 치료를 원하는 환자에게서 항의와 지적을 받으면서 의학교육의 변화가 필요함을 느끼게 되었다.

그래서 의학교육은 자율적, 능동적인 학습을 강조하고 임무수행, 문제 분석 및 해결 능력을 개발하는 것에 중점을 두고 있다. 이를 위해서는 의학교육 정보화와 컴퓨터 기술의 활용이 매우 활성화될 것이다. 따라서 국내외에서 의학을 공부하는 학생들의 사고력, 문제해결 능력, 판단력 등의 학습 능력을 향상시킬 수 있는 학습법으로 컴퓨터를 이용한 학습(Computer- Assisted Learning : CAL)이 다양한 수준으로 개발 및 사용되고 있는 것은 교육전략 변화에 부응하는 것이라고 하겠다. 특히 컴퓨터를 이용한 학습은 교수와 학생, 학생과 학생 간의 상호작용을 강조하고, 실제 임상치료에서 부딪히는 문제처럼 다양한 매체를 이용하는 소위 멀티미디어 교육자료가 효과적이다.

컴퓨터를 이용한 학습을 잘 결합할 수 있으면 학습효과를 극대화시키고 효율적인 학습이 될 수 있을 것이다. 또한 최근 정보화 산업의 발달로 사회 전체에 널리 보급된 인터넷 관련기술은 앞으로 컴퓨터를 이용한 학습이 의학교육 응용에 많이 사용될 것이다.

1. 컴퓨터를 이용한 학습

① 컴퓨터를 이용한 학습(Computer-Assisted Learning : CAL)은 컴퓨터를 도입함으로써 사고력, 문제해결 능력, 판단력 등의 학습능력을 향상시킬 목적으로 의학교육과정에 교육 및 훈련의 효과를 얻고자 한다.

② 임상현장에 투입하기 전 모델링, 시뮬레이션* 등을 통하여 환자의 상태를 확인하고 가상경험을 할 수 있다.

③ CBT(Computer-based Training), CBC(computer-based education) 등이 있다.

④ 튜토리얼(Tutorial) 훈련 : 전통적인 교육·훈련 자료(교재, 복사물, 필름 등)를 대체·보완한다.

⑤ CBX(Computer-based examination) : 컴퓨터를 이용한 시험, 질문과 해답 에 대한 정보 제공한다.

2. 컴퓨터를 이용한 학습의 역사

1960년대 PLATO, MGH에서 개발한 환자관리 시뮬레이션 시스템이다.
1980년대 PC보급과 더불어 생리학·약리학 분야의 시뮬레이션 프로그램이다.
1990년대 멀티미디어 기술을 이용한 프로그램 개발이 활발하다.
2000년대 인터넷을 통한 질의응답 및 정보통신에 의한 원격치료이다.

* 시뮬레이션 : 임상 상황을 미리 실험하거나 가설설정을 위한 발견적 학습 습득이다.

3. 컴퓨터를 이용한 학습의 종류

데이터베이스는 의학 DB(Testhyper-text, Multi-media)이다.

① **영상디스크**(videodisk) : 광학적 수단에 의해 영상과 음성 등의 정보를 디지털 형태로 기록하고 이것을 재생하여 감상할 수 있는 레코드와 같은 원판 이며. 레이저 디스크가 주류이다. 투명한 플라스틱계의 원판에 레이저 광선을 이용하여 고밀도의 신호를 기록하는 것이며, 재생도 레이저 광선을 조사(照射) 해서 반사광에서 신호를 검출한다. 디스크에는 홈이 없고, 재생하는 경우도 직접 디스크에 접촉하지 않고 이루어진다. LP 레코드와 거의 같은 형태이며 고밀도의 멀티미디어 데이터를 저장하고 재생하는 매체로서 유용하게 사용된다.

② **학습의 발견**(discovery learning) : 연습 및 경험의 결과로, 행동에 나타나는 반영구적인 변화를 가리키는 것이다.

③ **훈련과 연습**(drill&practice) : 훈련과 연습을 통해 "이전에 배운 개념의 구조화, 개념과 기능에 대한, 반복적인 습득를 통해 미리 정해진 수준에 도달"할수 있도록 하는 것이다.

④ **전문가 시스템**(expert system) : 전문가 시스템을 어디에 저장되는 데이터와 프로그램에 의해 함께 데이터 취득 장치의 사용자에 의해 힌트, 입력의 반응에 긍정적인 방향으로 조언을 해주는 컴퓨터 프로그램이다.

⑤ **게임**(game) : 유희, 경기, 게임 등이다.

⑥ **하이퍼 조직**(hypermedia) : 하이퍼 조직을 위한 시스템 구축의 스타일, 구조화 및 멀티미디어의 정보에 액세스, 네트워크 주변에 함께 링크(Conclin, 1987)에 의해 연결된 노드이다.

⑦ **문제해결 능력**(problem solving) : 문제해결 능력이다.

⑧ **시뮬레이션**(simulation) : 실제상황을 가상으로 만들어 보여줌으로서 실제 수술이나 작업하는 것과 같은 학습의 효과를 내어 학습 후 실제작업에서 완성도를 높이는 것이다. 임상 상황을 미리 실험하거나 가설설정을 위한 발견적 학습 습득이다.

⑨ **테스팅**(testing) : 어떠한 병에 증상 및 발병상황과 병의 진행상태 완치결과 등에 대한 모의 검사를 통한 시스템의 기능을 검사하는 것이다.

⑩ **실무지침서**(text book) : 프로그램을 실무에 적용함에 있어 부딪치는 문제 등을 해결해 갈 수 있도록 실무응용방법을 나타낸 것이다.

⑪ **취급 설명서**(tutorial) : 컴퓨터 단말에서 사용자에게 제공되는 프로그램화한 지도(指導)서이다.

⑫ **사이트 안에서 학습자에게 제공하는 교육**(on-site teaching) : 프로그램을 사용할 수 있도

록 프로그램 내부에 내장된 교육프로그램이다.

⑬ **인텔리전트 컴퓨터 베이시트 에듀케이션**(intelligent computer based education) : 컴퓨터를 이용한 기본적인 교육을 가리킨다.

4. 국내외 컴퓨터를 이용한 학습 현황

ADAM, SANS-V, Visible Human project 등이 있다(표 13-16).

표 13-16 ▪ 국내외 컴퓨터를 이용한 학습 현황

ADAM	해부학관련 멀티미디어 S/W(www.nlm.nih.gov)이다.
SANS-V	신경외과 최신기술 및 수술기법 교육이다.
Visible Human project	NLM 주관, 해부학 영상, MRI/CT 영상이다.
Time Project	환자사례에 관한 시뮬레이션이다.
HeartLab Program	하버드 의대의 심음청진 교육이다.
CBX	미국 국가고시원에서 개발했다.

5. 컴퓨터를 이용한 학습의 교육 효과

① 수동적 강의가 아닌 적극적이고 지속적인 강의가 가능하고 다양한 교육재료를 제공한다.

② **학생중심의 교육** : 학업성취도가 높고, 학생의 능력에 따라 학습속도를 조절한다.

③ 학업성취도에 대한 재현성 있고 객관적인 교육이 가능하고 기록 유지가 가능하다.

④ 환자를 대면하기 전에 간접경험 습득으로 오진을 방지한다.

6. 컴퓨터를 이용한 학습구축 방법

① HTML, VRML, 프로그램 언어, 데이터베이스 등이다.

② **코스웨어** : 사전에 치료를 계획하고 치료 내용을 제시하며 테스트하는 과정을 통하여 강의와 동일한 효과를 얻고(최근 국내 가상대학에서 활용) 멀티미디어 저작도구를 활용한다.

05 의료용 전문가 시스템

1. 전문가 시스템의 개념 및 필요성

인공지능(Artificial Intelligence : AI)은 인간의 인식, 판단, 추론, 문제해결 능력, 학습기능과 같은 인간의 두뇌 작용을 연구 대상으로 하는 학문 분야로서 인간의 기능을 컴퓨터로 실행하게 하는 것으로 인공지능의 목표는 인간과 같이 생각하고 판단하고 사고할 수 있는 능력을 가진 기계를 만드는 것이다.

① 인간의 특수한 능력이 지적행위, 언어 및 대화의 이해, 학습, 추론 등을 행할 수 있는 시스템의 구성을 목표로 하는 컴퓨터 과학의 한 분야이다. 인공지능에 관련된 많은 연구가 컴퓨터가 개발된 후에도 계속되어 왔다. 전문가 시스템(expert system)은 이러한 인공지능의 응용분야의 하나로서 많은 분야에 응용되고 있다.

② 전문가 시스템은 전문분야의 전문가가 소유한 지식을 획득하여 컴퓨터에 저장하고 저장된 전문가의 지식을 이용하여 문제에 대한 해결을 하며 질문에 응답하는 컴퓨터 시스템의 한 응용분야이다. 전문가 시스템은 이러한 저장된 전문가의 지식을 통하여 사용자의 질의에 대한 응답을 제공함으로써 의사결정 시스템의 한 형태라고 할 수 있다.

③ 최초의 전문가 시스템은 1968년 미국 스탠포드대학의 DENDRAL이다. DENDRAL은 물질의 구조를 파악하기 위해 스팩트럼 사진과 핵자기 공명을 분석하는 프로그램이다. 또 전문가 시스템의 대표적인 상업용으로 개발된 것은 광물탐사를 위해 시추지역을 결정해주는 PROSPECTOR이다.
이런 전문가 시스템을 개발하기 위한 컴퓨터 프로그램 언어는 OPS5, G2, IRE, LISP, PROLOG 등이 있다.

④ 의학에 활용된 전문가 시스템은 MYCIN이다. MYCIN은 스탠포드대학에서 개발되었으며 뇌막염의 진단 및 치료에 대한 약제의 처방을 결정해 주는 전문가 시스템이다. 의학분야의 전문가 시스템은 〈표 13-17〉과 같다.

표 13-17 ● 의학분야의 전문가 시스템

명 칭	연구소	응용분야
MYCIN	HPP(Standford Heuristic Programing Project)	혈액전염병, 뇌막염의 진단, 치료, 조언 시스템이다.
PUFF(Pulmonary Function Data)	HPP	폐 기능 진단 시스템이다.
CASNET	Rutger 대학	녹내장의 진단, 치료 시스템이다.
EXPERT	Rutger 대학	갑상선 질환, 류머티스 진단, 치료 시스템이다.
PIP(Patient Information Package)	MIT	위 질환 진단, 치료 시스템이다.
ONCOCIN	HPP	암 진단, 치료, 조언 시스템이다.
MeCS-AI(Medical Consultation System)	동경대 병원	심부전진단, 치료 시스템이다.
CENTAUR	HPP	폐 기능 진단 시스템이다.
VM(Ventilator Manager)	HPP	호흡보조 시스템(중병환자감시용) 등이다
ELIZA	MIT	정신분석용 QA시스템이다.

2. 전문가 시스템 개발을 위한 지식획득

전문가 시스템에서 필요한 지식은 교과서, 보고서, 데이터베이스, 사례연구, 실험데이터 및 개인의 경험과 같은 많은 자원을 통해 얻는다. 그러나 전문가 시스템의 지배적인 자원은 영역전문가(domain expert)이다.

① 인간 전문가로부터 지식을 유도하고 구성하고 조직하는 방법 및 절차를 지식획득(knowledge acquisition)이라고 하며 지식공학자(knowledge engineer)들은 전문가와 직접 상호관계를 통해 이들 전문가의 지식을 습득한다. 이 상호작용은 대체로 장기간에 걸쳐 체계적인 면담과 열성적인 노력으로 이루어지며 면담을 하는 동안 지식공학자는 전문가 시스템이 다루어야 할 문제의 형식을 해결할 수 있는 실제적인 문제를 전문가에게 제공한다.

② 지식은 문제영역과 문제해결 절차에 따라 일반적인 지식(general knowledge)일 수도 있고 메타지식(mete knowledge)일 수도 있다. 메타지식은 전문가가 문제를 풀기 위해 그들의 지식을 어떻게 이용하는지에 대한 정보를 의미한다.

③ 지식획득은 전문지식의 자원으로부터 지식을 추출하며 지식베이스(knowledge base)로, 때로는 추론기관(inference engine)으로 이동한다. 획득은 실제로 개발과정 전체에 걸쳐서 행하여진다. 지식은 전문화된 사실, 절차, 판단규칙의 모임이다.

3. 의료분야의 전문가 시스템

인공지능은 인간의 지능에 대응하는 기능을 컴퓨터에 입력하여 인간과 같이 실행하게 하는 방법으로 인공지능의 목표는 인간같이 생각할 줄 아는 컴퓨터 프로그램을 지능화하는 것이다. 오늘날 컴퓨터 기술 중 인공지능이 보건의료 분야에서 질병의 진단에 많이 이용되고 있다. 전문가 시스템과 타 시스템과의 차이는 전문가의 지식을 이용하여 가공한 정보를 제공한다는 점과, 단순한 업무처리보다는 복잡한 문제를 대상으로 관리자나 의사의 의사결정을 돕는다는 점이 가장 큰 차이이다.

전문가 시스템은 인간의 전문성을 요구하는 의료 응용분야에 관한 전문가의 지식을 인공지능 기법을 이용하여 지식 베이스에 저장하고, 추론기관을 이용하여 전문가의 지식을 문제에 적용하여 해결책을 제시하고 사용자의 질의에 대한 응답을 제공하는 시스템이다. 따라서 의료분야의 전문가 시스템을 의사결정지원 시스템(Medical Decision Support System : MDSS)이라고 한다.

(1) 전문가 시스템

① 인간의 전문성을 요구하는 의료 응용분야의 문제해결에 도움을 주는 시스템이다.
② 인공지능기법, 지식 베이스를 이용한다.
③ 의학분야에서는 의사결정지원 시스템이다.

(2) 의학적 의사결정지원 시스템

① 환자의 진료 중 발생하는 복잡한 의사결정과정에 개입하여 환자에 필요한 정보를 제공함으로써 의료의 질을 높이고 진료 및 치료에 실수를 최소화하며 위험을 방지하였다.
② 의사결정 참고자료는 문헌정보, 의학적 지식 베이스, 자동진단, 법학지식, 환자기록, 약물정보 등이다.

4. 의료분야 전문가 시스템의 구조

의료분야 전문가 시스템은 6가지 요소로 구성되어 있다(표 13-18).

표 13-18 ◦ 의료분야 전문가 시스템은 6가지 요소

지식습득기능(knowledge acquisition sub-system)	문제를 해결하기 위해 지식의 소스(전문가 또는 문헌)로부터 전문지식을 컴퓨터 프로그램화하기 위하여 축적 · 전이 · 변형하는 것이다.
지식베이스(knowledge base)	문제를 이해하고 해결하는 데 필요한 지식들을 함유하고 있다.
추론엔진(inference engine)	지식베이스에 있는 정보들을 추론하고 결론을 이끌어내기 위한 컴퓨터 프로그램이다.
작업공간(blackboard, workplace)	작업메모리의 한 영역이다.
사용자 인터페이스(user interface)	사용자와 컴퓨터 간에 문제해결을 위한 대화용 언어처리기이다.
설명기구(explanation sub-system)	문제해결과정에서 해결방법의 정당성을 설명하는 기구이다.

5. 의료분야 전문가 시스템의 종류

의료용 전문가 시스템은 여러 종류가 있다. 의료용 전문가 시스템의 종류와 이에 대한 자세한 내용은 〈표 13-19〉와 같다.

표 13-19 ◦ 의료용 전문가 시스템

주치의	모의외과수술상의 마취관리를 위한 의사의 계획을 분석하고 비평하는 시스템이다.
블루박스	의사가 조울증의 유형과 정도를 진단하여 조울증 환자를 통제 및 보호한다.
뇌종양 진단을 위한 시스템	뇌종양 진단을 위한 시스템 이다.
센토르	폐검사를 해석하여 환자의 발생가능성이 있는 폐질환의 감염 여부와 심각성의 정도를 알려 준다.
뇌파 시스템 분석	간질발작을 감지하기 위해서 EEG의 신호를 자동적으로 식별해주는 전문가시스템이다.
해파	간과 담즙의 이상을 진단한다.
베이비	신생아 보호장치를 실시간으로 감시하며, 이상상태를 식별한다.
임상의사 결정지원 시스템	암환자들의 치료를 위한 자문시스템이다.

6. 전문가 시스템 개발을 위한 지식의 배경

(1) 지식의 자원

지식의 자원(source of knowledge)에서 지식은 많은 자원으로부터 수집할 수 있다. 자원은 책, 사진, 데이터베이스, 그림, 지도, 순서 다이어그램, 노래 또는 관찰된 행동들을 포함한다. 이 자원들은 문서화와 비문서화로 구분될 수 있다. 비문서화는 인간의 마음에 있다. 지식은 인간의 감각 가운데 어떤 것을 사용하여 확인될 수 있고 수집될 수 있다. 다수의 자원과 지식의 유형은 지식획득의 복잡성의 원인이 되며 이 복잡성은 지식을 획득하기가 어렵다는 오직 하나의 이유가 된다.

(2) 지식의 단계

지식의 단계(level of knowledge)에서 지식은 다른 단계에서 설명될 수 있다. 지식은 얕은 지식(shallow knowledge)과 깊은 지식(deep knowledg)이 있다. 얕은 지식은 매우 특정한 상황들을 다루기에 익숙할 수 있는 표면 단계 정보의 표현을 나타낸다. 이것은 IF-THEN 유형으로 존재할 수 있다.

① 얕은 지식의 단계는 제한적이며 복잡한 상황을 설명하기에는 불충분하다.

② 깊은 지식은 시스템의 내부구조와 원인구조를 언급하고 시스템의 구성들 간에 상호작용을 고려한다.

(3) 지식의 범위

지식의 범위(categories of knowledge)에서 지식은 여러 가지 범위에서 나타난다. 중요한 범위들은 〈표 13-20〉과 같다.

표 13-20 ● 지식의 범위

선언지식 (declarative knowledge)	지식의 표현을 기술한다. 무엇인가. 이것은 사실적인 진술에서 설명된다. ㉮ "흡연과 폐암은 명확한 관련이 있다." 영역전문가(domain expert)는 사실과 연상에 의해 말한다. 지식의 이 유형은 전문가가 말로 나타낼 수 있는 표면적 단계의 정보로 생각된다. 선언지식은 지식획득의 초기 단계에서 특히 중요하다.
절차지식 (procedural knowledge)	다른 상황들의 집합들 하에 일하는 방법으로 여긴다. "배당 가격과 배당 소득 간에 비를 계산하라. 이 비가 12보다 크면 당신의 연구를 멈춰라. 당신의 투자는 대단히 위험스럽다. 이 비가 12보다 작으면 대차 대조표를 점검하라." 따라서 절차지식은 단계적인 순서와 명령들의 어떤 유형을 포함하고 있으며 그것은 또한 설명기능(explanation)을 포함할 수 있다. 절차지식은 자극에 자동 응답을 수반한다. 그것은 또한 선언지식을 사용하는 방법과 추론을 만드는 방법이다.
의미지식 (semantic knowledge)	장기간의 기억의 이용을 수반하는 인식구조(cognitive structure)를 반영한다. • 단어와 다른 기호이며, 단어 · 기호 의미와의 사용규칙이다. • 단어 · 기호 적용과 상호관계이다. • 다루고 있는 기호, 개념과 관계에 대한 Algorithm이다.
선발적 지식 (episodic knowledge)	메타지식(meta knowledge)은 지식에 대한 지식을 의미한다. 인공지능에서, 메타지식은 그것의 추론 가능성에 대해 지식기반 시스템의 운영에 관해서 지식을 언급한다.

7. 전문가 시스템 개발을 위한 지식획득의 난점

지식획득의 난점(difficulties in knowledge acquisition)에서 일반적으로 한 사람으로부터 또 다른 한 사람에게 정보를 전달하는 것은 어렵다. 여러 가지 구성법은 그런 전달(서면으로 된

단어, 음성, 그림, 음악)을 처리하기에 익숙할 수 있으며, 그들 중 어느 것도 완전하지 않다. 문제는 또한 간단한 메시지라도 어떤 지식을 전송하는 데 존재한다. 인공지능에서 지식의 전달은 훨씬 더 어렵다.

(1) 지식전달의 문제점

① **지식의 전달**(expressing the knowledge) : 지식전달의 문제점(problem in transferring knowledge)은 문제를 해결하기 위해 인간 **전문가**(human expert)는 두 가지 단계의 과정을 실행한다.

㉠ 전문가는 외부 세계에 관한 정보를 기억한다. 이 정보는 감지기들을 거쳐서 수집되며 기억으로부터 회수된다.

㉡ 전문가는 정보상에 귀납적, 연역적, 또는 다른 문제를 해결하기 위한 접근법을 사용한다. 그 결과는 호의적이다. 이 과정은 내부적이며 **지식공학**(knowledge engineering)은 전문가에게 그들이 의사결정을 하는 과정에 관해 그리고 그것에 수반된 내부 경험에 관해 자기 관찰이라는 것을 물어야 한다.

㉢ 전문가가 이 과정에 관해 그들의 경험을 나타내는 것은 매우 어려울 수 있다. 특히, 경험이 감각, 사고, 감각기억, 느낌으로 이루어질 때 전문가는 자주 그들이 결론에 다다르기 위해 사용하는 상세한 과정을 눈치 채지 못한다. 그래서 전문가는 실제로 그들이 인터뷰에서 말하는 것보다 실생활 문제를 해결하는 다른 규칙을 사용할 수 있다.

② **기계로 전달**(transfer to a machine) : 지식은 특별한 방식으로 구성되어야 하는 기계에 전송된다. 기계는 인간이 사용하는 것보다 좀 더 상세한 단계, 보다 낮은 단계에서 명확히 나타나게 되는 지식을 획득하게 된다. 인간지식(human knowledge)은 편집된 형식으로 존재한다. 인간은 간단하게 전달하는 또는 처리하는 지식에서 그들의 뇌에 의해 사용되는 모든 중간 단계를 기억하지 않는다. 그래서 컴퓨터와 전문가 간에 불일치가 발생한다.

③ **참가자의 수** : 지식의 규칙적인 전송에서 두 종류의 참가자들이 있다. 즉, **송신자**(sender)와 **수신자**(receiver)이다. 인공지능에서 **전문가**, **지식공학자**(knowledge engineer), **시스템 설계자**(system designer), **사용자**(user)라는 네 종류의 **참가자들**(participants)이 있을 수 있다. 때때로 훨씬 더 많은 참가자들이 있다. 참가자들은 다른 배경을 가지고, 다른 전문어를 사용하고, 다른 기술과 지식을 가진다.

㉾ 전문가는 컴퓨터에 관해 거의 모를 수 있다. 게다가 지식공학자(knowledge engineer)도 문제 영역에 관해 거의 모를 수 있다.

④ **구조화된 지식**(structuring the knowledge) : 인공지능에서 지식뿐만 아니라 그것의 구조도 이끌어낼 필요가 있다. 우리는 구조화된 방법규칙에서 지식을 표현해야 한다. 몇

몇의 다른 추론은 지식을 전달하는 데 복잡성을 더한다.

㉠ 시스템 구축자는 하나의 자원에서 지식을 수집하려는 경향을 가지고 있으나 관련된 지식은 몇 개의 자원을 지나면서 사라질 수도 있다.

㉡ 시스템 구축자는 전문가를 사용하기보다는 문서화된 지식을 시도할 수도 있다.

㉢ 전문가는 그들이 관찰되고 인터뷰할 때 행동이 변화할 수도 있다.

㉣ 전문가는 시간이 부족할 수 있거나 협력하기를 싫어할 수도 있다.

㉤ 미심쩍은 개인 간의 통신 요소들은 지식공학자와 전문가 사이에 존재할 수도 있으며, 사람과 세련된 지식은 복잡해진다.

㉥ 무관한 데이터가 뒤섞일 때 특정된 지식을 인지하기 어렵고, 지식의 유도 방법은 불충분하게 정의될 수도 있다.

(2) 난점의 극복

난점의 극복(overcoming the difficulties)은 지식 획득 도구들의 연구는 인간 전문가와 프로그램 간에 표현의 불일치를 줄이는 방법에 초점을 맞추기 시작했다. 이 연구의 한 방법은 말해짐에 의해 학습에 관한 연구로 특정지어질 수도 있다.

① 전문가와 프로그래머간의 표현의 불일치를 줄이는 방법은 자연언어로 시스템과 서로 이야기하는 전문가를 인정하는 것으로 하나의 단계는 지식을 위해 상당하는 영어로 쉽게 나타내지는 컴퓨터 표현을 개발시키는 것이다.

② EXSYS, Leve15, VP Expert와 같은 몇몇 전문가 시스템 개발 소프트웨어 패키지는 전문가 시스템 구축자를 위해 개발 규칙의 구문을 대단히 간단하게 한다.

③ 자연언어처리기는 지식을 특정한 지식표현구조로 바꾸는 데 익숙할 수 있다.

④ 난점들은 컴퓨터 기반의 지식획득도구와 획득 노력들의 광범위한 결합에 의해 줄어들거나 제거되기도 한다.

(3) 지식 공학자에게 요구되는 기술

어려움을 극복하려는 컴퓨터와 특별한 방법들의 이용은 자격있는 지식공학자들을 필요로 한다. 지식공학자들이 갖추어야할 기술과 특성은 다음과 같다.

① 효과적인 컴퓨터운용능력과 지속적인 탐구욕, 연구에 관한 자신성이 필요하다.

② 표현의 불일치에 따른 오차의 허용과 유동적인 문제해결능력이 필요하다.

③ 문제해결을 위한 융통성과 창의력이 필요하다.

④ 조직에 대한 이해와 빠른 학습능력이 필요하다.

⑤ 지식공학분야에서의 넓은 경험과 풍부한 정보력, 논리적인 사고가 필요하다.

(4) 지식획득의 처리

지식획득의 처리는 지식획득의 일반적인 과정을 5단계로 구성할 수 있다(표 13-21).

표 13-21 ◦ 지식획득의 일반적인 과정을 5 단계로 구성

증명 단계	증명 단계 동안 문제와 주 특성은 증명되며, 참가자들(전문가들, 사용자들 등)이 증명되고, 자원(resource)은 윤곽이 그려진다. 지식공학자는 상황에 관해 학습을 하고, 모두 인공지능 응용의 목적에 동의한다.
개념화 단계	결정상황에 관련된 지식은 아주 다양화될 수 있다. 그래서 사용된 개념과 관계를 정할 필요가 있다. 이들과 몇 개의 다른 질문은 개념화하는 동안 응해진다. 어느 정보가 사용되었는가, 그리고 지식베이스(knowledge-base)에서 어떻게 확실한 지식을 추출했는가, 등이다.
형식화 단계	지식은 지식베이스에서 표현하기 위해 획득된다. 지식이 조직되고 설명되는 방법을 위해 획득 방법론을 정할 수 있다. ㉥ 규칙 기반 시스템(rule-based system)에서 지식은 규칙에 의하여 조직되어야만 한다. 형식화 단계에서 지식 획득은 사실적으로 지식표현(knowledge representation)에 혼합된 것이다. 여기서, 다양한 소프트웨어와 하드웨어 부분들은 조사된다. 형식화 단계는 전문가로부터 지식을 추출해 내는 것을 포함하기 때문에 매우 어렵다.
구현 단계	컴퓨터 내 지식을 프로그래밍하는 것을 포함한다. 그러나 지식의 정체는 부가적인 획득이나 교환으로 만들어진다. 프로토타입(prototype : 모범) 전문가 시스템은 구현 단계에서 개발된다.
시험 단계	지식공학자는 과제에 대해 시스템을 시험한다. 결과를 전문가에게 보여주며 규칙이나 프레임은 필요한 경우 교정되며, 지식의 확실성을 검토한다.

[그림 13-5]와 같이 각 5단계는 반복해서 순환하는 절차를 수반한다(즉, 지식공학자는 끊임없이 시스템을 재형식화하고, 재설계하고, 재정의한다). 게다가, 규칙(또는 지식의 다른 표현)은 주기적으로 추가되고 삭제된다. 전체 시간 동안, 지식공학자는 영역전문가와 면밀히 일한다.

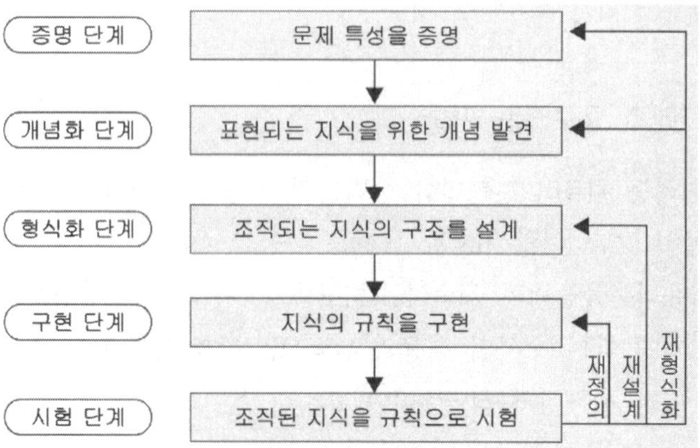

그림 13-5 ◦ 지식획득단계

대표적인 결과들(issue)은 〈표 13-22〉와 같다. 원시적인 결과들과 세부적인 결과들이며 원시적인 결과는 사용될 지식의 자원들의 목록이고, 사용할 방법을 결정하는 것이다. 원시적인 결과를 정하면 세부사항들의 목록과 사용할 방법을 결정하는 것이다.

표 13-22 ◦ 지식획득에서 원시적이고 상세한 문제

원시적인 결과들	• 기본적인(원시적인) 개념과 용어들이며, 제안된 해결의 구현 전략과 문제이다. • 문제에 대한 입력들 : 어느 것이 획득되기 어려운가? • 문제에 대한 전형적인 해답 : 그들의 특성은 무엇인가? • 사용된 지식의 자원이나, 사용된 과정이다. • 지식 획득 방법이나, 문제의 분해(필요하다면)이다.
상세한 문제	• 특정한 입력 데이터 : 그것들이 어디에서 오고 어떻게 조직화되고 어느 것이 획득하기 어려운가? • 데이터 항목(item)들 간에 상호관계 : 그것들이 규칙 결정과 어떻게 관계하는가? • 상대적인 중요성과 데이터의 정당성이며, 다른 전문가들의 해답과의 관계이다. • 데이터(inputs, outputs)의 확실성의 등급과 데이터, 규칙, 출력에서 신뢰에 대한 전문가의 힘이며, 대립, 규칙의 예외, 해결(resolution)의 대립이다. • 기초가 되는 가설, 전략, 결론이며, 결과의 성능 평가수단이다. • 구속(constraints)이며, 문제의 복잡성의 등급이다. • 시스템 또는 그것의 환경에서 변화에 대한 전문가의 응답이다. • 추론(reasoning)과정 : 추론(inference)의 유형이다.

8. 전문가 시스템 개발을 위한 지식획득방법

지식획득 방법(method of knowledge acquisition)은 지식공학의 기본적인 모델은 지식공학자가 전문가와 지식베이스 간에 조정하는 조직화된 협동 작업을 의미한다. 지식공학자는 전문가로부터 지식을 유도하고 전문가와 함께 정의하고, 지식베이스에서 설명한다. 전문가로부터 지식의 추출은 손으로 또는 컴퓨터의 도움으로 할 수 있다. 손으로 하는 유도 기술들은 심리학과 시스템 분석에서 모방되었다.

지식획득 방법들은 세 가지 유형으로 분류된다.

① 수작업(manual methods)은 기본적으로 약간의 인터뷰 종류에 구축된다. 지식공학자는 전문가와 다른 자원에서 지식을 유도한다. 그리고 지식베이스에서 코드화한다.

② 반자동 방식(semiautomatic methods)은 두 가지 부류로 나누어진다.

㉠ 지식공학자의 도움 없이 지식베이스를 구축하는 것이다.

㉡ 좀 더 효과적이고, 유효한 방법에서 필요한 업무를 실행하는 지식공학자를 도우려는 것이 있다.

③ 자동방식(automatic methods)에서 전문가와 지식공학자의 역할은 최소화되거나 제거되더라도 어느 설계자에 의해 관리된다.

(1) 구조화된 인터뷰

구조화된 인터뷰(structured interviews)는 체계적인 목표지향의 과정이다.

① 지식공학자와 전문가 사이에서 조직화된 의사소통 능력이다. 구조는 구조화되지 않은 인터뷰에서 본래부터 가지고 있는 해석 문제를 줄인다. 그리고 그것은 지식공학자에게 영역전문가의 주관성에 기인된 왜곡을 막도록 한다.

② 인터뷰를 구조화하는 것은 많은 절차상의 결과에 주의가 필요하다. 인터뷰하는 기술은 매우 유명할지라도 많은 단점을 가지고 있다. 그것들은 수집된 정보의 부정확성에서 회견자에 의해 소개되는 범위까지 범위를 정한다.

③ 인터뷰는 기술이 중요하다. 그러나 그것들은 주의 깊게 계획되어야 하고, 인터뷰 결과는 철저한 확증과 정당화 방법론들의 조건으로 해야 한다.

④ 인터뷰는 때때로 추적하는 방법에 의해 바뀐다. 선택적으로, 그것들은 추적하는 방법과 다른 지식 획득 방법을 보충하는 데 익숙해 있다.

(2) 비구조적 인터뷰

비구조적 인터뷰(unstructured interviews)는 많은 지식 획득 인터뷰는 비공식적으로, 보통 시작점으로 전도되며 시작은 비공식적으로 시간을 절약한다.

McGraw and Harbison-Briggs에 의하면, 구조화되지 않은 인터뷰는 인식과정에서 완전하거나 또는 잘 조직화된 설명을 좀처럼 공급하지 않는다.

① 비구조적 인터뷰는 expert system domains가 일반적으로 복잡하다는 것을 관찰했다. 그래서, 지식공학자와 전문가는 활발하게 인터뷰 상태를 준비해야 한다. 구조화되지 않은 인터뷰는 일반적으로 이런 준비에 효과적으로 인터뷰 자체를 이동하도록 하는 체제가 부족하다.

② 영역 전문가(domain expert)는 보통 비구조적 인터뷰로는 그들의 지식 요소의 몇몇을 나타내기가 매우 어렵다는 것을 안다.

③ 영역 전문가는 구조의 부족을 인터뷰 전에 그들로써는 아무런 준비가 필요하지 않다는 것으로 설명할 수도 있다.

④ 구조화되지 않은 인터뷰에서 획득된 데이터는 개방적이고 광범위하기 때문에 지식공학자가 면밀히 재검사하고, 해석하고, 통합하기 어렵다.

⑤ 트레이닝과 관계한다. 트레이닝과 경험부족 때문에, 지식공학자는 어느 누구도 효과적으로 구조화되지 않은 인터뷰를 전달할 수 없다. 그래서 지식공학자는 무질서하게 나타나고, 뜻하지 않게 전문가에게 저조한 확신을 가지도록 할 수도 있다. 이것은 대규모의 개발 노

력에서 함께 노력을 필요로 하는 동의를 줄일 수도 있다. 결국 그리고 대부분 중요하게, 구조화되지 않은 상태는 일반적으로 전문가용 특정 정보의 획득을 돕지 못한다.

⑥ 인터뷰의 이 유형은 가장 일반적이다. 그것은 몇몇 변화에서 나타난다. 게다가 '말을 통해(talkthrough)'라는 것은 전문가에게 '가르침을 통해(teachthrough)' 또는 '독서를 통해(readthrough)'라고 질문할 수 있다. 가르침을 통해서 전문가는 교사로서 그리고 지식공학자로서 학생으로서 행동한다. 전문가는 그들이 무엇을 하는 가를 말할 뿐만 아니라 왜 하는가를 설명한다.

⑦ 업무(task)를 수행하는 데 필요한 기술과 전략들에서 지식공학자를 가르친다. 전문가는 독서를 통한 접근에서 지식공학자에게 독서하는 방법과 업무에 사용하는 성문화된 문서를 해석하는 방법을 가르치는 것을 질문받게 된다.

9. 전문가 시스템 개발을 위한 추적방법

추적하는 과정은 전문가의 추론과정을 추적하기를 시도하는 기술들의 집합이다. 그것은 그들이 결론에 이를 동안 전문가의 '일련의 사고'를 발견하는 데 관심을 가지는 인식 심리학자들 사이에 유명한 접근방식이다.

지식공학자는 정보가 무엇을 이용하고 있는가, 그리고 어떻게 이용하고 있는가를 알기 위한 추적 과정을 이용할 수 있다. 추적하는 방법들은 비공식적 또는 공식적일 수 있다. 가장 평범한 공식적인 방법은 프로토콜 분석이다. 프로토콜 분석은 지식공학자가 전문가로부터 상세한 지식을 획득한 일반적인 방법이다.

10. 전문가 시스템 개발을 위한 의료분야 지식베이스의 범주

전문가 시스템에서 지식베이스의 구축은 가장 어려운 분야 중의 하나이다. 현재까지 의료분야의 전문가 시스템이 질병의 진단과 치료 및 예후에 있어 완벽한 의사결정을 지원하지 못한 것은 이와 같은 개발에 어려움이 있기 때문이다.

의학의 기본적인 원칙 또는 환자의 데이터베이스로부터 지식베이스를 구축하기 위한 지식을 획득하는 것은 컴퓨터가 아니고 지식공학자가 수행해야 하는 일이다. 의료용 전문가 시스템으로서 기능을 갖기 위해서는 해당 분야의 전문가의 지식 또는 문헌에 기록된 과학적인 연구결과 등을 통해 이루어지는 지식베이스의 내용과 질이 무엇보다도 중요하다.

초창기의 지식 기반 시스템은 규칙 기반 시스템, 프레임 시스템, 휴리스틱 시스템으로 분류된다.

06 의료정보 시스템

의료정보 시스템은 병원 내의 업무처리에 국한된 병원정보 시스템과 병원 등 의료기관 간의 모든 의료정보를 통합하여 기능을 수행하는 **의료자료은행**과 **의료정보센터** 등과 같은 광역 의료정보 시스템으로 크게 나눌 수 있다. 이 중 의료정보 시스템은 [그림 13-6]과 같은 형태로 운용된다.

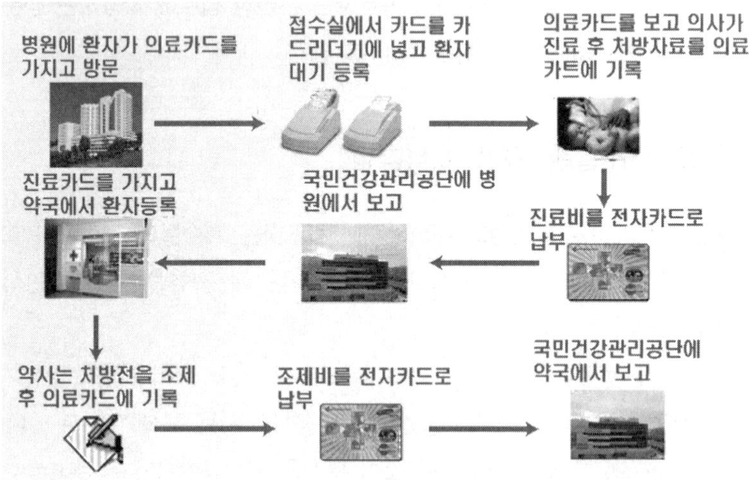

그림 13-6 ◦ 의료정보 시스템의 운용 예 : 처방전과 후

1. 의료정보 시스템의 개념

증가하는 환자관리 요구를 적시에 적절하게 수집, 유지, 관리하여 기관 내의 각 기능분야들이 신속하게 자료를 기록, 보관하고 적절하게 이용하여 효과적으로 환자를 진료할 수 있게 해주는 상호의사소통 연결 시스템을 의료정보 시스템이라 할 수 있다. 의료정보 시스템에 있어서 의료정보라는 정의가 애매하고 시스템이라는 용어도 시스템이라고 하기보다 서비스라는 성격이 오히려 강하기 때문에 그 통일된 정의를 내리는 데 어려움이 있으므로 여러 문헌에서 몇 가지 정의를 인용하면 다음과 같이 요약할 수 있다.

① 의료정보 시스템은 보건의료제도의 효과적인 운영을 위한 수단으로서 각종 정보를 수집, 분석하고 공급하는 의료정보의 유통체계로서 지역의 보건의료기관과 행정기관을 연결하여 주민들의 건강관리나 구급·구명 의료를 신속히 처리하는 체계이다.

② 의료정보 시스템은 신뢰성 있는 자료를 생산하고 상세한 내용의 정보를 신속 정확하게 공

급함으로써 정책의 수립, 경과의 파악 및 사업평가를 원활히 할 수 있도록 하는 기능 체계이다.

③ 의료정보 시스템은 정보유통기구를 확립함으로써 한정된 자원 안에서 최선의 의료체계를 유지하기 위한 수단이다.

④ 의학연구, 의학교육, 진료, 보건행정 등 모든 보건 분야에서 취급되는 데이터, 정보지식을 각 분야의 목적에 가장 효과적으로 이용할 수 있도록 하는 시스템이다.

⑤ 의료정보 시스템은 최신의료정보를 의사, 약제사 등 의료 종사자들에게 제공한다.

2. 의료정보 시스템의 종류

의료정보 시스템(medical information system)은 의료에 관련한 정보를 수집, 관리, 검색을 가능하게 하는 시스템으로 여러 가지로 분류할 수 있지만 우리나라에 실행되고 있는 의료정보 시스템을 분류하면 병원정보 시스템, 지역의료정보 시스템, 의료정보 서비스 시스템, 의료보험 관리 시스템으로 나눌 수 있으며 각각의 특징은 다음과 같다.

(1) 병원정보 시스템

병원정보 시스템(Hospital Information System : HIS)은 병원내의 정보를 통합하여 병원 내·외로 정보를 제공하는 시스템이다. 병원 내, 중추와 하부 각 과에 상호 연결되어 자료를 생성, 검색, 보관할 수 있는 중앙집중식 데이터베이스로 구성되어 있다. 병원정보 시스템은 크게 병원관리정보 시스템과 진료정보 시스템 두 가지로 나눌 수 있으며 각각의 시스템 내부의 구조는 다음과 같다.

표 13-23 • 병원정보 시스템

병원관리정보 시스템	환자등록 시스템, 원무회계 시스템, 병원통계처리 시스템, 약품재고관리 시스템 등이다.
진료정보 시스템	임상검사 시스템, 약제처방 시스템, 심전도 자동해석 시스템, 의료영상정보 처리 시스템, 방사선 선량계산 시스템, 환자감시 시스템, 병력관리 시스템 등이다.

(2) 지역의료정보 시스템

지역의료정보 시스템(regional medical information system)은 다양한 의료자원과 보건의료정보에 관계되는 정보를 수집, 가공, 처리, 전달하여, 보건의료정보의 효율적 활용을 도모하는 시스템이다. 구급의료정보 시스템, 임상검사정보 시스템, 도서의료정보 시스템, 의료연대 시스템, 벽지의료정보 시스템, 역학정보 시스템, 건강관리 시스템 등으로 한 지역에 국한되지 않고 여러 가지 정보를 공유함으로써 환자의 지역 안에서 모든 의료 서비스를 받을 수 있도록 하는 것이다.

(3) 의료정보 서비스 시스템

의료정보 서비스 시스템은 크게 **의학교육정보 서비스 시스템**과 **의료정보 서비스 시스템**으로 나눌 수 있으며, 그 종류에 따른 프로그램은 〈표 13-24〉와 같다.

표 13-24 ◦ 의료정보 서비스 시스템

의학교육정보 서비스 시스템	환자 시뮬레이션 프로그램, 구급의학 학습 프로그램, 심전도진단 학습 프로그램 등이다.
의료정보 서비스 시스템	의약품정보 서비스 시스템, 중독정보 서비스 시스템, 장기이식정보 서비스 시스템, 의학문헌정보 서비스 시스템, 특정질환정보 시스템, 혈액정보 서비스 시스템 등이다.

(4) 의료보험관리 시스템

의료보험관리 시스템에는 **보험급여관리**(현물급여, 현금급여, 급여사후관리, 요양취급기관관리, 결산, 통계), **심사관리**(진료비, 청구명세서 심사, 심사 결정금, 통계), **피보험자자격관리**(자격관리, 진료지역관리, 통계, 의료보험취급기관관리), **보험료징수관리**(보험료징수, 기타징수, 정산, 결산, 통계), **기타**(인력관리, 회계관리, 자금관리, 고정자산관리) 등이 있다.

3. 의료정보 시스템화에 필요한 기술

의료정보 시스템화를 위해서는 관련기술의 진보가 뒤따라야 한다. 이것은 단순한 의료기기의 연구개발뿐만 아니라 **시스템 공학적 기술의 발전**이 요구된다. 그러므로 **정보의 시스템화에 관련되는 기술은 광범위한 영역에 포함되어** 있다. 이러한 기술은 기술지향이 아닌 **의료지향 형식으로 진행되어야** 할 것이다. 즉 의료와 기술이 서로 밀착되어 상호관련 속에서 진행되어야 한다. 이 중에서 의료정보의 시스템화에 필요한 기술을 요약하면 다음과 같다.

(1) 생체정보의 계측, 검사기술

생체정보의 계측은 환자의 활동범위를 넓혀 주면서 환자에게 부착된 센서로부터 계측된 생체신호를 수신하는 '**무선 생체계측 기술**', 측정 및 기록 시스템을 일체화하고 소형화해 환자가 휴대하거나 쉽게 이동하면서 생체에서 발생된 정보를 측정할 수 있게 하는 '**휴대형 생체계측 기술**', 가정에서 생체신호를 측정해 병원으로 전송해 주는 '**재택 생체계측 시스템**' 등이 모두 이 범주의 기술이라고 할 수 있다. 따라서 **필요한 생체정보를 얻지 못하면** 의료정보의 시스템화는 불가능하다. 이를 위해서 계측, 검사기술의 발전이 필수적이다.

(2) 생체정보처리기술

계측 검사된 생체정보를 활용하기 위해서는 필요한 정보로의 변환이 필요하다. 정보처리의 방법에는 여러 가지가 있다. 이것은 단순한 방법이 아니라 소프트웨어와 하드웨어의 측면에서 검토되어야 한다. 이 가운데는 정보의 표시기술도 포함된다.

(3) 정보의 전송기술

정보의 전송기술은 사용자에 의해서 생성된 정보가 통신하기 적당한 형태의 신호로 변환된 다음, 여러 전송기술에 의해 통신로 상에 전기적 신호형태로 실려서 상대에게 운송되는 것이다. 이때 정보를 전달하는 데 있어서 무엇보다 중요한 것은 송신한 정보가 상대에게 올바로 정확하게 수신되어야 한다. 따라서 정보의 전송기술의 개발이 중요하다. 정보의 전송기술은 시스템화를 성공시키는 중요한 요인이다. 정보통신기술의 발전으로 많은 진전을 이루고 있다.

(4) 정보의 축적, 검색, 입력, 출력기술

정보는 필요할 때 언제든지 찾아볼 수 있어야 하며 의료정보를 참고할 수 있도록 하기 위한 종합적인 기술이 요구된다.

(5) 정보에 기초한 판정, 의사결정기술

진단은 생체정보와 종래에 가지고 있었던 지식을 종합해서 의사결정을 하는 것이다. 따라서 이를 위한 논리의 확립과 그에 필요한 소프트웨어와 하드웨어가 필요하다.

(6) 네트워크 기술

효율적인 네트워크를 만드는 기술이 요구된다. 네트워크의 발전 방향은 고속화, 대용량화, 멀티미디어화, 유·무선 통합으로 특징지을 수 있다.

(7) 프로그래밍 기술

프로그래밍은 컴퓨터에 주어진 과제를 분석하여 그 처리절차를 자세히 지시하는 명령을 체계적으로 구성하는 작업이며 정보를 처리하기 위해서는 프로그래밍 기술이 필요하다.

(8) 안정성, 효율성 등을 검사하기 위한 기술

기술과정의 성과를 충분히 달성하기 위해서는 효율성 및 안정성의 확보를 위한 기술이 필요하다.

(9) 인터넷의 의료정보

오늘날에는 환자와 가족의 의견이 존중됨에 따라 의료 영역에서 의료진의 일방적인 정보 소유를 지양하고 환자들의 알권리가 급속히 증가하고 있다. 현대의 의료정보는 의료 서비스의 의료인뿐만 아니라 환자와 가족도 이용의 주체가 되는 의료이용 전반에 관한 정보이다.

인터넷은 환자와 가족 입장에서 의료의 정보와 상식을 보다 쉽게 찾고 얻을 수 있게 해준다. 네트워크 발달은 의료의 발달과 새로운 지식과 연구로 의료정보를 이용할 수 있게 하였다.

1) 인터넷 정보 서비스

전자우편, 파일전송, 원격접속, 인터넷 뉴스 등이 있다(표 13-25).

표 13-25 ◦ 인터넷 정보 서비스

전자우편(E-mail)	세계 어느 곳에서든 문장, 화상정보를 교환하며 속도가 빠르다.
파일전송(FTP)	인터넷을 통해 파일을 주고받는 프로토콜이며 대용량 정보를 보낼 수 있다.
원격접속(telnet)	원격 컴퓨터에 접속을 가능하게 해주는 인터넷 프로토콜이며 공유가 가능하다.
인터넷 뉴스 (usenet, newsnet)	News 서버를 통하여 전 세계의 의학, 사회, 정치, 경제, 문화 등 다양한 분야의 정보를 얻고 인터넷 뉴스모임에 참여하고 관심분야의 뉴스를 활용한다.
메일링 리스트(mailing list)	전자우편으로 List Server에 정보 구독신청으로 메일로 구독한다.
인터넷대화(IRC, worldchatting, powwow)	모니터를 보며 서로의 모습을 보며 대화한다.
기타	Veronica, Gopher, Archie, WAIS 등 많은 발전이 있을 예정이다.

2) 의학정보와 의료정보

① 과거의 의료정보는 의료인을 위한 의학정보이며, 오늘날의 의료정보는 의료서비스의 의료인뿐만 아니라 의료행위를 받는 자도 의학정보의 주체가 되는 의료정보이다. 전반에 관한 정보이다.

② 테오도 어빌로스(19C初) : 치료성과 및 질(quality) 관리 도입, 의학통계 시도로 의료정보확립을 세웠다.

③ 알렉상드르 루이(19C) : 임상의학의 창시자로 의료발전을 가져왔다.

④ Canadian Preventive Services Task Force : 근거(원인)의 중심이며 의학발전을 가져왔다.

3) 인터넷을 활용한 의료정보

① 검색엔진/메타검색엔진, 전자우편주소, 디렉터리, 찾기 등이다.

② **의학문헌 검색** : MEDLINE(Medical Literature Analysis and Retrieval System Online), MeSH 등이다.

③ **유즈넷 뉴스 그룹, 메일링 리스트** 등이다.

④ **의료정보의 제공** : 병원정보, 의학상식, 전자우편을 통한 의료상담 등이다.

⑤ **의학교육** : 의료 전문인에 대한 **의학정보 제공 및 보수교육, 환자 및 가족의학교육** 등이다.

4) 정보의 평가 및 인증

① 자료의 **참신성**(timekiness)이다.

② 저작자의 **확인**(authority)이다.

③ 웹페이지의 구성(organization)이며, **책임의 한계**를 명시한다.

④ HON(Health On the Net foundation) : **의료정보 홈페이지 인증기관** 등이다.

4. 병원정보 시스템

최근 들어 국민생활수준의 향상으로 양질의 의료서비스에 대한 요구가 증가하게 되었고, 특히 병원들 간의 경쟁심화 및 효율적인 병원경영의 필요성에 의해서, PC를 비롯한 컴퓨터 관련 하드웨어의 가격대비 성능이 향상되고 그동안 PC를 단순 터미널 기능으로 사용하던 환경에서, 편리한 소프트웨어 기능을 이용하여 **윈도우** 환경을 기반으로 GUI(Graphic User Interface)를 실현할 수 있게 됨에 따라 병원에서 발생하는 모든 의료행위를 전산화하는 **병원정보 시스템**(HIS)의 도입이 가능하게 되었다. 이러한 도입은 **각종 정보에 대한 신속 정확한 통계와 분석이 가능해지고 그에 따라 의료의 양적·질적인 향상과 병원경영**에 도움을 줄 수 있게 된다.

① 병원을 비롯한 의료기관을 운영, 분석하고 나아가 의료행위의 질을 높이는 데 핵심적인 역할을 할 수 있는 **병원정보 시스템**(HIS)은 1990년대 중반부터 각 병원에서 본격적으로 도입하여 운영하고 있다. 즉 1978년 의료보험이 시작되고 1989년부터는 전 국민 의료보험이 확대 도입되면서 의료수요가 급증함과 동시에 병원도 양과 질적인 면에서 급속히 성장하게 되었다. 병원의 성장은 대단위로 발생하는 의료정보를 처리할 수 있는 새로운 정보구조에 의한 시스템 구축을 요구하게 되었다. 국내 의료정보시스템의 역사는 다음과 같다.

㉠ 1978년 경희의료원에서 MEDIOS 설치(최초)하였다.

㉡ 원무시스템 1973년 도입, 현재 국내 종합병원에서 98[%] 도입 하였다.

㉢ **처방전달시스템** : 1982년 최초 도입, 90년대 초 폭발적으로 증가(1998년 현재 63[%]) 하고 있다.

② 시스템 구축에 따라 사회적 요구가 가속되고 기존 사용하던 원무행정 중심의 병원전산화로는 한계가 있으며, 새로운 구조, 즉 **처방전달 시스템**(Order Communication System : OCS)을 기본으로 한 **병원정보 시스템**를 구축하기에 이르렀다. 또한 PC 등 컴퓨터 관련 장비의 성능향상과 통신장비의 가격하락은 **분산처리 방식**의 Client/Server구조로 병원정보 시스템을 구축하는 것이 가능하게 되었다.

③ 병원 각 부문에서 발생하는 정보를 종합하여, 정보처리를 일원화하여 병원 내의 모든 사용자에게 공통적인 정보기능을 제공하는 개방적인 시스템이 **병원정보 시스템**이다. 실용화된 병원정보 시스템을 보면, 다양한 방식들이 발표되고 있지만 아직은 완벽하지 못한 것이 현실이다. 병원 내의 모든 정보발생원을 컴퓨터 네트워크의 구성원으로 집어넣어 종합적으로 병원정보 시스템을 실현하고자 하는 노력은 계속되고 있다. **병원정보 시스템**은 〈표 13-26〉과 같이 구성되어 있다.

표 13-26 • 병원정보 시스템

진료정보	진료상담관리, 예약관리, 사후관리 등이다.
행정정보	수입 및 지출 관리, 약품 및 재료 관리 등이다.
원무정보	현황, 통계, 분석 등이다.
시스템정보	기준정보관리, 시스템 관리 등이다.

④ 병원 내 정보의 흐름은 병원 내에는 수많은 정보가 흐르고 있지만 **병원의 기능수행을 하나의 시스템으로** 이해할 때 크게 4가지의 **주요한 흐름**으로 구분할 수 있다(표 13-27).

표 13-27 • 병원 내 정보의 4가지 흐름

환자의 흐름	Patient flows
물자의 흐름	Materials flows
자금의 흐름	Money flows
정보의 흐름	Information flows

⑤ 병원은 다른 어느 조직체보다 **정보교환과 정보의 양이 많을 뿐만 아니라** 신속 정확한 정보의 **유통과 장기적 저장을 필요로 하는 조직**이며, 병원의 모든 부서는 정보를 생산하여 교환하고 이용하면서 업무를 진행하고 있다. 그러므로 **효과적인 정보의 유통이 없이는 능률적인 업무수행을** 기대할 수 없다.

(1) 병원정보 시스템의 기본개념

1) 병원정보 시스템의 구조

병원정보 시스템은 [그림 13-7]과 같이 처방전달시스템과 사무자동화 및 〈표 13-28〉과 같이 의료영상시스템의 3가지로 분류할 수 있다.

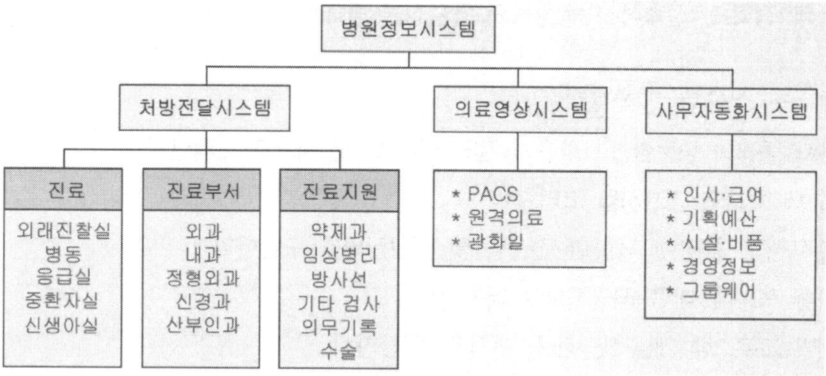

그림 13-7 ∘ 병원정보 시스템의 구조

표 13-28 ∘ 의료영상시스템의 3가지로 분류

처방전달시스템	병원정보 시스템 중 가장 기본이 되는 시스템으로서 환자에게 발생되는 처방을 중심으로 진료와 진료지원 및 원무행정부서간에 전달되는 과정을 전산화한 시스템이다.
의료영상시스템	병원에서 발생하는 영상정보데이터를 전산화하여 저장하고 검색할 수 있는 시스템이다.
사무자동화	처방전달시스템에서 발생되는 정보를 근간으로 인사·급여, 경리와 물품관리 및 원가 분석, 경영지원에 이르기까지 병원경영에 필요한 시스템을 정보화한 것이다.

2) 병원정보 시스템의 기대효과

① 진료 서비스가 개선되고, 의료진의 편의가 늘고 의학연구에 필요한 자료의 통계화가 이루어진다.

② 행정업무가 개선되고, 수익성이 개선된다.

③ 자원관리의 효율성이 향상되고, 의료업무에 의사결정을 지원한다.

3) 병원정보 시스템 구축목적

병원정보 시스템은 병원 내의 각 행위의 순간에 전체적인 환자의 정보를 공통으로 등록 및 조회하는 것으로 구축함으로써 다음과 같은 목적이 있다.

① 업무생산성을 향상시키고, 환자서비스를 개선한다.

② 병원진료수익을 증대시키며 의료비용을 절감하고, 환자 대기시간을 단축한다.

③ 진료와 진료지원 업무의 생산성을 증대시킨다.
④ 의료서비스 향상을 통한 경쟁력을 제고한다.
⑤ 정확한 경영 분석정보 제공을 통한 합리적인 운영계획을 수립한다.
⑥ 의학연구 분야의 효과적으로 지원한다.
⑦ 병원행정의 3대 요소인 인원, 물자, 자금을 체계적으로 관리한다.
⑧ 정보의 정확도, 신속성, 인력운용의 효율성을 증대한다.

4) 병원정보 시스템 구축방안

① 사용자 중심의 정보환경 : 사용자 편리성을 최우선적으로 고려한다.
② 경비 대 효과의 경제성을 고려한다.
③ 기존시설과 환경에 적합한 전산망 및 전산장비를 도입한다.
④ 신기술 적용에 대한 적극적으로 대처한다.
⑤ 단계별 프로그램 개발 및 적용 계획을 수립한다.

5) 병원정보 시스템 구축에 따른 문제점

① 전산화에 필요한 시설 및 환경에 영향을 많이 받으며, 컴퓨터 활용이 가능한 인적자원이 많이 필요로 한다.
② 24시간 무정지 시스템을 유지하여야 하며 특히 진료정보에 대한 완벽한 backup(예비파일)이 보장되어야 한다.
③ 기존 병원정보 시스템 정보와의 호환성 유지 및 점진적인 교체기간이 필요하다.
④ 의료진이 주사용자임에 따라 PC 사용에 대한 거부감이 강하다.
⑤ 전산화에 따르는 경비가 많이 소요된다.

6) 병원정보 시스템 구축시 고려사항

보안성, 안전성, 정확성 등이 있다(표 13-29).

표 13-29 ▪ 병원정보 시스템 구축시 고려사항

보안성	의료관계자에 따라 정보의 입·출력에 관한 권한을 명백히 하여야 하며, 자료의 유출은 금지한다.
안전성	전산망 및 전산망 장비가 고장 없이 안정적으로 동작해야 하며, 이를 위해 여러 가지 고장 복구 수단, 백업 등의 기능을 갖추어야 한다.
정확성	모든 정보는 원하는 장소로부터 다른 원하는 장소로 오차 없이 전달되어야 한다.
전산망 설치 공간	전산망 설치공사시에는 최단거리에 가능하면 중앙 집중식으로 설치할 수 있는 공간을 확보하여야 한다.
경제성	전산망 설치 및 전산망 장비 구입에 소요되는 비용이다.

(2) 병원정보 시스템의 개념

병원정보 시스템은 병원의 여러 업무를 수행하는 데 필요한 정보를 적당한 시기에 적절하게 제공하는 시스템으로 여러 형태의 기능을 수행하는 하위 시스템의 복합집단으로 구성되어 있다. 병원정보 시스템 개념은 너무 광범위하므로 이를 다시 구체적으로 설명하면 다음과 같다.

1) 각 기능별 하위시스템들의 집단이며 상호 밀접한 연관

병원업무는 크게 진료업무, 진료지원업무(임상병리, 방사선, 의무기록, 약국 등) 그리고 일반사무업무(의료보험청구, 재고관리) 등으로 나눌 수 있다. 이들의 업무내용은 다양하고 처리해야 할 자료의 종류가 다르다. 그러서 종합적인 단일정보 시스템보다는 각각의 하위 시스템으로 나누어 구축하는 편이 더 효과적이다.

그러나 병원업무는 서로 연관성이 있으므로 각 하위 시스템들 간에 정보의 흐름이 원활히 이루어지도록 시스템이 구축되어야 한다.

㉾ 의료보험 청구를 위해서는 의료보험 시스템과 의무기록 시스템, 임상검사 시스템, 약품관리 시스템 등이 서로 연결되어야 신속하고 효율적으로 업무를 처리할 수 있다. 이러한 하위 시스템들 간의 연관성은 종합적인 병원정보 시스템의 전략적 장기계획과 각 시스템 구축 시에는 일정한 지침을 따르게 함으로써 이루어질 수 있다.

2) 병원기능과 진료에 필요한 의사결정을 지원

병원정보 시스템은 데이터 프로세싱과 같은 단순사무업무 처리 이외에도 병원경영이나 진료에 필요한 정보를 제공함으로써 이들 업무를 지원한다. 병원경영에 관한 의사결정은 앤터니(Anthony)의 분석들에 의해 세 가지로 나눌 수 있는데, 이들은 각기 다른 종류의 정보를 필요로 한다.

① 전략적 계획(strategic planning) : 세부적인 것보다는 요약된 정보가 필요하며, 전략적 의사결정은 일반적으로 미래지향적이며 먼저 병원의 목적과 방향을 정한 다음 이를 달성하기 위한 주요사업을 계획하는 과정이다. 이에 필요한 정보로는 내부에 관한 것뿐 아니라 외부환경에 관한 정보(보건정책, 의료보험수가의 변경사항, 경쟁병원에 관한 사항 등)가 있다.

② 관리적 통계(management control) : 관리적 의사결정은 정해진 사업계획을 달성하기 위해 자원조달을 결정하는 과정이다.

㉾ 시설유지, 예산수립 등으로 이를 위해서는 전략적 의사결정에 비해 좀 더 세부적이고 내부사항에 관한 정보가 필요하다.

③ 운영적 통계(operational control) : 병원경영뿐 아니라 임상적 의사결정을 지원하기 위해서도 병원정보 시스템은 필요한 정보를 제공한다. 병원정보 시스템을 위해 여러 종류의 시스템들이 개발되어 있는데 그중 대표적으로 ONCOCIN*, HELP, ARAMIS**(Arthritis Rheumatism and Aging Medical Information System), MYCIN***, CASNET****(Causer

Associational Network), PROMIS(Problem Oriented Medical Information system)가 있다. 이들은 특정 사례들에 관한 과거의 치료기록, 학술논문에 실린 자료, 그리고 전문가들의 의견들을 종합하여 진단 방법을 우선순위별로 제공함으로써 중요한 순간에 임상적 의사결정을 돕는다.

3) 양질의 정보를 제공하는 시스템

일반적으로 자료는 실제로 발생한 사건의 단순한 기록으로 처리, 가공되지 않은 상태이고 정보는 어떠한 특정 목적을 위하여 처리된 자료를 일컫는다. 이제까지는 정보가 많을수록 좋다는 생각으로 정보를 대량생산하는 데 치중했었다. 하지만 이제는 정보의 양이 너무 많아지고, 이를 관리하는 데 이용하기도 힘이 들게 되고, 많은 비용이 들어서 꼭 필요한 정보만 산출해야 한다는 방향으로 나가고 있다.

이에 판단 기준으로는 다음과 같은 정보의 속성을 이용한다.

① 정보를 증명할 수 있어야 하고, 계량화될 수 있어야 하며, 정확해야 한다.

② '목적에 적합해야 한다.' 등을 만족할 때에 양질의 정보라 한다.

③ 정보를 적시에 신속히 제공되어야 하며, 정보를 얻기 쉬어야 한다.

(3) 병원정보 시스템의 구분

병원정보 시스템은 병원의 특성에 따라 시스템과 이용범위나 이용자 등에 따라 각각 다르다. 따라서 개발된 병원정보 시스템을 비교한다거나 구분하는 데 어려움이 많다. 그래서 병원정보 시스템을 의사결정지원 시스템과 업무처리 시스템으로 크게 나눈다.

1) 의사결정 시스템

의사결정 시스템은 다음을 의미한다.

① 반구조적 업무 형태인 관리자의 의사결정과정에 있어서 관리자를 보조하기 위한 의사결정 시스템이다.

② 경영관리 판단보다는 지원을 하기위한 의사결정 시스템이다.

③ 의사결정에 있어서 능률성보다는 효과성을 위해서 컴퓨터를 사용한다.

---

* ONCOCIN(An Expert System For Oncology Protocol Manage, Ment) : 암환자의 화학치료요법 자문이다.

** ARAMIS : 데이터 수집 조직 시스템이다.

*** MYCIN : 감염성 질환의 진단과 치료를 목적으로 만들어진 시스템이다.

**** CASNET : 녹내장의 진단이다.

2) 의사결정지원 시스템의 개념 정의

의사결정지원 시스템은 반구조적, 또는 비구조적 문제를 해결하려는 의사결정자에게 자료와 모형의 활용을 도와주는 상호 반응적 컴퓨터 중심의 시스템이다.

3) 의사결정지원 시스템의 목적

① 의사결정을 위해 특히 반구조적, 또는 비구조적 의사결정을 위한 지원을 제공해야 하며, 필요할 때마다 모든 수준 사이의 통합을 제공함으로써 모든 조직계층의 사용자들을 위해 의사결정지원을 제공하고, 독립적일 뿐만 아니라 상호의존적인 결정을 지원해 주어야 한다.

② 의사결정지원 시스템은 탐색, 설계, 선택과 같은 의사결정과정의 모든 단계를 지원할 수 있어야 하고, 쉽게 활용할 수 있어야 하며, 다양한 의사결정과정을 지원해 주지만, 반드시 특정한 한 과정에만 한정하지는 않는다.

③ 의사결정지원 시스템은 업무처리 시스템과는 달리 자료의 양은 많지 않으나 내용이 복잡하고 기관의 주요 의사결정에 필요한 정보를 제공하는 시스템이며, 기계적인 효율성보다는 의사결정의 질을 향상시키는 데 중점을 두기 때문에 정보의 입·출력이나 보고서의 형태도 사용자의 요구에 따라 임의로 정해지는 것이 효과적이다

④ 의사결정지원 시스템은 업무처리 시스템과 완전히 분리된 시스템이 되어서는 안 된다. 업무처리 시스템이 처리하는 세부적인 정보를 특정한 목적에 따라 여러 형태로 요약하는 것이 더 효과적이기 때문에 의사결정지원 시스템과 업무처리 시스템은 서로 밀접한 연관을 갖고 있어야 한다.

4) 업무처리 시스템

업무처리 시스템은 업무의 내용이 단순하나 자료의 양이 많은 업무를 기계적으로 처리하는 체계로서 데이터 처리와 유사한 개념이며, 단순한 업무를 기계적으로 처리하는 시스템으로 입·퇴원, 외래, 구매, 재고관리, 회계, 급여 등의 병원업무와 각종 통계정보와 보고서작성 등을 들 수 있다.

시간단축, 오류감소, 비용절감이라는 직접적인 효과가 있을 뿐 아니라 병원정보 시스템의 가장 기본이 되는 자료를 처리 및 축적하는 것이 장점이다.

5) 전문가 시스템과 인공지능

인공지능은 지적인 컴퓨터 프로그램, 즉 인간만이 가지고 있는 지적 행위, 언어 및 대화의 이해, 학습, 추론 등을 행할 수 있는 시스템의 구성을 목표로 하는 컴퓨터 과학의 한 분야이다.

이런 분야의 연구는 컴퓨터가 나온 이후에도 계속되어 왔으며 전문가 시스템은 이러한 인공지능의 발달과정에서 발생되었다.

① 전문가 시스템 : 의사결정 시스템의 한 형태이며, 특별한 전문지식을 가진 사람에 의해 수행되던 비구조적인 의사결정을 컴퓨터로 하여금 판단할 수 있게 해주는 컴퓨터 프로그램이다. 전문가 시스템은 기능을 수행하는 과정에서 특정 응용분야의 지식을 추론능력과 결합시킴으로써 그 분야의 전문가가 수행하는 것과 비슷한 정도나, 또는 더 우수한 수준의 의사결정에 도달할 수 있도록 조언을 하는 상담가처럼 작동한다.

② 전문가 시스템의 특징

㉠ 모든 문제에 적용될 수 있는 일반적 목적의 지식을 사용하기보다는 의학처방이나 건축설계와 같은 특정한 문제에 대한 전문화된 지식을 이용한다.

㉡ 관리자의 복잡한 기획이나 문제해결을 위한 지원, 질병의 진단 등 고도의 전문적인 업무를 수행함으로써 비전문적인 사람보다 우월한 수준으로 과업수행을 가능하게 해준다.

㉢ 단순한 수리적 서술계산이 아니라, 상징적이거나 추상적 또는 질적인 추리를 요구하는 문제에 적용된다.

③ 전문가 시스템과 이전의 컴퓨터 시스템과의 중요한 차이점

㉠ 전문가 시스템은 최적의 해답은 아니지만 어느 정도 만족할 수 있는 결과를 도출해내는 휴리스틱 추리를 사용하고 있다.

㉡ 전문가 시스템은 현재의 문제상태와 목적상태의 차이를 판단한 다음 그 차이를 줄이는 적합한 연산자를 사용하며 점차 목적상태에 접근하는 방법을 이용하였다. 즉 몇 가지 경험들과 기초적인 추측능력을 가지고 전문가의 행위를 모방하다.

㉒ "머리가 아프면, 약을 주세요" 등으로 인간의 지식을 표현하였다. 이런 방법은 의사가 병을 진단하는 전문지식에 효과적으로 결부될 수 있을 것이다.

㉢ 컴퓨터 시스템은 규칙에 따라 정확한 계산결과가 도출되는 알고리즘 방식을 채택한다.

㉣ 전문가 시스템은 탐색기법의 발달과 지식을 컴퓨터에 효율적으로 표현하는 방법이 개발됨에 따라 가능하게 되었으며 다른 여러 분야와 상호관련성이 생기게 되었고, 임상의학에 있어서 인공지능 및 전문가 시스템은 활발히 연구되고 있다.

5. 병원정보 시스템의 종류

병원정보 시스템을 크게 네 가지로 분류하며, 진료정보 시스템, 진료지원정보 시스템, 병원행정지원정보 시스템 종합적인 병원정보 시스템 등이다.

(1) 진료정보 시스템

다기능의 간편한 처방관리, 간호관리 자동화, 검사결과 및 누적결과 조회 통합, 진료재료청구 자동화이다(표 13-30).

표 13-30 ◦ 정보 시스템

환자추적 시스템	정기적인 치료를 필요로 하는 환자의 추적을 위해 개발된 시스템이며, 컴퓨터가 진료예정일 얼마 전에 자동적으로 진료일자를 출력하여 담당의사와 환자에게 보내게 함으로써 정기진료에 차질이 없게 하고, 암환자와 같이 장기적 치료를 요하는 환자의 추적에 효과적일 것이다.
검사 및 감시 시스템	임상적 의사결정지원 시스템들이 검사 및 감시 시스템 분류에 속한다. 이 외에도 심전도 기기나 다른 감시기기에서 나오는 신호들을 디지털화하여 입력한 후 자료들을 미리 저장된 프로그램에 의해 해석하고 임상적 의사결정에 필요한 정보를 제공하는 시스템들이 있다.

(2) 진료지원정보 시스템

① 진료지원정보 시스템(medical supporting information system) 기능 처방에 의한 검사예약관리, 검사장비와의 인터페이스이다.

② 임상병리 시스템*(Laboratory Information System : LIS)은 의학의 발전에 따라 환자의 치료 및 처치에 관한 의료정보는 폭발적으로 증가하고 있으며, 이러한 의료정보를 체계적으로 정리하여 환자에게 양질의 의료서비스를 제공하는 종합적인 병원정보시스템이 의료진에게 절실하게 요구되고 있다.

㉠ 임상병리과는 병원에서 수행되는 검사 중 50[%] 이상 차지하는 임상병리 관련정보를 각종 자동분석기기들과 연결하여 사람의 손을 거치지 않고도 이 기기들을 자동으로 조작함으로써 신속하고 정확한 검사자료를 산출해 내며 또한 다양한 형태로 검사결과의 변화추이를 볼 수 있는 기능을 갖추고 있다.

㉡ 임상병리 시스템은 검사시간을 단축시킴으로써 진료에 도움을 주기도 하지만 비용면에서도 이익이다. 국외 병원들을 대상으로 한 조사에 의하면, 계산착오나 분실 등 수작업시 실수로 인한 손실이 임상병리검사로 인한 수입의 3~5[%]라고 한다. 미국에서는 1960년대 말부터 컴퓨터가 일부 임상병리과에 도입되었고, 1980년 말에는 종합병원 및 대학병원의 80~100[%]에서 임상병리 정보시스템이 도입되

---

* 임상병리 시스템

① 병원에서 수행되는 검사 중 50[%] 이상 차지하는 임상병리관련 정보를 체계적이고 효율적으로 관리하고 타 시스템으로 자료 연계를 제공하는 시스템이다.

② 검체채취 및 접수시스템, 자동기기 사용 부서 시스템, 수작업 부서 시스템, 정도관리 시스템, 검사결과 보고 시스템으로 구성되어 있다.

어 있다.

㉢ 임상병리 시스템 구축시 시행착오 원인

ⓐ 국내에는 상품화된 임상병리 시스템 package가 없다(처방전달 시스템 : OCS)의 한 부분으로 인식되고 있다).

ⓑ 임상병리과의 고유 업무와 진료, 원무행정 인식으로 복잡한 업무 연계된다.

ⓒ 임상병리과 내부 부서간의 독특한 업무 흐름이 나타나난다.

ⓓ 일반회계업무에 적합한 데이터베이스의 구조적 약점이 있다.

ⓔ 경영진의 지속적인 관심이 있어야 한다.

㉣ 임상병리과의 검사업무 흐름 : 검사의뢰, 검체채취, 검체접수, 검사실시, 검사결과, 정도관리, 보고의 순으로 이루어진다. [그림 13-8]은 임상병리과의 검사업무 흐름도이다.

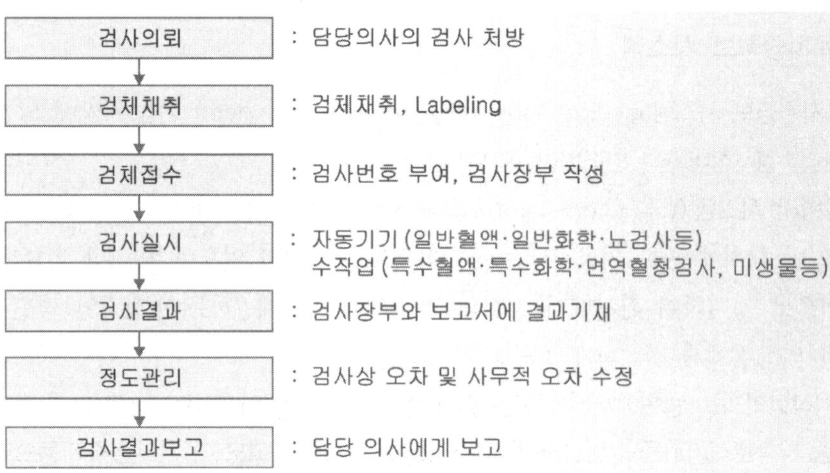

그림 13-8 ◦ 임상병리과의 검사업무 흐름

③ 의무기록 시스템 : 의무기록은 환자진료뿐만 아니라 보고 및 통계 등의 사무업무용으로 중요한 역할을 하며 즉시 작성되어야 하고 환자상태를 확인하고 진단이나 의료를 시행하고, 치료의 타당성을 입증할 수 있는 충분한 자료를 포함하여야 하며, 그 결과는 정확히 서류로서 만들어져야 한다. 따라서 이를 효과적으로 관리할 시스템이 필요하다. 의무기록 시스템은 일반적으로 의무기록의 대출시 이를 추적 관리하는 기능이 있고, 환자와 질병별로 색인을 하며, 각종 통계를 산출해 내는 기능이 있다.

㉠ 의무기록의 역사 : 첫 환자의 의무 기록 역사는 〈표 13-31〉과 같다.

표 13-31 ● 의무기록의 역사

히포크라테스 증례기록	환자 스스로가 기록한 자가 중심 기록이다.
1819년 레넥	청진기 발명 후 기록된 의사 관찰 중심 기록이다.
19C 후반 메이요 크리닉의 집단진료 중심 의무기록	현대적 의무기록의 원형이다(19C 후반).
1907년 플럼머	환자중심의 의무기록이다(권고).
1940년	구조화된 의무기록이다(요구).
1960년대	컴퓨터 기반의 병원정보시스템 출현이다.
문제 중심 의무기록	POMR(Problem Oriented Medical Record)이다.

㉡ 의무기록의 목적
- ⓐ 환자의 임상 진료를 위한 자료 : 일차적 목적이다.
- ⓑ 임상의사의 기억을 보조하는 의사결정지원 도구이다.
- ⓒ 임상경험, 의학지식축적, 역학연구 및 임상연구 수행의 핵심적 기반이다.
- ⓓ 병원, 임상의, 보험회사 사이에 중요한 의사소통 매개체이며, 법적·재정적 자료기록과 의학연구도 중요한 목적이며, 환자의 임상진료에 관련된 정보 보관소이다.

㉢ 현재의 의무기록의 한계 : 자료수집원 지향식 기록의 특징은 다음과 같다.
- ⓐ 자료들은 각각의 수집원 별로 구분된 기록이다.
- ⓑ 각 구분 내 관찰의 시간 순서에 따른 기록이다.
- ⓒ 각 자료 유형별 변화 추이 분석이 용이하다.

㉣ 자료수집원 지향식 기록의 단점은 다음과 같다.
- ⓐ 임상 정보가 분산되고, 기록이 중복되며, 필요할 때 찾기 어렵고, 기록자마다 개념상의 차이가 있는 언어로 기록한다.
- ⓑ 종이 매체 기록의 한계이며, 의사결정 도구로의 역할은 미흡하다.

㉤ 컴퓨터 기반 의무기록(CMR) 기대효과
- ⓐ 다양한 정보를 적은 비용으로 효율적으로 관리할 수 있다.
- ⓑ 완전한 기록 및 기록의 질이 향상되고, 자료의 공유 및 의사 소통량이 증가한다.
- ⓒ 자동화되고 정형화된 입력과정을 통하여 객관적이고 완전한 기록을 재생(의사의 연령이나 컴퓨터 사용 능력과 무관하게 체계적인 문항에 대한 응답률은 95[%] 이상)한다.
- ⓓ 컴퓨터의 자문을 통하여 의료의 질적 향상이 되고, 접근성 및 보안성이 좋으며, 자료의 재생산성 및 가공능력의 향상이다.

㉥ 의료정보의 모델링 : 의무기록을 정보화 한다는 것은 적절한 데이터베이스 관리 시스템(Database Management System : DBMS)를 설계하는 것이다.

ⓐ 의료정보의 모델링 : 의무기록 자료에 정보모델을 도입하고, 임상진료 과정을 모델링한다. 환자의 상태에 대한 의사의 이해와 지식을 추상적으로 모델링한다.

ⓑ 의무기록의 모델 : 자료수집원 지향식 의무기록이며, 자료 수집원별 혹은 유형별 기술이다. 시간순서로 기술하며, 분석적 방식을 강조, 통합적 측면을 무시한다(그림 13-9).

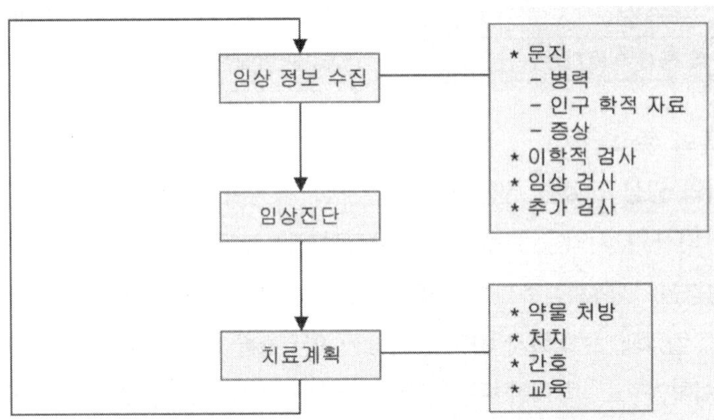

그림 13-9 • 자료수집원 지향식 의무기록

(3) 문제지향식 의무기록

① 의학적 의사결정과정을 문제 해결과정으로 인식한다.

② 문제지향식 의무기록문제 : 환자 진료를 위해서 주의를 기울여야 하는 모든 사항이다.

③ SOAP : Subjective, Objective, Assessment, Plan이다.

④ 문제 항목이 독립적인 경우에는 이상적 방법이나, 대부분의 문제는 중첩되고 상호 연관성이 있으므로 한계점을 내포한다. [그림 13-10]은 문제지향식 의무기록이다.

⑤ 전자의무기록(Euducable Mentally Retarded : EMR) : 병원에서 사용되는 종이문서를 없애고 모든 데이터를 전산매체에 저장하는 방식이다. 현재까지 널리 사용되고 있는 종이의무기록은 오랫동안 모아지면 언젠가는 관리 및 보관상에 한계가 오기 때문에 의무기록 차트를 영구보존하는 대부분의 병원에서는 진료 후 일정 기간이 지난 비 활용 의무기록을 과거에는 마이크로필름에, 최근에는 광디스크, 콤팩트디스크 등에 수록하여 관리하고 있다. 이들을 전산과 연계시키고 네트워크를 연결하면 이미지로만 구성된 전자의무기록이 보관 및 검색 목적으로 제한적으로 활용될 수 있는 초기 단계의 전자의무기록으로 구성된다.

국내에서는 1990년대 들어 신설된 병원들을 주축으로, 전 병원을 네트워크 환경으로 구축하고 전산 시스템도 원무 및 보험청구 중심에서 한 단계 발전하여 처방전달 시스템(Order Communication System : OCS)을 도입하는 형태로 **병원전산환경**이 발전하였다. 전자의무기록의 개념은 다음과 같다.

㉠ 환자의 임상진료에 관련된 모든 정보의 보관소이다.

㉡ 임상 경험과 의학 지식을 축적과 역학 연구 및 임상 연구 수행의 핵심적 기반이며, 임상 의사의 기억을 보조 의사결정 과정의 직접적 도구이다.

㉢ 병원, 임상가, 보험회사들 사이의 의사소통의 중요한 매개체이다.

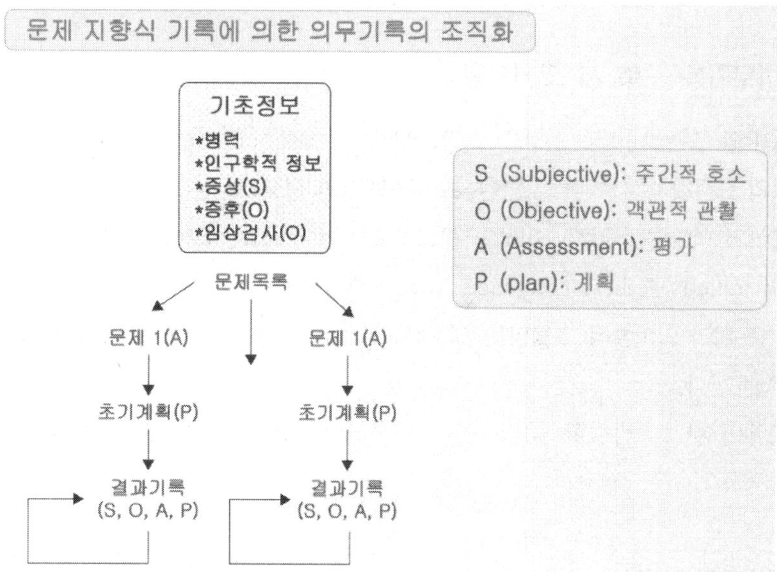

그림 13-10 ▪ 문제지향식 의무기록

(4) 컴퓨터 기반 의무기록 종류

① 컴퓨터 기반 의무기록 종류 : TMR, COSTAR, RMRS, STOR, OMR등이다.

② COSTAR : 메사츄세츠 제너럴 병원이다(표 13-32).

표 13-32 ▪ 컴퓨터 기반 의무기록 개발 목표 및 모듈

컴퓨터 기반 의무기록 개발 목표	의무기록을 조직화, 접근성을 높이고, 내장된, 행정, 경영, 제정 정보 기능을 통해 진료 지원 기능을 제공하다.	
여섯 개의 모듈로 구성	• 시스템 보안 및 자료 무결성 • 청구 및 제정 보고서 • 의무기록 보관 저장	• 환자 등록 • 예약 • 경영 보고

③ RMRS(Regenstrief Medical Record System) : 인디애나 대학 의료원이다. 1400개 이상의 생성법칙에 기반한 기억 보조 프로그램으로, RMRS 프로그램은 적극적으로 모든 환자 의무기록을 검색하여 각 환자에 알맞은 처치 안내문을 제공한다.

④ TMR(The Medical Record) : 듀크대학을 중심으로 한다.

㉠ 약물 처방은 임상의사 스스로 수행 : 약물 상호작용이나 알레르기, 정확한 처방용량과 관련된 문제들을 컴퓨터 프로그램이 즉시에서 검증한다.

㉡ 환자의 모든 기록 문제 목록별, 시간 순, 방문별의 세 가지 형태로 기록이 제시되며, 문자형식과 그림형식의 표현 모두가 지원된다.

(5) 전자의무기록 구축 시 고려사항

① 의학용어의 표준화 : ICD*, CPT**, SNOMED***, MeSH**** 등이다.

② 데이터의 표준화 : 서로 다른 병원정보시스템간의 정보교환 촉진을 위해 HL7을 사용한다.

③ 의학용어의 의미론적 일치 : 미국 국립의학도서관(National Library of Medicine : NLM)의 UMLS(Unified Medical Language System)이다.

④ 어휘 총목록과 의미론적 그물망을 제공하고 Information Source Map을 통해 유연한 확장성을 제공한다.

⑤ 소프트웨어 환경 : 적절한 DBMS를 선택하고 인터페이스를 제공한다(표 13-33).

표 13-33 ◦ 소프트웨어 환경

적절한 DBMS 선택	지식 공학적 모델링, 즉 개념의 추상화, 의미론적 결합, 속성의 상속성과 다형성, 의학적 의사결정 법칙의 모델링 등이 가능하다.
네트워크 및 분산처리기술의 발달	인터넷의 보급 및 웹브라우저 기반의 인터페이스를 제공한다.

⑥ 인간적 요소들 : 사용자 친숙성, 보안, 사적 비밀 보장, 신뢰보장, 그리고 의료정보 시스템 도입에 따른 의사 환자 관계 및 의료인의 행동 변화 등에 미치는 영향, 보건의료 인력에 대한 정보를 교육한다.

* ICD : 국제 질병 사인분류(International classification of disease and cause of death) 세계보건기구(WHO)에서 권고한 국제 질병 사인 분류체계.

** CPT : 현대 절차상 용어(Curren procedural termindldgy) 치료비에 의거한 진단과 치료 과정을 정의.

*** SNOMED : 전자기록을 위한 체계화된 명명법(Systematized Namenclature of Medicine) College of American pathologists에서 개발되 Reference Termindogy로 사용되고 있는 포괄적인 제어된 명명법으로써 대학병원에서 EMR 구축시에 대부분 채택하고 있다.

**** MeSH : (Medical Subject Headings. 의학논문주제어) 국제적인 의학문헌을 색인한다.

(6) 전자의무기록의 미래

① 컴퓨터 기반의 전자의무기록 시스템 개발을 위한 하부구조를 완성한다.

② 다양한 전문가 시스템, 의학적 의사결정 지원 시스템, 의료정보 데이터베이스들과 통합되어 더욱더 지능적인 통합 시스템으로 발전한다.

③ 객체지향 기술, 인터넷 기술과 의학 용어 표준화 등에 의한 의무기록의 통합 : 월드 와이드 의료 데이터베이스가 가능하다.

④ JIT(Just-in-Time) 의료정보 전달 : 스마트카드 기술이나, 휴대용 PDA(Personal Digital Assistance), 무선 LAN, ITI(Internet Telphony, Integration) 등의 무선 기술을 의료 정보 시스템으로 통합한다.

⑤ 미래에는 범세계적 의료 통신망의 구축으로 진료의 연속성과 효율성이 향상되고, 언제 어디서나 최적의 진료 서비스의 혜택을 받을 수 있게 될 것이다.

(7) 전자건강기록 시스템의 개요

전자건강기록 시스템(Electronic Health Record : EHR)은 병원의 전자의무기록(Electronic Medical Record : EMR)을 네트워크로 연결해 의료기관들이 표준화된 환자의 진료정보를 공유할 수 있도록 하는 첨단 의료정보화 시스템이다. EHR은 의료정보 외에 환자의 모든 건강관련 정보를 포함한다. 정보조회가 즉시 이루어져 인적자원 절약에 도움이 되는 장점이 있으나, 비용이 많이 들고 학습강도가 높으며 정보 보안 등에 취약할 수 있는 단점이 있다.

(8) 전자건강기록 시스템의 기능

직접진료, 진료지원 등의 기능이 있다(표 13-34).

표 13-34 • 전자건강기록 시스템의 기능

직접적 진료기능	진료관리, 임상의사결정지원, 운영관리 및 커뮤니케이션이다.
진료지원기능	임상지원, 측정 · 분석 · 연구 · 보고, 행정 및 재정적 기능이다.
정보인프라구조	보안, 정보 및 기록관리, 고유식별자 등록, 디렉토리 서비스이다.

(9) 전자건강기록 시스템의 목적

① 개인의 건강유지 향상을 위한 개인 건강정보를 저장한다.

② 의료 제공자들 간의 정확한 의사소통을 위한 정보제공으로 환자의 안전과 진료의 질을 향상시키며, 건강정보 전달시스템의 생산성과 효율성을 향상한다.

③ 임상적인 연구와 교육지원은 증진되고, 공공보건 정책을 관리지원한다.

④ 지식베이스와 의사결정 지원시스템의 지원을 받기가 용이하다.
⑤ 개인에 대한 건강관련 정보의 기밀성과 무결성을 확보한다.

(10) 약품관리 시스템

병원의 약국에서는 조제업무뿐 아니라 각종 통계작성, 그리고 약품재고현황까지 파악해야 하므로 자료를 처리하는 데 많은 시간을 소비하고 있다. 약품관리 시스템은 처방에서부터 조제과정 및 투약내용 등을 자동화함으로써 자동적으로 약품재고량이 조정되고 필요에 따라 각종 통계표를 작성하게 된다(표 13-35).

표 13-35 ▪ 약품관리 시스템장점

장 점	• 처방전 및 봉투 자동출력, 환자별 약 처방내역 조회로 진료시간 및 환자의 대기시간을 단축할 수 있다. • 효과적인 재고관리와 비용절감뿐 아니라 재고부족을 방지할 수 있다. • 통계를 신속하고 정확하게 작성할 수 있다.

(11) 방사선정보 시스템

방사선과의 주요기능은 방사선영상의 획득과 분석으로 능률적이고 의학적 효과가 좋은 서비스를 환자, 의사, 의료기기 제공자들에게 제공하는 것이다.

① 방사선정보 시스템(Radiology Information System : RIS)의 주목적은 방사선과의 의료적·행정적 기능 모두를 지원하면서 이미지 관리 및 전송 시스템과 병원정보 시스템과의 효율적인 통합에 있다.
② PACS(Picture Archiving and Communication System)에 의해 방사선과에서 생성되는 대량의 고밀도 영상을 진료 자료로 사용될 수 있도록 병원 전체에 걸쳐 빠른 시간 내에 저장하고 전송하는 시스템이다.

(12) 병원행정지원정보 시스템

1) 기 능

병원행정지원정보 시스템(management supporting information system)기능은 정보의 흐름을 효과적으로 제어함으로써 의료 서비스의 향상과 원가절감 및 환자 대기시간을 단축한다.

2) 원무행정

원무행정의 범위는 일반적으로 서무, 인사, 구매, 재무, 경리 그리고 시설관리를 제외한 환자가 병원에 입원하여 퇴원할 때까지의 모든 일체의 사무이다. 그 중에서 의료보험청구와 환자등록만을 〈표 13-36〉에서 살펴본다.

표 13-36 • 의료보험청구와 환자등록

환자등록 시스템	외래 또는 입원환자가 병원에 방문하였을 때 초·재진 여부를 확인하여 환자의 이중등록을 방지하며 해당 진찰료를 산출한다.
의료 보험청구 시스템	각 급여 종별에 따라 후불액을 국민의료보험관리공단에 청구하기 위한 시스템이다. 의료보험청구 시스템에서는 창구회계 후 보관되어 있는 해당 환자들의 진료자료 및 급여자료를 이용하여 각 급여종별의 청구서 양식에 따라 청구서, 총괄표, 집계표 등을 작성한다.

3) 경리회계

일반적으로 업무처리 시스템 분류에 속한다. 경리업무는 오늘날 구체적으로 **회계정보 시스템**(Accounting Information System : AIS)으로 체계화되어 있다. 회계정보 시스템은 **경영정보 시스템**(Management Information System : MIS)의 한 부분으로 **원가계산 시스템, 부문별 생산성관리 시스템, 의사결정지원 시스템, 자금관리 시스템** 등이다. 경영정보 시스템의 여러 이론에 근거를 두고 있으며 주로 **회계에 관한 모든 자료**를 처리한다.

4) 재무관리와 기획업무

재무관리와 기획업무를 다루는 시스템은 원무행정이나 경리업무를 처리하는 시스템과는 성격이나 구성 면에서 크게 다르다. 즉 **재무관리나 기획업무를 다루는 시스템은 의사결정지원 시스템** 분류에 속하는 반면, **원무행정이나 경리업무를 다루는 시스템은 업무처리 시스템** 분류에 〈표 13-37〉과 같다.

표 13-37 • 재무관리와 기획업무

재무관리	예산수립 및 통계, 원가분석, 재무계획 및 분석업무 등이 있다.
기획업무	병원의 정책수립 및 감사업무, 주요사업계획이 있다.

(13) 종합적인 병원정보 시스템

종합적인 병원정보 시스템(total information system)은 **진료, 진료지원, 병원행정업무** 등의 시스템들로 구성된다. 이들은 각자 **독립적인 고유의 기능**을 수행할 뿐만 아니라 **유기적으로 연결되어 정보를 교환**하고 있다.

① **종합적인 병원정보 시스템**이 구축되어 효과적으로 운영되면 환자의 대기시간 단축, 신속하고도 정확한 진료정보 제공으로 인한 의료의 질적 향상, 실무자들의 생산성 향상 등이 있다.

② 재무업무나 경리업무 등의 사무행정이나 진료내역 등과 같은 정보가 서로 연관성을 갖게 됨으로써 병원 제정상태나 경영에 관여한다. [그림 13-10]은 통합의료정보 시스템의 구성이다.

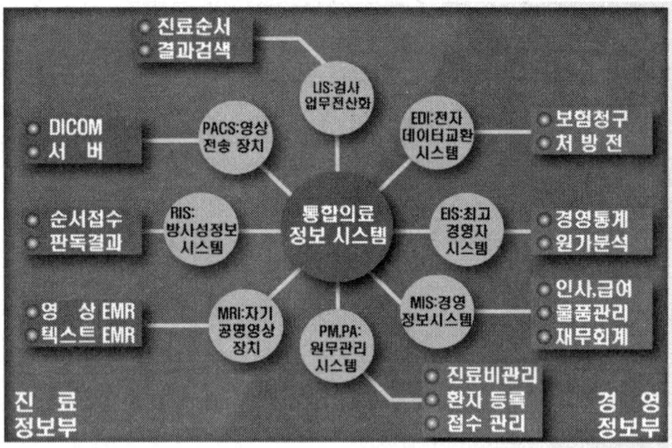

* DICOM : Digital Imaging and Communication in Medicine(디지털 이머징 앤드 커뮤니케이션 인 메디신)
* EIS : Enterprise Information System(엔터프라이즈 인포메이션 시스템)
* PM, PA : Patient Management(페이션트 매니지먼트)/Patient Account(페이션트 어카운트)

그림 13-10 • 통합의료정보 시스템의 구성

(14) 불확실한 상황의 임상의사결정

임상진료는 임상자료를 근거로 이용하는 진료의사결정이나, 임상자료에 포함되어 있는 부정확성으로 인해 합리적 의사결정에 많은 어려움을 갖고 있다.

임상자료의 부정확성과 치료결과에 대한 불신임으로 인하여 임상의사 들은 진료에 관련된 선택과 결정에 어려움을 겪어왔다. 제2차 세계대전 이후 급격한 산업화의 발달로 시스템공학 및 경영학, operation research의 도움으로 의사결정을 조직적이고 합리적으로 진단할 수 있는 새로운 기법들이 개발되었다.

1) 임상의사결정의 어려움

① 임상자료의 불완전성으로 인한 데이터 오류가 발생할 수 있다.

② 치료결과에 대한 불신임으로 정확한 의견제시가 불가능 하다.

③ 불확실한 상황에서도 의사결정을 해야 하며 양자택일을 해야 할 경우가 많다.

2) 의료정보와 의학판단

① 진료는 고도의 정보처리(information processing) 과정이다.

② Expert System 정보는 수신자에게 의미 있는 형태로 처리된 자료로서 현재 또는 미래의 행동이나 의사 결정에 실제적 혹은 지각된 가치를 지닌다(Davis and Olson).

③ 컴퓨터를 이용한 Medical Decision-Making, DSS(Decision Support System)이다.

3) 베이즈 정리

사전정보와 추가정보를 토대로 알려져 있지 않은 사후 통계를 구하는 이론이다.

4) 객관적 · 주관적 확률통계

관점과 모집단에 따라 다르다(표 13-38).

표 13-38 • 객관적 · 주관적 확률통계

객관적 확률통계	모집단에 대한 빈도수 조사 등과 같은 객관적인 조사이다.
주관적 확률통계	Heuristic(휴어리스틱), Rule of thumb(룰 오브 섬)이다.

5) 임상검사결과의 판정과 의미

위양성, 위음성, 진양성, 진음성이 있다(표 13-39).

표 13-39 • 재무관리와 기획업무

위양성(False Positive : FP)	검사 F, 판정 T(증후는 있으나 질병은 없다)로 나타난다.
위음성(False negative : FN)	검사 T, 판정 F(증후는 없으나 질병은 있다)로 나타난다.
진양성(True positive : TP)	검사 T, 판정 T(증후와 질병이 모두 나타난다)로 나타난다.
진음성(True negative : TN)	검사 F, 판정 F(증후와 질병이 모두 없다)로 나타난다.

(15) 병원정보 시스템 구축 : 시스템적 접근

의료기관도 하나의 시스템 구조이다. 병원 규모의 크기에 상관없이 다양하고 복잡한 기능을 수행하는 곳이다. 의료기관의 정보화 작업은 병원정보 기능을 주요 대상으로 한다. 정보기술자들은 병원기능을 찾아내고 정의하기 위해 시스템의 병원 근무자들이 하는 일을 질문하고 정리하는 일을 하게 된다. 병원정보 대상 시스템이 복잡하고 구성이 복합적일 때 시스템적 접근을 필요로 한다. 병원정보 대상 전체를 접근하기 위해 시스템을 여러 개의 부문으로 나눈 후 이들 부문 간의 관계를 시스템 전체가 수행하는 목적에 따라 설정하고 이들 각각의 부문이 전체에 합당한지를 조사하는 작업이다.

정보기술자들은 시스템에 속한 병원 근무자들과 수많은 대화를 통해서 그 시스템에서 필요로 하는 정보는 무엇이며, 그중에서 어떠한 정보를 디지털화하여야 하는가를 파악하는 작업을 통해 병원 근무자들의 요구사항을 정리한다. 이것이 정보 시스템 구축의 출발점이자 가장 핵심 작업이다.

병원을 대상으로 각 부서의 요구사항을 파악하자면 많은 어려움이 있다. 각 부서의 생각의 차이로 의사소통의 한계에 부딪히기 때문이다. 또한 동일한 의료기관에서 한 부서의 요구는 다른 부서에게 새로운 요구사항이나 제한조건을 가할 수도 있다. 양자 간에 타협을 주선해 보지만 모두를 만족하기는 어렵다. 각 부서 간의 어려움을 해결하기 위해서 대화방법 및 개발방법의 절차를 시스템화할 필요가 있다.

1) 병원 시스템

각 진료과, 진료지원 부서, 행정부서와 같은 sub-system이 복잡하게 연관되어 기능을 수행하는 시스템이다.

2) Churchman의 시스템적 접근

전체 시스템의 목표설정을 하고 업적의 측정을 한다(표 13-40).

표 13-40 ■ Churchman의 시스템적 접근

전체 시스템의 목표설정과 업적의 측정	• 병원의 진정한 목표는 수익, 명예, 연구, 봉사이다. • 시스템 수행결과에 대한 객관적이고도 정확한 진단이 필요하다. • Feedback시스템 : 목표를 설정하고 평가하여 정상적이지 않을 때 목표값을 수정하고 재평가하여 목표를 수정한다.
시스템 환경	• 내부 시스템과 외부의 환경과의 경계가 명확하게 정의한다. • 외부환경변화에 효율적으로 대응함으로써 시스템 목적을 달성하는 것이다. • 외부환경은 내부 시스템으로 통제하기가 어렵다. • 외부환경의 변화(예 세계화 추세)에 신속하고도 효율적으로 대응한다.

3) 시스템의 자원

① 시간·물적자원·인적자원이다.

② 예상되는 자원의 수를 고려하여 배분을 최적화하는 것이 목적이다.

③ 자원의 평가 : 대차대조표, 손익계산서 등이다.

④ 시스템 운영을 통하여 발생하는 자료활용 효과이다.

4) 시스템의 관리

① 시스템의 목표, 환경, 자원, 구성요소를 모니터링하고 통제하여 목표를 달성할 수 있게 하는 제반의 활동이다.

② 정확한 모니터링을 할 수 있는 투명성 확보가 최우선이다.

③ 문제가(일정범위를 벗어난 예외적인 상황) 파악 되면 통제(정상적인 상태로 복귀시키는 과정)를 한다.

5) 시스템적 사고의 유형

① 불명확한 것을 명확하게 파악하고, 문제를 있는 그대로 바라본다.

② 모든 문제해결의 시작에 평범하고 쉬운 상식을 동원한다.

③ 발생할 수 있는 오류를 예측하고 삭제 처리하기 위해 중립적 태도를 유지한다.

6) 개발방법론의 분류

기능중심, 자료중심에서 하향식과 상향식으로 나뉜다(표 13-41).

표 13-41 ◦ 개발방법론의 분류

기능중심의 하향식 접근	구조적 분석 방법론
기능중심의 상향식 접근	prototyping
자료중심의 하향식 접근	information modeling
자료중심의 상향식 접근	view integration

(16) 처방전달 시스템

처방전달 시스템(Order Communication System : OCS)은 처방의 원활한 전달을 위해 구성된 시스템으로서 진료의사에 의하여 발생된 처방이 신속, 정확하게 필요한 부서로 전달되어 처리, 수행된다. 또한 처방전달 시스템은 환자의 등록에서 진료, 수납까지 병원 내의 모든 데이터를 관리 전달하는 것은 물론 병원의 모든 행정을 효율적으로 관리할 수 있도록 하는 통합 의료정보 시스템이다. 처방전달 시스템(OCS)은 병원정보 시스템(Hospital Information System : HIS)의 가장 핵심이 되는 부분으로서 병원을 찾아오는 환자를 중심으로 일어나는 일련의 흐름을 전산화하는 것이라 할 수 있다. 처방전달 시스템은 환자가 진료 받는 장소에 따라 외래 처방전달 시스템과 병동 처방전달 시스템으로 구분할 수 있으며 업무에 따라서는 진료, 진료지원, 원무행정으로 구분할 수 있다. 이러한 처방전달 시스템 구축으로 기대할 수 있는 효과는 〈표 13-42〉와 같다.

표 13-42 ◦ 처방전달 시스템 구축 기대 효과

환자 서비스 개선	진료정보의 활용, 정확한 전달체계를 통한 진료로 질적으로 향상된다.
진료생산성 향상	외래 대기시간 단축을 통한 외래환자가 증가한다.
수익의 증가	의료물품의 철저한 관리로 손실을 최소화할 수 있다.
경영효율화	효율적 재료관리를 통해 진료재료의 비율을 감소한다.
의사결정지원	병원 내 활동의 변화추이 분석을 통해 미래를 예측할 수 있다.

처방전달 시스템 세부기능은 다음과 같다.

1) 진료시스템

① 외래 처방전달 시스템 : 환자가 병원에 찾아와서 진찰을 받고 귀가하기까지의 과정을 전산화한 것으로 환자측면에서는 예약제에 의한 진료 대기시간의 단축과 처방전달과정의 자동화로 진료수가의 자동 산정으로 인한 수납오류방지와 신속성이 보장되면, 약을 타거나 각종 검사를 하기 위해서 소요되는 시간 등이 단축된다. 의사가 찾아온 환자의 상태에 따라 처방을 하는 행위를 정보화하는 시스템이다. [그림 13-12]는 외래 처방전달 시스템 구조이다.

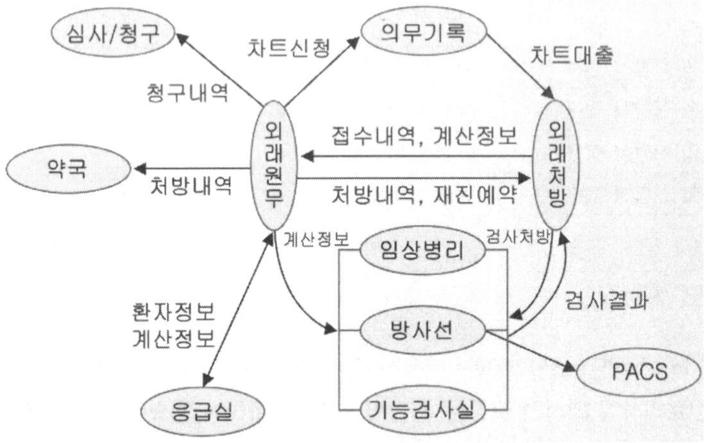

그림 13-12 ◦ 외래 처방전달 시스템 구조

표 13-43 ◦ 외래 처방전달 시스템 해설

기본화면	주치의에 따른 환자의 인적사항 조회와 약처방, 진단명 입력화면이다.
입력기능	진단명, 약처방, 임상병리검사처방, 방사선검사처방, 기타검사처방, 처지처방 · 재료, 외래진료 예약입력, 의사별 약속처방입력, Chart대출 신청, 법정 전염병 신고, 의약품 이상반응을 보고한다.
조회기능	약품입 출력 조회, 검사명 및 결과 조회, 의사별 월별 예약 Schedule 조회, 의사별 진료 Schedule 조회, 환자별 진단명 · 처방내역 조회, 당일치료환자 List 조회, Hot Key 정보 조회, 약속처방 조회, 상위병동 조회, 환자인적사항 조회이다.

② 병동 처방전달 시스템 : 환자가 외래나 응급실을 거쳐 입원을 하게 되는 경우 병동에 환자가 있는 동안 처방에 관련된 모든 행위를 전산화하는 것으로 외래 처방전달 시스템과 다른 점은 진료행위가 이루어진 후 원무수납이 이루어지는 후수납과 식사처방이 발생한다는 점이다 [그림 13-13]은 병동 처방전달 시스템 구조이다.

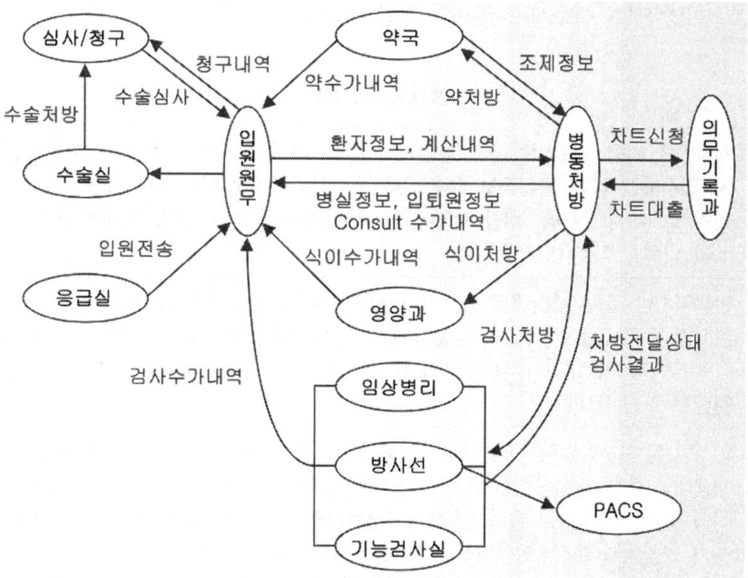

그림 13-13 ▪ 병동 처방전달 시스템의 구조

환자의 입장에서는 외래 처방전달 시스템처럼 정보의 흐름에 따라 환자가 움직이는 것이 아니고 병동에 있는 상태에서 대부분의 행위가 이루어진다. 진료(의사와 간호사), 원무과, 진료지원부서(약국, 진단방사선과, 임상병리검사, 기타검사실)로 구성된다(표 13-44).

표 13-44 ▪ 병동 처방전달 시스템의 해설

기본화면	기본화면은 의사지시서이며, no slip 형태로 모든 처방이 전산으로 이루어지고 전달될 수 있어야 한다.
입력기능	식이처방, message 처방, 협의진료 및 완료, 전과·전과완료, 병실이동신청, 퇴원 후 외래진료예약, 진단서 입력, 퇴원 sign 입력, 처방중지, 수술 Schedule 입력 등이다.
조회기능	약품 보험인정기준 조회, 환자별 투약내역 조회, 환자별 처치내역 조회, 환자별 처방 시행내역 조회, 협의진료내역 조회, 전과내역 조회, 관리항생제 허가·사용내역 조회, 환자조회, 환자별 진단명 조회, 환자별 의사지시사항 조회, 약속처방 조회, 협의진료의뢰현황 조회, 환자별 수술내역 조회, 약품정보 조회, 검사명 조회, 검사결과 조회, 환자정보 조회, 예정식이 조회, 식이내역 조회, 대진현황 조회, daily 검사내역을 조회한다.
출력기능	입원환자 출력, 일자별 처방내역 출력, order no별 처방내역 출력, 환자별 투약, 처지내역 출력, 환자별 order 시행내역 출력, 관리항생제 허가·사용내력 출력, 약속처방 출력, 협의진료의뢰내역 출력 등이다.

④ 병동간호 처방전달 시스템 : 입력, 조회, 출력 기능이 있다(표 13-45).

표 13-45 • 병동간호 처방전달 시스템의 해설

입력기능	처방반환 입력, 병실이동신청, 병상변경 입력, 퇴원간호기록 입력, chart 대출 신청, 간호사 병동, 환자배정 입력, 병실정보 입력, 한끼 식이 입력, 처지실시 입력, 소모품신청 입력, prn 처방 입력, daily 검사 신청, 처방 시행 입력, 약 조제형태 변경 입력, 추가약 신청, repeat 약 신청, hold 입력, 직위 변경 등이다.
조회기능	반복약처방 조회, 반환내역 조회, 소모품 신청내역 조회, 추가 order내역 조회, 검사결과 조회, 환자별 투약, 병동현황 조회, 병실상태 조회, 환자배정내역 조회, 예정식이 조회, 식이내역 조회, 각종 약 worklist 조회, 처치내역 조회, 환자별 처방 시행내역 조회, 혈액준비상황조회, 장기 입원환자 조회 등이다.
출력기능	일자별 처방내역 출력, order 넘버별 처방내역 출력, 환자별 투약, 처지내역 출력, 환자별 order 시행내역 출력, 관리항생제 허가・사용내력 출력, worklist 출력, 병동별 현황 출력, 병동별 환자 식이 출력, 소모품 list 출력, 약품 약국 전체처방 list 출력, 추가 order list 출력, 반환 list 출력, 장기 입원환자 출력, 임상병리 병동채혈 검사 barcode 출력 등이다.

2) 원무행정업부

환자에 관계되는 일체의 병원업무이며 환자가 찾아온 경로에 따라 외래 원무와 입원원무로 구분하고, 업무로는 환자등록관리, 진료비 계산・수납, 보험청구 등으로 구분된다.

3) 진료지원업무

의료진의 처방에 따라 수반되어 이루어지는 제반 검사, 조제, 금식, 물품공급 및 의무기록 등의 업무를 수행하는 약품관리, 임상병리 관리, 방사선 관리, 의무기록 관리, 급식관리, 의료소모품관리, 수술실 관리 등을 포함한다.

(17) 모바일 의료정보

모바일 의료정보(Point Of Care : POC)시스템은 의사 및 간호사 등 의료 인력들이 PDA를 휴대하고 다니면서 병실 및 응급실, 중환자실, 임상검사실 등 진료현장에서 실시간으로 진료처방이나 검사결과, 투약처치기록 등 임상정보를 입력하고 조회하는 시스템이다.

병원에서는 PDA를 이용해 시간과 장소의 제약 없이 진료현장에서 실시간 임상정보 처리에 의한 정확하고, 신속한 진료수행을 가능하게 함으로써 의료 서비스의 질적 향상을 실현하고, 의료업무의 많은 부분을 차지하고 있는 차트 작성(paper work)과 잡무를 줄여서 의료관련 업무 효율 향상에도 기여하게 될 것이다.

07 의원급 종합정보 시스템

개인병원의 진료형태를 보면 다음과 같다.

① 환자가 보험카드를 접수처에서 의무기록사에게 제출하면 의무기록사가 컴퓨터의 진료기록부나, 진료카드 보관실에서 접수 환자의 진료카드를 찾아서 의사의 책상 위에 방문한 순서대로 컴퓨터나 진료카드를 갖다 놓게 된다.

② 의사가 환자를 호출하면 진료실에 들어가 증상을 호소하고 상담과 진료를 하면 의사는 환자의 컴퓨터의 진료카드에 그 내용을 기록하고 필요한 검사나 투약지시서를 작성하여 간호사의 컴퓨터에 처방지를 보내주게 된다.

③ 간호사는 그 검사서를 작성하여 환자에게 건네주게 된다. 환자는 그 검사서를 접수 의무기록사 혹은 검사실의 임상 병리사에게 제시함으로써 검사를 받고 약은 약국으로 가서 약사에게 받고 해당하는 진료비를 지불하고 나오게 된다.

④ 의원에서는 한 달에 한 번씩 그 달에 치료했던 모든 외래와 입원환자의 진료기록을 찾아서 보험 및 의료보험관리공단, 산업재해 환자는 근로복지공단, 자동차보험 환자는 자동차보험회사에 진료비청구를 위한 보험청구 작업을 하게 된다.

⑤ 일반적인 의원들의 진료형태의 문제점은 다음과 같다.

㉠ 외래환자나 입원환자가 많을 때 차트를 관리할 공간이 많이 필요하다.

㉡ 개인병원은 전산화되지 않으므로 의료보험청구에 많은 시간과 비용이 든다(과거).

㉢ 환자 개개인의 질병에 대한 통계부족으로 질 높은 환자관리가 어렵다.

㉣ 전반적으로 전산화 부족으로 경영에(환자의 분류, 질병) 대한 점검이 어렵다.

⑥ 개인병원의 문제점은 자본과 인력의 부족으로 종합정보 시스템 구성이 어려웠으나 컴퓨터와 정보산업의 발달로 소프트웨어와 하드 디스켓의 발전으로 가격이 하락하여 병·의원들이 종합정보 시스템 도입에 투자하고 있으므로 앞으로 의료서비스의 양적·질적 발전을 가져왔다.

1. 전자 차트 시스템의 기대효과

환자 진료적, 관리적 등 관점에 따른 기대효과가 다르다(표 13-46).

표 13-46 ◦ 전자 차트 시스템의 기대효과

환자진료적 관점	대기시간 감소, 환자의 특성을 관리함으로써 오진방지, 참고자료 조회, 그래프나 비교자료 참조한다.
환자관리적 관점	가족 주치의 형태의 진료 가능, DM을 통한 환자관리, 설명을 위한 멀티미디어 자료 활용, 서류 및 자료의 신속한 처리이다.
병원 행정업무적 관점	보험청구, 관리대장의 자동작성, 각종 서류/서식 작성, 진료기록의 보관/검색이 혁신적으로 개선, 원외처방전 발급의 전산화로 업무효율의 증대이다.
병원 경영적 관점	현금관리, 보험청구, 인건비 절감, 다양한 통계분석, 의약품재고관리, DM을 이용한 마케팅이다.

2. 전자 차트 시스템의 장점

의료기록의 자동화 · 통계화로 인해 진료시간 및 대기시간이 감소하고 인건비 절감효과가 있으며, 보험청구업무의 자동화 및 실시간 처리가 가능해진다.

3. 전자 차트 시스템의 문제점

전자 차트 시스템의 문제점은 다음과 같이 나눌 수 있다.

① 적응기간과 노력이 필요 하며, 시스템 정지에 대한 불안감이 있다.

② 장애대책 및 공급업체의 도산 등에 대비하여야 한다.

③ 병원간 차트 서식의 표준화가 어렵고 업무범위와 양이 증대하여 치밀한 관리가 필요하다.

④ 임상병리 검사, 특수검사 등 외부에서 발생한 자료의 입력이 어렵다.

4. 의원급 종합의료정보 시스템의 환경

사회적, 기술적 환경이 있다(표 13-47).

표 13-47 ◦ 의원급 종합의료정보 시스템 환경

사회적 환경	1978년 의료보험 도입, 1989년 전국민의료보험을 실시하였다.
기술적 환경	PC 일반화되었고, LAN 보급되었다.
전자 차트	의료보험/EDI, mini-PACS, 장비 인터페이스(interface) 등으로 구성되어 있다.

5. 전자 차트 발전의 5단계

단계별로 차트가 발전하였다(표 13-48).

표 13-48 ◦ 전자 차트 발전의 5단계

단계	내용
1단계 (automated medical record)	의사는 종이에 기록, 의무기록실에서 컴퓨터를 도입하여 관리한다.
2단계 (computerized medical record)	• document imaging 방식(광파일)이다. • paperless system을 지향하지만 여전히 종이 차트 중심의 진료이다. • 입력된 자료의 분석이나 지식 · 정보 생성이 현실적으로 불가능하다.
3단계 (electronic medical record)	• 의사가 직접 진료기록을 컴퓨터에 입력, 데이터베이스로 관리한다. • 의사중심, 네트워크 연계의 한계가 있다.
4단계 (electronic patient record)	환자중심, global database구축 및 네트워크 연계 이다.
5단계 (electronic health record)	병원이라는 특정 장소에서 발생된 환자자료 이외에 건강에 관한 모든 정보 통합관리 이다.

6. 전자 차트 시스템 도입시 주요 고려사항

안정성, 속도와 용이성, 호환성, 확장성 그리고 고객지원과 업체의 안정성이다.

7. 전자 차트 시스템의 제도적 장애요소

전자적 기록 · 문서의 법적보호가 어렵고 의료보험의 복잡성과 잦은 변경으로 자료의 일반화가 어렵다.

8. 의료보험 청구와 EDI

① 병원과 의료보험공단에서 공통적으로 겪는 인적 · 경제적 · 시간적 낭비를 최소화하기 위하여 EDI(Electronic Data Interchange)가 되었다.

② 의료보험 EDI는 1994년 11월 한국통신이 주관으로 개발하였고 1996년에 상용화하여 현재 거의 모든 병의원에서 사용 중이다.

③ 의료보험 청구방식은 명세서 → 디스켓 → EDI로 발전하였다.

08 자료보안 및 보호

1. 자료보안 및 보호의 필요성

네트워크의 발전은 사회전반에 다양한 공공의 서비스를 탄생시켰으며 일상생활에 보다 나은 편의를 가져왔다.

① 정보산업의 발달로 인해 대량정보의 신속한 처리 및 관리가 가능해짐에 따라서 다양한 개인정보의 수집, 축적, 이용이 용이하게 되어 개인에 관한 각종 정보가 본인도 모르는 사이에 수집, 축적되거나 본인이 예상도 하지 못한 목적으로 유출되고 이용될 가능성 또한 증대되고 있다. 이러한 개인정보 유출 방지의 해결 없이는 컴퓨터 네트워크를 사회 기반으로 한 고도 정보화 사회 실현의 안정적인 전개는 기대할 수 없다.

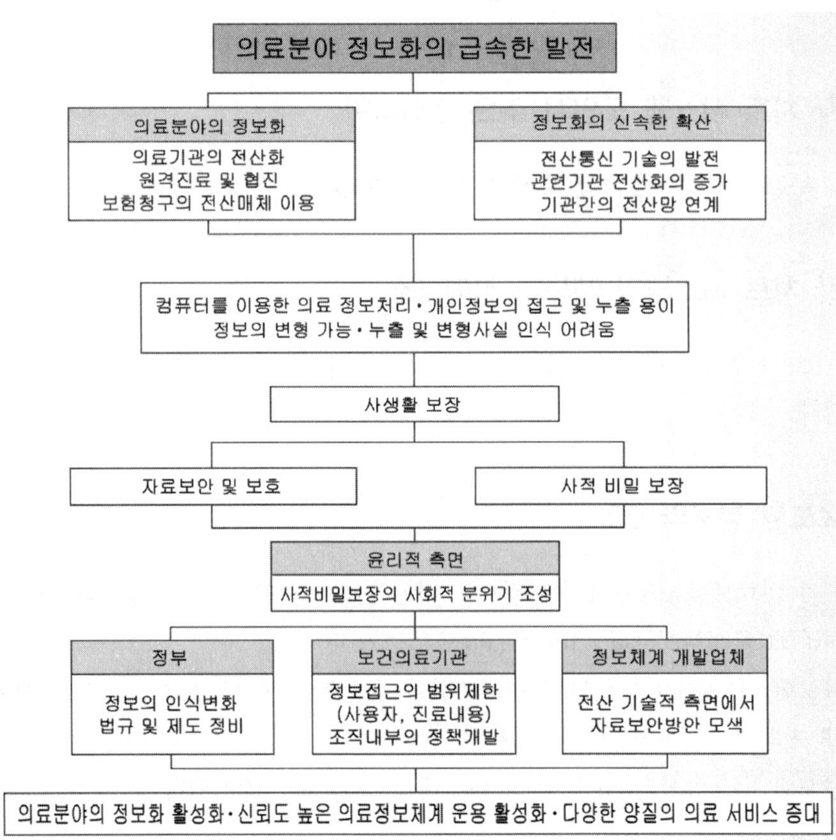

그림 13-14 • 환자비밀보호의 배경과 필요성

② 컴퓨터에 관련된 기술의 발전으로 보건 의료 분야에서도 환자의 진료를 비롯한 관련 분야에서 다양하게 활용되고 있고 그 분야와 기술은 계속해서 개발, 확장될 전망이다.
③ 환자에 관한 의료 정보들을 컴퓨터를 이용하여 처리하게 됨으로써 또 다른 문제들이 발생될 우려가 있다. 즉, 지극히 개인적이고 비밀로 유지되어야 할 환자의 병력 정보가 유·무선 통신망, 또는 전자 매체를 통하여 잘못 취급됨으로써 진료 기록의 비밀 보장 문제, 사생활 침해, 정보의 오용 등의 문제가 발생할 소지가 높아진 것이다.
④ 의료 정보의 처리는 사생활 보장(privacy)과 자료 보호(data protection)의 측면에서 새로운 위험성을 유발시켰다. [그림 13-14]는 환자비밀보호의 배경과 필요성이다.

2. 정보시스템의 보안

정보시스템의 자료와 자원의 무결성, 기밀성, 가용성을 관리하기 위하여 수립되는 통제 구조로 정의한다(표 13-49).

표 13-49 ◦ 정보시스템의 보안

무결성	자료가 의도적이나 비의도적으로 변경 또는 파괴되지 않아야 하는 특성이다.
기밀성	정보가 비인가 된 개인, 개체에게 누설되거나 공개되지 않는 특성이다.
가용성	인가된 실체가 요구할 때 정보기술 자원에의 접근과 사용을 가능하게 하는 특성이다.

3. 정보시스템의 보안위협 요소

일반적인 보안위협 요소는 6가지로 구분되며, 예방을 위한 대책 수립이 필요하다(표 13-50).

표 13-50 ◦ 정보시스템의 보안위협 요소 6가지

관리자의 실수와 태만	관리인에 대한 지속적인 교육과 상호 교차 감시활동 등이다.
위조와 절도	업무체계나 구조를 조정하여 외부에 틈을 주지 않도록 한다.
직원의 데이터 파괴	직원의 관리를 철저히 한다.
외압 또는 구조적인 문제로 인한 물리적인 타격	천재지변이나 재난 그리고 건물자체의 문제점으로 인한 위협 등이다.
악의를 가진 해커	보안 시스템 관리자의 철저한 시스템 관리 등이다.
프로그램 자체의 문제	프로그램의 보완을 위한 패치 설치 등이다.

4. 사생활 보장

사적 비밀보장, 보안, 의료정보 기밀 등이 있다(표 13-51).

표 13-51 • 사생활 보장

사생활 보장(privacy)	자신의 정보를 필요에 적합하게 스스로 관리하는 것을 의미한다.
사적 비밀 보장(confidentiality)	타인의 정보를 타인의 사생활을 보호하기 위하여 관리하는 것이다.
보안(security)	전산화된 정보체계에서 사생활 보장이 컴퓨터로부터 사람을 보호하는 것이라면 보안은 사람으로부터 컴퓨터를 보호하는 것이다.
사생활 보장 측면에서 의료 정보 기밀 유지의 난점들	• 대중성과 기밀 유지가 힘들다. • 기밀유지와 제3자 지불집단 등이다. • 의료 서비스 제공 형태의 변화 등이다.
의료 정보와 사생활 침해	• 의료정보를 불법으로 축적 및 불법으로 처리한다. • 의료정보를 불법으로 이용, 유통, 수집한다. • 의료정보를 유출로 인한 피해 등이다.

5. 자료보호

① 완전성 : 자료가 언제든지 유효하고 접근 가능해야 한다. 이는 자료의 부적절한 사용뿐만 아니라 컴퓨터 바이러스, 저장매체의 파괴로 인한 갑작스럽고 치명적인 자료의 손실에 의해 영향을 받을 수 있다.

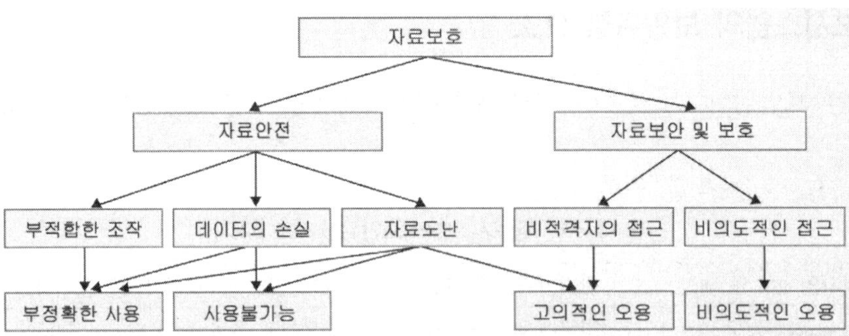

그림 13-15 • 자료의 보호 및 오용의 위험

② 보안 : 개인의 이익에 위배되는 의도적이거나 비의도적인 자료의 승인되지 않은 접근, 불법적인 유출이나 수정, 삭제를 막기 위해 기술적이고 행정적인 절차와 조치를 취하는 것이다.

③ 전문가의 윤리의식과 법적인 수단이 필요하다. [그림 13-15] 자료의 보호 및 오용의 위험도이다.

6. 법, 제도면에서 고려해야 할 사항

다음은 법, 제도면에서 고려해야 할 사항이다.

① 정보의 수집과 사용기준 등에 관한 적절한 규정을 마련한다.

② 현행법의 주체를 확대하고 의료정보, 전산자료의 관리 · 보안을 위한 법제도를 정착한다.

③ 환자 자신의 알 권리를 인정하고 환자의 권한 강화를 위한 법제도를 정착한다.

7. 기술적인 측면에서 고려해야 할 사항

다음은 기술적인 측면에서 고려해야 할 사항이다.

① 진료내용의 분류에 따른 접근 통제 등이다.

② 자료의 암호화이며, 정보의 분산 배치 등이다

③ 자료처리 기법이며, 감시 프로그램 등이다.

④ 접근과 사용 권한에 대한 정의이다.

⑤ 사용자 식별을 통한 진료기록의 접근 통제이다.

8. 환자진료시 환자보호 내용

다음은 환자진료시 환자보호 내용이다.

① 환자와 의사간의 대화내용(개인적 생활형태, 성에 관련된 내용등)을 보호한다.

② 약물중독 치료와 정신과 진료내용에 관하여 보호한다.

③ 환자관련 정보의 구분내용과 인구학적인 자료에 대하여 보호한다.

9. 민감한 정보

다음은 환자진료 시 민감한 정보이다.

① 사고와 부상 또는 질병에 관련된 정보

② 예방접종, 스크리닝검사* 등의 이용정보

③ 통계자료로 이용될 수 있는 의료기관의 이용실적내용

---

* 스크리닝검사 : 질병의 증상이 없는 사람을 상대로 질병 유무를 확인하기 위한 검사이다.

10. 물리적으로 파일을 보호하기 위해 필요한 기본적인 예방책

다음은 물리적으로 파일을 보호하기 위해 필요한 기본적인 예방책이다.

① 전산센터를 보호하고, 보호된 영역 안에서 하드웨어를 설치한다.

② 파일을 정규적으로 백업하고, 백업된 파일을 멀리 떨어진 장소에 보관한다(지역손실대비).

11. 사용자 식별을 통한 진료기록의 접근통제

다음은 사용자 식별을 통한 진료기록의 접근통제의 방법이다.

① 컴퓨터 시스템의 사용자는 고유 신분이 확인되어야 한다.

② 키보드나 신분증명카드(스마트카드 등)와 같은 방법을 사용하고 신분의 확인 처리는 사용자가 실제로 본인임을 증명할 수 있는 인증처리를 포함한다.

12. 정보보안

(1) 정보보안의 분류

정적 정보보안, 동적 정보보안, 시스템 보안 등이 있다(표 13-52).

표 13-52 ◦ 정보보안의 분류

구분	내용
정적 정보보안	하드웨어에 보관되어 있는 데이터 정보 자체를 보호한다.
동적 정보보안	통신매체를 통하여 이동하고 있는 데이터를 보호한다.
시스템 보안	정보서비스를 제공하는 시스템에 대한 시스템보안으로 분류할 수 있다.

(2) 정보보안의 기술

컨텐츠 보안기술, 응용기술, 네트워크 보안기술 등이 있다(표 13-53).

표 13-53 ◦ 정보보안의 기술

구분	내용
네트워크보안기술	침입차단시스템(firewall), 침입탐지시스템(IDS), 가상사설망(VPN) 등이다
컨텐츠보안기술	워터마크, DRM*, DOI**, INDECS*** 등이다.
응용기술	전자화폐기술, 디지털 서명기술, 지문 · 홍체 등의 생체인식기술, 이동통신보안기술 등이다.
단말기보안기술	스크린세이브, IC 카드, 퍼스널방화벽 등이다.
기반암호기술	공개키 기반의 RSA, Hash 암호화 기술, 관용키 기반의 DES, SEED, 인증기술 등이다.

* DRM(Digital Right Management) : 디지털 저작권 관리이며 전자책, 음악, 비디오, 게임, 소프트웨어, 증권정보, 이

13. 정보보안 관련 법규

(1) 형법 제317조 제1항

의사, 한의사, 치과의사, 약제사, 약종상, 조산사, 변호사, 변리사, 공인회계사, 공증인, 대서업자나 그 직무상 보조자 또는 그러한 직에 있던 자가 그 업무처리 중 지득한 타인의 비밀을 누설한 때에는 3년 이하의 징역이나 금고, 10년 이하의 자격정지 또는 700만원 이하의 벌금에 처한다. 단, 다음의 경우에 한해서는 비밀누설을 합법적인 것으로 인정한다.

① 피해자의 승낙이 있는 경우이다.

② 법령상 비밀을 고지할 의무가 있는 경우이다.

③ 법익균형의 원칙상 위법성이 조각되는 경우이다.

(2) 의료법 제19조

의료인은 이 법이나 다른 법령에 특별히 규정된 경우 외에는 의료·조산 또는 간호를 하면서 알게 된 다른 사람의 비밀을 누설하거나 발표하지 못한다.

(3) 의료법 제21조 제1항

의료인이나 의료기관 종사자는 이 법이나 다른 법령에 따로 규정된 경우 외에는 환자에 관한 기록을 열람하게 하거나 그 사본을 내주는 등, 내용을 확인할 수 있게 하여서는 아니 된다. 다만, 환자, 환자의 배우자, 환자의 직계존·비속 또는 배우자의 직계존속(배우자, 직계존·비속 및 배우자의 직계존속이 없는 경우에는 환자가 지정하는 대리인)이 환자에 관한 기록의 열람이나 사본교부 등 그 내용확인을 요구하는 경우에는 환자의 치료를 위하여 불가피한 경우가 아니면 확인할 수 있게 하여야 한다.

14. 정보보안대책

① 미국 HIPAA(Health Insurance Potability & Accountability Act) 규정에 따른 개선 명령이다.

정보교환과정 중 사기나 악용을 막기 위함이었으나, 국회에서 전자정보교환의 표준화

미지 등의 각종 디지털 콘텐츠를 불법 복제로부터 보호하고, 요금을 부과하여 저작권 관련 당사자에게 발생하는 이익을 환원해 줄수 있도록 관리하는 상품과 서비스이다.

** DOI(Digital Object Identifier) : 기존 식별자 시스템과는 달리 네트워크를 기반으로 하는 새로운 권리 관리 시스템이며 표준화된 포맷(Identifrer)과 테이터베이스 시스템, Resolver로 구성된다.

*** INDECS : 디지털 컨텐츠의 원활한 유통을 위해 고안된 거래내역 데이터 규격이다.

와 정보의 프라이버시 보호를 강화하도록 한 개인정보 관행법이다.

② JCAHO(Joint Commission for Accreditation of Healthcare Organization)에서 보안상태 평가이다. 병원 표준화 사업을 전담하는 기구이다.

09 원격의료

의료영상, 소리, 동영상, 환자기록 등의 디지털화된 의료 데이터를 통신망을 통해 한 지점에서 다른 지점으로 주고받아 의료 서비스가 이루어지는 것을 원격의료(telemedicine)라고 한다. 즉 환자가 거리, 시간, 경제적 등의 여러 가지 문제로 인해 병원에 도달할 수 없는 경우에 환자를 원격지에서 디지털적으로 관리제어하여 진료가 이루어지게 하는 것이다.

원격진료 서비스가 이루어지려면 이제까지 1명의 의사가 1명의 환자를 진료하는 개념에서 다수의 의사가 1명의 환자를 진료하여 서로의 지식을 공유하여 수준 높은 의료 서비스를 제공할 수 있다.

1. 원격의료의 개괄

우리나라를 포함한 세계도처에서 벽지 · 원격지에 거주하는 사람들은 적절한 때에 양질의 의료서비스를 받지 못하고 있다.

① 사회가 고도로 발달하고 경제적 여유가 생기면서 의료서비스에 대한 욕구가 증가하고 각종 성인병 및 암 질환처럼 전문의를 필요로 하는 질병의 발생이 증가하면서 전문의에 대한 수요가 폭증하고 있음에도 공급은 이에 미치지 못하고 있다.

② 전문의들은 대부분 인구밀집지역에 위치해 있기 때문이다.

③ 컴퓨터와 정보통신 기술의 발전으로 인해 의료서비스의 많은 부분들이 지리적인 종속성을 어느 정도 극복해 가고 있다. 지리적인 종속성은 좁게는 사무실 내, 또는 특정지역, 도시, 국가 사이의 위치의 분리를 의미한다.

④ 정보통신기술의 발달은 원격지 간의 대규모 데이터 전송과 통신을 자유롭게 할 수 있도록 하였고, 이러한 멀티미디어기반의 정보통신 시스템을 의료용 시스템으로 응용한 결과 원격의료가 발생하게 되었다. [그림 13-16]은 원격의료의 개념도이다.

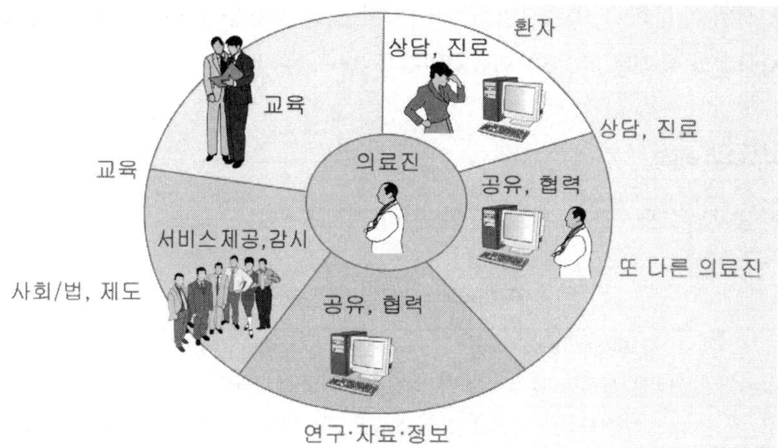

그림 13-16 ◦ 원격의료의 개념도

(1) 미국의 원격의료 발전경향

① 교정시설이나 재택진료소 등에 원격의료를 적용 : 환자운송에 시간 · 비용이 절감된다.
② 벽지의 응급상황의 환자데이터를 큰 종합병원의 전문가에게 전송한다.
③ 의사들이 지역적 종속성을 벗어나 환자기록과 진단영상을 서로 교류함으로써 공동의학연구나 토론 등이 가능하다.
④ 의료종사자들에 대한 교육이 시간과 공간의 제약을 극복할 수 있다.

(2) 원격의료의 필요성

① 필요한 의료정보를 정확하고, 신속하며, 편리하게 얻을 수 있다.
② 상호 통합적 의료 환경에 필요하다.
③ 의료의 위치 종속성을 극복할 수 있다.

(3) 원격의료의 장점

① 집에 있는 환자에 대하여 전문의가 직접, 그리고 저렴한 비용으로 진료를 할 수 있다. 즉 가장 적절한 수준의 진료가 가능하다.
② 지역적인 위치에 관계없이 가장 적절한 장소에서 가장 적절한 의료진에 의해 올바른 처치가 가능하다.
③ 위치에 관계없이 다른 병원이나, 의료진과 상담을 하더라도 진료를 위한 검사의 불필요한 중복을 피할 수 있다.
④ 데이터의 공유와 손쉬운 접근성으로 인해 지속적인 진료가 가능하다.

⑤ 인구가 적어 전문화된 의료서비스가 미치지 않은 농어촌 등의 거주자도 대도시 인구밀집 지역 사람들과 똑같은 수준의 의료서비스를 받을 수 있게 해 준다.

(4) 원격의료의 활용

원격 진단, 원격 수술, 원격 간호 등이 있다(표 13-54).

표 13-54 • 원격의료의 활용

원격진단 (telepathology)	심전도(ECG), 혈압, 맥박, 체지방, 혈당 등 생체정보의 원격측정결과를 전문의가 정보통신망을 통하여 분석 · 진단 · 처방하는 시스템이다.
원격의료교육	원격지 전문의의 강의나 중요 수술과정을 정보통신기술을 활용하여 타 지역의 의사 및 의료인에게 의학교육을 실시할 수 있도록 하는 시스템이다.
원격수술 및 처치	원격지의 의사가 현지의 의사에게 지시를 하거나, 원격진료 수술 장비를 통해 현지 환자의 수술이나 처치를 시행할 수 있도록 하는 시스템이다.
재택의료	환자 및 노약자가 의료기관을 방문하지 않고 집이나 회사 등에서 의료서비스를 받을 수 있는 시스템이다.
가상병원 (Cyber Hospital)	환자와 의료기관을 온라인상에서 연계해 주는 역할을 담당하며, 환자의 질병진단 및 치료과정이 원만히 진행 될 수 있도록 각종 의료서비스를 행하는 시스템이다.
원격간호	환자나 노약자에게 가정방문 간호사를 파견하고 온라인을 통한 원격의료를 접목시켜 의료서비스를 제공하는 시스템이다.

(5) 원격의료의 응용분야

① 응급환자의 초기 평가와 진단을 실시하며, 이송단계에서의 자료전송을 한다.
② 치료, 진단 및 수술환자의 추적조사, 투여약물 검사을 실시한다.
③ 전문의가 없는 지역의 환자에 대한 진료 및 상담을 한다.
④ 환자 히스토리에 의한 일상적인 건강 상담 및 검사를 실시한다.
⑤ 진단이미지의 전송을 실시하며, 만성질환의 관리를 실시한다.
⑥ 의료정보의 전송을 한다. 공중보건, 예방의학 그리고 환자교육을 한다.

(6) 원격의료실행의 장애요인

① 의료과실에 대한 책임 소재가 불명하지 않다.
② 의료자료의 프라이버시와 안전에 문제가 있다.
③ 의료장비의 안전에 문제가 있다.
④ 기반구조설치의 고비용이 들며, 기술적 표준화가 미비하다.
⑤ 기술적 한계와 장비의 비 호환성 및 의사와 환자의 수용성장애요인이 있다.

(7) 원격의료 관련 의료기기

① **원격의료 진단기기** : **원격의료**(telemedicine)와 **재택진료**(homecare)를 지원하는 all-in-one 무선의료 진단장치는 **환자의 혈압, ECG, 심박수, 심박의 규칙성, 호흡비율, 산소농도, 체온 등의 생체신호를 측정**하고 이를 무선으로 전달하여 확인즉시 적절하게 환자의 질병이나 만성질환을 관리한다. 원격의료는 응급환자 발생 시 초기에 평가와 진단을 내릴 수 있고, 환자이송단계에서의 자료전송으로 보다 신속한 조치를 가능하게 한다(그림 13-17).

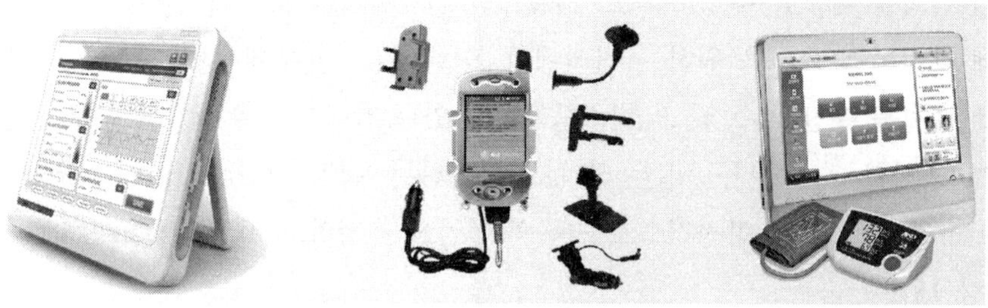

그림 13-17 • 원격의료진단기기

㉠ **재택진료** : 원격의료시스템을 보유한 의료기관에 한해서 환자가 의료기관을 방문하지 않고도 진료를 받을 수 있다. 주로 1차 진료나 상담 등에 용이하며 원격의료장비로 특수질환에 대한 지속적인 진료도 가능하다.

㉡ **원격영상진단**(teleradiology) : 의료기관에서 촬영한 환자데이터를 원격 PACS를 통해 의료수준이 높은 타 의료기관에 전송하여 그곳의 의료진에게 진단하도록 하는 방식이다(PACS : 관계형 데이터 베이스를 이용하여 의료영상을 저장, 요청에 따라 검색, 전송).

㉢ **원격병리**(telepathology) : 특히 수술 시에 Frozen Section에 대한 처리시간의 감소와 의료기관과 병리진단의 상호작용과 교육에 활발히 적용되고 있다.

② **무선체중계**(wireless weight scale) : 체내 수분함량, 체지방량, 근육량을 정확히 젤 수 있는 정밀 프로세서를 갖춘 멀티 저울이다. 무선 디스플레이 화면을 벽에 붙이거나 액자처럼 세워놓고 사용 할 수 있어서 편리하고, 측정값을 저장하여 데이터를 분석하고 체형을 관리할 수 있다. 또한 결과 값을 수치와 그래프로 나타내 주어서 체중, 체지방, 체수분, 근육량, 칼로리의 변화를 쉽게 확인할 수 있어서 정확하고 효과적인 다이어트 계획도 세울 수 있다(그림 13-18).

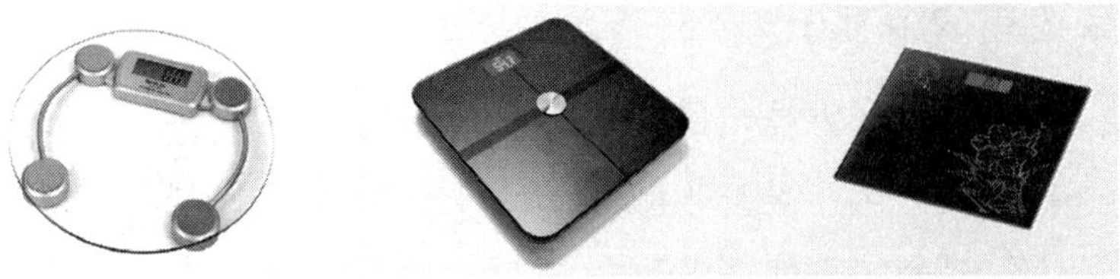

그림 13-18 • 무선체중계

③ **무선혈압측정기**(WBPM) : 혈압측정기를 무선디스플레이로 작동시키고 측정 값을 확인할 수 있는 기기이다. 각 사용자의 측정데이터를 저장, 전송할 수 있어 손쉽게 혈압수치의 변화를 비교할 수 있으므로 체계적인 건강관리에 도움이 된다. 그리고 디스플레이에 표시되는 수치를 원하는 거리에서 볼 수 있기 때문에 시력이 낮은 사람들도 한눈에 수치를 확인할 수 있고, 디스플레이에 있는 간단한 버튼만으로 누구나 쉽고 편리하게 조작할 수 있다. 버튼 하나로 동작하는 측정기로서, WBPM(Wireless Blood Pressure Monitor)은 안정적으로 팔목의 혈압을 측정하고 자료를 Gateway로 전송한다(그림 13-19).

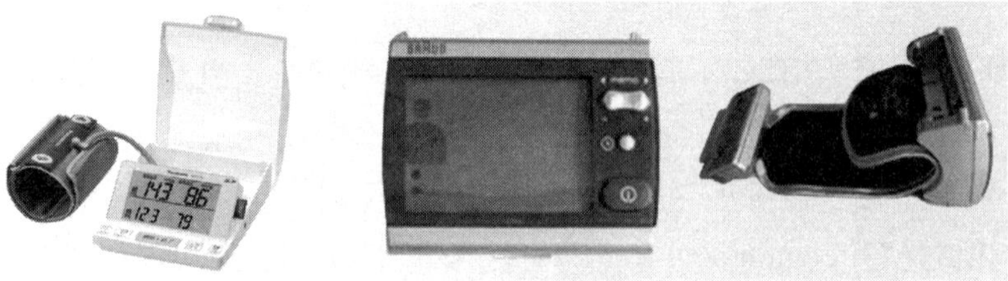

그림 13-19 • 무선혈압측정기

④ Gateway : 가정이나 사무실 혹은 이동 중 PC나 휴대용 노트북 컴퓨터와 연결할 수 있는 장치로 USB Port에 삽입하는 순간 PC에서 프로그램이 실행되고 다른 장치에서 생성된 생체신호정보가 표시된다. 또한 수집된 생체신호자료는 원격지 의료기관으로 인터넷 연결을 통하여 전송된다.

(8) 원격의료의 의의와 전망

2009년 1월 22일 [국무총리주재 '2009년 규제 개혁 추진계획 보고회의']에서 다음과 같은 내용의 추진과제가 보고되었으며 이분야의 점진적 발전이 이루어질 계획이다.

1) 원격의료 허용 범위 확대(의료법 개정)

의료 취약 지역 거주자와 거동 불편자로서 만성 질환자 등에 대하여 의학적으로 안전하다고 판단되는 경우, 제한적으로 의사와 환자 간 원격의료 허용을 추진한다.

2. 원격의료의 활용 및 응용분야

원격의료가 이루어지면 응급환자에 대한 초기 평가와 진단, 이송단계에서의 자료전송, 치료, 진단 및 수술환자의 추적조사, 투여약물 검사, 전문의가 없는 지역의 환자에 대한 진료 및 상담, 환자 병력에 의한 일상적인 건강 상담 및 검사, 진단에 필요한 의료영상의 전송, 만성질환의 관리, 의료정보의 전송, 공중보건, 예방의학 그리고 환자교육 등 여러 분야에서 활용될 수 있다. 또한 시간, 자원, 인력 절약, 신속한 심사와 정확성, 쉬운 자료 공유, 병원의 경제적 이익을 줄 수 있는 장점이 있다.

(1) 재택진료

원격진료 시스템을 활용하여 환자의 집에서 상태를 신속하고 지속적으로 모니터링하여 의료기관의 진료를 받는 것이다. 진료내용은 주로 1차 진료의 범위를 벗어날 수 없지만 특수기능을 측정할 수 있는 모니터를 환자 집안에 설치하면 특수질환도 지속적으로 진료할 수 있다.

1) 재택진료의 활용

① 의료기관에서 진단과 수술 등 치료를 받은 환자의 지속적인 치료에 활용된다.
② 전문의에 의한 환자에 대한 의료상담을 할 수 있다.
③ 재택응급처치 및 재택질병감시를 한다(그림 13-20).

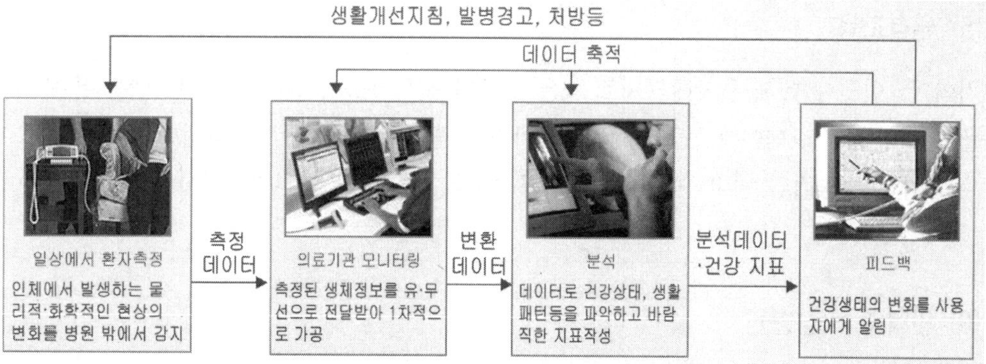

그림 13-20 ● 재택진료과정

2) 재택진료장치

환자가정에서는 웹 카메라, 초고속 인터넷망, 대화용 마이크, 헤드세트, 그리고 청진 · 문진 · 시진이 가능한 재택진단기기로 이루어지며, 의료기관에서는 데이터 베이스 서버 및 진료용 소프트웨어, 비디오 캡처장치 등이 필요하다.

(2) 원격영상진단

의료기관에서 촬영한 영상자료를 원격 PACS(Picture Archiving and Communication System)를 통해 의료수준이 앞서는 다른 의료기관에 전송하여 그곳의 의료진들이 진단하게 하는 방식이다.

원격영상진단이 가능하려면 원격 PACS와 선진 의료진을 보유하고 있는 의료기관과의 연결이 필수적이다. 그리고 의료기관 간의 의료수가 제정되어 있어야 한다. 원격영상진단에는 진단 방사선 분야가 가장 앞서 있고 피부과와 내과, 외과 등에서 활발한 연구가 진행되고 있다.

(3) 원격 PACS

PACS(Picture Archiving and Communication System)는 DICOM에서 정한 표준규격에 따라 의료영상 데이터를 저장, 관리하고 Ethernet을 통해 의료영상기기, 진단방사선과, 각 임상의사들을 하나의 통신망으로 연결하는 시스템이다.

(4) 원격화상회의

원격화상회의는 음성과 동영상으로 상대방의 얼굴을 보면서 동시에 대화를 나눌 수 있는 것이다. 원격의료를 하는 과정에서 화상회의를 이용하여 회의만 할 것인지 아니면 진단에서 이용할 것인지를 결정하고 알맞은 기능의 화상회의 도구를 사용해야 한다.

(5) 원격교육

지역의료인들에 대해서 상대적으로 높은 수준의 전문가들이 원격의료 시스템을 통해 재교육을 실시하는 시스템이다. 원격교육은 양방향일 필요는 없지만 일대다접속의 통신 시스템이 필요하고 지속적인 원격교육을 통해 의료수준의 불균형과 지역의료시설의 활성화를 이룰 수 있게 된다.

(6) 인터넷 가상병원

인터넷이 널리 활용되면서 각 병원들이 질병별 증상에 대한 간단한 설명을 인터넷에 올려놓고 전자메일을 이용하여 환자의 상담에도 응답해 주고 있다. 현재는 대부분의 가상병원이 가정의학적인 정보들을 올리거나 고혈압, 당뇨, 신장병 등과 같은 기초적인 교육과 기본적인 상담 정도가 이루어지고 있다.

(7) 원격수술

원격수술(tele-surgery)의 최초 사례는 2001년 9월 7일 미국 뉴욕과 프랑스 스트라스부르 사이의 원격수술로 뉴욕의 의사가 수술로봇의 팔을 이용하여 68세의 환자로부터 쓸개를 제거하는 원격수술을 시행했었다.

3. 원격의료의 효과

원격의료가 이루어지면 시간적·공간적 제약이 없이 필요한 의료정보를 정확하고, 신속하며, 편리하게 얻을 수 있게 된다. 이렇게 되면 상호통합적 의료 환경이 조성되고, 의료의 위치 종속성을 극복할 수 있어 의료 서비스의 질이 향상된다. 또한 경제적으로 비용절감효과도 기대된다.

① 원격의료로 환자 측은 전문의사와 신속한 접촉으로 시간 및 경제적 이익과 지속적인 진료로 쉽게 자문을 구할 수 있어 조기에 진단이 가능하다. 또 총 의료비의 감소 등의 효과를 기대할 수 있다.

② 진료진(의사) 측의 입장에서는 의료인들의 효율적인 시간 활용이 가능하며 진료영역의 확대로 지속적인 진료를 할 수 있고, 영상자료 데이터베이스의 구축으로 신속하고 편리한 진료의뢰와 자문, 자료의 공유 등을 이룰 수 있다.

4. 원격의료의 필요성

환자에 대한 신속하고 정확한 전송을 위해 위치에 대한 제약을 벗어난 치료 시스템이 필요하게 되었다(표 13-55).

표 13-55 ◦ 원격의료의 필요성

정확하고 신속한 의료정보의 획득	환자의 생명과 건강을 다루는 의료정보는 신속하고 정확한 전송이 필요하다. ㉠ 응급환자가 소규모 병원에서 진단 후 종합병원으로 이송되는 경우 검사결과, 방사선 촬영사진 등의 정보를 전송하거나 재택에서 치료를 받는 환자의 상태를 지속적으로 모니터링하여 전송하는 경우이다.
의료의 범위 확대	진료를 위한 공간을 병원뿐만 아니라 집, 사무실, 자동차 등의 이동공간으로 확대된다.
의료의 위치 종속성 극복	정보통신기술을 이용하여 의사와 의료기기, 환자가 항상 같은 곳에 있어야 한다는 위치의 종속성을 극복할 필요가 있다. ㉠ 산간벽지, 전쟁지역의 군대

5. 원격의료 시스템의 응용기술

원격의료 시스템을 응용한 기술에는 임상기술, 의료교육, 정보관리, 의료행정서비스 등이 있다(표 13-56).

표 13-56 • 원격의료 시스템 응용기술

임상기술	Clinical
의료교육	Medical Education
정보관리	Information Management
의료행정서비스	Administrative Services

6. 원격의료의 요구사항

① 화상회의, 대규모 파일 전송, 컴퓨터에 의한 실시간 데이터 시각화를 위한 고속 네트워킹시스템이 필요하다.

② 의학 및 교육 응용을 위한 네트워크화된 슈퍼컴퓨팅 자원이 필요하다.

③ 병원, 대학, 정부연구소의 정보 시스템 간 상호 연동이 필요하다.

④ 음성 명령과 전자펜 등의 사용하기 쉬운 멀티미디어 사용자 인터페이스가 필요하다.

⑤ 인증, 프라이버시, 자금이체 등을 지원하는 프로토콜 및 기술이 필요하다.

⑥ 네트워크에 의한 공동협력 및 교육을 위한 시스템이 필요하다.

⑦ 긴급구조대가 사용하는 무선 멀티미디어 통신 가능 휴대용 장비가 필요하다.

⑧ 네트워크 라인을 통한 전자적 의료행위를 허가하는 규제 환경이 필요하다.

7. 원격의료의 과제

원격의료는 아직 보편화되어 있지 않은 초기 단계이기 때문에 관련 법규나 비용, 그리고 인식에 있어 해결해야할 과제가 있다(표 13-57).

표 13-57 • 원격의료의 과제

비용발생 문제	원격의료에 의한 비용처리 부재, 비용·수익 분석 부재 등이다
법, 제도의 문제	원격의료 행위에 대한 법제도 전무, 과실·안전성 문제에 대한 대책 등이다
문화적 장애 문제	의사의 수용성, 거부감 문제등이다
기술적 장애 문제	표준화가 큰 걸림돌, 통신망/고가의 의료장비 언동문제등이다

8. 원격의료 시스템

(1) 원격의료 시스템의 구성요소

① 원격의료시스템은 서비스의 종류나 사용목적에 따라 매우 다양한 형태로 구성될 수 있지만 기본적인 원격의료시스템의 구성요소는 비슷하다.

② 최근에는 멀티미디어 기술의 발전으로 단말장치에서, 음성, 그래픽, 화상데이터의 입·출력이 가능하게 되었으며 의료 정보의 특성에 맞는 정보의 표현이 가능하게 되어, 데이터의 입력과 출력이 보다 쉽고, 사용하기 편리하게 되어가고 있다. 원격의료를 위한 데이터의 종류는 멀티미디어화되어 가는 추세로서 일반적인 데이터의 종류와 수집장치는 [그림 13-21]과 같다.

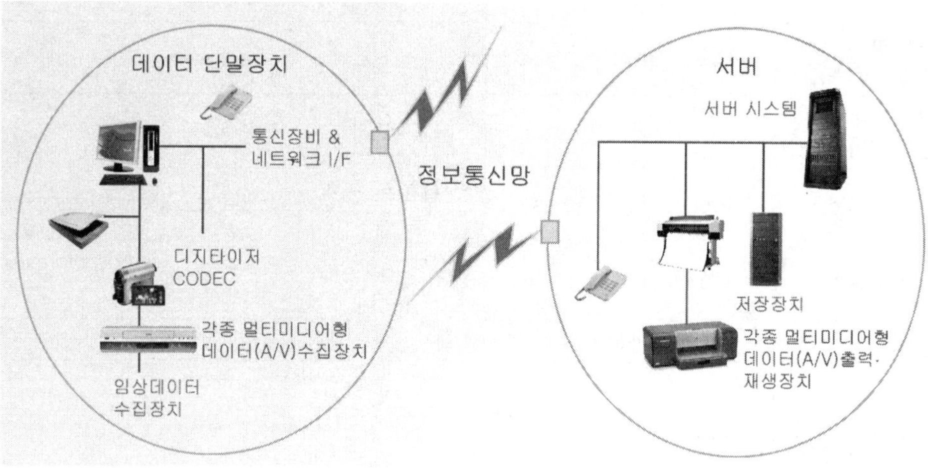

그림 13-21 • 원격의료 시스템의 구성요소

(2) 원격의료를 위한 표준화

① 표준화는 의료행위를 나타내는 용어의 표준화부터 진료기록의 형식 및 서식, 이들 정보를 통신하는 방법, 이에 필요한 기자재 등의 표준화 등을 포함한다.

② 의료정보학의 표준화 노력 등이다.

③ 국제적인 표준화 노력 : HL7, DiCOM, ISO 등이다.

(3) HL7 개요

① 서로 다른 보건의료분야 소프트웨어 애플리케이션 간 정보가 호환될 수 있도록 하는 규칙의 집합으로, 1987년에 처음 개발되었으며, 현재 북아메리카에서는 의료정보의 전자

적 교환을 위한 사실상의 표준으로 자리 잡았으며, 우리나라의 경우도 이 표준을 적용하고 있다.

② HL7은 사용자, 시스템 공급자 및 기타 의료정보 이해관계자들에 의해 합동으로 개발되었으며, 의료정보 표준화 기구들과도 공식적 합의를 이루어 ISO TC215(의료정보)에서 대표적 발언권을 가지고 있다.

③ HL7은 의료 서비스 제공 기관에서 이뤄지는 다양한 업무 관련 메시지를 정의하고 있다(표 13-58).

표 13-58 • HL7 개요

ADT	환자 원무관리 : 입원 · 퇴원 · 전원	회계관리	Financial management
질의	Queries	기본기록철	Master file
일반처방, 약처방, 식이요법처방, 백신관리	Order Entry	환자진료	Patient care
처방 · 입상 결과에 대한 관찰기록 보고	Observations reporting	일정관리	Scheduling
제품실험	Product experiences	약물효능 · 부작용 고지	Notice about drug interactions
파형결과	Waveform results	의무기록 · 정보관리	Medical records/information management
환자의뢰	Patient referral		

(4) HL7의 기술적 개요

① HL7은 이벤트 중심의 프로토콜로 메시지 단위로 정보 전송이 이루어지며, ISO의 OSI 계층 중 하나인 L7(Level 7)의 제 7계층인 애플리케이션 계층과 상응한다. 따라서 서로 다른 의료 데이터에 대한 획득, 추진, 처리 시스템을 위한 애플리케이션 계층 통신을 지원하는 다리 역할을 하며, 〈표 13-59〉의 3가지를 표준화 대상으로 명세화하고 있다.

표 13-59 • HL7의 기술적 개요

메시지 구조	메시지의 추장적 정의(abstract message difinition)이다.
코딩규칙 (encoding rules)	전송을 위한 메시지의 표현 등이다.
트리거 이빈트 (trigger events)	메시지를 촉발하는 애플리케이션 이벤트로 실세계에서의 이벤트는 두 시스템 간 정보의 교환을 촉발한다.

② HL7의 구조 : 구조는 메시지, 세그먼트, 필드, 메시지 구분자 등으로 나눠 볼 수 있으며, 메시지는 데이터 전송의 가장 작은 단위로, 세그먼트들로 구성된다. 메시지는 메시지 헤더 세그먼트(MSH)로 시작하고, 메시지 타입과 트리거 이벤트로 메시지와 메시지를 구별하게 된다. 메시지 타입과 트리거 이벤트는 일 대 다(one-to-many) 관계가 성립된다(그림 13-22).

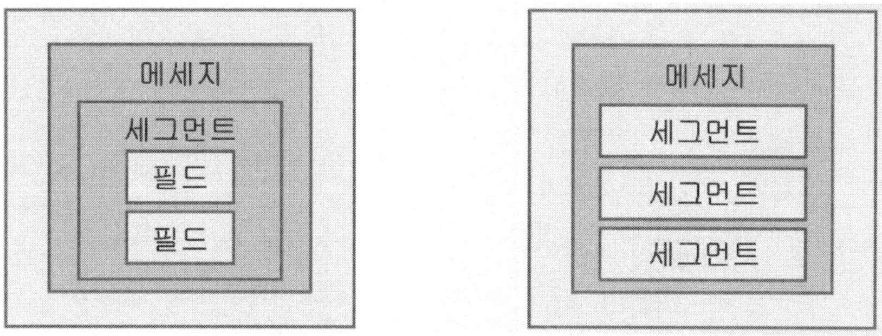

(a) HL7의 메시지 구조

(b) HL7의 세그먼트 구조

그림 13-22 ◦ HL7의 메시지 구조와 HL7의 세그먼트 구조

③ 세그먼트 : 정해진 순서가 있는 필드들의 논리적 집합으로 필수 세그먼트, 선택적 세그먼트가 있다. 모든 세그먼트에는 주어진 이름이 존재하며, 세그먼트 ID라고 하는 처음 세 글자에 의해 식별할 수 있다. 필드는 메시지의 실제 내용이 표현되며, 필드는 컴포넌트의 집합이고, 컴포넌트는 다시 서브 컴포넌트로 구성된다.

부 록

Ⅰ. 임상과별 분류와 특징

Ⅱ. 의학용어

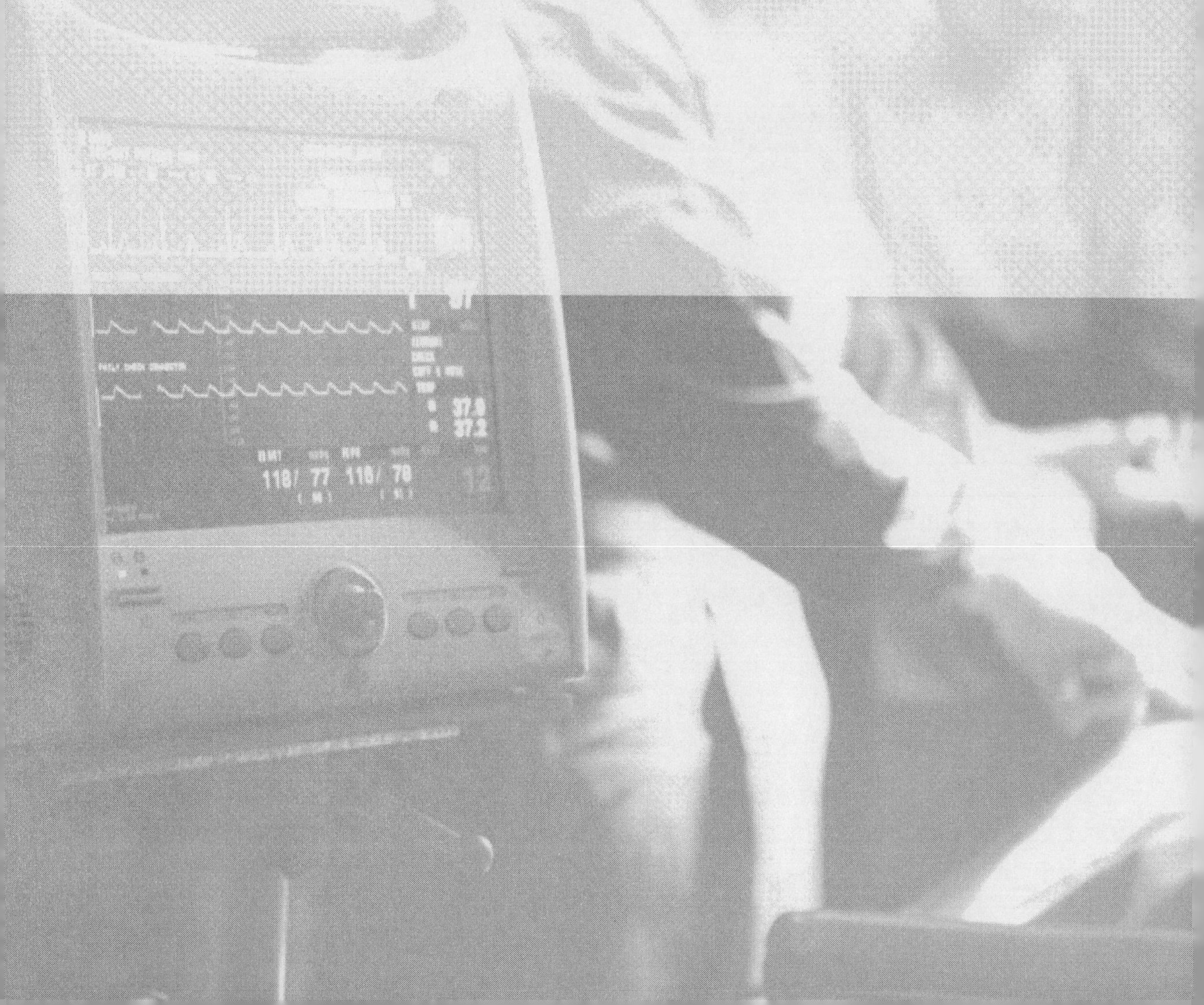

Ⅰ. 임상과별 분류와 특징

1. 가정의학과

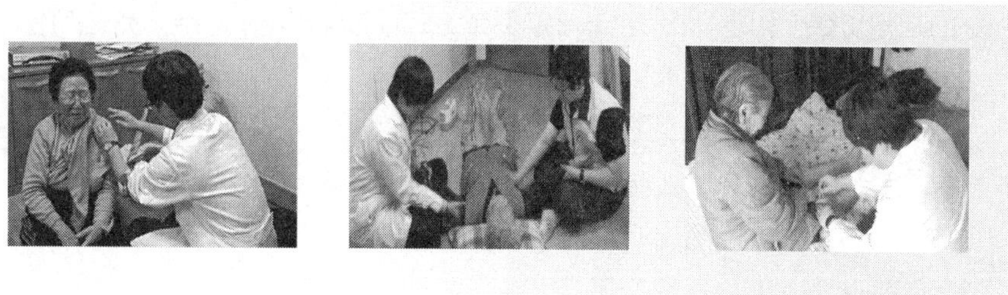

그림 1 ● 가정의학과 방문진료

가정의학과 의사는 현재 질병이나 불편한 증상의 유무와 관계없이 전 연령에 걸쳐 환자와 가족에게 개별적이고 지속적이며 포괄적인 의료를 제공하며, 환자와 친밀하고 신뢰있는 관계를 형성하면서 종합적인 건강상의 요구를 다루는 데 책임이 있다(그림 1).

가정의학은 의학적인 지식과 기술의 요체로서 환자와 가족에게 적용되는 의학적 훈련을 통해 가정의료의 전문성을 획득하고, 종합적인 의료에 대한 책임을 강조하여, 환자와 처음 접촉 시 첫 평가에서부터 만성적인 문제들의 관리 전반까지 다루고 있다. 특히 예방과 질병의 조기 발견이 가정의학과의 필수 요건이다. 모든 의학적 자원을 조율하고 통합함으로써 가정의학과 의사들은 대부분의 의학적인 문제들에 대해 비용 효과적인 의료를 제공하고 있다.

가정의학과(family medicine)의 주요 진료는 건강증진 클리닉, 건강검진 클리닉, 노인의학 클리닉, 스포츠 의학, 갱년기의학 클리닉 등이 있다.

2. 개인용 치료보조기

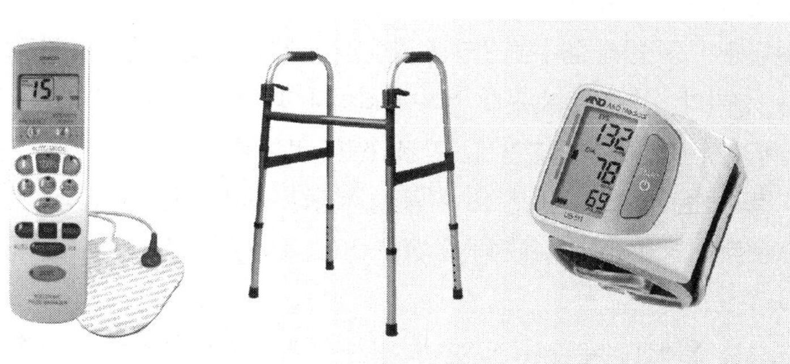

(a) 개인용 저주파 자극기 (b) 보조기구 (c) 손목형 혈압계

그림 2 ● 개인용 저주파 자극기와 보조기구

의학기술이 발전함에 따라 많은 병의 치료가 가능하게 된 지금은 개인의 건강에 대한 관심이 상대적으로 더 높아지게 되었다(그림 2).

개인용 치료기, 보조기는 그러한 추세를 반영하여 조금 더 효과적인 치료와 재활, 병의 예방 등을 위해 개인용으로 사용할 수 있는 의학품을 의미한다.

단순한 연고, 반창고 등도 넓은 의미에서 보면 개인용 치료기와 보조기에 해당되며, 조금 더 세부적으로 살펴보면 휴대가 가능한 휴대용 치료보조기, 집에서 사용할 수 있는 자택형 치료보조기 등이 있다.

병원에서보다 정밀하고, 정확한 측정 및 치료가 불가능하다는 단점이 있기 때문에 어디까지나 치료보조나 예방에 그 목적이 있다고 할 수 있다.

3. 결핵과

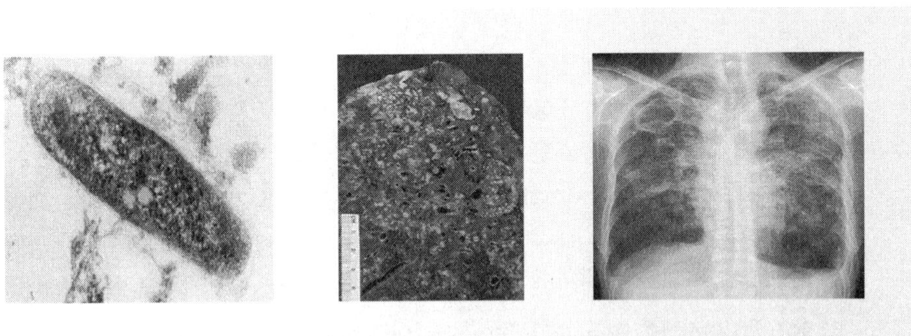

(a) 결핵균 (b) 결핵균에 의해 파괴된 폐 (c) 폐결핵 환자의 흉부 X-ray 사진

그림 3 • 결핵균

결핵과 관련된 질병을 치료하는 임상과이다(그림 3). 결핵(tuberculosis)은 결핵균 감염에 의한 전염병으로 대부분 폐를 통해서 걸리는 폐결핵이지만 우리 몸의 다른 여러 장기(림프절, 관절, 뼈, 신장 등)에도 발생할 수 있다.

결핵균이 몸 안에 들어와 감염될 위험은 결핵환자와 같은 방에서 거주하는 경우 가장 높은 편이다. 환자와 접촉하는 횟수가 많거나 집이나 방 크기에 비하여 많은 사람이 거주하는 밀집된 주거환경, 위생불량, 영양결핍 등 감염위험이 증가한다.

미열과 식은땀, 발열, 피로, 전신무력감, 체중감소 등의 전신 증상이 초기에 나타나며 증상이 오래 지속될 때는 병원 진찰을 요한다. 증상은 진찰, X-ray 결과와 가래, 결핵균 검사로 대부분 진단을 한다.

치료는 정해진 약물을 규칙적으로 일정한 기간 동안 복용하며, 간혹 증상이 없거나, 치료하고 증상이 없어졌어도 몇 개월 더 투약을 하는데 투약을 소홀히 하고 복용약을 미리 끊으면 재발할 확률이 증가하므로 조심해야 한다.

4. 가정용 의료기기

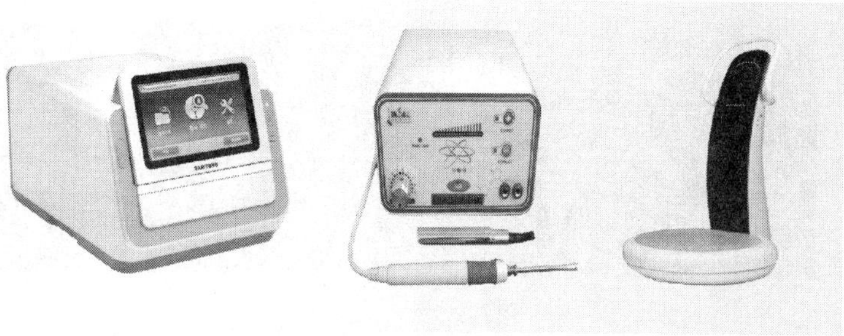

그림 4 • 가정용 의료기기

의학 분야는 단순히 병의 진단뿐만 아니라 사람이라는 복잡한 유기조직의 원리를 규명하고, 여러 가지 병의 원인을 밝히고 이를 예방하는데 최대의 목적이 있다(그림 4).

의학의 각 분야는 편의상 여러 분야로 나뉘어져 있으나 이는 각각 공통점을 지니고 있고, 또한 동일한 목적을 지니고 있다. 이러한 상호 유기적인 관계를 맺고 있는 여러 의학 분야들에 있어서 공통적으로 사용되는 장비들의 종류를 알고, 이해하는 것은 상당히 중요하다. 각 분야에 공통적, 보편적으로 사용하는 장비의 경우 인체의 특성에 대해 잘 나타내고 있는 경우가 많다.

5. 구강내과

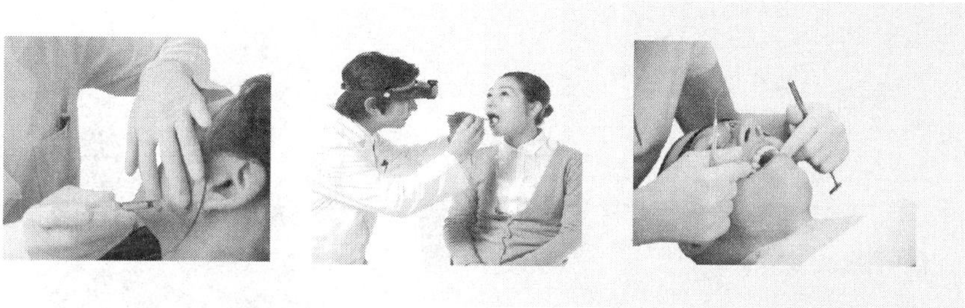

그림 5 • 구강내과 진찰장면

전신 및 국소적 원인에 의해 발생한 구강 및 악안면*의 질환을 종합적으로 진찰하여 정확한 진단을 함으로써 합리적이고 적절한 치료계획을 수립하고 환자와의 상담을 통해 환자가 양질의 치과 치료를 받을 수 있도록 하는 임상과이다(그림 5).

구강내과(oral medicine)의 진료과목은 구강안면 통증, 턱관절질환, 구강안면통증, 코골이와 수면무호흡증(snoring & sleep apnea), 구취(halitosis)**, 이갈이(bruxism), 보톡스 치료 등이다.

---

* 악안면 : 턱과 얼굴을 이루는 부분이다.

** 구취(halitosis) : 박테리아가 단백질을 분해하면서 생기는 부산물로 인해 입안에서 냄새가 나는 증상이다.

6. 구강병리과

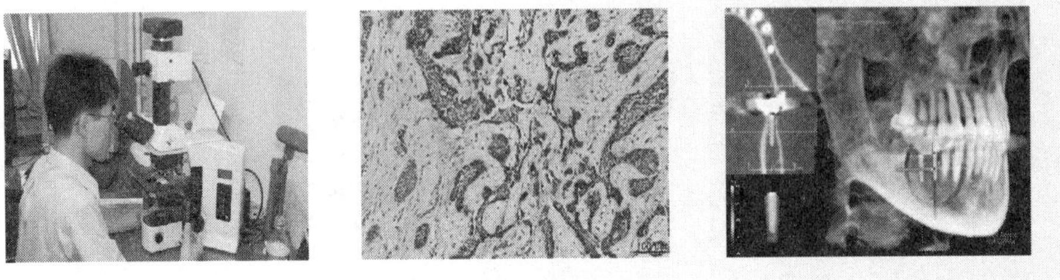

(a) 면역조직검사 (b) 생검절제로 얻어진 조직을 현미경으로 확대 (c) 구강 CT, 3D 영상으로 분석

그림 6 ● 염색을 이용한 면역조직 검사

현미경 관찰 및 다양한 검사를 통하여 치과병원 각 과로부터 의뢰받은 생검(biopsy)조직에 대해 정확한 진단을 내림으로써 신속하고 적절한 치료가 이루어질 수 있도록 한다(그림 6).

구강병리과(oral and maxillofacial pathology)는 진단활동을 통해 얻어진 새로운 학문적 지식은 과내 회의 및 타 과와의 정기적인 세미나를 통해 더욱 확장되고 정립되어 다른 과의 진료계획수립에 대한 자문, 전공의 및 학생교육, 기초 및 임상 치의학 연구 등에 적용되고 있다.

7. 구강악 안면방사선과

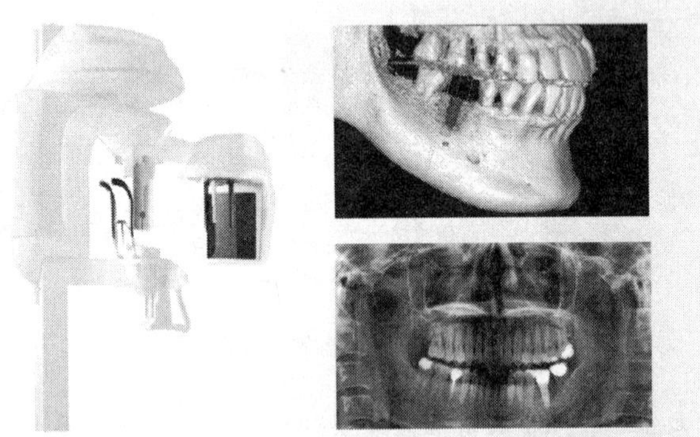

그림 7 ● 임플란트 CT

다양한 의료영상을 통하여 치아, 구강, 턱, 얼굴 및 목 영역에서 발생하는 각종 질환을 진단하는 진료부서이다(그림 7).

구강악안면 방사선과(oral and maxillofacial radiology)는 의료영상을 이용하여 치아우식증(충치), 잇몸질환(치주질환), 부정교합, 뼈질환, 낭종(물혹), 종양(양성 및 악성), 골절, 침샘질환, 턱관절질환, 연조직질환 및 각종 선천성/후천성 질환 등을 검사하여 병의 진단 및 치료를 하고 있다.

치아가 손실된 부위에 인공치아를 식립*할 때 턱뼈의 정확한 상태를 평가할 수 있는 임플란트 전산화단층검사(implant CT)를 시행하고 있다. 그리고 PACS(Picture Archiving and Communication System)를 도입하여 모든 진단영상을 디지털화함으로써 필름이 없는 병원(film-less hospital)으로 거듭나고 있다.

치과병원은 방사선 촬영 대기시간을 줄이고, 방사선 필름의 운반 및 보관의 번거로움을 줄여 편의를 향상시킬 수 있게 되었다.

8. 구강악 안면외과

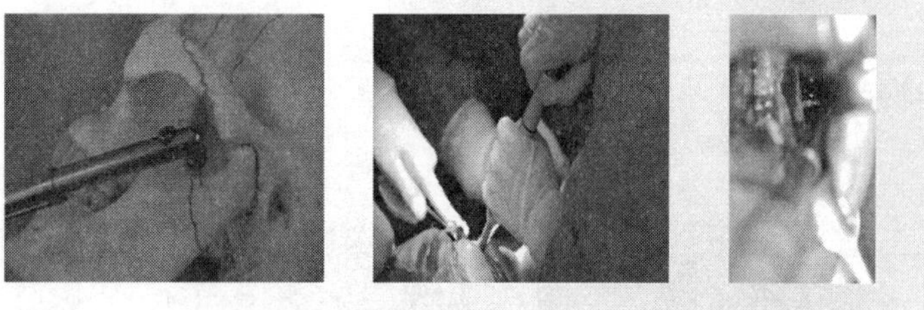

그림 8 ◦ 구강내 소수술

악구강계 질환, 즉 턱과 얼굴 부위에 관련된 전문적인 진료를 하는 과이다. 각종 기초 및 임상 연구를 통하여 구강악 안면외과학(oral and maxillofacial surgeons)(턱, 얼굴외과)**의 발전에 기여하고 있다(그림 8).

진료분야로는 구강암의 예방 및 치료, 악골(위턱, 아래턱, 얼굴뼈) 재건술, 얼굴기형증(두개악안면기형, 주걱턱 기형) 성형술, 안면골(위턱, 아래턱, 얼굴뼈 등) 골절치료, 구순구개열(언청이) 수술, 악관절증(턱관절질환)의 치료, 인공치아(임플랜트)식립, 골은행(연골은행 포함), 구강내 제반 질환, 안면 미용 성형수술, 침샘질환, 구강 및 안면신경질환, 보철 전 성형수술, 사랑니 발치 등이 있다.

9. 내 과

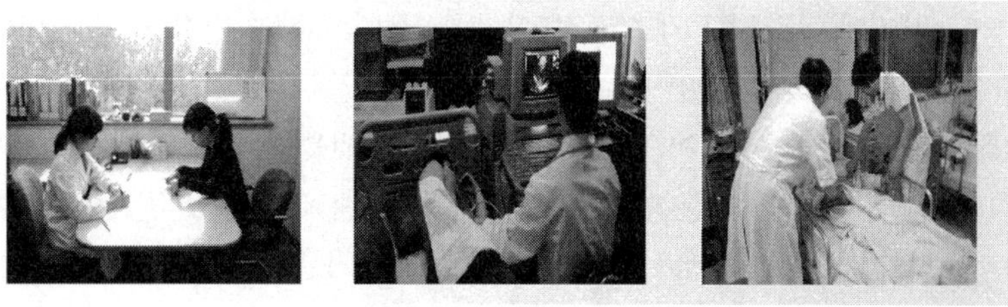

그림 9 ◦ 진찰 및 회진

---

* 식립 : 인공물을 잇몸과 잇몸 뼈에 심는 것이다.

** 구강악 안면외과학(oral and maxillofacial surgeons) : 턱과 얼굴외과이다.

의료 영역에서 가장 근간이 되고 범위가 넓으며 과거부터 이어져왔던 분야이다(그림 9).

외과와 비교되어 수술적인 치료 없이 약물 등을 통해 질병을 진단, 치료하는 것으로 널리 인식되어 있지만 오늘날 그 경계는 많이 허물어져서 내과(internal medicine)에서도 수술적인 치료를 직접 수행함으로써 그 정의가 다소 퇴색되었다.

내과가 담당하는 신체 부위는 머리에서 발끝까지 그 영역을 제한하기 힘들고, 신체의 어느 곳이나 내과의 영역이 되므로 다른 전문 분야와 많은 부분에서 중복될 수 있다.

현재 대한내과학회에서는 9개의 분과로 영역을 나누고 있다. 소화기내과, 순환기내과, 호흡기내과, 내분비내과(내분비내사내과), 신장내과, 혈액종양내과, 감염내과, 알레르기내과 그리고 류마티스내과가 있다. 대형병원(대학병원, 종합병원 등)에서는 더욱 세분화되어 진료가 이루어지고 있다.

10. 내분비학과

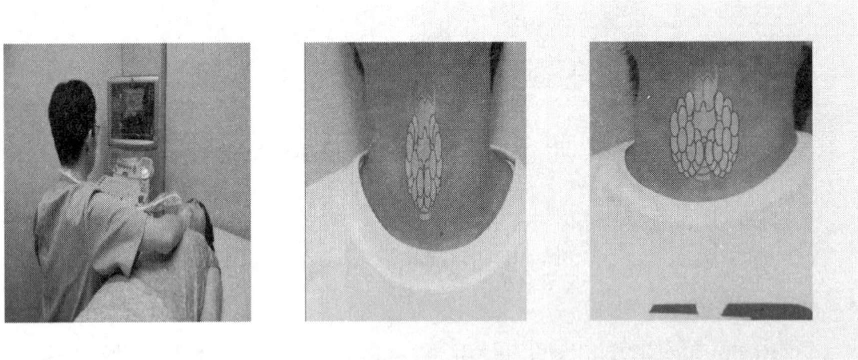

(a) 갑상선 초음파 진찰 (b) 갑상선 질환(전) (c) 갑상선 질환(후)

그림 10 ● 갑상선 질환

인체의 몸 속에서 호르몬이 분비되는 현상. 즉, 내분비샘과 분비 및 호르몬의 영향 등을 연구하는 학문이다(그림 10). 호르몬의 구조와 작용, 그 상호 관련, 그리고 분비선의 구조나 기능을 연구하는 생리학의 한 분야로, 20세기에 들어와서 학문으로서 체계가 세워졌다.

BC 4세기에 아리스토텔레스가 정소와 2차성징에 대하여 관찰한 이래 내분비에 관한 관찰은 적지 않았지만 과학적인 연구는 19세기에 들어와서부터 본격화되었다. 1849년 독일의 A.A.베르톨트는 닭의 정소에서 어떤 물질이 분비된다는 것을 처음으로 알아냈다.

1895년 올리버와 셰퍼는 부신의 배출물에 혈압상승 작용이 있다는 것을 알아냈고, 1901년에는 일본의 다카미네 조키치[高峰讓吉]와 T.B.올드리치가 동시에 부신에서 아드레날린을 발견하였다.

1902~1905년 사이에 W.M.베일리스와 E.H.스탈링은 십이지장 점막세포에서 만들어지는 세크레틴을 발견하였다. 어떤 특수한 선(腺)에서 만들어지는 화학물질이 혈액 속에 방출되어 떨어져 있는 다른 기관이나 조직에 작용한다는 내분비의 개념을 확립하였고, 오늘날까지 이 개념이 내분비학(endocrinology)의 기초가 되고 있다. 내분비학 연구는 내분비기관으로 간주되는 것을 제거

하여 결핍증세를 관찰하는 방법, 분리 · 추출한 호르몬의 생리학적 작용의 연구, 임상관찰과 비교 · 검토 등의 방법 등이 있다.

11. 노인병학과

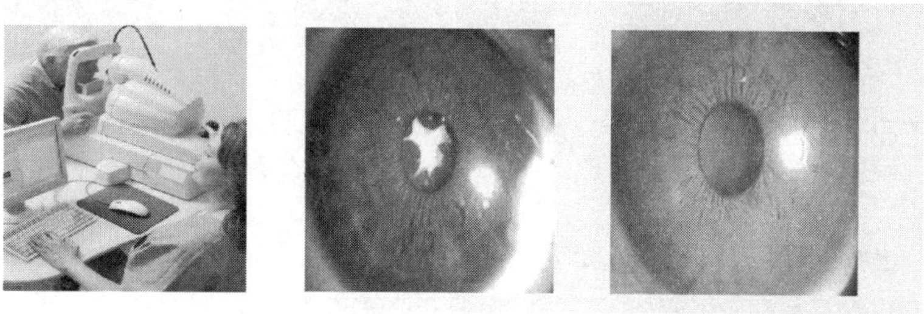

(a) 노인 안과질환검사 (b) 성인백내장 (c) 노인백내장

그림 11 ● 노인성 백내장검사

노인병학은 노년층의 건강과 질병에 관한 의학의 한 분야이며, 노인의학(gerontology)이라고도 한다(그림 11). 시간의 경과와 함께 생체 내에서 일어나는 성장, 성숙, 퇴축, 죽음이라는 일련의 변화과정, 생리적 가령(physiological ageing)*의 여러 가지 외적 환경인자에 의해 일어나는 병적 가령(patholoIgical ageing) 등에 관하여 그 메커니즘, 상호관계, 제어법 등을 생물학, 기초 및 임상의학, 사회의학 그리고 사회과학적 수단을 이용하여 연구 해명해 가는 학문이다.

좁은 의미로는 가령 현상의 메커니즘을 해명하는데 주안점을 둔 기초노화학(biomedical gerontology), 폭넓은 의학적 견지에서 연구하는 노인의학(geriatric medicine), 노년자 질병의 원인, 증상의 특징, 치료법 등을 연구하는 노인병학(geriatrics), 사회과학적 견지에서 연구하는 노인사회학(social gerontology) 등으로 세분된다.

12. 류마티스학과

관절을 비롯한 근육 및 골격계 질환을 다루는 내과학의 한 분야이다(그림 12).

류마티스는 그리스어인 rheuma는 흐름이라는 의미로 뇌에서 나쁜 액이 신체 각 부로 흘러 들어가서 통증을 일으킨다는 의미인데 그 주된 부위는 관절이며 일반적으로는 만성류마티스성 관절염이다. 그 외에 류마티스열**, 초년성 강직성 척추염*** 등이 있으며, 유사한 관절통을 초래하는 경우가 많은 질환으로서 전신성 홍반성 낭창****, 다발성 근염 등 많은 질환이 있다.

---

* 생리적 가령(physiological ageing) : 생체 내에서 일어나는 성장, 성숙, 퇴축, 죽음이라는 일련의 변화 과정이다.

** 류마티스열(rheumatic fever) : 피하조직과 중추신경계의 염증으로 자가면역질환이다.

*** 강직성 척추염(ankylosing spondylitis) : 전신을 침범할 수 있는 만성 염증성 질환이다.

**** 전신성 홍반성 낭창(systemic lupus erythematosus) : 피부 및 관절 등 여러 장기에서 다양한 증상을 나타내는 원인불명의 자가면역질환이다.

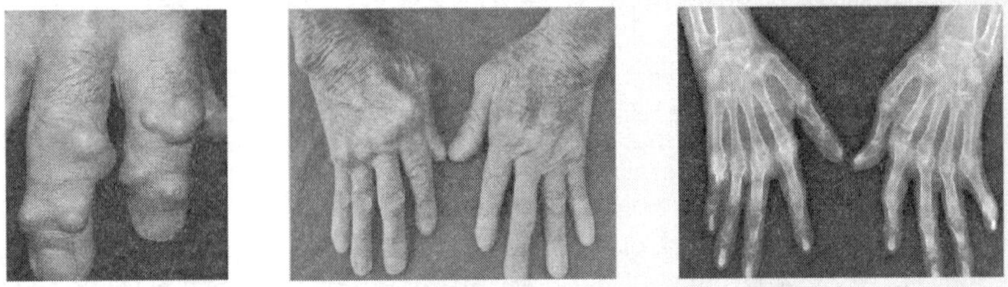

(a) 류마티스 결절　　(b) 류마티스 관절염　　(c) 류마티스 X-ray

그림 12 • 류마티스 관절염

관절주위조직이나 근육의 염증, 변성, 대사장애가 원인이 된다. 혈침촉진*, RA반응 양성 등이 있어서 교원병**. 알러지성 질환의 하나로 고려되고 있다.

대부분의 류마티스 질환은 면역학적 이상을 동반하는 자가면역질환으로 류마티스학(rheumatology)은 면역학(immunology)과 밀접한 연관이 있으며, 면역학적 병인을 과학적으로 분석하여 원인에 대한 치료를 제공한다. 최근 연구결과를 토대로 여러 염증매개체를 억제하는 새로운 약제들이 개발되어 관절염이 불치병이란 개념이 사라지고 있다.

13. 마취통증학과

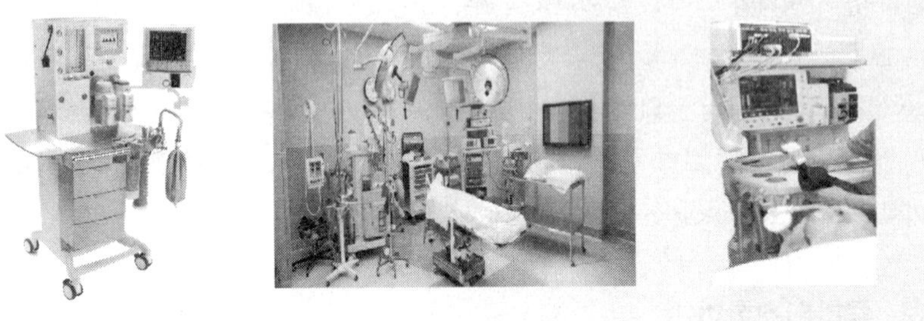

(a) 마취기　　(b) 수술실　　(c) 마취장면

그림 13 • 마취과

마취는 영어로는 애너스시저(anesthesia)로 표기되며 희랍어의 an(non)과 aesthesia (perception, feeling)의 복합어가 어원으로 문자 그대로의 뜻은 '감각의 상실'이다(그림 13).

마취의 영역은 발전하고 확장되어 현재는 마취를 받는 환자의 평가와 자문, 수술이나 검사 중, 혹은 이후의 통증의 경감이나 예방, 수술 중 생체징후의 감시와 안정화, 중환자에 대한 관리, 급성이나 만성 및 암 관련 통증의 진단과 치료, 심폐소생술의 관리와 교육, 호흡기능의 평가와 호흡기 치료

---

* 혈침반응(erythrocyte sedimentation) : 적혈구와 혈장이 무게 차이에 의해 분리되는 현상이다.

** 교원병(collagen disease) : 신체의 결합조직질환에서 발견되는 모든 질환이다.

의 적용, 임상 및 기초 연구의 수행, 수술 전후의 치료에 관계된 인원들의 감독, 교육, 평가, 병원이나 의과대학의 행정직 참여 등 광범위한 분야들을 아우르게 되었다.

마취과라는 명칭이 수술실 밖까지 확대된 업무범위를 잘 나타내지 못한다는 의견에 따라 우리나라에서는 2002년 의료법 개정 이후 마취통증의학과라는 명칭을 사용하게 되었다.

14. 물리치료학과

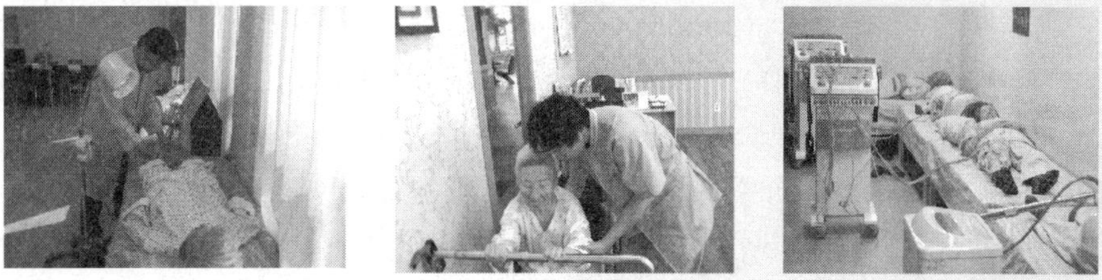

(a) 온열 적외선 치료기 (b) 보행기 치료기 (c) TENS 치료기

그림 14 • 물리치료

물리치료(physical therapy)는 물리적 에너지를 사용할 수 있는 열, 전기, 광선, 물의 성질을 이용하거나, 도수적 방법(manipulation)으로 통증을 조절하고, 근육의 수축 및 이완, 혈액의 순환, 비정상적인 자세 및 운동형태를 개선시킬 목적으로 체계적이고 과학적인 치료 분야이다(그림 14).

질병, 사고 또는 선천적인 질환으로 일시적이거나 영구적인 장애를 가진 사람들의 신체적 능력의 상실 정도를 평가하고 기능을 회복시키고 장애를 관리하여 최소화 하며 나아가 기능을 회복시켜 정상적인 활동을 할 수 있도록 의료적 서비스를 제공하기 위한 학문 분야이다.

15. 병리학과

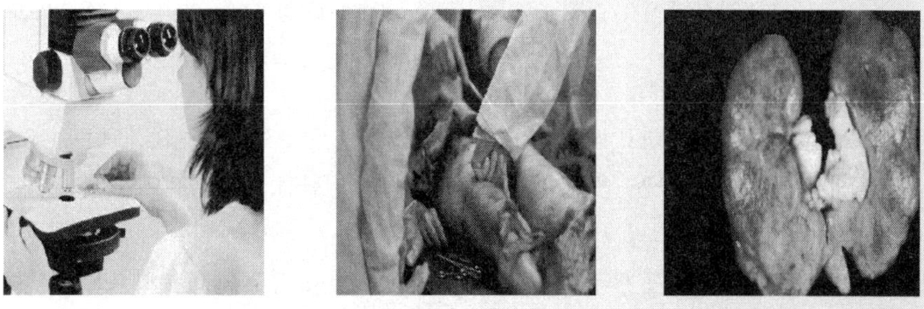

(a) 세포 현미경검사 (b) 인체를 해부하는 모습 (c) 해부하여 적출된 장기

그림 15 • 병리를 파악하기 해부하는 모습과 해부하여 적출된 장기

병의 원리를 밝히기 위하여 병의 상태나 병체(病體)의 조직구조, 기관의 형태 및 기능의 변화 등을 연구하는 기초의학이다(그림 15).

병의 원인 · 발생 · 경과 및 그 변화 등에 관한 연구를 하는 학문으로, 넓은 의미로는 생물체에서 볼 수 있는 모든 이상(질환) 및 기형을 대상으로 한다.

일반적으로 세포, 조직, 장기의 표본을 육안이나 현미경 등을 이용하여 검사해 그것들이 질병에 침범되었을 때에 어떤 변화가 나타나는지를 연구하는 학문으로, 하나로써는 일반에게 알려진 것보다 더 포괄적인 내용을 다루게 된다.

학자에 따라서 병리학(pathology)은 사람을 다루는 인체병리학과 사람이외의 검체를 다루는 실험병리학으로 나누기도 하고, 연구대상에 따라 외과병리학(조직병리학과, 해부병리학), 세포병리학, 임상병리학, 실험병리학으로 나눌 수도 있다. (인체)병리학은 인간을 대상으로 하기 때문에 정상구조에 대한 지식이 있어야 하므로 해부학 및 조직학과 밀접한 관련이 있다.

병원에서 병리의사는 병리학적인 지식을 바탕으로 임상의사에게 병을 알려주는 역할을 하게 된다. 즉 병리학적 진단을 내려주며 종종 의학분야에서 병리학은 기초의학과 임상의학의 중간자라고도 한다.

16. 비뇨기과

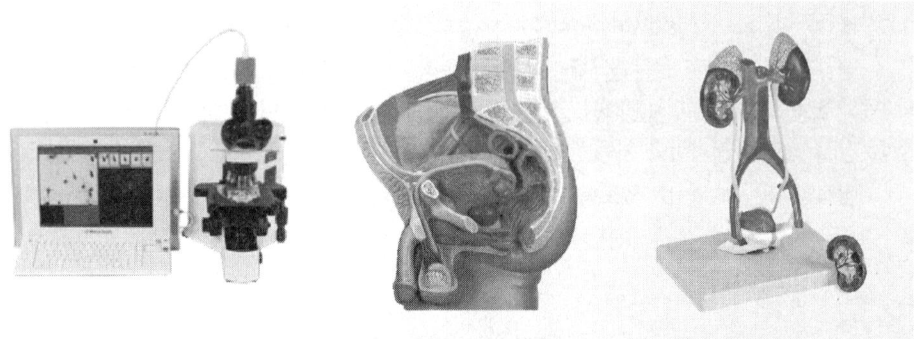

(a) 정자수 측정기기 (b) 남성성기모형 (c) 비뇨모형

그림 16 • 전립선 구조

소변을 만들고 운반하고 배설하는 기능을 담당하는 요로계(신장, 요관, 방광, 요도), 남성생식기관(고환, 부고환, 사정관, 음낭, 음경) 및 부속성선(전립선, 정낭, 구요도선)과 부신에 생기는 질환을 다루는 분야이다(그림 16).

비뇨기과(urology)의 진료 분야 및 질환, 주요 치료법 등은 남성 불임, 남성 성기능장애, 여성 하부 요로질환, 신경인성 방광, 소아 비뇨기계 질환, 전립선 비대증, 부신질환, 비뇨기 종양, 비뇨기 손상, 요로계 감염, 성교 전파성 질환, 외성기 피부질환 등이 있다.

신체검사, 임상병리검사, 영상검사, 요도방광경 검사, 요소 및 잔뇨측정, 요역동학 검사 등을 통하여 병을 진단하고, 도뇨, 경요도수술, 개복수술, 경질수술, 내시경수술, 복강경 및 로봇 수술, 체외충격파 쇄석술 등을 시술하여 증상을 치료하는 비뇨기과는 생리현상과도 관계가 깊은 중요한 학과이다.

17. 산부인과

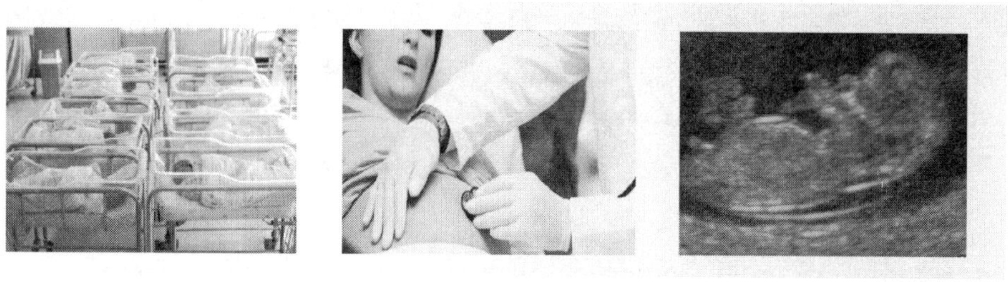

(a) 신생아실 (b) 임산부 진찰모습 (c) 신생아 초음파 사진

그림 17 ● 임산부 진찰모습과 신생아 초음파 사진

여성의 생식기능과 연관된 정상 생리 및 질병을 다루는 의학 분야이다. 산부인과(obstetrics and ynecology)는 포괄적으로 분류하게 되면 임신, 출산, 산욕기를 다루는 산과와 부인병을 다루는 부인과로 나눌 수 있다(그림 17).

부인과는 다시 성병을 포함한 양성 생식기 질환을 다루는 일반 부인과학, 악성 생식기 종양을 다루는 부인종양학, 불임, 폐경, 호르몬 이상을 다루는 생식내분비학, 배뇨이상, 골반 장기 탈출증을 다루는 비뇨부인과학으로 나뉜다.

일반적으로 특별한 증상이 없는 여성이 산부인과에 처음 방문하는 시기는 자궁경부암 검진을 위해 21세부터 혹은 첫 성경험 후 3년 이내로 권고되어 왔으나, 성장기의 추세나 백신기술 발전 등을 고려하였을 때 산부인과는 만 9세 이상이면 진단받을 수 있는 포괄적인 분야로 발전하였다.

18. 성형외과

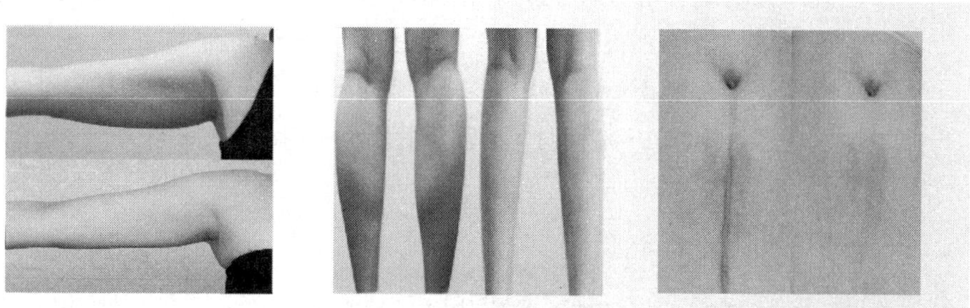

(a) 팔성형 전·후 (b) 다리성형 전·후 (c) 배성형 전·후

그림 18 ● 성형 전·후 비교사진

현대사회는 채집이나 수렵시대에 비해 삶에 여유가 생기면서 미를 가꾸는데 관심이 높아지는 의학분야가 성형분야인데, 성형의 영어 표기인 '플라스틱(plastic)'은 고대 그리스어인 '플라스티코스(plastikos)'에서 유래하였다(그림 18).

이 단어의 뜻은 '주물이나 조형을 맞춘다'라는 뜻이다. 흔히 성형을 단순히 미용의 수준에서 이해하는 경우가 많지만, 이보다는 신체적으로 가진 구조적인 변형이나 기형을 수정하여 제 기능을 할 수 있도록 결함을 교정한다는 폭넓은 의미로 인식하는 것이 옳다. 성형외과는 이러한 성형을 담당하는 특수 외과 분야이다.

성형외과(plastic surgery)는 신체 외부에 나타나는 선천성 기형, 또는 후천성 변형이나 결손을 그 기능과 모양에 있어서 정상상태에 가깝도록 교정해 주는 외과 분과이다. 성형외과에서 다루는 신체 부위는 머리에서 발끝까지, 우리 몸의 외적인 전체 부분이다.

19. 소아과

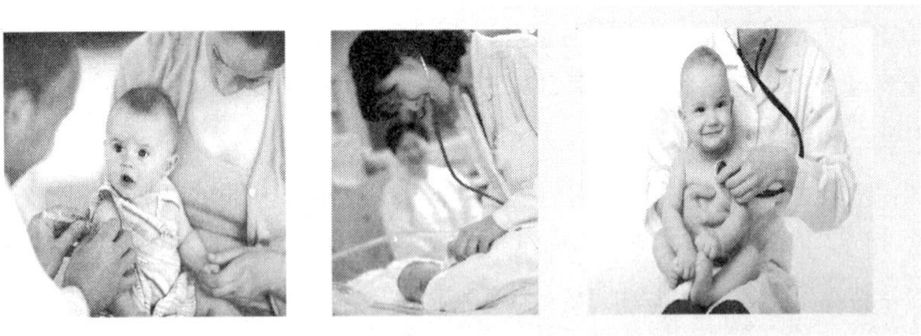

그림 19 ■ 소아 진단 · 진료

신생아기에서 청소년기(대체로 남자 12~20세, 여자 10~18세)의 환자를 대상으로 진료 및 연구를 행하는 임상의학의 한 분야이다. 대상 연령에 명확한 기준은 없으나 보통 소아라고 하면 유아기를 벗어나고, 청소년기에 접어들기 전을 의미한다(그림 19).

소아심장과, 소아신장과, 소아내분비과, 소아호흡기/알레르기과, 소아감염과, 소아소화기/영양과, 소아혈액/종양과, 소아신경과, 신생아과로 하위분류가 가능하다.

진료하는 곳이 소아과(pediatric)이기 때문에 장비도 다른 분야에서 쓰는 장비와 많이 겹치게 된다. 다만 소아의 경우에는 장비의 안전성을 많이 강조하게 된다.

20. 소아치과

소아치과(pediatric dentistry)는 출생부터 청소년에 이르는 연령층을 대상으로 하며 치과질환 전반의 예방치료, 치아우식증(충치)치료, 구강 및 치아 발육장애 등과 같은 전문진료를 하는 임상치의학의 한 분야이다(그림 20).

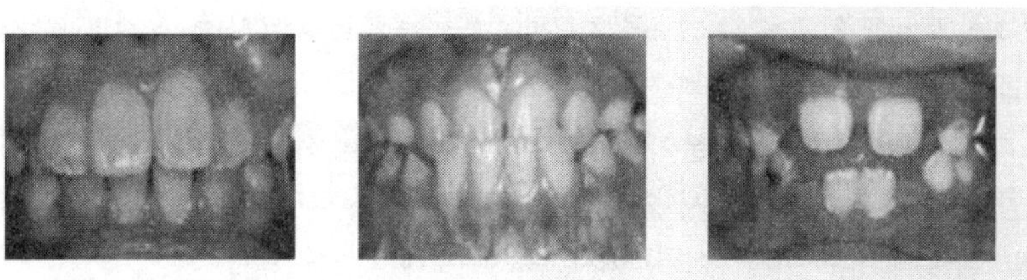

(a) 빼드렁니 (b) 반대 교합 (c) 전치부개교

그림 20 ● 비대칭 치아

성인의 치과질환의 대부분은 소아, 청소년 시기의 구강상태와 밀접한 관련이 있으므로 이 시기의 집중적인 관리는 일생을 통해 좋은 구강건강을 유지하는데 있어 매우 중요한 역할을 한다.

소아 청소년기에 육체는 물론 정신적으로도 많은 성장이 이루어지고 이에 따른 신체, 정신적 변화가 빠르게 일어나므로 역동적인 치료의 필요성이 대두된다. 또한 이 시기에는 정신적인 성숙이 완전히 이루어지지 않아 치료 시 환자의 협조를 구하기 어려운 시기이므로 성공적인 치료를 위해서는 적절한 행동조절이 필요하다.

21. 신경과

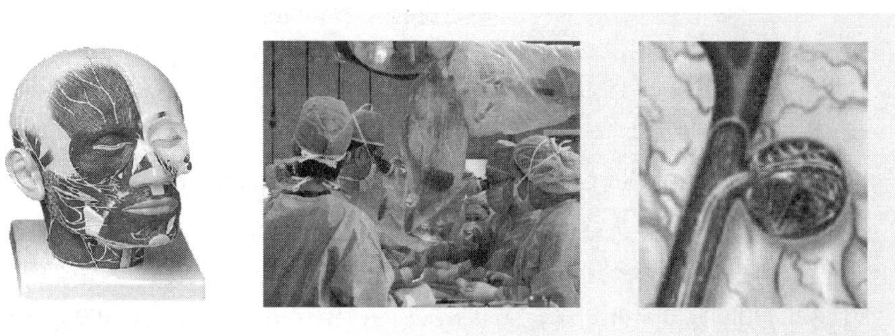

(a) 뇌신경모형 (b) 신경수술모습 (c) 뇌동맥 색전술 모식도

그림 21 ● 자율신경계

인체의 전체 신경계와 관련된 모든 기질적인 질병을 다루는 과이다(그림 21).

뇌, 척수 및 신경근(root), 신경, 신경접합부, 근육까지의 모든 신경계에 발생하는 기질적인 질병을 다루는 신경과이다.

신경과(department of neurology)의 범위는 광범위하고 다양하여 크게 각각 어느 부위에, 어떤 원인에 의해 질병이 발생하는지에 따라 신경과 안에서도 여러 분야로 나누어지게 된다. 보통 신경정신과와 신경외과를 신경과와 혼동하는데, 신경외과와 신경과는 소위 내과와 외과의 차이이다.

신경과에서는 전체 신경계에서 일어나는 질병을 진단하고 약물적 치료나 대증적인 요법을 이용하여 최상의 결과를 얻을 수 있도록 치료하는 방법을 주로 사용하며, 신경외과에서는 수술적인 치료 방법으로 치료를 한다.

다루는 질환도 많은 부분이 중복이 되나, 주로 수술적인 방법으로 치료가 진행되는 질환인 뇌종양 등의 경우 신경외과에서 좀 더 많이 다루게 되고, 주로 약물치료를 주된 치료법으로 이용하게 되는 뇌경색 등의 경우는 신경과에서 주로 다루게 되는 것이다.

22. 신경외과

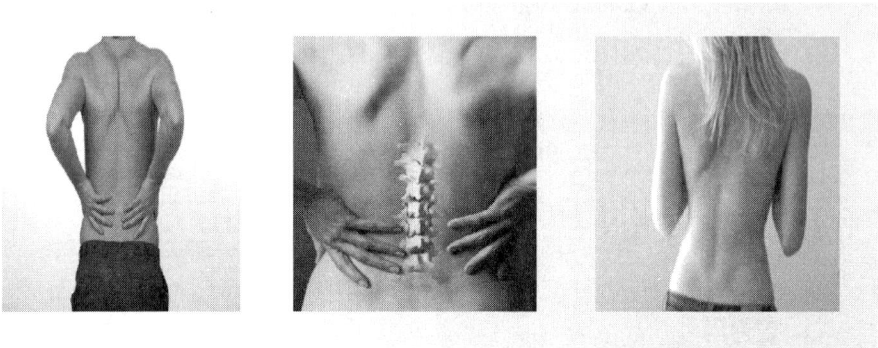

그림 22 • 척추 디스크

뇌, 척수, 뇌신경과 척수신경, 말초신경 등 신경계에 생기는 다양한 질환들에 대하여 수술적 치료를 하는 분야이다(그림 22).

신경은 중추신경과 말초신경으로 구성되어 있다. 중추신경은 뇌와 척수로 이루어져 있으며 말초신경은 중추신경으로부터 나와 신체 구석구석까지 뻗어 있는 신경가지이다.

신경외과는 이러한 조직에서 발생한 질환을 진단하고 수술적 방법으로 치료해 주는 곳이다. 경우에 따라 현미경을 이용한 미세수술(microsurgery)을 하며, 최근에는 내시경을 이용한 수술, 방사선 수술, 혈관 내 수술, 통증치료와 같은 새로운 기술을 이용한 분야들로 확장되고 있다. 신경외과(neurosurgery) 세부 진단분야로는 뇌종양, 뇌혈관 질환, 척수종양, 척추외과(디스크, 퇴행성 척추질환), 신경외상(뇌, 척추 외상성 손상), 말초신경질환, 뇌 정위기능 신경외과, 소아 신경외과, 통증외과 등이 있다.

23. 신장병학과

신장에 생기는 모든 병을 일컫는다(그림 23).

신장병(nephropathy)은 다종다양하여 이것을 정연하게 분류하는 것은 매우 어렵다. 우선 선천성 기형으로는 신장결손 및 과잉, 발육부전 · 변위신(變位腎) · 유주신(遊走腎) · 융합신과 이것에 준하는 것으로 낭포신(囊胞腎)이 있다.

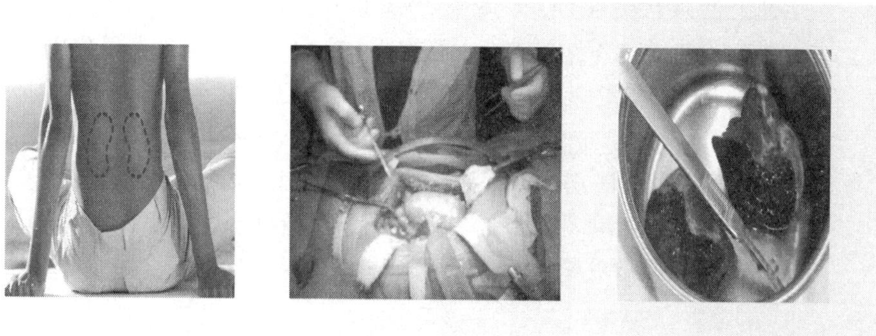

(a) 신장의 위치　　(b) 신장이식수술　　(c) 적출한 신장

그림 23 ◦ 신장의 위치와 적출한 신장

주로 신우(腎盂)에 일어나는 신우염(최근에는 신우신염이 중시) · 신장결석 · 수신증(水腎症) 및 신장결핵 · 신장종양 · 기생충병은 보통 한쪽에만 일어나므로 수술요법의 대상이 되어 비뇨기과의 영역에 속한다. 그러나 신우신염과 같이 반드시 수술을 필요로 하지 않는 것도 있다.

양쪽에 걸리는 신장염 · 네프로시스 증후군* 및 신장경화증 등은 내과적 신장질환이라 할 수 있으나, 신장염에서 그 기능이 저하되어 요독증(尿毒症)을 일으킨 경우에는 인공신장이나 신장이식의 필요가 생기면 비뇨기과와 협력해야 한다.

최근에는 교통사고나 공장에서의 외상으로 인하여 신장손상이 증가되고 있다. 따라서 내과와 외과가 신장질환의 경우에 협력해야 할 필요성에서 신장학이라는 명칭도 생겼고, 신장학회도 결성되어 있다. 진료부분으로는 일반신장질환, 전해질이상, 급성신부전, 만성신부전, 신장이식 등의 질환에 대한 진료가 있다.

24. 심장병학과

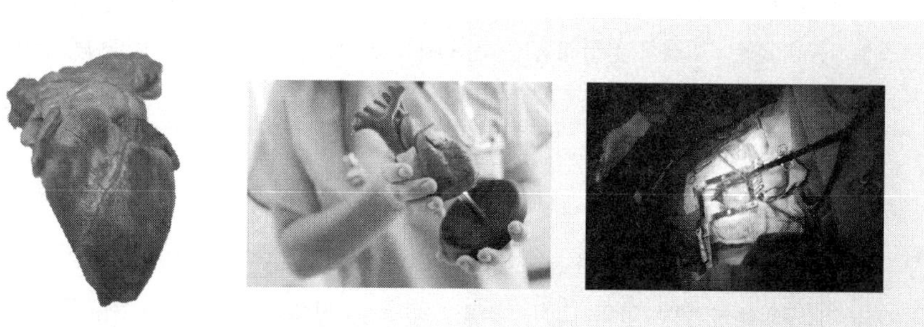

(a) 심장의 실제모습　　(b) 심장모형　　(c) 심장 수술장면

그림 24 ◦ 심장의 구조

---

* 네프로시스 증후군(nephrotic syndrome) : 사구체 질환의 일종이다.

심장의 장애와 질환의 진단 · 치료를 전문으로 하는 의학 분야이다(그림 24).

순환기 질환 중 심장의 질환을 치료하며 일반적으로 관혈관이나 심장(병)학(cardiology)도 포함된다. 병변 부위로는 심내막, 심근, 심막, 그 밖의 것을 들 수 있으며, 각각 심내막염, 심장판막증, 심근염, 심근경색, 심막염, 선천성 심장질환 등이 포함된다.

고주파 등을 이용하는 절제술로 위험요소를 제거하며 이후 심장질환 관리의 필수적인 과정으로 심장재활치료를 포함하여 진행한다. 이외에 심장박동기 시술, 제세동기 시술 등이 있으며 우리 몸의 가장 중요한 부분인 만큼 자가 응급치료법을 발달시켰다.

25. 심혈관 외과학과

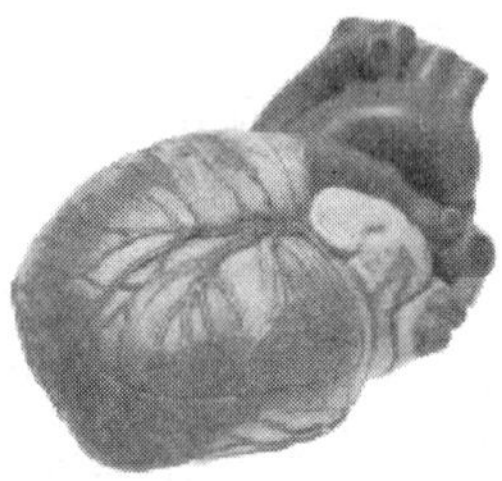

(a) 심장 혈관모형

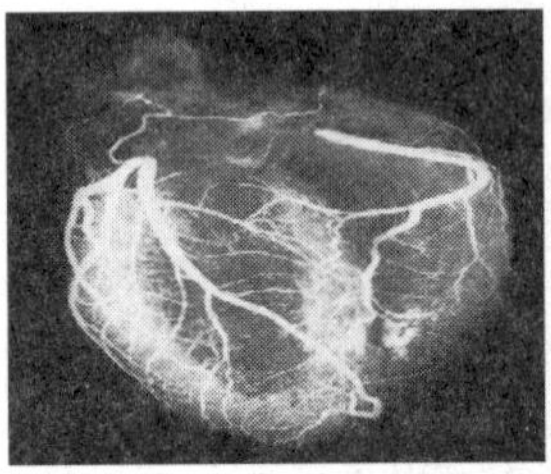

(b) 심장 혈관조형술

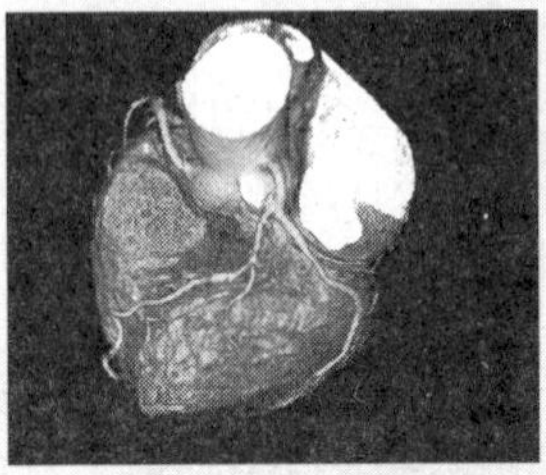

(c) 심장 혈관 CT촬영모습

그림 25 • 혈관조형검사

향후 1차 진료를 담당하는 의료인으로서 심장혈관질환에 대한 진단 및 치료, 예방과 관련된 업무를 수행할 수 있는 능력을 갖추기 위해 심장혈관계의 구조와 기능을 파악하고 주요 심장질환과 혈관질환의 병태생리를 이해하여 심장혈관 환자진료에 활용할 수 있도록 해주는 학문이 심혈관 외과학과(cardiovascular surgery)이다(그림 25).

심장혈관계 질환을 진단하기 위한 검사방법 및 해석에 대해 경험을 쌓아야 한다. 혈액 및 조혈기관의 정상, 비정상 상태에 관한 기본지식과 병인, 병변, 병태 생리를 이해하여 혈액질환의 진단, 예방, 치료에 활용할 수 있도록 한다.

26. 안 과

눈에 관계된 질환을 연구하고 치료하는 의학의 한 분과이다(그림 26).

눈꺼풀과 눈물기관, 안와, 결막, 각막, 공막, 수정체, 포도막, 유리체, 망막의 질병들과 녹내장, 사시, 굴절이상, 시신경 및 시각경로의 질병들, 그리고 전신질환과 관련하여 눈에 발생하는 이상들과 눈 외상에 이르기까지 눈에 생길 수 있는 광범위한 질환들을 연구하고 치료한다.

안과(ophthalmology)에는 결막, 각막 및 수정체 등 눈의 앞부분에 발생하는 질병들을 연구하고 치료하는 전안부 분과와 망막, 포도막, 유리체 등 눈의 뒷부분에 발생하는 질병들을 연구하고, 치료

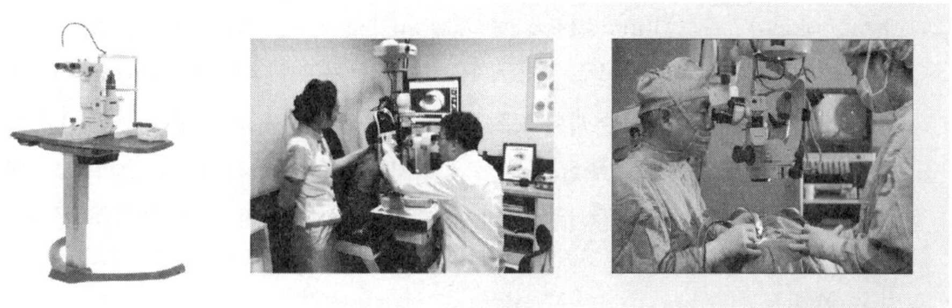

(a) 안과용 레이저 수술기 (b) 안과 진찰장면 (c) 백내장 수술장면

그림 26 • 안과장비 및 진료

하는 망막/포도막 분과, 눈꺼풀과 눈물기관 및 안와의 질병들을 연구하고 치료하는 안성형 분과, 안압과 관련하여 발생하는 신경손상을 연구하고 치료하는 녹내장 분과, 눈의 위치와 움직임의 장애나 시신경과 시각경로의 이상을 연구하고 치료하는 사시/신경안과 분과가 있다.

27. 알레르기 및 면역학과

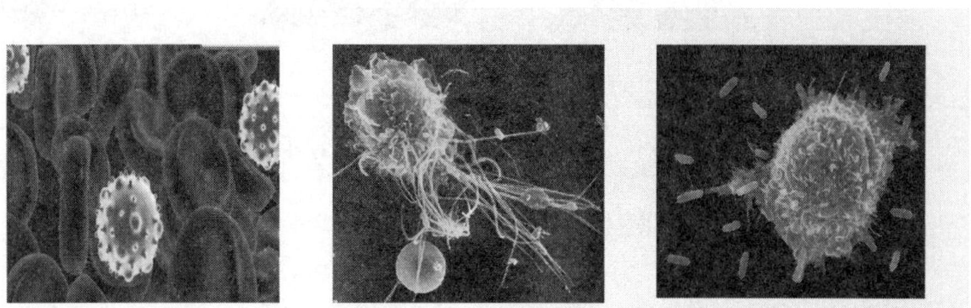

(a) IL-12 면역활성물질 (b) BRM 면역활성물질 (c) 클로렐라 면역활성물질

그림 27 • 면역활성물질 AHCC

면역과 알레르기는 동전의 양면과 같다. 외부로부터 이물질이 들어오거나 미생물이 침범하게 되면 인체는 어떤 형태로든 반응을 하게 되어 있다. 이렇게 반응을 할 때 좋은 반응이 있을 수 있고 나쁜 반응이 있을 수 있다(그림 27).

인체에 유익하게 작용하는 좋은 반응을 면역(immunity)이라 하고, 세포나 조직에 손상을 일으키는 나쁜 반응을 과민반응이라 한다. 과민반응이 곧 알레르기(allergy)이다.

면역학(immunology)은 여러 가지 면역현상의 성립원리나 메커니즘, 면역반응 그리고 그 조절에 관계하는 세포군 및 생체성분, 이들 유전자 등을 대상으로 하는 분야의 학문으로서, 그 대상은 림프구나 마크로파지(macrophage)* 등의 면역계 세포에는 항원, 항체, 보체성분, 림포킨

* 마크로파지(macrophage) : 방어 메커니즘에 관계하여 면역을 담당하는 식균세포이다.

(lymphokine)*, 모노킨(monokine), 매개체(mediator) 등 여러 가지가 있다.

면역현상이 생체의 항상성을 지키는 생물 고유의 기구라는 인식이 확립된 오늘날에는 면역현상의 여러 측면을 해명하는 기초과학으로서, 그리고 면역반응으로 일어나는 여러 가지 병적 현상을 해명하여 치료에 응용하기 위한 임상면역학까지 포함한 종합적인 학문 분야로서 발전하고 있다.

면역학 진료 분야는 혈청학, 면역화학, 면역약리학, 세포면역학, 면역유전학 등이 있으며 면역학에 있어서 이상과 같은 각 분야에 관한 연구를 종합함으로써 면역현상의 본질이 해명될 것으로 기대되고 있다.

28. 영상의학과

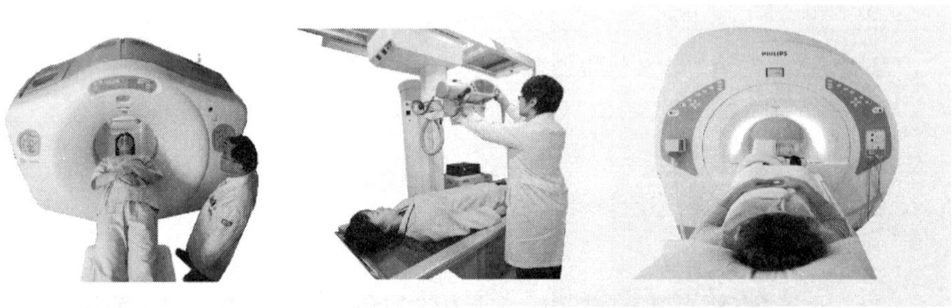

(a) PET-CT (b) X-ray (c) MRI

그림 28 • X-ray와 MRI

방사선과라 하며 2000년대 이후부터 영상의학과(radiology)라 하고 의료용 방사선 촬영을 맡는 의학이다(그림 28).

1982년 10월 대한치료방사선의학회가 창립되었고, 이로써 방사선과는 방사선을 치료적 목적으로 이용하는 치료방사선과와 진단적 목적의 영상획득을 주된 것으로 하는 진단방사선과로 나뉘게 되었고, 현재의 영상의학과는 진단방사선과로 공식 명칭이 개명되었다.

그러나 '진단방사선과'라는 명칭은 영상의학을 인체의 영상을 얻어 진단하는 의학의 분야라고만 생각하게 한다는 자각이 일면서, 의학적 영상을 통한 진단뿐 아니라 영상을 직접 보면서, 종괴의 조직을 얻는다든가 또는 영상을 보며 중재적 시술을 가하면서 미세침습적으로 환자를 치료하는 역할을 강조하여 '영상의학'으로 공식 명칭을 개정하였다.

주요 검사로는 단순 방사선(X-선) 촬영, 컴퓨터단층촬영(CT), 자기공명영상(MRI), 초음파 검사(US), 재적 방사선학 검사 등이 있다.

* 림포킨(lymphokine) : T-세포가 항원물질과 반응하여 유약화를 일으켜서 방출하는 화학전달물질이다.

29. 예방의학과

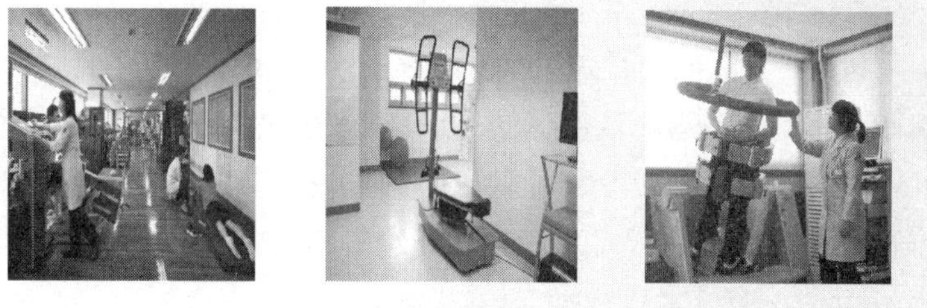

그림 29 • 척추강화 프로그램을 통한 예방운동

질병예방을 위하여 건강증진과 생활환경개선 등이 목적이며 주로 신체적 · 정신적 · 사회적 질환 및 상해에 관심을 두고 있는 의학이다(그림 29).

보통 치료의학에 대비하여 사용한다. 일반의학이 아픈자와 상해자를 치료하는데 주목적이 있는 반면에 예방의학(preventive medicine)은 목적이 예방에 있으며, 그것도 개인지향적이라는 점에서 집단지향적인 공중보건학과 성격을 달리한다.

요즘은 예방활동이 매우 다양해지고 있다. 박테리아나 바이러스 등 병원미생물에 의한 급성 전염병은 환경과 영양의 개선, 예방접종 등으로 상당히 감소 또는 박멸되었다. 오히려 비감염성 질환, 즉 고혈압 · 당뇨병, 각종 암 등이 문제되고 있다.

한국에서도 성인병과 직업병의 문제가 대두되고 있다. 자동차 · 공장의 배기가스 등 유독한 화학물질이나 유해한 방사선에 대한 폭로, 청소년과 여자 등 흡연인구의 증가와 폐암, 영양 과다로 인한 비만으로 인한 각종 질환 등은 인류가 극복해야 할 과제들이다.

일부는 원인을 알 수 없으므로 계속 규명해야 할 것도 있고, 흡연과 폐암처럼 상호 밀접한 관계에 있다는 것을 알고는 있으나 좀처럼 해결하기 어려운 것도 있다.

30. 외 과

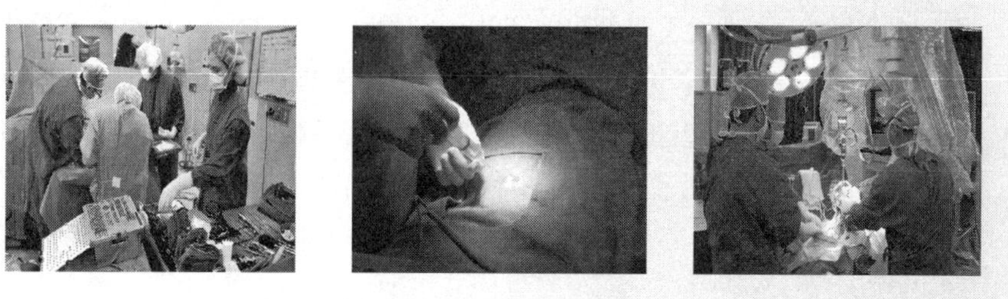

그림 30 • 외과 수술장면

내과에 대비되는 학문 분야로서 약물치료를 주로 하는 내과와 대비되어 외과에서는 수술로 환자의 질병이나 상태를 치료한다(그림 30).

영어로 외과를 'surgery'라고 하는데 이는 그리스어인 'cheirourgike'에서 기원하였다고 한다. 이를 풀이하면 'hand(손)'+'work(작업)', 즉 손으로 하는 작업이라는 뜻이다.

외과(general surgery)는 현재 일반외과라는 명칭과 혼용되어 사용되고 있다. 1950년대를 지나면서 비약적으로 발전한 의학계에서 외과의 역할은 두드러진다. 특히 외과는 질적, 양적으로 엄청나게 팽창하여 각 부문이 전문성을 가진 별도의 학문영역을 구축하게 되었다.

31. 위장병학과

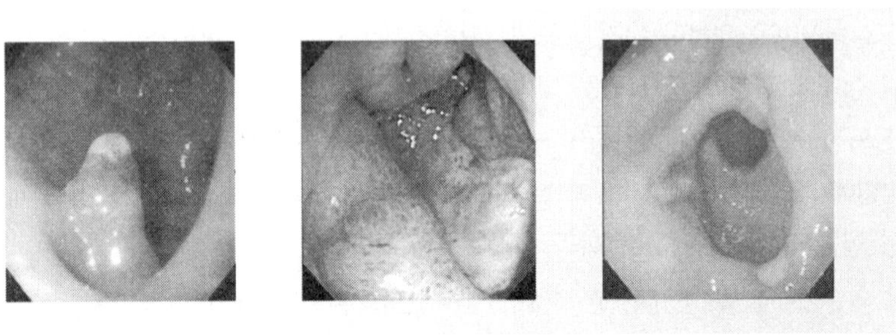

그림 31 • 위궤양

입안, 목 안, 식도, 위, 작은창자, 큰창자와 같은 위창자관과 이자 또는 침샘 따위를 비롯한 여러 가지 소화샘들의 구조나 원리 또는 거기에 생기는 여러 가지 병의 치료와 예방을 전문적으로 연구하는 학문으로 의학의 한 분야이다(그림 31).

위장병(gastroenterology)의 종류는 위궤양, 위염 등이 있다. 발병원인은 주로 불규칙한 식사습관, 지나치게 자극적인 음식 및 잦은 알코올 섭취인데 이러한 병이 계속 될 경우 암유발의 원인이 될 수도 있다.

치료는 가벼운 경우 제산제, 소화제로 해결하지만 심각한 경우 수술을 하기도 한다.

위질환은 크게 세 가지로 나눌 수 있는데 기능적 위질환(공기연하증(空氣嚥下症)* · 유문경련** · 위아토니*** 등)과 기질적 위질환(위암 · 위궤양 · 위염(급성 및 만성) · 위확장 · 위의 양성종양 등), 그리고 위의 형상이나 위치의 이상(선천적 유문협착증**** · 위게실(胃憩室 : 噴門部)***** · 위하수증 등)이 있다. 위질환의 증세는 매우 다양하며, 특히 각종 위질환에는 공통되는 점이 많고 자각증세가 분명하지 않을 때도 있으며, 증세에 의한 진단은 신중을 요하는 일이 많다.

---

* 공기연하증(aerophagia) : 위속에 들어 마신 공기의 양이 많아서 장내에 가스가 차는 질환이다.
** 유문경련 : 위의 한 부분인 유문부에 질병이 없는데도 경련성 수축을 일으켜 구토가 나는 현상이다.
*** 위아토니(gastric atony) : 위의 긴장력이 떨어져 위가 가늘고 길게 늘어져 있는 상태이다.
**** 유문협착증(pyloric stenosis) : 유문부의 통로가 좁아져서 위액이나 음식물이 잘 통과하지 못하는 병이다.
***** 위게실(gastric diverticulum) : 위의 일부가 확장되어 위가 돌출된 상태이다.

위질환의 진단은 증세에 확인뿐만 아니라 시진(視診)·촉진(觸診)·타진(打診)·청진(聽診)·압진(壓診) 등의 이학적 검사에 이어 위 X-ray검사·위내시경·위카메라·위액검사, 위점막 생검(生檢) 및 세포진단, 혈액검사·검변 등을 필요에 따라 행하여 병력이나 이학적 소견과 함께 종합진단을 내린다.

32. 응급의학과

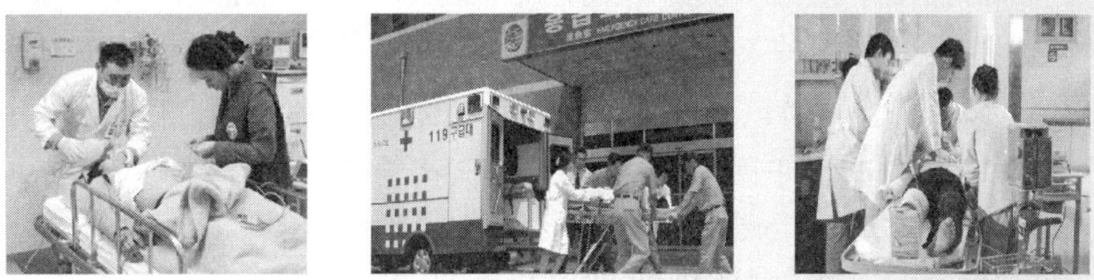

그림 32 • 응급구조, 심폐소생술

일차적인 의료행위로 응급환자에게 보다 포괄적이고 효과적인 치료를 제공하기 위한 학문이다. 응급환자의 치료효과를 높이기 위한 가장 중요한 관건은 신속한 의료 접근성 제공과 적절한 응급처치라 할 수 있고 조직적이고 체계적인 응급 의료체계가 필요하며, 이는 의학과 사회조직의 유기적인 결합으로서 완성된 분야가 바로 응급의학(emergency medicine)이다(그림 32).

응급의학과는 비교적 최근에 인정받은 임상과로 아직은 공식적인 세부 분과는 없다. 그러나 응급의학과 나름의 다양한 관심 영역과 분야가 있으며, 각 분야에서 활발한 연구와 진료가 이루어지고 있다.

응급의학과 의사는 응급실을 방문하는 모든 환자의 진료에 직접 또는 간접적으로 참여한다. 따라서 여러 임상 분야의 다양한 질환을 많이 접하고 그 진단과 치료과정을 잘 이해하고 있어야 하며, 이를 위해 응급의학과 수련과정 중 주요 임상과에 의무적으로 파견되어 근무한다.

응급실에서는 다양한 경증 환자의 진단 및 치료에 참여할 뿐만 아니라, 중증의 환자를 조기에 진단하고, 급성 처치를 수행하여 환자를 안정화시키며, 필요 시 그 해당 분야의 전문가에게 협진을 요청하는 일을 하게 된다. 응급의학과 의사만이 수행하는 특별한 시술은 없으며 타 임상과와 많은 시술을 함께 수행하고 있다.

33. 이비인후과

이비인후과(otorhinolaryngology)는 귀, 코, 목(인두, 후두)에 관련된 질환에 대한 내과적 및 외과적 치료를 하는 전문 진료과이다(그림 33).

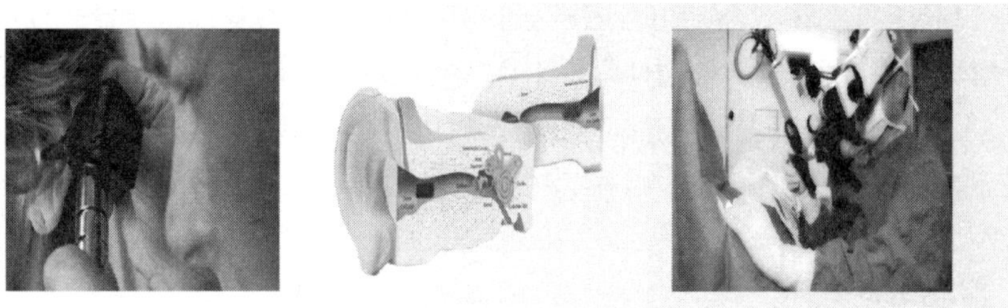

(a) 난청검사　　　(b) 귀구조 모형　　　(c) 귀수술장면

그림 33 ◦ 귀의 내부, 귀수술장면

귀(이과), 코(비과), 목(두경부외과)의 3개의 분과 형태로 크게 나누어져 있는데, 최근에는 이과학, 신경이과학, 비과학, 안면성형의학, 수면의학, 두경부외과학, 후두과학, 기관식도과학, 음성언어의학 등으로 점차 세분화되고 있다.

병원마다 분과와 그 역할은 차이가 있으나 크게 이과, 비과, 두경부외과 분과의 세 가지로 나눈다. 순음 청력검사, 자발안진*, 주시안진**, 두위안진***, 전기 성문도 검사, 비강도 검사, 후각검사, 미각 검사 등을 통하여 귀, 코, 목에 관한 세부적인 진단을 하고, 원인을 규명하여 치료하는 데 그 목적이 있다.

34. 재활의학과

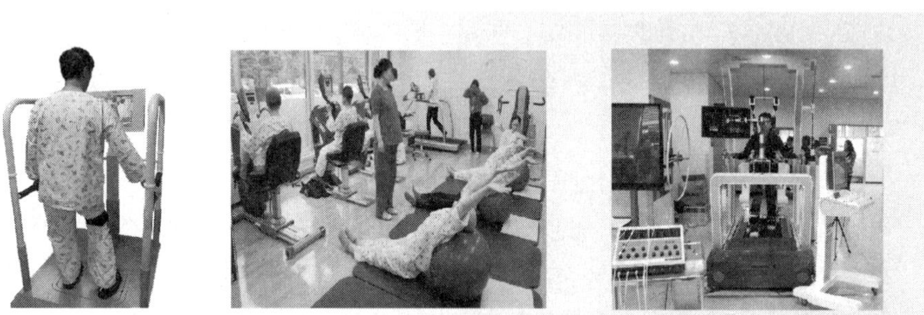

그림 34 ◦ 재활치료

현대의학은 빠르고 정확한 치료를 목적으로 하며, 재활의학(rehabilitation medicine)은 1, 2차 세계대전을 전후로 현대에 들어 출발한 의학의 한 분야로서 다른 의학 분야에 비해 역사가

---

* 자발안진 : 안구의 앞 · 뒤 축을 중심으로 안쪽이나 바깥쪽으로 안구가 도는 현상이며, 회선안진(torsional nystagmus)이라고도 한다.

** 주시안진(gaze-evoked nystagmus) : 어떤 목표물을 집중해서 볼 때(주시)는 보는 것이 가능하지만 그렇지 않을 때는 보는 것이 구별이 잘 되지 않는 현상이다.

*** 두위안진(positional nystagmus) : 두위의 변화에 따라서 발병되는 안진검사이다.

비교적 짧지만 인간의 생명존중과 삶의 질을 중시하는 현대의학의 특성을 가지고 발전하고 있다(그림 34).

재활은 세계보건기구에서 규정한 장애인을 위한 재활은 "최적의 신체적, 감각적, 지능적, 심리적, 사회적 수준으로 향상시키고 유지하는 과정" 으로 정의하고 있다. 질환, 외상 또는 노인성 변화로 신체적 기능 및 심리사회적 기능이 떨어져 스스로 독립적인 일상생활을 유지할 수 있는 능력이 감소할 때 환자에게 남아 있는 신체적 능력을 최대로 회복시키고자 하는 것이다.

35. 정신병학과

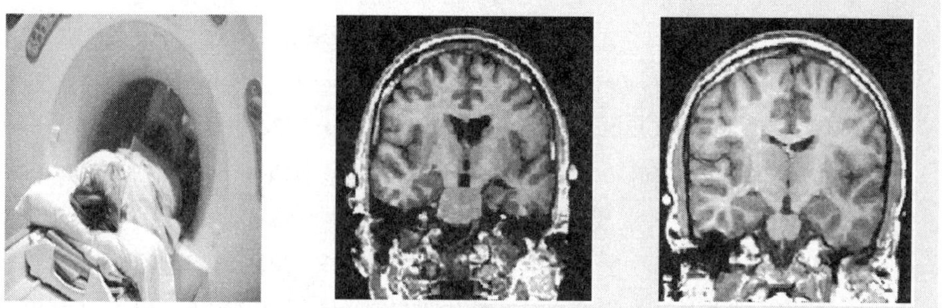

(a) MRI 검사를 받는 환자 (b) 정상인 MRI 사진 (c) 정신분열병환자 MRI 사진

그림 35 ● 정신분열병 MRI 사진

정신병학(psychiatry)은 정신(또는 행동의) 질환과 나아가 건강상태와 병적 상태에서의 개인의 행동을 연구하고 치료하는 의학의 한 분야이다(그림 35).

정신질환이 하나의 의학적 병으로 인식된 것은 지난 200여 년 전의 일이다. 초기에는 정신의학이 단순히 정신병을 치료하는 의학으로 인식되어 왔으나, 근대의학이 발전함에 따라 개인의 주관적 생활, 대인관계 및 사회적응 등에 영향을 주는 정상과 이상 사이의 다양한 스펙트럼의 인격장애들이 대상이 되고 있다.

정신현상은 유전 및 분자생물학 등 개인의 신체적 조건, 가족 및 사회적 요인들과 상호 관련이 있으며, 이제는 정신적 원인에 의한 신체적 장애, 신체적 요인에 의한 정신적 장애, 사회문화적 요인과 관련된 지역사회의 정신의학 및 정신보건 문제에 이르기까지 그 대상이 확대되고 있다.

정신의학의 분야에는 임상정신의학, 생물정신의학, 정신병리학, 사회정신의학, 정신신체의학, 행동과학 등이 있으며 현재 정신의학은 생화학적, 면역학적인 연구가 활발해짐에 따라 정신질환의 원인규명에 많은 희망을 던져 주고 있다.

36. 정형외과

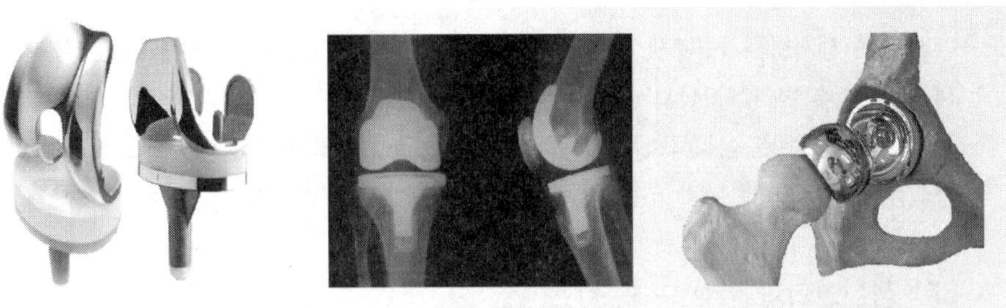

(a) 인공관절 (b) 인공관절 X-ray 사진 (c) 인공관절모형

그림 36 • 인공관절

희랍어의 orthos와 paidos를 합친 복합어로 orthos는 바로잡는다라는 것이며, paidos는 소아를 의미하며 처음에는 소아기의 변형을 교정하고 예방하는 학문을 의미하였다. 하지만 현대적인 의미에서는 사지와 척추 그리고 그 부속기의 형태와 기능을 내과적, 외과적 그리고 물리학적 방법으로 연구하고 보존하며 회복 및 발전시키는 의학의 한 분야로 정의할 수 있다(그림 36).

정형외과(orthopedics)는 팔, 다리 및 척추를 구성하는 모든 해부학적인 구조에 대해 진료를 한다. 하지만 해당 분야가 너무 광범위하기 때문에 질환이 발생한 부위별로 세분하여 진료를 하게 되고, 주요 진료 분야는 수부, 견주관절, 족관절, 무릎, 고관절, 척추, 소아, 종양으로 나누어진다. 정형외과의 주요 치료법은 단순히 생각하는 수술적 치료뿐만이 아니라 크게 보면 약물요법, 물리치료, 보장구요법, 의지 등의 보존적 치료와 적극적인 수술적 치료로 나눌 수 있다.

37. 종양학과

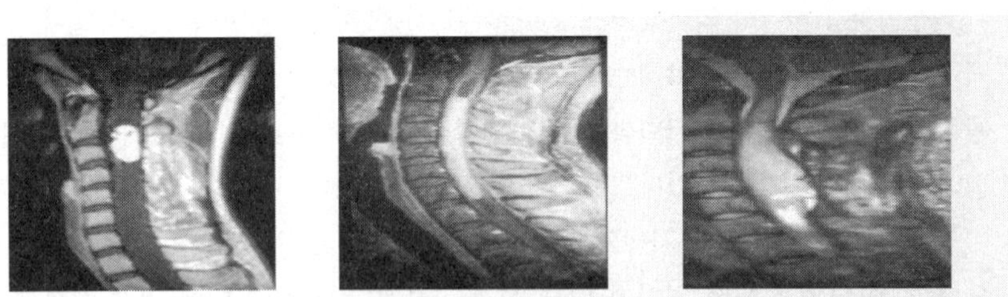

(a) 혈관 모세종 (b) 상의 세포종 (c) 성상 세포종

그림 37 • 척수종양의 분류

종양 및 암의 병태 및 병인론에 대해 연구하는 학문분야이다(그림 37).

종양의 발생원인 및 진전 등의 기작을 연구하여 최종적으로 암의 예방, 진단 및 치료에 유효한 지견을 모은 것을 목적으로 하는 학문이다.

종양학(oncology)에 포함되는 연구영역은 병리학, 생화학, 분자생물학, 면역학, 유전학, 바이러스학, 역학, 내과학, 외과학 등의 의학분야와 각종 생물학 분야를 포함하여 광범위하다.

최근에 암 유전자 및 암 억제 유전자의 존재 증명 등의 분자생물학기법을 구사한 분자종양학 영역이 눈부시게 발전하고 있다.

38. 진단방사선과

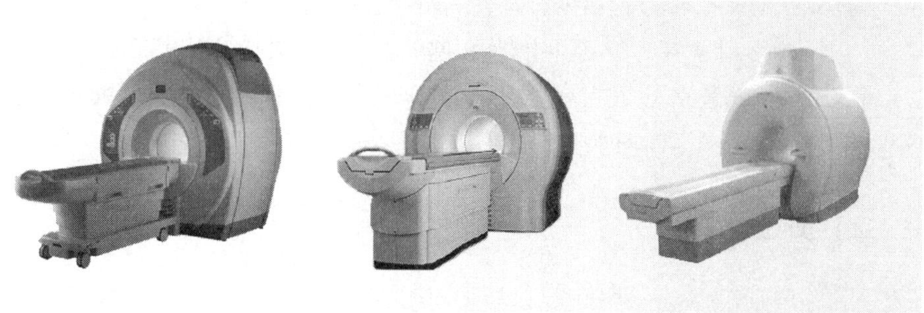

그림 38 • 자기공명영상장치(MRI)

영상의학과의 종류라 할 수 있으며(그림 38) 치료방사선과는 방사선을 이용한 치료가 주목적이며 진단방사선과(diagnostic radiology)는 방사선을 이용한 신체의 진단에 그 목적이 있다. 신체를 진단하여 신체의 이상유무와 이상원인까지 밝혀내는 고급 진단기술이라 할 수 있다. 진단용 방사선의 종류에는 디지털 X-선 촬영장치(DR), 컴퓨터단층촬영(CT), 자기공명영상진단(MRI) 등의 여러 가지 기법이 사용된다. 이들 기법은 단순히 진단방식에만 차이가 있는 것이 아니라, 측정되는 결과값과 얻어지는 결과값에도 차이가 나게 된다.

39. 진단검사의학과

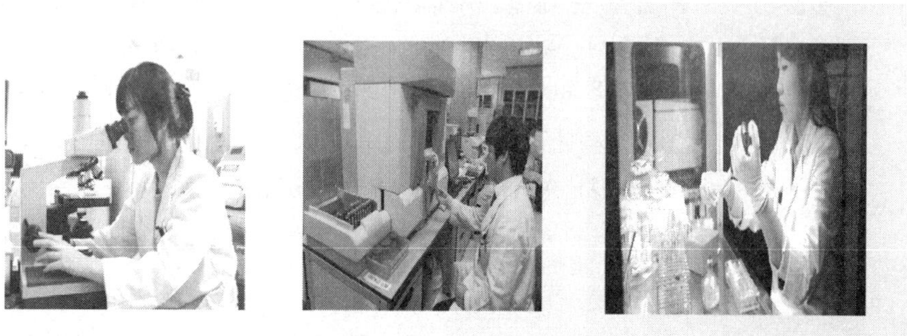

그림 39 • 혈액검사, 효소면역측정법

인체에서 유래하는 각종 검체에 대하여 적절한 검사를 시행함으로써 질병진단이나 치료효과 판정 등에 도움을 주는 일을 한다(그림 39).

진단검사의학과에서 시행하는 검사는 그 종류가 매우 다양한데 혈액에 들어있는 각종 성분을 분석하는 것뿐 아니라 소변, 뇌척수액, 체액 등도 검사를 시행한다.

인체의 감염병을 진단하기 위하여 세균, 바이러스, 진균 등 각종 미생물을 분리하여 동정하기도 하고, 암세포를 분리하여 그 암세포의 성상을 밝히는 검사도 한다. 혈액은행에서는 병원 내 수혈이 필요한 모든 곳에 혈액을 공급하는 일을 맡고 있으며, 이와 관련된 각종 검사나 헌혈, 성분헌혈, 혈장교환 및 치료적 혈구성분채집술 등도 시행한다.

최근에는 각종 유전검사를 시행하여 질병과 관련된 최신 유전정보를 제공하며, 유전상담을 통하여 환자들을 돕고 있다. 진단검사의학과의 각종 검사기법은 최신 의학지식 및 기술을 환자 진료에 접목하여 의료진에게 최선의 진료가 가능할 수 있도록 한다.

40. 치 과

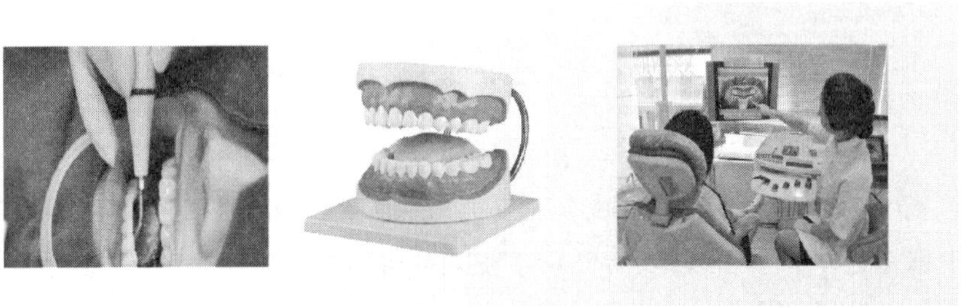

(a) 스케일링 (b) 구강모형 (c) 구강 CT 검사결과 설명

그림 40 • 치아치료, 구강 CT

치아와 그 주위조직 및 구강을 포함한 악안면 영역의 질병이나 비정상적 상태 등을 예방하고 진단하며 치료를 도모하는 의학의 한 분야이다(그림 40).

일반적인 진료를 담당하는 대개의 치과의사는 구강 위생상태를 개선하고 건강한 치아를 유지하는 데 필요한 진료를 제공한다. 일반 치과의사가 직접 치료하기 어려운 경우에는 일정 기간의 수련 과정을 거치면서 각 세부 과목(구강악 안면외과, 치과교정과, 치주과, 치과보철과, 소아치과 등)을 전공한 치과의사에게 의뢰를 하거나 협력 진료를 하기도 한다. 치과(dentistry) 진료는 크게 외과적 처치와 비외과적 처치, 예방적 처치로 나눌 수 있다.

41. 치과교정과

성장기 환자의 치열, 악안면골격 이상발육의 교정치료, 악안면 정형 교정치료와 성인환자의 치열 및 악안면골 이상에 대한 교정치료와 교정-수술 복합치료를 시행한다(그림 41).

컴퓨터를 이용한 3차원 골격진단으로 구순구개열(언청이) 환자를 포함한 다양한 안면부 발육 이상이나 안면기형 환자들의 교정적, 정형적 치료에 대한 종합적인 관리를 시행한다.

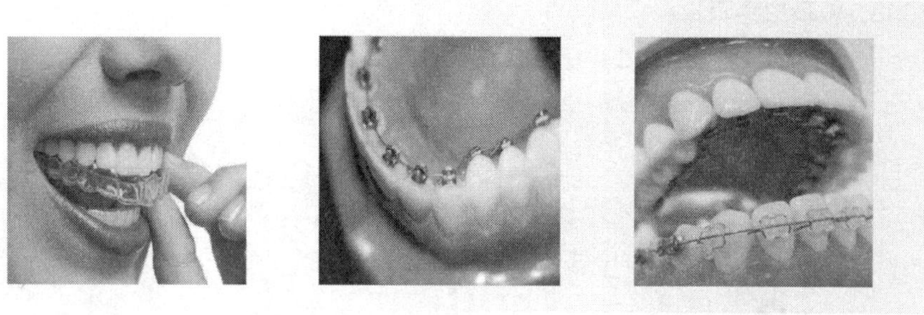

(a) 투명교정 (b) 설측교정 (c) 콤비교정

그림 41 • 치성 부정교합

치과교정(orthodontics)치료를 원하는 경우 치료계획을 세우고 필요한 분석을 위한 검사를 실시하는데, 교정진단을 위한 분석은 임상적인 검사와 함께 X-ray 검사, 안모 및 구내 사진촬영, 모형채득 등을 실시하며 환자의 상태에 따라 추가 검사가 필요할 수 있다.

42. 치료방사선과

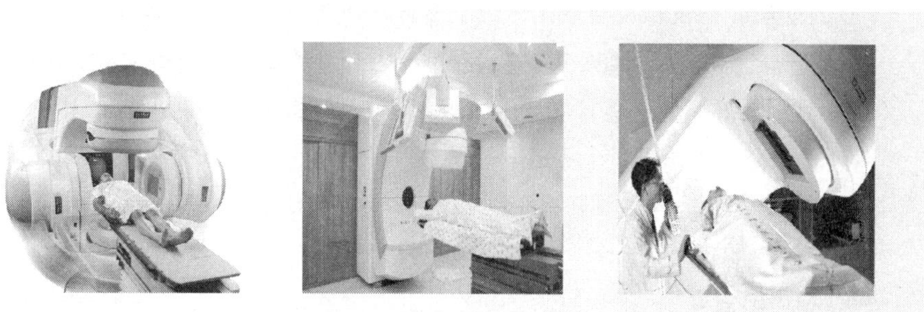

그림 42 • 방사선 치료기

방사선과는 영상의학과(radiology)에서 X-선, 즉 방사선을 이용한 과의 한 종류이다. 뢴트겐(Wilhelm Conrad Roentgen)이 1895년 11월 8일 X-선을 발견하고 이를 'X-선 방사(X-radiation)'라고 명명하였는데 현재도 영상의학 분야에서 이 용어가 쓰이고 있다(그림 42).

우리나라에 영상의학의 씨가 뿌려진 것은 X-선이 발견된 지 16년이 지난 1911년으로서 이후 여러 번의 개편을 거듭함으로서 영상의학과로 개명되었다.

현재 여러 가지 촬영기법이 나왔음에도 불구하고 방사선은 여전히 영상의학과에 있어서 주축을 이루는 핵심 기술이라 할 수 있다.

43. 치과보존과

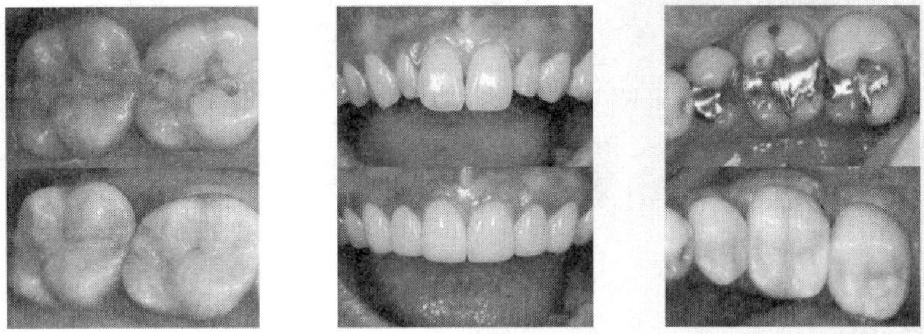

(a) 변색된 치아성형비교 (b) 토끼 치아성형비교 (c) 깨진 치아성형비교

그림 43 • 치아보존 치료

치아의 경조직 손상, 치아의 심미적 부조화, 치수질환 및 치근단질환에 대한 시술을 시행하여 치아와 관련된 동통을 제거하고, 치아의 저작, 발음, 심미기능을 회복시켜 환자를 치료하는 과이다(그림 43).

치과보존과(operative dentistry) 진료분야는 생활치수 보존을 위한 치수진정치료 및 치수복조*, 아말감,** 주조금, 복합레진***, 글라스아이오노머****를 이용한 수복, CAD/CAM을 이용한 도재수복, 치아색조수복 및 변색 치관의 표백, 응급 치수절단술 및 근관치료, 치근단 병소조직의 외과적 적출술과 치근단 절제술, 치근분리 및 치근절단술, 자연치아 및 인공치아의 재식 및 이식, 수술현미경을 이용한 미세근관치료 및 수술 등의 진료를 수행한다.

44. 치과보철과

치아를 뽑게 되는 중요한 원인은 첫째 충치, 둘째 풍치라고 하는 잇몸질환, 셋째 사고로 인한 충격, 즉 외상이다(그림 44). 이러한 후천적인 원인 또는 선천적인 원인에 의한 치아결손으로 한두 개 또는 광범위하게 치아가 상실되면 환자의 음식섭취가 어렵고 소화도 불량하게 되어 전신적인 영양부족, 건강악화를 초래하고 얼굴모습도 흉해지며 대화에 필요한 말도 정확히 할 수 없으며, 정신적인 열등감을 가져 오기도 하여 사회생활을 어렵게 만들기도 한다.

치아를 상실하고 그대로 방치하면 마치 도미노 현상처럼 주변의 치아가 그 공간으로 기울어지게 된다.

---

* 치수복조 : 우식상아질을 제거한 후 치수를 덮고 있는 상아질층이 없고 치수가 노출되었거나 상아질 피복량이 적을 때 약제로 치수를 보호하는 수술식이다.

** 아말감 : 충치치료에 사용되는 치료 재료이다.

*** 복합레진 : 충치치료에 사용되는 재료로써 자연치아의 색과 조화롭다.

**** 글라스아이오노머 : 충치치료에 사용되는 재료이다.

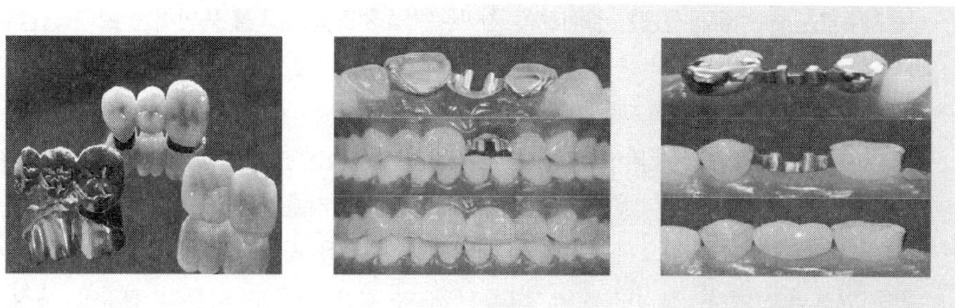

(a) 치아 보철물 (b) 구치 보철물 (c) 전치 보철물

그림 44 • 치아 보철물

대합하고 있는 반대측 치아가 내려오거나 올라옴으로써 치아배열의 균형이 파괴되며, 발생된 빈 공간들 사이로 음식물이 끼이게 됨으로써 부가적인 충치나 잇몸질환이 생겨나고 멀쩡했던 주변 치아와 잇몸조직, 안면부 근육과 턱관절 등에도 영향을 주어 심각한 장애를 일으킬 수 있다.

보철은 치아가 결손된 환자들에게 인공적으로 치아를 대체함으로써 구강과 안면부의 기능회복과 심미적 개선을 가져오기 위한 치의학의 한 가지 치료방법이며, 이것을 담당하는 분야를 보철과(prosthodontics)라고 한다. 보철학의 치료분야로는 일반 보철치료, 심미보철치료, 악안보철치료, 임플란트 보철치료로 나눌 수 있다.

45. 치주과

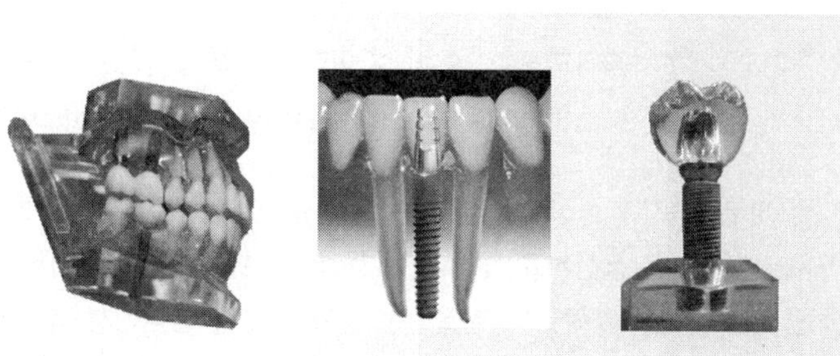

그림 45 • 임플란트

'치주'는 '치아의 주위'란 뜻이다. 치주질환(잇몸병)은 치아주위에 부착하고 있는 조직과 치조골이 세균의 감염으로 파괴되어 발생한다. 따라서 치료하지 않은 채로 방치하면 치아를 잃게 될 수도 있다(그림 45).

치주과(periodontology)는 치석제거, 칫솔질, 잇몸 염증, 잇몸수술, 연조직 수술 등을 하며 치아 및 뿌리 주변을 관리하는 과이다. 임플란트도 원칙적으로는 치주과에 소속된 진료의 한 내용이며 수술하는 부분이 한정되고, 임플란트 위에 이를 올리는 것은 보철과에서 한다.

치주염은 치은염이 진행된 결과로서 치아주위의 치조골 파괴를 동반하는 보다 광범위한 잇몸질환이다. 치주염이 심해지면 이가 흔들리게 되고 결국 이를 잃게 될 수 있다. 치주염의 치료로는 크게 비수술적인 방법과 치주수술로 나눌 수 있다.

치주질환이 많이 진행되지 않은 상태라면 비수술적인 방법으로도 잇몸건강의 회복이 가능하지만, 많이 진행된 상태라면 치주수술을 해야 한다. 치주염 환자의 경우 지속적이고도 정기적인 유지관리 치료가 필요하다. 치주질환의 주된 원인은 치면에 무색으로 덮여 있는 세균덩어리인 세균막(프라그)이다. 그러나 흡연, 약물, 당뇨와 같은 것들도 잇몸의 건강을 해칠 수 있다.

진료분야로는 치은염(잇몸염)이나 치주염(풍치)의 염증성 질환, 염증성 치은비대나 약물에 의한 치은비대증, 외상성 교합이나 부정교합에 의한 치주질환, 치은착색, 구취, 지각과민, 치은퇴축 등의 치료와 인공치아(임플란트) 매식술 등이 있다.

46. 피부과

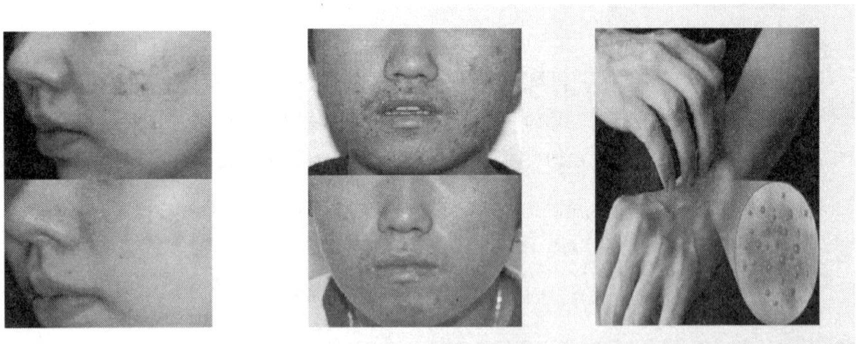

(a) 모공개선 수술비교 (b) 여드름 치료비교 (c) 아토피 피부염

그림 46 ∙ 늘어난 모공개선시술, 아토피 피부염

피부 및 피부부속기에 증상이 나타나는 모든 질환을 진료하고 치료하는 분야이다. 기존의 경구약, 도포제, 냉동치료, 광선치료, 면역치료 등 많은 치료법을 이용해 여러 피부과 질환들을 치료하며, 최근에는 레이저 치료술이 발달하여 많은 피부과 영역에서 레이저 치료가 사용되고 있다(그림 46).

피부과(dermatology)는 단순히 피부의 치료뿐만 아니라 이를 예방하며 관리하는 여러 복합적인 시술들을 시행하는 복합적인 진단과라 할 수 있다. 진료과로는 피부외과, 미용피부외과, 피부병리학, 광의학, 소아피부과로 나뉘게 되며, 이들은 각각 다른 분야의 진단과로 나뉘나 실제 사용되는 장비와 기본 치료원리는 유사하기 때문에 사용되는 치료장비에 대해 이해할 수 있다면 기본적인 피부과의 업무에 대해 이해하는 것과 동일하다 할 수 있다.

47. 한방과

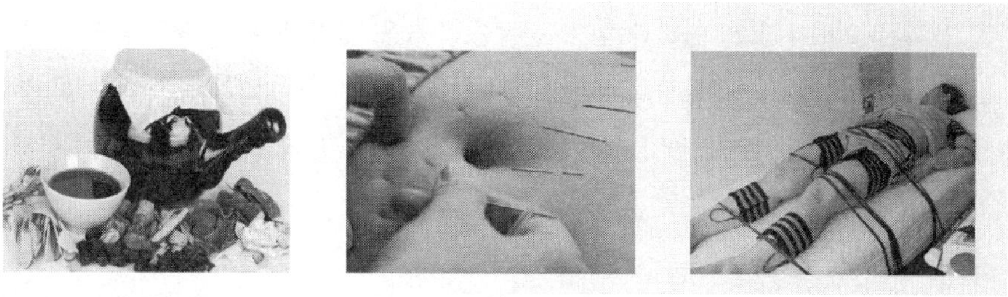

그림 47 ◦ 한방치료

서양의학에 대응하여 동양의학이라고도 하기도 한다. 중국 · 일본 등 한자문화권 지역의 의학과 교류되면서 연구 · 전승 · 발전되어 왔으며 동양철학적인 방법에 근거를 두고 있다(그림 47).

종합적인 생명현상을 동적으로 관찰함으로써 내적 생명력을 근본적으로 배양하고 건강을 증진하는 것이 큰 특징이다. 인체를 소우주로 보기 때문에 한의학의 기초이론은 우주운행원리인 음양을 중심으로 한 음양오행설이다. 한의학의 자연관과 인체의 생리 · 병리에 대한 원리, 진단 · 치료 · 약물 등에 대한 이론은 모두가 이 음양오행으로 설명된다.

현대의 한방(chinese medicine)은 예전의 침술에 의존하는 방식이 주를 이루고 있으나, 발전된 의학기술과 접목하여 초음파, 전자기기, 레이저 기기 등으로 다방면적으로 발전이 이루어져서 침술 이외에도 여러 가지 방식이 사용되고 있다. 현대기술과 접목된 한방에 대해 이해하기 위해서는 현재 사용되고 있는 장비들의 종류를 알고 이의 특징을 이해하는 것이 중요하다.

48. 항문과

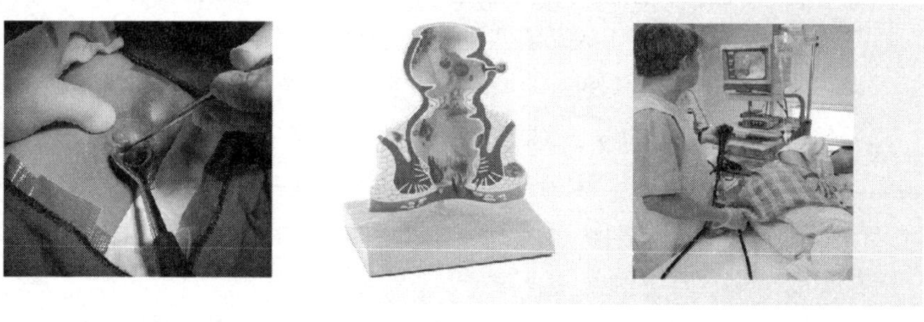

(a) 항문수술 (b) 항문 모형 (c) 항문 내시경

그림 48 ◦ 항문질환의 주요 증상

항문(proctology)에 생기는 병을 치료하는 의학 또는 병원의 그 부서이다. 통증 없이 변에 피가 묻어 나오는 항문출혈의 경우 치질(치핵)인 경우가 많으나, 생명을 위협하는 대장암의 징후일 수도 있으므로 대장항문 전문의의 진찰을 받아보는 것이 좋다(그림 48).

충수염의 경우 증상이나 검사결과가 특징적이지 못한 경우가 많고 감별해야 할 질환 또한 매우 많기 때문에 숙련된 의사의 신속하고 정확한 진단 및 처치가 요구된다. 환자의 대부분이 응급수술을 받음으로서 많은 불편과 함께 신속한 수술을 받지 못하는 경우가 많이 생기기도 한다.

진료 분야로는 치핵, 치열*, 치루** 등 3대 항문질환 외 과민성 장증후군, 대장용종(대장폴립)***, 직장탈출증****, 항문콘딜로마(첨규콘딜로마), 변실금, 항문소양증***** 등의 항문질환이 있다.

49. 핵의학과

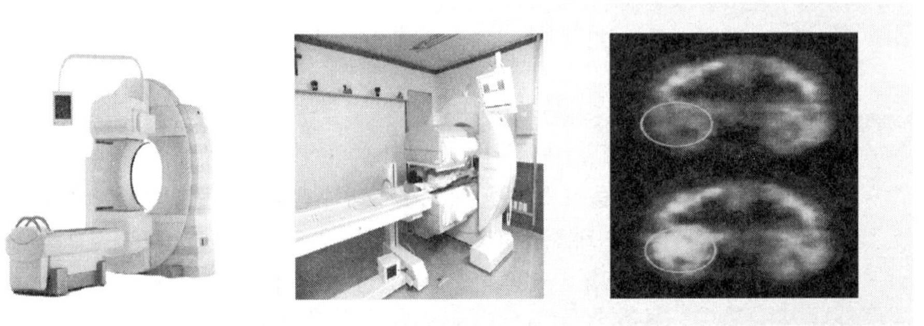

(a) SPECT(단일광자단층촬영장치)

(b) 간질환자의 측두엽 단층촬영 발작 전(위) 발작 후(아래)

그림 49 • 핵의학 촬영

방사성동위원소를 중심으로 하여 가속입자 및 중성자를 포함한 방사선 효과의 임상이용을 하는 의학의 한 부문이다. 핵의학(nuclear medicine)은 방사성동위원소를 이용해 질병을 진단하고 치료하는 분야이다. 방사성동위원소를 체내에 투여한 뒤 방출되는 방사선의 투과력을 검출하는 의료장비를 이용하여 환자의 검사부위 영상을 얻어 질병을 진단할 수 있다. 파괴력이 센 방사선을 방출하는 경우 체내에서 인접한 암세포를 파괴하여 질병을 치료할 수도 있다(그림 49).

최근 의료용 방사성동위원소의 개발 및 그것을 검출하는 장치의 개발이 두드러지게 발달하고, 핵의학 진단학은 의학의 진료부문으로서 확립되어 핵의학은 일반적으로 진단학을 의미하게 되었다. 방사성동위원소가 의학에 사용되기 시작한 것은 1961년경이며, 보급되기 시작한 것은 1965년 이후부터이다. 현재는 내과 · 외과 · 소아과 등 모든 임상과에 이용되고 있으며, 독립된 부문으로 성장하고 있다.

진료방법으로는 혈액 속의 호르몬 · 항원과 같은 미량성분을 방사성 시약(아이오딘 125 125I, 아이오딘 131 131I과 같은 방사성동위원소를 극미량 포함)에 의하여 정량(定量)하는 방법, 환자

---

* 치열(anal fissure) : 항문 입구에서 항문 안쪽 부위가 찢어지는 현상이다.

** 치루(anal fistula) : 항문 주변에서 농양이나 염증, 고름 등이 배출되어 나오는 현상이다.

*** 대장용종(colon polyp) : 대장 점막이 자라 혹이 되어 장 안쪽으로 돌출되는 현상이다.

**** 직장탈출증(rectal prolapse) : 항문조임근을 통해 직장 일부가 탈출된 상태이다.

***** 항문소양증(pruritus ani) : 항문 주변이 가렵거나 화끈거리는 질환이다.

에 미량의 방사성 약물을 투여하고 방사성 약물로부터 방출되는 팽선을 예민한 측정장치(신티카메라 등)로 밖에서 측정하여 장기의 기능검사와 형태묘사를 행하는 방법이 실용화되고 있다.

핵의학에 의한 검사 · 진단은 일반적으로 환자에게 고통을 주지 않고 위험성도 없으며, 비교적 단시간에 실시할 수 있는 것이 특징이다.

50. 혈액학과

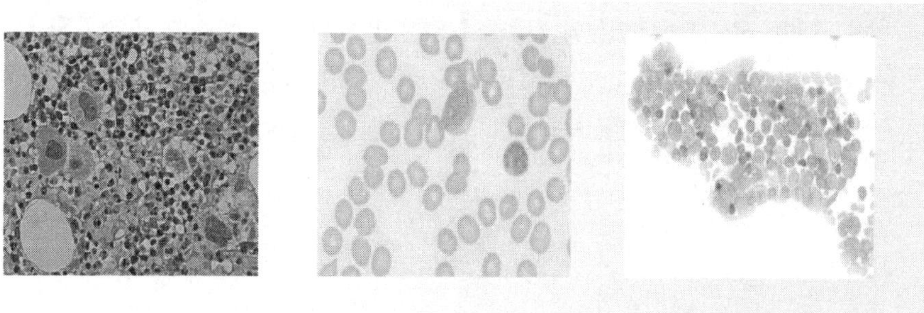

(a) 골수생검 (b) 말초혈액도말 (c) 골수천자도말

그림 50 ◦ 말초혈액도말 · 골수천자도말

혈액(hematology) 및 조혈기관과 그에 관련된 여러 가지 생리 · 병리현상에 관한 학문이며 혈액 · 혈구발생 · 형태 · 생리 · 생화학 · 병리에서부터 정상 및 병적 상태에 있어서의 조혈기관(태아의 간, 골수, 비장, 림프절 등)의 상태에 관한 연구를 비롯해 혈구의 발생 · 분화 · 형태 · 기능 및 액체 성분 중 특히 항원-항체반응을 중심으로 한 면역학 · 혈청학 · 지혈 · 혈전에 관한 혈액응고학, 백혈구 내의 염색체 핵형분석 등의 세포유전학으로 다양하게 파생되고 있는 학문이다(그림 50).

혈액질환을 할 수 있는 검사로는 전체 적혈구계수 및 백혈구 감별검사(CBC(Complete Blood Cellcount) & diff count), 망상적혈구(reticulocyte)질환, 응결(coagulation)질환, 골수(bone marrow)증식성질환 검사 등이 있다.

51. 흉부외과학과

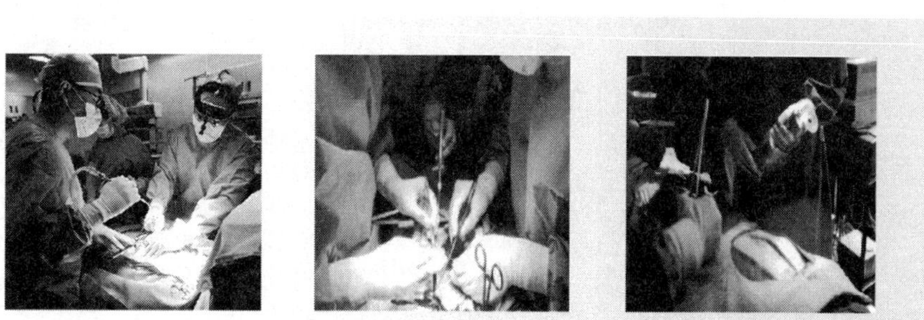

그림 51 ◦ 흉부 수술

인체 중 흉부, 즉 가슴에 위치하는 심장, 폐, 기관, 식도, 대동맥 등 생명유지에 기본이 되는 중요 장기의 질환과 흉벽, 종격동, 횡격막, 늑막 등에서 발생된 질환을 진단하고, 주로 수술적 방법으로 치료하는 전문진료 분과이다(그림 51).

다한증을 비롯한 다양한 혈관질환에 대한 진료도 담당하고 있다. 중요 장기들에 발생되는 질환별로 더욱 전문화된 하위 분과로는 성인심장외과, 일반흉부외과, 소아심장외과로 나뉜다.

성인심장외과는 후천성 판막질환, 관상동맥질환, 대동맥질환, 및 혈관질환 등을 치료하며, 일반흉부외과는 폐암, 식도암, 및 다한증 등 심혈관 이외의 모든 흉부질환을 치료하는 분과이다. 또한 소아심장외과는 선천성 심장질환의 치료를 담당하고 있다.

흉부외과(thoracic surgery) 주요 질환으로는 관상동맥질환, 심장판막질환, 심장종양, 부정맥, 폐질환, 식도질환, 흉벽 기형, 늑골골절, 다한증, 액취증 등이 있다.

Ⅱ. 의학용어

1. 전문의사 업무분야

전문가	Specialist	전문분야	Speciality	업무범위
가정의학 전문의	family practitioner	가정의학	family practice	경증의 내외과적 치료
내과의사 (내과 전문의)	internist	내과의학	internal medicine	약물로 성인 내장질환 진단 및 치료
내분비 전문의	endocrinologist	내분비학	endocrinology	내분비선 질환치료
노인병 전문의	gerontologist	노인병학	gerontology	노인성질환진단 및 치료
류마티스학자 (류마티스 전문의)	rheumatologist	류마티스학	rheumatology	결합조직 장애를 물려 전할 수 있는 관련된 임상문제를 중심으로 처리, 관절과 관련된 질병치료
마취전문의사	anesthesiologist	마취과학	anesthesiology	수술 중 마취관리 및 투약
물리치료사 (재활전문의)	physiatrist	물리치료 및 재활	physical medicine and rehabilitation	신경근골격 부상, 장애로 고통받는 환자의 치료 및 원인파악
방사선학자 (방사선 전문의)	radiologist	방사선과학	radiology	X-ray를 이용한 진단 및 치료
병리학자 (병리전문의)	pathologist	병리학	pathology	진단을 위한 조직검사와 질병연구에 역점을 둔다.
부인과의사 (부인과 전문의)	gynecologist	부인과학	gynecology	여성생식기 및 비뇨기계 치료
비뇨기과 전문의	urologist	비뇨기과학	urology	남녀 비뇨기 및 남성생식기 계통의 치료
산과의사 (산과전문의)	obstetrician	산과학	obstetrics	산욕기 간호 및 임신부와 태아간호, 출생관리
성형외과의사	plastic surgeon	성형외과	plastic surgery	외과적으로 신체구조의 개조 및 복구
소아과의사	pediatrician	소아과학	pediatric	건강하거나 건강하지 않은 어린이 치료
신경학 전문의	neurologist	신경학	neurology	신경계치료
신경외과 전문의 (신경외과의사)	neurosurgeon	신경외과학	neurological surgery (neurosurgery)	신경계 질환의 외과적 치료
신장병 전문의	nephrologist	신장병학	nephrology	신장질환 치료
	cardiologist	심장병학	cardiology	심장 및 혈관질환 치료
심혈관 외과의사	cardiovascular surgeon	심혈관 외과학	cardiovascular surgery	심장 및 혈관질환 외과적 치료
안과의사	ophthalmologist	안과학	ophthalmology	눈의 내외과적 치료
알레르기 전문의사 면역학자	allegist immunologist	알레르기 및 면역학	allergy and immunology	알레르기 및 전염병 치료

전문가	Specialist	전문분야	Speciality	업무범위
예방의학자	preventivo medico	예방의학	preventive medicine	건강유지 및 질병예방에 초점
외과 전문의	sergeon(surgeon)	외과학	surgery	수술적 방법으로 외상이나 질병치료
위장병 전문의	gastroenterologist	위장병학	gastroenterology	소화기계 치료
응급구조 의사	emergency physician	응급의학	emergency medicine	급성질환 및 부상 치료
이비인후과의사	otorhinolaryngologist	이비인후과	otolaryngology	귀, 코, 인두, 후두 치료 및 머리나 목의 구조와 질병발생 시 내외과적 치료
정신병학자	psychiatrist	정신병학	psychiatry	행동장애, 정서적, 정신적 문제예방 및 치료
정형외과 전문의	orthopedist	정형외과학	orthopedics	자세나 운동기관 계통의 변형과 기능장애 치료
종양학자(종양전문의)	oncologist	종양학	oncology	종양과 암치료
피부과 전문의	dermatologist	피부과학	dermatology	피부질환 진단 및 치료
항문과 의사	proctologist	대장, 항문 외과학	colon and rectal surgery	대장 및 항문질환 외과적 치료
핵의학 전문의	nuclear medicine physician	핵의학	nuclear medicine	방사능물질을 이용한 질병의 진단 및 치료
혈액학자(혈액전문의)	hematologist	혈액학	hematology	혈액질환의 병인, 진단, 치료, 예후 및 예방에 관한 연구
흉부외과 전문의	thoracic surgeon	흉부외과학	thoracic surgery	수술적 방법으로 흉부 내부(심장과 폐) 질환을 치료
재활의학 전문의	rehabilitation medicine physician	재활의학	rehabilitation medicine	장애를 가진 환자의 심신기능을 다시 활성화시켜주는 치료
영상의학 전문의	radiology medicine physician	영상의학	radiology medicine	의료용 방사선 촬영으로 X-선 판독 또는 기타 장비로 환자의 환부를 촬영
결핵학자(결핵전문의)	phthisiologist	결핵학	phthisiology	폐의 결핵에 대한 치료와 연구
치과전문의	dentist	구강악안면 외과학	oral and maxillofacial surgeons	치과에서 특히 턱과 하악골 부분의 치료와 시술
	dentist	치과보철과(치과보철학)	prosthodontics	치아주변 결손조직을 보강하는 치과보철물의 시술
	dentist	치과교정과(치과교정학)	orthodontics	치아, 치주조직, 악골 및 안면의 구조와 기능, 성장, 발육 등을 연구하여 이들의 이상에 의해 발생하는 부정교합과 턱의 비정상적인 관계의 개선 및 예방을 연구
	dentist	소아치과(소아치과학)	pediatric dentistry	유아에서 십대 청소년에 이르기까지의 연령을 대상으로 구강건강을 제공
	dentist	치주과(치주학)	periodontology	치주질환과 치주 건강관리와 치료, 임플란트 주위조직의 관리

전문가	Specialist	전문분야	Speciality	업무범위
치과전문의	dentist	치과보존과(수술치과학)	operative dentistry	치아 경조직 손상치료, 심미수복재 충전과 근관치료
	dentist	구강내과(구강의학)	oral medicine	내과적 시술을 통해 입, 턱 등에서 발생하는 질병과 통증 치료
	dentist	구강악악면방사선과	oral and maxillofacial radiology	진단영상을 촬영, 판독하여 치아와 구강악안면 부위에 발생하는 각종 질환을 진단
	dentist	구강병리과	oral and maxillofacial pathology	치과적 질환의 병의 원리를 밝히기 위하여 상태나 질환의 조직구조, 기관의 형태 및 기능의 변화 등을 연구

2. 전문 의료기사 업무분야

전문가	Specialist	업무범위
침술사	acupuncturist	침으로 신체의 특정 부위를 찔러 자극함으로써 신경계에 자극을 주어 치료
마취전문의사 보조	anesthesiologist assistant	마취 건강진단기록, 비침습 및 침입 모니터 구축, 마취 의약품 관리
청각학자, 청력학자	audiologist	청능평가, 보청기와 인공와우의 평가를 통하여 재활 및 훈련
심혈관기사	cardiovascular technologist	심장과 말초혈관질환을 진단 및 치료
세포검사기사	cytotechnologist	폐, 위장관이나 신체로부터 수집된 샘플 검사
치과보조사	dental assistant	치기구 전달 및 살균, 치과의사 보조역할
치위생사	dental hygienist	스케일링, 불소도포 등 구강질병을 예방하고 교육, 진료보조기구의 세척 및 소독
치과검사기사	dental lab technologist	치아의 대체물이나 장치물을 제작, 수리, 가공
초음파진단기사	diagnostic medical sonographer (ultrasound Technician)	인체내부 조직의 영상촬영
투석기사	dialysis technician	투석기계를 이용한 신체내부 폐기물 처분
영양사	dietcian / dietetic technologist (dieticia)	급식관리 및 영양 서비스 제공
심전도기사	electrocardiographic technologist	심전도로 심근세포의 활동전위 측정
뇌전도기사	electroencephalographic technologist	수면연구, 깊은 마취상태 감시, 간질진단 및 정상적인 뇌기능 연구
응급의료기사	emergency medical technician	응급 수송환자를 이송
건강증진치료사(적성치료사)	fitness therapist	과학적으로 건강상태와 몸에 맞는 운동을 처방
건강정보관리사	health information manager	건강관리를 위해 건강정보 수집
조직학기사	histologic technologist	미세한 구조를 시각화
가정간호 보조원	home health aide	환자의 집에서 지속적인 치료제공

전문가	Specialist	업무범위
안마사	massage therapist	환자의 근육을 두드리거나 주물러서 혈액순환을 원활히 하고 육체피로를 경감
진료보조사	medical assistant	의사와 다른 보건전문가의 작업을 지원하기 위해 행정 및 임상 작업을 수행
의료정보기사	medical coding specialist	질병, 부상, 수술작업 및 기타 절차에 관한 자세한 정보를 얻기 위해 의사와 기타 의료제공자가 제공하는 의료문서를 읽고 검토
진료설명가	medical illustrator	의료 생물학적 및 관련 지식을 보급하기 위한 시각 자료를 해석하고 만듬
검사실기사	medical laboratory technician	의료실험실 또는 임상실험실에서 질병진단, 치료 및 예방
의무기록기사	medical record technician / medical record administrator	진료기록의 점검, 진료기록번호부터 색인카드작성, 정리보관, 대출, 질병분류 번호부여
진료기사 (임상병리사)	medical technologist	의사의 지도하에 세균 및 혈청학적 검사, 혈액학적 검사, 병리학적 검사, 원충 및 기생충학적 검사
진료녹화기사	medical transcriptionist	각종 검사내용을 녹음 및 관리
의무단위 조정자	medical unit coordinator	의료시설의 효율과 성능을 조직하고 유지
음악치료사	music therapist	음악을 통해 심신의 병을 앓고 있는 환자들을 치료, 회복
핵의학기사	nuclear medicine technologist	방사성의약품 준비, 스캔받은 환자에게 투여
직업훈련 간호사	nurse, licensed vocational or practical	투약, 검사기록, 환자급식 및 청결유지
자격간호사, 면허간호사	nurse, registered	환자를 지속적으로 간호
마취간호사	nurse anesthetist	마취의사 감독하에 마취
간호조무사	nurse assistant	간호 및 진료업무를 보조
조산사	nurse midwife	임산부의 정상분만을 돕고 임신부, 산욕부, 신생아의 보건지도
개업간호사	nurse practitioner	환자에게 의약품 처방 및 적절한 치료제공
영양기사	nutrition care technologist	질병예방과 건강증진을 위해 급식관리 및 영양 서비스 수행
직업치료사	occupational therapist	장애인의 사회적응능력의 회복을 갖게 함
직업치료보조사	occupational therapy assistant	직업치료사 보조로서 환자회복에 대해 지원
안과치료기사	ophthalmic medical technician/technologist	안과 진단 및 처방, 시각교정 및 치료
광학기 제작자	optician	안경이나 콘택트렌즈 제작
준의료 종사자, 위생병	paramedic	응급상황과 외상에 대한 선진 치료
관류사	perfusionist	심장수술과 환자의 생리상태를 관리
약제사	pharmacist	약의 생산, 조제, 공급, 관리
약리학자	pharmacologist	약리학 관련 연구
약국보조사	pharmacy technician / assistant	환자들에게 처방 의약품 및 기타 의료기기 분배 및 사용지시

전문가	Specialist	업무범위
방혈사	phlebotomist	살아있는 사람이나 동물의 혈액 샘플을 수집
물리치료사	physical therapist	의사의 진단과 처방에 따라 만성통증 및 신체기능장애 환자에게 물리적인 방법을 적용하여 증상을 완화 회복
물리치료 보조기사	physical therapist assistant	물리적 장애인의 장애치료 및 이동성증진, 물리적 개입과 관련된 건강관리
의사 조수	physician assistant	질병 및 부상예방, 유지, 관리
치과보철사	prosthetist	위턱, 아래턱 보철처리
정신병 치료기사	psychiatric technician	정신과의사의 지시에 따라 환자기록 및 의약품관리
방사선 치료기사	radiation therapy technologist	방사선을 이용하여 암세포 제거
방사선 촬영기사	radiologic technologist / radiographer	진단 및 의료문제 치료를 위한 인체의 이미징 수행
오락요법사, 오락치료사	recreational therapist	레크레이션으로 정신적 질병 치료
재활기사	rehabilitation technologist	장애인들의 재활을 위한 솔루션 개발 및 사회생활용 컴퓨터 보조기술 제공
호흡요법사, 호흡치료사	respiratory therapist	심장, 폐질환 환자진단 및 관리
혈액은행 전문기사	specialist in blood bank technology	수혈 서비스 테스트를 수행 및 감독
언어병리학자	speech pathologist	의사소통 관련 질환평가, 진단, 치료 및 예방
언어치료사	speech therapist	언어장애의 치료, 훈련
외과의사 보조	surgeon assistant	수술 중 해부학 구조의 시각화 보조제공
외과학 기술자	surgical technologist/operation room technician	수술실 멸균 및 장비기능 안전확인
수의사	veterinarian	동물의 수술, 진단, 치료
수의사보조	veterinary assistant	수의사 지시에 따라 동물의 수술, 진단, 치료

3. 의학용어 약어

약 호	라 전 어	뜻	약 호	라 전 어	뜻
āā	equal parts	각각, 똑같이	d.	divorce	분리
abd	abdominal	복부의	D.&.C	dilation curettage	넓히고 긁어내기 자궁소파술
ac.	acid	산	dist.	distillation	증류
a. c. p. c.	ante cibum	식전 식후	diff.	differential diagnosis	각종 검사
ad lib	ad libitum	마음대로	dil.	dilution	희석
alb	albumin	단백	disc.	discontinue	중지, 중단

약 호	라 전 어	뜻
alk	alkaline	알칼리성
A m.	ante meridian	오전
amp.	ampoule	앰풀
amt.	amount	분량
A.& p	ausculation & percussion	청진과 타진
aq.	aqua	물
ax.	axilla	액와, =겨드랑이
B.	bacillus	간균
BCG. 결핵	Bacillus Calmette-Guerin	칼메트-구에린 간균
b.id.	bis in die	하루 두 번
b.i.n. B.L.B.	booth by lovelace bulbulian	하룻밤에 두 번
BM	bowel movement	변통
B.m.R.	basal metabolic rate	기초 신진대사율
B.P.	blood pressure	혈압
B.R.P.	bathroom privileges	변소출입 허락
B.T.	bleeding time	출혈시간
BUN.	blood urea nitrogen	혈액요소 질소 신장기능을 보는 검사

약 호	라 전 어	뜻
d.o.	dominant eye	우세안
D.O.A.	death on arrival	도착 시 사망
dr.	dram	드람(dram) 27. 34 그레인[grain] 1grain=0.065[g] ※grain : 가장 오래되고 가장 작은 무게단위 밀 한톨의 무게를 [grain]이라고 함
DR.	doctor	의사
D.W.	distilled water	증류수
ECG	electrocardiogram	전기심전도 (심전기묘도)
EEG	electroencephalogram	전기뇌파전도 (뇌전기묘도)
AMI	acute myocardial infarction	급성심근경색
E. E. N.T.	eye, ear, nose, throat	눈, 귀, 코, 인후
EKG.	electrocardiogram	전기심전도
elix	elixir	방향성홍분제(elixir)
1-2-3- EN.	enema 관장	1온스 염(epsom), 2온스 글리세린, 3온스 더운물의 관장
eos.	eosinoph-ils	에오신호성 (eosinoph-ils)
epith.	epithelium	상피세포
et.	보통 나열에 쓰인다. 둘 이상일 때는 앞에 콤마를 찍으며 약품나열에 쓰인다.	과(무엇무엇과)
etc.	end so forth	그리고
ess.	essential	중요하게, 필수 본태, 특발
ext.	extraction	적출, 뽑아냄, 적출법 발치
ext.	extrinsic	외부로부터의 해부(근육신경 등의 외인성의)

약 호	라 전 어	뜻	약 호	라 전 어	뜻
C.	calorie clonus의 약기	캘로리	F.	fahrenheit	화씨
u.	urination	배뇨함 소변보기	F.	female	여성
c.		캘론	fac	fac	만들다
c.	centigrade	섭씨	fl., fld.	fluid	액체
c.		일백	Ft.	ferritin	결정성 단백질
c.	light(라이트)	빛	ft.	foot/feet	한발
c. c	cumulative cum	와, 같이, 밀접하게 관련된, 직격된	F.U.O.	fever of unknown	원인을 모르는 열
ca.	cancer	암	gal.	gallon=4.546	갤런(gallon)
cap.	capsule	교갑(=캡슐)	g.b.	gall bladder	담낭
c.b.c.	complete blood count	완전 혈액검사 전혈구 계산치	GC.	gonorrhea	임균(임질)
c.c.	chief complaint	주로 불편해 하는 것	G.I.	gastroenteric	위장의
c.c., cc.	cubic centimeter	입방 센티미터	gm.	gram	그램(gram)
Ck.	check	조사	gr.	grain	조직 결정상태 1[grain]=0.065[g]
cm.	centimeter	센티미터	Gtt.	gutta	방울(drop)
C.N.S.	central nervous system	중추신경계	g.u.	genito urinary	비뇨기계
C.S.	control system	중앙	G.&W.	glycerin & water	글리세린과 물
C.S.R.	control supply room	중앙보급소	gyn	gynecology	부인과학
C.T.	coated tablet	옷 입힌 정제	h.	hora	시간
D&C	dilatation and curettage	자궁 긁어냄 술	H.	hypodermic injection	피하주사, 피부 밑주사, 피하에 시행하는 주사
C.V.A.	cerebro vascular accident	뇌혈관 외상 (=뇌졸증)	O.U.	oculus uterque	두 눈 다 (both eyes)
Hb., hgb	hemoglobin	헤모글로빈	oz.	ounce	온스(ounce)
HR.	heart rate	심박수	palp.	palpation	촉지
h.s.	hora somni	취침시간	p.c.	post cibum	식후
H.T.	hypodermic injection tablet	피하주사 정(錠)	Ped.	pediatrics	소아과(학)
Htc.	hematocrit	적혈구 용적률	per.	persia(n)	으로(by)

약 호	라 전 어	뜻	약 호	라 전 어	뜻
h.w.b.	hot water bag	더운물 주머니	pH	potential of hydrogen	수소이온 농도
I.M.	intra muscular	근육주사	P.H.	past history	과거 역사
INF.	infusion	주입	P.I.	present illness	현병(질병), 현재 앓고 있는 질병
int.	internally	내부로 내면적으로	P.I.D.	pelvic inflammatory disease	골반염증성 질환
I.V.	intravenous intravenousty	혈관주사 (=정맥주사)	P' l.	pilula	환(pill)
ISS	Injury Severity Score(손상계수)	하나 반	p.m.	post meridiem	오후
kg.	kilogram	킬로그램 (kilogram)	P.M	postmortem	부검
kl.	kiloliter	킬로리터 (kiloliter)	p.o.	phone order	전화 지시(전화로 지시한 것)
K.U.B.	kidney, ureter & bladder	신장, 수뇨관, 방광 단순촬영	L	Liter	리터(Liter)의 약기
Lab.	laboratory	검사실	P.O.	per os	입으로, 경구투약
LAP	laparotomy	개복수술 복벽절제술 (외과)	p/o	postoperative	수술 후
Lft.,L.	left	왼편	preop.	preoperative	준비, 수술 전
liq.	liquor	액체	p.r.n.	por re nata	필요 시마다
L.L.Q.	left lower quadrant	좌측 하부 4분의 1	pt.	pint	파인트(pint) 액량의 단위 단위 : 리터 영 : 약 0.57[*l*] 미 : 약 0.47[*l*]
L.M.P.	last menstrual period	최종 월경기	pulv.	pulvis (L=power)	가루
L.U.Q.	left upper quadrant	좌측 상부 4분의 1	q.	quaque	매
I.&.W.	I'm doimg & well	잘 살아 있음	q.d.	quaque die	매일
M.	Male 정자를 생성하여 아이를 만들 수 있는 성적 능력을 가진 생물	남성	q.h.	quaque hora	매 시간
m.	midday	정오(正午)	q.2h.	quaque 2hora	매 2시간
m	meter	미터(meter)	q.3h	quaque 3hora	매 3시간
m.	muscle	근육	q.4h	quaque 4hora	매 4시간

약호	라전어	뜻	약호	라전어	뜻
m.	misce	섞는다(처방전에서 합하다)	q.i.d.	quaque in die	하루 4번
Adm	admission	입원	M.	million	1천
m.	married	결혼한(기혼)	q.o.d.	every other day	하루 격일
m.,M., min	minim	최소액량 단위 1[dram]의 1/60	q.s.	quantum satis (=as much as shall suffice)	적당한 분량 =적당량
m.et n.	mane et nocye	아침과 저녁		sufficient	충분
mg.	milligram	밀리그램 (milligram)	qt.	quarter	쿼터(quarter), 할당
min.	minute	분(分)	r.	rate	율(rate)
ml.	milliliter	밀리리터 (milliliter)	r.	anus	항문
mm.	millimeter	밀리미터 (millimeter)	R.	rhythm	박자(rhythm)
N.B.M.	no bowel movement	변동없음	rt.	right	오른편(우측)
ER	emergency room	응급실	R.	Roentgen	뢴트겐
neg.	negative	음성(－)	Rx.	recipe	취한다(가진다) 처방, 대응책, 조치
no.	numero	번호	R.B.C.	red blood cell	적혈구
N.P.N.	nonprotein nitrogen (논프로테인 니트르겐)의 약어	비단백 질소	Rh.	rhesus blood factor Rh factor－Rh 인자	레세스 원숭이 (rhesus monkey)
N.P.O.	nothing per os	금식	OR	operating room	수술실
CCU	coronary care unit	관질환 집중치료실	R.L.Q.	right lower quadrant	우측 하부 4분의 1
q.n.	quague nocte 라틴어 : every night	매일 밤	n.r.	ne repetature	다시 거듭하지 말 것
o	os = born	뼈	R.U.Q.	right upper quadrant	우측 상부 4분의 1
OB.	obstetrics	산과	s, s	sine(사인)=without	제외하고
			occ.	occasionally	때때로
o.d.	omne die (옴느디에)	매일	sat.	saturation	포화, 포화도
o.d.	oculus dexter	우측 눈	S.B.E.	subacute bacterial endocarditis	아급성 세균성 심내막
o.h	omil hora =every hour	매 시간	Inflamm	inflammation	염증(의학)
OL.	oil	기름	sed.	sedimentation	침전

약호	라전어	뜻	약호	라전어	뜻
o.m.	omni nane	매일 아침	separ.	separation	분리
o.n.	omni nocte	매일 밤	s.i.d.	semel in die	하루 한 번만
OPD.	out patient department	외래	Sig.	sign	사인하다
O/R	open reduction	개방성 정복	S.O.B.	shortness of breath	숨이 참, 호흡 곤란(=dyspnea)
OS	oral surgery	구강외과	Sol.	solution	용액
O.S	orthopedic surgery	정형외과	solv.	solve	용해
OS	oculus sinister	좌측 눈	S.O.S	si opus sit (시 오푸스 싯)	언제나 필요하면 한 번만
sp.	spirit	정(情)	T.P.R.	temperature pulse respiration	체온 맥박 호흡
spec.	specimen	검사물	T.T	Tablet triturate	알약을 분말로 만들어
sp.fl.	spinal fluid	척수액	T.T	Tuberculin Tested	반응시간
spgr.	specific gravity	비중	tr.tinct.	tinctura	정기
ss.	semis, semissis (=one half)	반(半)	U.	unit	단위
SS	soapsuds	비누용액	ung.	unguentum	고약, 연고
SS.	septic shock	패혈성 쇼크	V.	volt, volume	분량
Stat.	statim	즉시	vag.	vagina	질
Syr	syrup	시럽(syrup)의 약기	V.O.	verbal order	구두 지시 (말로 한 명령)
T.&A.	tonsillectomy &adenoidectomy	편도선제거 "아데노이드" 절제	supp	suppository	좌약
qid	quater in die	하루 4번	w.	white	흰
T.A.T	tetanus anti toxin	파상풍 항독소	w.	widow	미망인(과부 또는 홀아비)
tab.	tabella	정	ICU	intensive care unit	집중치료실, 중환자실
T.b.	tubercle bacillus	결핵균	WBC	white blood cell	백혈구
Tb.	tuberculosis	결핵	w.d.	well developed	발달이 잘됨
t.i.d.	ter in die	하루 3회	w.n.	well nourished	영양이 좋음
T.L.C.	tender loving care	부드러운 사랑으로 보호	wt.W.	weight	중량(체중)
T.T	throbin time	트롬빈 반응시간			

4. 보통 약품 약호

약 호	뜻	약 호	뜻
ACTH	adrenocorticotrophic hormone 부신피질자극 호르몬	N.S.	nerphrotic syndrome 신증후군(콩팥 증후군)
A.S.	atropine sulfate 아트로핀염	N.S.S.	normal salt solution 정상 식염 용액
A.S.A.	acetysalicylic acid(aspirin)	PABA.	para-aminobenzoic acid
A.P.C.	aspirin, phenacetin. caffeine.	PASA	paraminosalicylic acid
D.D.T.	dichloro-dipenyl-trichloroethane	P.S.P.	phenosulfonphthalein
E.T.H.C.	elixir terpin hydrate와 codeine	Scop.	scopolamine
KI	potassium iodide	ZnO.	zinc oxide 산화아연 아연화
M.S.	morphine sulfate 모르핀염		

5. 기타 약호

약 호	뜻	약 호	뜻
a-	제외하고	-conti	100분의 11
ab-	부터	cephalo-	머리
-ad.	향하여	cerebro-	뇌
adeno	선	chole-	담당
adreno-	아드레날 선	chondro-	연골
-agogue	액체분비 중량	-cide	죽이
-gro	동통과 졸도	circum-	주위
ambi-	동통	-cline	침상(상)
ambly-	둘 다 같이	colo-	결장
ambulo-	둔한	colpo-	질
an-	~이 없다	con-	와같이
angio-	제외하고	contra-	대항하여
angio-	혈관	-cutaneous	피부
ante-	전에	cysto-	방광
anti-	대항하여	-cyte	세포
arthro-	관절	de-	에서 제거하다
-bacter	세균	deca-	열(10)
bi-	두 번	deci-	1/10
bili-	다즙	deka-(deca)	10
brady-	서서히	dent-(dents-)	치아
cardio-	심장	demi-	1/2
cata-	파멸	di-	2회

약 호	뜻	약 호	뜻
-cele-	돌출성 종양	dia-	통하여
dip-	거듭	lacri-	눈물
dolor-	동통	laryngo-	후두
dorso-	뒤(잔등)	lateral	한편
dys-	동통	leuko-	흰
e-	에서	linguo-	혀
ecto-	외부	lipo-	지방
ectomy-	제거하다	litho-	돌
-emia	혈액	logy	과학의
encephalo-	뇌	lympho-	임파
endo-	전면	lyso-	용해
enter-	장(腸)	macro-	큰
entero-	소장	mal-	질병, 나쁜
epi-	에 관하여	mania	강력한 발광
erythro-	적색(붉은)	manu-(mani-)	손
eu-	정상	medio-	중간
ex-	밖에	medullo-	좁은
exo-	외부	mel-	어두운
extra	첨부하여, 일방적	meningo-	수막
febri-	고열	meta-	변경
fibro-	종양	-meter	측량
gastro	위	metro-	자궁
Genesis	근본(기원)	micro-	현미경
Genu-	무릎	milli-	1/1000
glosso-	혀(혀)	mono-	단(單)
-gran	사진, 자국	muti-	많이
-graph	기록	my-	닫히다
gravi-	임신	myco-	균에 의하여
gust-	맛	myo-	근육
helio-	태양	myx-	점액
hem-	혈액	naso-	코
hema	혈액	necro-	죽은
hemi-	반	neo-	새로운
hemo-	혈액	nephro-	신장
hepalo-	간장	neur-	신경

약 호	뜻	약 호	뜻
hepar-	간장	nevo-	모반(birth mark)
hetero	다른	noct-	밤
histo-	조직(tissue : 티슈)	non-	아니
homeo-	비슷한	nos.	밤
hydra-	물	oculo-	눈
hydro-	물	-odynia.	고통
hyper-	위에	-oid	같이
hypo-	아래(밑에)	-ol	기름
hystero-	자궁	oleo-	기름
-ic	관하여	oligo-	소수의, 부족한
idio	자신	-ology.	의 지식, 아는 것
ileo	장골	-oma	종양
imfra-	밑에	oophoro-	난소
imtra-	어느 것(which)	ophthalmo-	눈
inter-	사이	-opia	눈
ischo-	결핍	oro-	구강, 말
iso-	같다	-orrhage	출혈
-itis	염증의	-orrhaphy	보선, 수리
juxta-	가까이	orrhea	배출물
kilo-	일천	ortho(오르토)	똑바른
klepto-	정숙	-ose	설탕
lab-	씻어낸다	-osis	병든 상태
labio-	입술	osmo-	냄새
osteo-	골	quin-	다섯(5)
-ostomy	개(切開)	re-	다시
oto-	귀	recto-	직장
-otomy	절개	reni-	신장
pan-	다	retro-	후진성(뒤로)
para-	지나서	rhino-	코
para-	그밖에, 주위	-rrhea	흐붉다
-pathy	같다	rubi-	붉다
-penia	질병	salpingo-	수난관
peri	약간	sclerosis	경화(굳게 되는)
-pexy	주위	-scope	모양(형태)
-phagia	고정	-scopy	검사(조사)

약 호	뜻	약 호	뜻
-phasia	먹다	-section	자른다(쪼갠다)
-phil	말하다	semi-	절반
phlebo-	사랑	septi-	독성(유독한)
-phobia	정맥	sphygmo-	맥박
-phone	공포	spleno-	취장
phono-	소리를 전달하는 기계	-stasis	정치(定置)
photo-	소리	stoma-	입
phreno-	광선	sub-	열등(下位)
phitisio	단면	super-	우월(과다)
physi	소모증	supra-	위에(웃)
-plasty	생태	tachy-	속히(빨리)
-plegia	수선(보선)	tacti	만지다
pleuro-	마비	tensio-	보유(확보)
-pnea	늑막	tetra	넷(4)
pneumo-	호흡	-therapeuitc	치료적
-poiesis	공기	-therapy	치료
poly-	형성	thermo-	열
post-	많은	thrombo-	응결
pre-	뒤에, 후에	torsi-	꼬다(합치다)
presby-	전에	toxi-	독(毒)
old	늙은, 오랜	trans-	건너(옮겨)
primo-	첫째	tri-	셋(3)
primi-	첫째	ultra-	과로(넘어서)
pro-	앞으로	un-	아니(否定)
procto-	항문, 직장	-uni	하나(1)
pseudo-	거짓(가성)	-unia	소변(요)
-prtosis	떨어진(늘어진)	vagi-	이상한
pyelo-	골반	verti-	차례
pyloro-	유문	viru-	독(poison)
pyo-	농(고름)	vita	생명
pyro-	열(불)	vox	음성
quad-	넷(4)	xers-	건조한 것

6. 약물 투여 일반시간

약호	뜻	약호	뜻
a.c.	식사 한 시간 전	q.3.h.	9, 12, 3, 6, 9, 12 등
p.c.	식사 한 시간 후	q.4.h.	8, 12, 4, 8, 12, 4 또는 6, 10, 2, 6, 10
b.i.d.	9AM과 5PM 또는 10AM과 6PM	h.s.	9PM 또는 환자의 보통 취침시간
t.i.d.	9AM, 1PM, 5PM 또는 10AM, 2PM, 6PM	o.d.	오른쪽 눈에 투여 9AM 또는 10AM
		o.s.	왼쪽 눈에 투여
q.i.d.	8AM, 12AM, 4PM, 8PM	o.n.	9PM
q.2.h.	8, 10, 12, 2, 4, 6, 8 등	o.m.	입안으로 투여, 9AM 또는 10AM

7. 화학분자식

화학분자명	화학분자식	화학분자명	화학분자식
이산화탄소	CO_2	과산화수소	H_2O_2
일산화탄소	CO	칼륨(가리)	K
염화수소	HCl	요오드화칼륨	KI
황산마그네슘	$MgSO_4$	과망간산칼륨	$KMnO_4$
수은	Hg	소금(염화나트륨)	NaCl
일산화질소	NO	물	H_2O
산소	O		

명 칭	기호	명 칭	기호
At	ⓐ	남성(male)	♂
Dram	du	온스(ounce)	℥
여성(female)	♀	Recipe, Take	Px
다량(large amount)	++++	회수(times)	x
적당(modcrate amount)	+++	Micron	μ
소량(small amount)	+	Microgram	μg
수(number)	#		

8. 액량 계산

가정기구	약국계량	미터법	가정기구	약국계량	미터법
1방울	1minimum	0.60[ml]	1글라스(유리컵)	εf. Oz	240[ml]
1차시(차스푼)	1f. dram	4[ml]	2글라스(유리컵)	1pint	500[ml]
1간식스푼	2f. drams	8[ml]	4글라스(유리컵)	1quart	1[l]
1테이블스푼	4f. Ts	15[ml]	16글라스(유리컵)	1gallon	4[l]
1차 잔	6f. Oz	108[ml]			

9. 중량 계산

약국계량	미터법	약국계량	미터법
1[grain]	0.60[gm]	1 온스	30[gm]
1[dram]	4[gm]	1 파운드	360[gm]

10. 차트에 기록할 사실(factors to be charted)

용 어	뜻	용 어	뜻
amouncs	분량	large amount	다량
moderate amount	다소	small amount	약간

11. 사용할 용어(suggested terms)

용 어	뜻	용 어	뜻
profuse	다량	excessive	과다량
moderate	다소	scanty	약간
small	조금	slight	약간
position changed	자세 변경해 줌	tolerated well	잘 받아들임
sips of water given	물을 약간 주었음		

12. 외모(appearance)

용 어	뜻	용 어	뜻
seems very sick	심히 고통스러워 보임	acutly ill	매우 아파함
not very sick	별로 아프지 않음	not acutly ill	매우 아프지 않음

13. 몸 또는 사지(body or extemities)

용 어	뜻	용 어	뜻
puffy or swollen	비만 또는 부종	edematous	부종

14. 심박(heart beat)

용 어	뜻	용 어	뜻
arrhythmia	무조률 맥, 부정맥	bradycardia	심박완서, 서맥, 지맥 (보통 매분 60회 이하의 맥박)
tachycardia	심박급속(심계증)		

15. 식욕(appetite)

용 어	뜻	용 어	뜻
eats all food served	준 음식은 다 먹음	appetite good(excellent, etc.)	식욕 좋음
eats very little	아주 소량 먹음	appetite poor	식욕 좋지 못함
eats only small amount	소량만 먹음	appetite fair	식욕 약간 있음
refused lequid diet because nausea	액체식은 구토증으로 인해 거절함	unable to retain liquid diet	액체식은 취한 후 보유하지 못함
dissatisfied with law-salt diet	저염식이를 좋아하지 않음	taking soft diet well	연한 음식을 잘 먹음
anorexia but no nausea	식욕감퇴. 그러나 구토증 없음		

16. 출혈(bleeding)

용 어	뜻	용 어	뜻
spurting of blood	출혈이 솟구침	in spurts	분출됨
very little(베리 리틀)	약간 됨	cozing	스며 나옴
nose bleeding	코피(비점막 출혈)	epistaxis	코피(비점막 출혈)
when bleeding is stopped	출혈 멎음	hemorrhage controlled	출혈 제지됨

17. 상처(wound)

용 어	뜻	용 어	뜻
deep	깊음	superficial	얕음
clean	정함	suppurative	화농성
infected	감염됨	lacerated	찰과됨

18. 호흡(breathing)

용 어	뜻	용 어	뜻
act of breading	숨쉬는 것	respiration	호흡
act of inhaling	들이쉬는 것	inspiration	흡기
act of exhaling	내쉬는 것	expiration	호기
difficult breathing	호흡곤란	dypnea	호흡곤란
short pariods when breathing ceases	호흡이 일시 중단되는 것	apnea	무호흡
inability to breath lying down	누워서는 호흡이 곤란한 것	orthopnea	좌위 호흡
large volumes of air inspired	다량의 공기를 들이쉼	deep breathing	심호흡
small amount of air inspired	소량의 공기를 내보냄	shallow breathing	얕은 호흡
abnormal variarions in rhythm	박자가 불규칙적임	irregular respiration	불규칙 호흡

19. 피부(skin)

용 어	뜻	용 어	뜻
flushed	상기됨	mottled	반점
cyanotic	청색증	discolored	탈색됨
pale	창백	moist	습함
jaundice	황달	dry, hot	건조함, 더움
clammy	끈끈함	warm, cold	따뜻함, 냉함

20. 소독치료(dressings)

용 어	뜻	용 어	뜻
dressing changed	드레싱 교환함	dressing reinforced	드레싱 보강함

21. 구토(emesis)

용 어	뜻	용 어	뜻
blood tinged	혈액 약간 혼합	projectile	돌출적 분무

22. 배설물(drainage)

용 어	뜻	용 어	뜻
purulent	농성	sanguineous	혈액혼합
serous	장액성	mucopurulent	점액과 농성
sero-sanguineous	장액과 혈액성		

23. 얼굴(face)

용 어	뜻	용 어	뜻
pale	창백	flushed	상기
rash	발진	bruised	타박성 상처
edematous	부종 있음	cyanotic	차색등

24. 동통(pain)

용 어	뜻	용 어	뜻
severe	심한	slight	약간
radiating	퍼지는	sudden unset	돌발적 증세
increased by movement	움직이면 더 심함	darting	급격한 동통
gnawing	계속적인 동통	burning	타는 듯한

용 어	뜻	용 어	뜻
shooting	쏘는 듯한	stabbing	찌르는 듯한
collicky	선통	cramping	경련성
persistent	집요한	transient	일과성
constant	계속된	shifting	이동하는
local	국부적	deep	깊은

25. 영양(nourishment)

용 어	뜻	용 어	뜻
sips of cold hotwater	약간의 물(냉, 온)	chipped ice	얼음 깨뜨린 것
gavage	영양, 급식	water, juice	물, 즙

26. 대변(stool)

용 어	뜻	용 어	뜻
soft-formed	묽은	hard-formed	굳은
liquid	액체	tarry	더러워진
clay colored	진흙색	blood tinged	혈액 섞인

27. 소변(urine)

용 어	뜻	용 어	뜻
clear	투명	amber	옥빛
cloudy	혼탁	blood tinged	혈액 섞인

28. 맥박(pulse)

용 어	뜻	용 어	뜻
regular	규칙적	irregular	불규칙적
intermittent	간헐적	rapid	신속한
slow	완서	thready	빈약한
weak strong	약한, 강한	imperceptible, eperceptible	촉지할 수 없는 촉지되는
bounding	뛰는	normal	정상

29. 센세이션(sensation)

용 어	뜻	용 어	뜻
tingling	얼얼한	burning	타는 듯한
stinging	찌르는 듯한	prickling	쑤시는 듯한
itching	가려운		

30. 상태(condition)

용 어	뜻	용 어	뜻
seems some what improved	약간의 차도가 있어 보임	in good spirits, no complaints	기분 좋아 보임, 불편 없음
responding well to veval stimuli	말로 자극하여 반응 잘함	comatose	혼수상태
a good day	하루 잘 지냄	a comfortable	편안한 저녁이었음
a good night	편안한 밤이었음		

31. 오한(chill)

용 어	뜻
complaining of severe(moderate, slight chill)	심한 오한으로 불편해 함
external heatapplied(blanket, H.W.B. etc.)	외부적으로 따뜻하게 지원해야 함
sudden unset of shaking chill	급작스런, 떠는

32. 자세(position)

용 어	뜻	용 어	뜻
position changed	자세 변경함	cotton ring applied to each heel	솜방석을 각 발뒤꿈치에 괴여줌
put in Sim's position	심씨 위로해 줌		

33. 태도(attitude)

용 어	뜻	용 어	뜻
indifferent to surroundings	주위에 대하여 무관심함	apathetic	감각없음, 냉담함
listless, weak	약하고 불안해함	anxious and fearful about	~에 대해 공포감을 가지고 있음
disagreeable and uncooperative	비협조적이고 좋아하지 않음	interested in	~에 관하여 관심을 가지고 있음
cheerful	명랑함	forgetful	건망증 있음
depressed and moody	저기압이고 무뚝뚝함	suspicious toward(nursing staff, doctors, family, other patients)	의심함(간호사, 의사, 가족 및 기타 환자)
alert	기인함		

34. 내용물(content)

용 어	뜻	용 어	뜻
formed, solid	형상을 이루었음, 굳음	semiformed, semi solid	반 형상상태, 반 고체상태
loose(srools), liquid	묽음(대변), 액체	waterly	물과 같음
frothy	거품이 있음		

35. 기침(cough)

용 어	뜻	용 어	뜻
contineous caugh	계속적인 기침	frequent caugh	자주 기침함
paroxysmal	발작적	tight	힘든
loose	연한	deep	깊은
dry	마른	hacking	잦은 마른 기침
harsh	거친	painful	고통스런
exhaustive	기진맥진한		

참고문헌

01. 보장구 의지학, 권혜정 외 11인 공역, 고문사, 1993
02. 사람해부학, 정인혁, 아카데미서적
03. 센서공학(Sensor&Transducer), 이덕출 · 공용혁 · 김성남 · 나승권 · 장창현 공저, 엔트미디어, 2003
04. 의공기사 자격시험 학습서, 김동욱 외 25인 공저, 대한의용생체공학회, 2008
05. 의공실무, 나승권, 도서출판 상학당, 2007
06. 의공학(Medical Engineering), 이경성· 최민주 공저, 청구문화사
07. 의공학개론, 김남균 외 12인 공저, 여문각
08. 의공학입문(고등학교교과서), 나승권, 도서출판 상학당, 2011
09. 의공학의 이해, 김태전 외 4인 편저, 고려의학
10. 의료기기실무(고등학교교과서), 나승권, 박정주 도서출판 상학당, 2012
11. 의료공학이론, 나승권, 도서출판 상학당, 2011
12. 의료기초공학, 나승권, 도서출판 상학당, 2012
13. 의료기기운용, 나승권, 도서출판 상학당, 2012
14. 의료기기 응용회로, 나승권, 도서출판 상학당, 2007
15. 의료전기설비(고등학교교과서), 나승권, 도서출판 씨마스, 2011
16. 의료전기회로(병원전기설비), 나승권, 도서출판 상학당, 2008
17. 임상 생리학, 김대식 외 15인, 고려의학
18. 의용공학입문, 김남현 외 11인 공저, 신광출판사
19. 의용계측공학, 의공학 교육연구회 역편, 여문각
20. 의용전자공학(고등학교교과서), 나승권, 도서출판 상학당, 2011
21. 인체생리학, 이강이 외 편저, 현문사
22. 인체 해부학, 김창국 외 2인, 대경북스
23. 알기 쉬운 자동제어, 김원배 · 나승권 · 문명룡 · 이재규 · 조명현 · 차익수 공저, 동일출판사, 2004
24. 전기전자공학개론, 황락훈, 나승권, 진샘미디어, 2012
25. 전자회로의 이해, 김평호 · 나승권 · 이동원 · 최성재 공저, 남두도서, 2005
26. 초음파 영상학, 강선일 외 16인 공저, 정문각
27. 초급자를 위한 PSPICE 활용, 황락훈 · 조문택 · 이충식 · 나승권 공저, 동일출판사, 2005
28. 최신전자기초실습, 임승하 · 황호웅 · 나승권 · 이종성 공저, 남두도서2006
29. 현대 기초의학 및 의공학, 나승권, 도서출판 상학당, 2007, 2009

30. 현대 의용기계 공학, 나승권, 도서출판 상학당, 2007, 2009
31. 현대 의용전자 공학, 나승권, 도서출판 상학당, 2007, 2009
32. 현대 의료기기, 나승권, 도서출판 상학당, 2007, 2009
33. 현대 의료안전 · 법규 및 정보, 나승권, 도서출판 상학당, 2007, 2009
34. DK 인체생리 · 해부도, 민유정, 대경북스
35. PSPICE와 PSIM 시뮬레이션중심의 전력전자공학, 서영수 · 황락훈 · 조문택 · 심광영 · 곽동걸 · 채수형 · 나승권 공저, 동일출판사, 2002
36. u-Health 및 전자의료기기, 나승권, 최병철 메디저널, 2011
37. 강상규, 의료융합기술 트랜드인가? 미래산업인가?, 한국과학기술정보연구원 정보분석본부, CTO 보고서, 2009.12, p.2, pp.13-19
38. 광기반 의료 · 헬스융합분야 분류구성 및 산업기술동향, 한국광산업진흥회, 2011광IT융합산업보고서, 2011.05, pp.3-35, pp.40-41, pp.47-52
39. 김갑수, 이성주, 강성룡, 기술무역 통계분석을 통한 국내산업의 해외도입기술 특성분석, 기술혁신학회지 제13권 2호, 2010.06, p.284, pp.294-302
40. 김대성, 첨단 의료영상 진단기기 기술시장정보서, 기술평가정보 유통 시스템, 2009.10, pp.1-6
41. 메디저널 Vol 57, 2011.04
42. 문성욱, 허영, 최용재, 초정밀기기(MEMS, 첨단센서)와 실버의료기기 분야의 2020 비전과 전략, 산업연구원, 2007.12, pp.104-123
43. 삶의 질 향상 및 국가 10대 미래유망기술과 연계된 의료기기 개발 동향, 한국과학기술기획평가원, 동향브리프, 2010.06, pp.5-6, pp.10-12, pp.21-25
44. 송민종, 이성길, 김승국, 김태완, 방사선의료기기의 동향, 전기전자재료 제23권10호, 2010.10, p.3, pp.6-7, pp.12-13
45. 윤수영, LG Business Insight Weekly 포커스, LG경제연구원, 2011.03
46. 의료기기 연구 · 개발 종합계획수립을 위한 정책연구, 한국생산기술연구원, 2006.09, pp.125-419
47. 이정원, 이수열, 유동훈, 컴퓨터단층촬영(CT) 기술 동향, 한국전자통신연구원, 전자통신동향분석 제25권 제4호, 2010. 08, pp.62-65
48. 이충희, 김상우, 주요국 생체신호계측기기산업의 기술, 특허 및 정책분석, 한국과학기술정보연구원, 기술동향분석보고서, 2003.10, pp.2-4, pp.13-14, pp.16-178, pp.19-20.
49. 태기식, 조영석, 실버세대를 위한 텔레케어용 전자의료기기 기술개발동향, 전기전자재료 제23권10호, 2010.10, pp.44-45, pp.48-49
50. 산업연구원 델파이설문조사

■ 찾아보기 ■

저자약력

■ 나 승 권

- 한국폴리텍대학 강릉캠퍼스 전자통신과 교수(현)
- 한국폴리텍대학 인천캠퍼스 전기과기능장과정 졸업
- 충북세명대학교 대학원 전기전자학과 졸업(의공학 및 전력전자응용전공, 공학박사)
- 의공기사, 병원코디네이터(Hospital Coordinator)사, 의료정보관리사, 의료기기상품기획사
- 전기 · 전자기술지도사, 전기기기기능장, 전기공사기능장, 산업안전기사
- 전기공사특급기술자, 한국전력기술인특급기술자, 한국전력기술인특급감리사
- 한국산업인력공단 의공(산업)기사, 의료전자기능사 이론, 실기(출제, 검토, 채점)위원(현)
- 강원도교육청 인정도서심의회 심의위원(현)
- 한국보훈복지의료공단 감사자문위원 및 평가위원(현)
- 식품의약품안전처 의료기기자문위원 및 평가위원(현)
- (재)원주의료기기테크노밸리 의료기기자문위원 및 평가위원(현)
- 한국산업단지공단 원주단지혁신클러스터추진단 기술과제 평가위원(현)
- 국가직무능력표준(NCS) 기반의 훈련과정 편성 주강사(현)
- 직업능력개발훈련 사업심사평가의원(현)
- 강원도산업경제진흥원 강원지식재산전문위원 및 평가위원(현)
- 강원테크노파크 기술개발사업선정(의료기기) 평가위원(현)
- 한국방송통신전파진흥원 강원본부 ICT산학동반성장협의회 자문위원(현)
- 강원일보, 메디칼디바이스저널, 월간의약정보 매월 의료기기기술 및 포럼 기고(현)
- ㈜메디아나, ㈜씨유메디칼시스템, ㈜리스템, ㈜태연메디칼, ㈜대화기기, ㈜메디코넷, ㈜청파이엔지, ㈜메디칼써프라이, ㈜바이오프로테크, ㈜조양디엠, 의료기술자문위원(현)
- ISO9001:2008 국제심사원, 대한의용생체공학회교육이사, 한국모바일학회총무부회장, 한국컴퓨터정보학회 이사, 한국통신학회 학술이사, 한국항행학회 회원

의료기기 기술분석 및 의료정보

2018년 1월 20일 1판 1쇄 발행

저 자 나 승 권
발행인 남 승 우

발행처 도서출판 상尚 학學 당堂

서울시 동작구 사당로9가길 6(사당동)
TEL : 02) 595-1692~4
FAX : 02) 595-1394
E-mail : namdoo6@unitel.co.kr

신고 : 2-155호 (1968. 11. 29)

정가 31,000원

ISBN 978-89-6587-165-1 93510

〈디자인〉 편집 엄해숙 / 표지 나아기획